超声造影学

主 编 刘伊丽 宾建平 查道刚

编 者（以姓氏汉语拼音为序）

宾建平（南方医科大学南方医院）　　裴小青（中山大学肿瘤防治中心）

陈向辉（暨南大学附属第一医院）　　宋豪语（南方医科大学南方医院）

陈晓强（南方医科大学南方医院）　　王宝平（南方医科大学南方医院）

谷孝艳（首都医科大学附属北京　　　王世飞（南方医科大学南方医院）
　　　　安贞医院）　　　　　　　　王莎莎（中国人民解放军南部战

何怡华（首都医科大学附属北京　　　　　　　区总医院）
　　　　安贞医院）　　　　　　　吴爵非（南方医科大学南方医院）

李安华（中山大学肿瘤防治中心）　　谢 峰（内布拉斯加大学医学中心）

李颖嘉（南方医科大学南方医院）　　修春红（哈尔滨医科大学附属第一医院）

李治安（首都医科大学附属北京　　　曾 平（广东省心血管病研究所）
　　　　安贞医院）　　　　　　　查道刚（南方医科大学南方医院）

刘 昊（南方医科大学南方医院）　　张 丽（南方医科大学南方医院）

刘伊丽（南方医科大学南方医院）　　张建琴（南方医科大学南方医院）

马焕容（南方医科大学南方医院）　　钟佳源（南方医科大学南方医院）

人民卫生出版社

·北京·

图书在版编目（CIP）数据

超声造影学/刘伊丽，宾建平，查道刚主编. —北京：人民卫生出版社，2021.9

ISBN 978-7-117-31394-0

Ⅰ.①超… Ⅱ.①刘…②宾…③查… Ⅲ.①超声波诊断 Ⅳ.①R445.1

中国版本图书馆 CIP 数据核字（2021）第 056280 号

人卫智网	www.ipmph.com	医学教育、学术、考试、健康，购书智慧智能综合服务平台
人卫官网	www.pmph.com	人卫官方资讯发布平台

超声造影学

Chaosheng Zaoyingxue

主　　编：刘伊丽　宾建平　查道刚

出版发行：人民卫生出版社（中继线 010-59780011）

地　　址：北京市朝阳区潘家园南里 19 号

邮　　编：100021

E - mail：pmph @ pmph.com

购书热线：010-59787592　010-59787584　010-65264830

印　　刷：北京顶佳世纪印刷有限公司

经　　销：新华书店

开　　本：787×1092　1/16　印张：26

字　　数：649 千字

版　　次：2021 年 9 月第 1 版

印　　次：2021 年 9 月第 1 次印刷

标准书号：ISBN 978-7-117-31394-0

定　　价：268.00 元

打击盗版举报电话：010-59787491　E-mail：WQ @ pmph.com

质量问题联系电话：010-59787234　E-mail：zhiliang @ pmph.com

前　言

在心脏磁共振、PET和CT等影像技术高速发展的同时,超声造影作为唯一能在床边实现血流灌注成像、成本较为低廉的影像手段也在同步成长。如今,国内超声造影不仅在心脏外各个器官的诊断上得到了普遍应用,在心血管领域也在向纵深发展。超声造影除用于对心脏结构、形态和功能的诊断外,还可应用负荷超声对冠脉循环的病理生理方面进行深入的探讨。南方医院心内科超声造影团队一直没有放弃在这个领域的耕耘,除常规开展心脏超声造影和负荷超声造影外,还在微泡溶栓方面做了大量基础研究,并进行了卒中和心梗等疾病的实验性溶栓治疗。目前已在临床开展多中心对ST段抬高的急性心肌梗死患者的溶栓临床试验。此外,在针对血栓、缺血记忆、炎症和新生血管等的分子诊断和应用磁性微泡技术方面都获得了重要成果。基于此,我们想将这些知识和经验总结出来和同行分享,提高和规范国内超声造影的应用水平,因而启动了本书的编写工作。

关于书名的问题,我们曾经出版的《对比超声学》是按照英文"Contrast Echo"直译过来的,根据目前学术界的共识,征求大家的意见后,将书名定为《超声造影学》。

本书具有以下四个特点:

1. 坚实的理论基础:首先,翔实地描述了超声造影的成像原理、成像技术和声学造影剂的生物学特性。其次,超声造影是从心脏开始的,了解冠脉循环的生理、病理生理十分重要,因此本书用了较大的篇幅,在不同的章节中阐述了有关冠脉循环的问题。

2. 具体的方法学指导:为了加强实用性,本书特设立一节有关超声成像技术的方法学,包括各项参数的建立以及各项操作的流程。

3. 密切联系临床:本书的作者大多数为临床医生,他们把大量的临床进展注入到超声造影的实践中。微血管性心绞痛、无冠脉阻塞病变的急性心肌梗死都是当前临床心血管方面的主要进展。

4. 科学研究的模板:本书在各个部分渗透了科学研究的思路,相信对从事科学研究的医生和医学生会有一定的启发。

我们力争将本书编写成为一部集基础、临床和科研为一体,以心血管系统疾病为主体,囊括全身部分主要脏器疾病的超声造影诊断参考书,能够反映当代超声造影在临床应用和临床科研的进展。希望对超声科医生、心血管科医生、肝脏科医生、妇产科医生、肿瘤科医生和从事科研的导师和医学生的工作有所帮助。

仅以此书献给在超声造影领域默默耕耘的全体同仁!

刘伊丽

2021 年 1 月

目 录

第三篇　超声造影在心血管疾病诊断中的应用

第四篇　超声造影在心外疾病中的应用

第五篇　超声造影在溶栓治疗中的应用

第一篇

超声造影的历史与现状

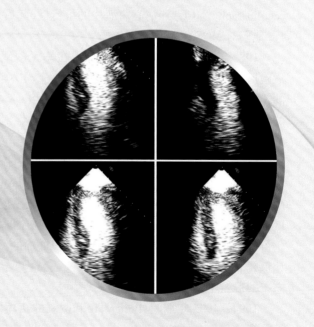

第一章
超声造影的国外发展史与现状

第一节　超声造影和冠脉循环的研究历程

1969 年 Gramiak 和 Shah 等报道了吲哚菁绿溶液,5% 葡萄糖或生理盐水经心导管心内注射可增强超声影像,从此开拓了探讨超声造影的新纪元。国外超声造影的发展是从心脏开始的。以冠状动脉循环为中心,从神秘到现实,从实验桌到床边,至今用了三十多年的时间。因此,超声造影的研究历史就是对冠脉循环的生理、病理生理了解的历史,也是探索微循环功能不全的诊断和治疗的历史。

1982 年 Armstrong 等和 1983 年 Tei 等人报告应用心肌超声造影(myocardial contrast echocardiography,MCE)评估心肌灌注的可行性,随后 Kemper 发表了很好的研究报告,在那个时代,他们对 MCE 的观念是领先的。

1984 年 Kaul 的实验证明 MCE 可在体无创地、重复性地评估危险心肌范围;同时证明,危险区不是静止的,而是随全身和冠脉血流动力学状况(包括冠脉驱动压)而变化的。当时的"金标准"是死后锝放射自显影术。1987 年,Kaul 发现危险区范围(特别是小到中等大小的危险区)与血流动力学仅有弱相关,提示急性冠脉闭塞后,血流动力学不能反映心肌缺血的程度。

Steve Feinstein 发明应用白蛋白溶液通过声振制造小泡的方法,Mark Keller 证明这些微泡在微循环中的行为和红细胞一样。Ananda Jayaweera 随后证明,在不同血流状态下,经冠脉注射微泡后,其通过心肌的时间与放射标记的红细胞一致。Ananda Jayaweera 与 Jonathan Lindner 一起观察到,当存在非常严重冠脉狭窄时,心肌血流量(mycoardial blood flow,MBF)仍可保持正常,是自动调节使冠脉血容积增加的结果,但微泡通过心肌的时间与狭窄程度成比例延长。因此,应用冠脉内注射微泡,通过测定微泡在心肌的运行时间,可以确定静息状态下冠脉狭窄的存在和严重性。

1994—1995 年期间,Porter TR 和谢峰的两项研究影响了其后 10 年超声造影的发展:一个是微泡气体分子构成理论,另一个是微泡与超声能量相互作用现象,并因此获得美国超声心动图学会首届青年研究奖。他们在动物实验中还证明:瞬间反应成像(transient response imaging,TRI)可以使心肌影像较常规 30Hz 成像(CI)明显增强,因此通过静脉注射超声造影剂可显示心肌灌注异常。

同一时期,Kaul 等开始在心导管室进行临床研究,报告了应用冠脉内注射声振泛影葡胺联合血管扩张剂发现冠脉狭窄的安全性和可行性,他们确定了心肌梗死后由 MCE 显示的侧支血流在保持心肌存活中的价值。这吸引了心血管界的注意,因为在梗死带如有侧支依赖的存活心肌,可预示打开梗死相关血管会取得较好结果。10年后Matt Coggins(一个医学生)提出,应用静脉注射微泡可测量侧支血流,在冠脉闭塞后侧支化的程度可预测再灌注后最终梗死范围。Howard Leong-Poi继续证明,侧支血流能区分区域性室壁运动异常范围和梗死心肌范围,侧支血流还可解释负荷试验时区域性室壁异常范围和灌注缺损范围的不同,因此,负荷试验在发现冠心病方面,灌注指标优于室壁运动。Howard还首次报告在需求性缺血的情况下,灌注缺损发生在室壁运动异常之前。

当Hiroshi Ito将MCE用于确定急性心肌梗死(acute myocardial infarction,AMI)的无复流(no-reflow)现象后,MCE得到进一步的关注。他提出相当大比例患者在溶栓使急性冠脉综合征患者预后的危险评分(thrombolysis in myocardial infarction,TIMI)达3级血流后存在无复流,其程度和范围决定患者的预后。同期,Michael Ragosta报道:是微血管的灌注程度,而不是TIMI血流决定近期心梗和梗死相关动脉开通患者的功能恢复。Liza Villanueva完成了一系列犬动物实验,无复流现象在再灌注治疗后数小时呈动态变化,主要是由于再灌注时的充血反应。目前认为评估无复流带的最佳时间是在再灌注后至少48h,如果在再灌注早期证明无复流区(即梗死区),应该使用血管扩张剂。再灌注床的充血少于正常血管床的灌注,在外源性诱发充血时于再灌注区显示的相对低灌注状态能预测最终无复流的范围。有趣地是,鉴于无复流区在静息状态于再灌注数小时内呈动态改变,当充血保持恒定代表最后的梗死范围。

几乎于同一时期,Sanjiv Kaul与Bill Spotnitz发现了一个在冠脉搭桥术(coronary artery bypass grafting,CABG)手术中评估心肌灌注的方法,他们在犬实验和临床CABG患者中验证了这种方法。Liza还设计了复杂的实验,确定在手术中逆行灌注心脏停跳时心肌保存的机制。尽管如此,由于术中完成MCE需手持探头,后来食管超声技术的问世,使MCE没能广泛开展。

第二节　超声造影剂和造影方法学的研究历史

Steve Feinstein发明了第一个应用于市场的造影剂Albunex,使左室腔显影。虽然这个造影剂经冠脉注射可产生极好的心肌显像,但经静脉注射仅能使左心室(left ventricular,LV)显影。后来认识到这是由于微泡中的空气很快弥散和溶解,因此急需新一代的造影剂。新的造影剂或含有高分子量的气体(如六氟化硫,全氟化碳)使气体不容易弥散和相对不易溶解于血;或采用不渗漏的外壳(如聚合物)。一些研究者,如Paul Grayburn证明了其在LV显影和在改善左室射血分数(left ventricular ejection fraction,LVEF)测定的价值。Paul和其他人还证明了以微泡为基础的运输基因的可行性。

尽管有新的造影剂,但静脉注射心肌造影并未能实现完美,原因如下:

1. 不能很好地将微泡信号和心肌信号区分　虽然发展了谐波成像信号处理系统部分解决了这个问题,由于微泡在超声野的共振产生谐波信号,这种信号可被宽带的传感器捕捉,当时认为,组织是无压缩的,不能产生谐波,所以当获得高质量的图像时,这种方法令人惊讶。目前,谐波成像是B型超声成像的标准方法,同时这个技术的进展成为MCE研究的副产品。然而,由于在谐波成像中仍可看到组织,于是发展了离线影像处理工具,发现被微泡增强的心肌信号。Jiri Sklenar,一名计算机专家,为正确分辨心肌的增强建立了影像对准、减影、彩色编码和显示的程序,这种处理方法虽然非常有效,但在数字化超声以前感到非常烦琐,同时有许多步骤,包括模拟数据的数字转化,故不久就被更智能的信号处理程序取代,开发出了在超声野内使微泡震动产生的非线性信号发放,而由组织中产生的信号取消。这些进展是由 Peter Burns 和 Nico de Jong 对微泡超声相互作用特征的基础发现而成为可能。应用数字图像处理,Villanueva 是第一个证明应用犬右心注射浓缩 Albunex 使 LV 心肌增强的人。

2. 超声破坏微泡使心肌显影不良　早在 Tom Porter 做犬实验中意外发现当停止超声发射后再发射超声可见第一个切面的心肌增强非常明显时就已了解超声破坏微泡会使心肌显影不良。成像使用较高的能量可使震动的微泡在超声中爆破,用较低的能量输出可使 LV 显影良好;应用新的信号处理系统,较低的能量输出也能使心肌显影良好。

应用静脉注射第二代造影剂 Optison 和谐波技术,曾在人体完成心肌显影。Sanjiv Kaul 等与伦敦的 Roxy Senior 合作完成 30 例对比单光子发射计算机断层成像术(single photon emission computed tomography,SPECT)心肌灌注显影和图像处理彩色编码 MCE,结果表明,两者在发现可逆性心肌缺血和固定性心肌缺血方面的一致性良好,同时表明静脉注射超声造影剂发现冠心病的临床可行性。

由于 MCE 图像的心肌声强值反映的是心肌血容积(MBV)而不是心肌血流量(MBF),因而有一定局限性,在了解了超声可用于破坏微泡之后,Sanjiv Kaul 等根据这一现象建立了一种定量 MBF 方法可同时测定 MBV 和 MBF 速度,Kevin Wei 在动物和人体上广泛验证了应用微泡破坏和再充填方法可以测定 MBF。Ananda Jayaweera 建立了一种测定组织营养血流的简单的数学模式,这个模式成为测量心、脑、肾、皮肤和骨骼肌组织灌注的标准方法。Jiri Sklenar 补充了一个定量组织血流的简单的计算机图像分析方法。应用这个方法,Andre Linka 证明当存在严重冠状动脉狭窄时,心内膜下心肌缺血是由于心内膜下血流速度的减少,而不是由于 MBV 减少。

一旦 MBF-血流速度和 MBV 可被区分,会使确定可逆性灌注缺损成为可能,可逆性灌注缺损原来认为是由于血管扩张剂负荷时 MBV 的减少造成的。Jayaweera 应用一种新的模型证明在药物负荷时为了维持恒定的静水压,非严重狭窄动脉远端毛细血管减少征募,形成 MBV 可逆性减少的基础,同时使任何一种应用示踪剂的心肌灌注影像显示为可逆性灌注缺损。Jayaweera 证明,当冠状动脉静息血流减少使灌注压下降时通常认为是由于毛细血管崩溃导致的结果;如果是这样,则毛细血管床是充血血流的关键。由于毛细血管是平行排列,毛细血管减少就会引起血流储备减少,如心肌梗死和高血压患者的情况。Elizabeth Le 后来提示,当自动调节功能衰竭时,毛细血管通过减少征募来调节它们的静水压。

在一个恒定冠脉血流的缺血再灌注模型,将微泡直接注射到冠脉后观察到,在基础状态最初几秒微泡通过心肌转运后,于再灌注后部分微泡保持在组织内引起持续的心肌显影增强。同样的现象可见于手术搭桥后的患者,在冷晶盐水与温血混合的心脏停跳液应用后。Jonathan Lindner 应用外置微循环装置在活体纤维镜下探讨了这种现象,在缺血和再灌注时,微泡非特异性地黏附到微静脉中白细胞和内皮细胞表面。这个研究同样证明应用微泡和超声进行分子成像的可行性。Jonathan 和 Liza 完成了许多在炎症和血管新生微泡靶向到内皮表面的研究。Jonathan 还用微泡在动物上研究了骨骼肌的微循环和周围血管疾病。

基于以前的研究证明,只要冠脉的血流是恒定的(非严重狭窄),冠脉血容积的增加与冠脉病变的严重程度成比例,Sanjiv Kaul 等探讨应用超声造影在静息状态下发现冠心病(coronary artery disease,CAD)的可能性。由于心肌内的小动脉的血只占 MBV 的一小部分,当超声束充分充满时,这些血管内微泡发出的信号正常可忽略不计;然而,如果应用非常短的破坏微泡的超声脉冲间歇,所获得的信号只能源于在短期内能充填的血管,既不是毛细血管,也不是小静脉能有机会被充填。由于大的心肌内血管的前向血流出现在舒张期,故为舒张期 MCE 显示的主要信号;在收缩期,受心肌弹性改变的影响使小动脉的血逆向移动到较大的心肌内血管,使在 MCE 上收缩期的信号很小。当存在狭窄时,受自动调节影响,小动脉的血量增多;有较多的微泡由较小的血管逆向移动,形成在收缩期心肌内血管的信号增强。由于这些血管不参加自动调节,舒张期信号保持不变,在严重狭窄时,收缩期与舒张期信号比值增大。Wei 在不应用任何应激源的情况下在动物实验和人体上验证这种方法可在静息状态下发现 CAD。

由于毛细血管是充血血流的关键,影响毛细血管阻力的因素(主要是黏滞性)会影响充血血流。Se-Joong Rim 证明,高脂血症通过增加全血黏度增加心肌血管阻力,从而减少血流储备;宾建平证明,硝酸甘油通过减少血液黏度,同时诱发血红蛋白在缺血区组织卸载更多的氧,使缺血床的微血管血流增加。

随着许多第二代和第三代造影剂(Optison,Definity,Sonovue,Imagent,Sonozoid,Cardiosphere,Imagify)的应用,研究者进行了若干实验研究的验证和Ⅱ、Ⅲ期临床研究。这些研究表明,对可疑或已知 CAD 患者,应用药物负荷试验,MCE 和核素心肌灌注显像相比,具有相等的甚至更好的结果。对到急诊室的胸痛患者,MCE 和 SPECT 对检出急性冠状动脉综合征(acute coronary syndrome,ACS)患者具有相同的价值,对最初到达急诊室的患者,MCE 可增加诊断价值。

第三节　超声造影的临床应用历史和现状

2008 年美国超声心动图学会(American society of echocardiography,ASE)发表了关于超声造影剂在超声心动图临床应用中的共识声明,详细述说了有关超声造影剂、造影方法学、临床应用、安全性及超声实验室的建设等,是第一部指导临床实践最全面的指南。在临床应用方面,首先是对心腔结构和功能的评估,包括血管成像和对主动脉夹层的诊断以及用以增强多普勒信号;其次是造影增强在负荷超声心动图的应用、超声造影在急诊科和重症监护病房(intensive care unit,ICU)的应用、造影剂在心脏介入的应用以及造影剂在儿科的应用等。声明中详细描述了造影剂的安全性,提出造影剂自首次上市后的应用监测超过 5 年,大于百万患者的造影检查表明没有与药物相关的重大风险,除了发生率约万分之一的罕见的和轻微的反应。

对 Optison 和 Definity(在美国临床使用的两种造影剂)初始禁忌证只是已知对造影剂微泡成分过敏和已知心内分流(除卵圆孔未闭外的其他分流)。事实上,某些群体患者,如那些严重心律失常、肺动脉高压、心脏或肝功能衰竭患者,没有被系统地纳入大型临床试验。这些患者使用超声造影剂应谨慎,建议对肺小血管病变、重度肺气肿、肺血管炎、肺栓塞史和肺动脉高压的患者采取特殊监护。

2004 年欧洲药物评审局（European Agency for the Evaluation of Medicinal Product，EMEA）审查了超过 15 万瓶造影剂声诺维上市后应用监测的数据，并因为报道有 3 例死亡病例而暂时撤回声诺维应用于心脏的批准。后证明 3 名死亡病例与应用声诺维在时间上没有关联，没有证据表明这些患者对声诺维有过敏性反应，但他们却有不稳定的缺血性心脏疾病。19 例严重的非致死性不良事件（0.002%）报道，他们中大多数被认为是过敏反应。在审查了这些致命的和非致命的严重不良事件后，EMEA 委员会排除了急性冠脉综合征和不稳定心脏病的患者的应用禁忌。声诺维有好的效益/风险比，因此，委员会恢复声诺维的心脏适应证。美国食品药品监督管理局（Food and Drug Administration，FDA）于 2008 年 5 月 12 日和 2008 年 6 月 6 日重新修订标注，将扩展的禁忌证以警告的方式代替，反应对此前的限制有了实质性的放松。总之，当时 FDA 要求 Definity 和 Optison 不能用于有右向左或双向心脏分流、对全氟丙烷过敏以及对血液、血液制品或白蛋白过敏（只对于 Optison）的患者。

谢峰等最早于 2009 年将超声造影剂（ultrasound contrast agents，UEAs）用于溶栓治疗，首次证明从诊断用传感器（DUS）间断发送高机械指数（mechanical index，MI）脉冲可溶解犬动静脉移植物血栓模型中的血栓。此后在猪 ST 段抬高型心肌梗死（ST elevation myocardial infarction，STEMI）模型上证明用半剂量组织型纤溶酶原激活剂加 DUS 间断发送高 MI 脉冲和微泡注射使心外冠脉的再通率由单用半量组织型纤溶酶原激活剂的 36% 增加到 83%，同时 ST 段也回落，说明微血管恢复灌注。在周围血管闭塞的动物模型上也进一步证明高 MI 脉冲可诱发一氧化氮释放，使微血管血流恢复，即使上游血管仍闭塞。初步的临床研究表明，应用市场的微泡静脉注射和高 MI 诊断脉冲（3ms 脉冲持续时间）已足够使心外冠脉早期再通和恢复微血管血流。Mathias 等于 2016 年首次发表了超声造影用于 STEMI 溶栓的临床研究，治疗组 30 例，于经皮冠状动脉介入治疗（percutaneous coronary intervention，PCI）前用造影剂 Difinity 进行溶栓，结果溶栓加 PCI 组，在进行 PCI 之前有 60% 的阻塞血管已经开通，对照组仅有 23% 开通；1 个月后治疗组微血管阻塞比例明显减少（$p<0.001$）。

自从 2008 年 ASE 有关超声造影剂临床应用共识公布以来，应用超声增强剂（ultrasound enhancing agents，UEAs）已成为超声心动图实践的组成部分。2018 年 ASE 声明提出在此期间 UEAs 应用有以下几个方面的重要进展：

1. 将超声造影剂（ultrasound contrast agents）名词改为 UEAs，以便与碘造影剂或磁共振的钆螯合物相区分。其他描述，如对比剂（contrast agents）或心肌声学造影（myocardial contrast echocardiography，MCE）仍可沿用。因国内专家对于"超声造影增强剂"这一名称尚未达成共识，故本书中为了通俗易懂，仍沿用超声造影剂一词。

2. 关于 UEAs 的安全性问题，一系列针对负荷超声、肺动脉高压、室内分流、急诊室、危重患者监护室和儿科患者的倾向性匹配分析表明，UEAs 的应用不仅安全，且早期应用可改善患者的预后。通过大型的单中心和多中心临床研究使美国 FDA 改变了对肺动脉高压，危重患者和可疑右到左分流患者应用 UEAs 的警告。美国医学会还通过当前诊治专用码（current procedural terminology，CPT）编辑委员会，将用静息及负荷 MCE 评估心肌缺血或心肌存活列为Ⅲ类编码，增加此服务项目。

2014 年以来 ASE 关于超声造影指南中提到了盐水增强超声心动图（saline contrast optimization)用于检出是否存在肺内或心内右到左的分流,同时,经胸盐水增强显影常用于评估是否存在卵圆孔未闭(patent foramen ovale,PFO)以及心内缺损关闭后的残余分流。PFO 常伴有卒中、矛盾性栓塞、减压病和直立低氧血症,经静脉快速注射肉眼可见的无菌生理盐水气泡正常不能通过肺循环,因此可用来筛查 PFO。做 Valsalva 动作可增加右房压力,有利于显示右向左分流的超声造影信号。

2009 年以来逐渐认识到应用 UEAs 进行分子成像的可行性。UEAs 由微泡组成,作用如自由的血管内示踪剂,配体可黏附在其表面,使它们贴附到功能不全的内皮,应用对比剂特异的成像方案可达到诊断和治疗的目的。常用的方法是用常规手段配对一个新的靶向成像探针无创性对比成像。虽然分子成像转化到临床较慢,但通过早期诊断和指导治疗选择具有改善预后和治疗效果的能力。

靶向的微泡对比剂是血管内的示踪剂,最适合发现病变血管的分子改变,成像速度约 10min,可反复注射完成多靶点成像,灵敏度高。缺点是不能进入血管外的靶病变,显影时间较短,从而限制其追踪细胞迁移或存活的能力。目前应用的有通过微泡与免疫细胞(单核细胞和中性粒细胞)或内皮细胞黏附分子结合在缺血、梗死、移植排斥和动脉粥样硬化时的靶向炎症成像;伴随血管新生免疫反应的血管内皮或组分的内皮标记物成像,可在血流改变前提供内源性或生长因子-刺激血管重塑。Seinl DC 等报道,UEAs 分子成像可以发现心肌炎,特别是 $CD4^+$ 的自身免疫反应有助于诊断心肌炎。Villanueva FS 证明,应用 UEAs 靶向选择素可发现新近发生的缺血心肌,对主诉不明原因胸痛患者可提供一个及时精确的 ACS 诊断方法。

UEAs 还可用来靶向药物和基因的传送。通过超声破坏静脉输入的载药微泡达到无创地靶向药物和基因传送的目的,通常称为超声-靶向微泡破坏(ultrasound-targeted microbubble destruction,UTMD),即在微泡表面连接上特异的抗体或配体靶向结合到病灶部位细胞所表达的特异性抗原或受体上。虽然超声本身的能量即可通过声穿孔(空化引起的孔的形成或改变了渗透性)和激活细胞的摄取促进基因转染,当基因和核酸和微泡表明直接结合和电耦联后会降低声空化的阈值,明显增加转染的效果。转染的机制可能是空化相关的剪切应力、微射流、冲击波和压力相关的细胞变形。诊断性高 MI 脉冲所致的 UEAs 空化还可通过一氧化氮介导使组织血流增加,超声释放后可引起 ATP 增加 40 倍并可持续数分钟。到目前为止,UTMD 在治疗上的研究限于临床前动物研究,包括心血管、肿瘤、肝脏、肾脏和脑部疾病。用于镰状细胞性贫血(sickle-cell anemia)患者,静脉注射 UEA 后间断发送高 MI 诊断超声,可使骨骼肌灌注改善。

近年来,国外超声造影在临床应用逐年增多。2018 年,Salame 等发表了一项前瞻性研究结果,证明超声造影负荷试验与负荷心肌灌注成像有相同的诊断价值,且价格明显低廉。Larsson 等报道心脏超声造影对心血管功能的评估,增加发现左室室壁运动异常的节段数目和心脏结构异常,能精确评估左室射血分数(EF),且重复性强。2019 年世界神经学联合会神经声学研究组(neurosonology research group,NSRG)的拉丁美洲一组专家创建了一个工作组,发表了拉丁美洲共识声明,使用生理盐水超声造影行经颅多普勒(transcranial doppler,TCD)检查,作为检测右-左分流的诊断试验。主要目的是建立标准技术和分析结果,当存在心内或肺内左向右的血液分流时,经颅多普勒会显示信号增强。这个技术目前已在临床普遍应用。

(刘伊丽)

参考文献

[1] Gramiak R,Shah PM,Kramer DH. Ultrasound Cardiography:Contrast Studies in Anatomy and Function. Radiology,1969,92(5):939-948

[2] Armstrong WF,Mueller TM,Kinney EL,et al. Assessment of myocardial perfusion abnormalities with contrast-enhanced two-dimensional echocardiography. Circulation,1982,66(1):166-173

[3] Kaul S,Glasheen W,Ruddy TD,et al. The importance of defining left ventricular 'area at risk' in-vivo during acute myocardial infarction:an experimental evaluation utilizing myocardial contrast 2D-echocardiography. Circulation,1987,75(6):1249-1260

[4] Feinstein SB,Ten Cate F,Zwehl W,et al. Two-dimensional contrast echocardiography. I:In vitro development and quantitative analysis of echo contrast agents. J Am Coll Cardiol,1984,3(1):14-20

[5] Keller MW,Segal SS,Kaul S,et al. The behavior of sonicated albumin microbubbles within the microcirculation:a basis for their use during myocardial contrast echocardiogrphy. Circ Res,1989,65(2):458-467

[6] Jayaweera AR,Edwards N,Glasheen WP,et al. In-vivo myocardial kinetics of airfilled albumin microbubbles during myocardial contrast echocardiography:comparison with radiolabeled red blood cells. Circ Res,1994,74(6):1157-1165

[7] Lindner JR,Skyba DM,Goodman NC,et al. Changes in myocardial blood volume with graded coronary stenosis:an experimental evaluation using myocardial contrast echocardiography. Am J Physiol,1997,272(1 Pt 2):H567-575

[8] Porter TR,Feng T. Visually Diseernible Myocardial Echocardiograpiric Contrast After Intravenous Injection of Souicated Dextrose Albumin Microbubbles Containing High Molecular Weight,Less Soluble Gases. J Am Coll Cardiol,1995,25(2):509-515

[9] Porter TR,Feng X,Anderson JR,et al. Multifold Sonicated Dilutions of Albumin With Fifty Percent Dextrose Improve Left Ventricular Contrast Videointensity After Intravenous Injection in Human Beings. J Am Soc Echocardiography,1994,7(5):465-471

[10] Porter TR,Xie F. Transient myocardial contrast after initial exposure to diagnostic ultrasound pressures with minute doses of intravenously injected microbubbles. Demonstration and potential mechanisms. Circulation,1995,92(9):2391-2395

[11] Sabia PJ,Powers ER,Ragosta M,et al. An association between collateral blood flow and myocardial viability in patients with recent myocardial infarction. N Engl J Med,1992,372(26):1825-1831

[12] Leong-Poi H,Rim S-J,Le ED,et al. Perfusion versus function:the ischemic cascade in demand ischemia:Implications of single-versus multivessel stenosis. Circulation,2002,105(8):987-992

[13] Ito H,Tomooka T,Sakai N,et al. Lack of myocardial perfusion immediately after successful thrombolysis:a predictor of poor recovery of left ventricular function in anterior myocardial infarction. Circulation,1992,85(5):1699-1705

[14] Ragosta M,Camarano GP,Kaul S,et al. Microvascular integrity indicates myocellular viability in patients with recent myocardial infarction:new insights using myocardial contrast echocardiography. Circulation,1994,89(6):2562-2569

[15] Spotnitz WD,Keller MW,Watson DD,et al. Success of internal mammary artery bypass grafting can be assessed intraoperativelyusing myocardial contrast echocardiography. J Am Coll Cardiol,1988,12(1):196-201

[16] Villanueva FS,Spotnitz WD,Jayaweera AR,et al. On-line intraoperative quantitation of regional myocardial perfusion during coronary artery bypass graft operations with myocardial contrast two-dimensional echocardiography. J Thorac Cardiovasc Surg,1992,104(6):1524-1531

[17] Hundley WG,Kizilbash AM,Afridi I,et al. Administration of an intravenous perflurocarbon contrast agent

improves echocardiographic determination of left ventricular volumes and ejection fraction:comparison with cine magnetic resonance imaging. J Am Coll Cardiol,1998,32(5):1426-1432

[18] Villanueva FS,Glasheen WP,Sklenar J,et al. Successful and reproducible myocardial opacification during two-dimensional echocardiography from right heart injection of contrast. Circulation,1992,85(4):1557-1564

[19] Villanueva FS,Glasheen WP,Sklenar J,et al. Successful and reproducible myocardial opacification during two-dimensional echocardiography from right heart injection of contrast. Circulation,1992,85(4):1557-1564

[20] Porter TR,Xie F. Transient myocardial contrast after initial exposure to diagnostic ultrasound pressures with minute doses of intravenously injected microbubbles. Demonstration and potential mechanisms. Circulation, 1995,92(9):2391-2395

[21] Linka AZ,Sklenar J,Wei K,et al. Assessment of transmural distribution of myocardial perfusion with contrast echocardiography. Circulation,1998,98(18):1912-1920

[22] Jayaweera AR,Wei K,Coggins M,et al. Role of capillaries in determining coronary blood flow reserve:new insights using myocardial contrast echocardiography. Am J Physiol,1999,277(6):H2363-2372

[23] Lindner JR,Coggins MP,Kaul S,et al. Microbubble persistence in the microcirculation during ischemia-reperfusion and inflammation is caused by integrin and complement-mediated adherence to activated leuko-cytes. Circulation,2000,101(6):668-675

[24] Dawson D,Vincent MA,Clark A,et al. Vascular recruitment in skeletal muscle during exercise. Am J Physiol,2002,282(2):E714-720

[25] Wei K,Le E,Bin JP,et al. Non-invasive detection of coronary artery stenosis at rest without recourse to exercise or pharmacologic stress. Circulation,2002,105(2):218-223

[26] Wei K,Tong KL,Belcik T,et al. Detection of noncritical coronary stenosis at rest with myocardial contrast echocardiography. Circulation,2005,112(8):1154-1160

[27] Rim S-J,Leong-Poi H,Lindner JR,et al. The decrease in coronary blood flow reserve during hyperlipidemia is secondary to an increase in blood viscosity. Circulation,2001,104(22):2704-2709

[28] Bin JP,Doctor A,Lindner J,et al. Effects of nitroglycerin on erythrocyte rheology and oxygen unloading:novel role of S-nitrosohemoglobin in relieving myocardial ischemia. Circulation,2006,113(21):2502-2508

[29] Lindner JR,Villanueva FS,Dent JM,et al. Assessment of resting perfusion with myocardial contrast echocardiography:theoretical and practical considerations. Am Heart J,2000,139(2 Pt 1):231-240

[30] Rinkevich D,Kaul S,Wang X-Q,et al. Incremental value of regional perfusion over regional function in patients presenting to the emergency department with suspected cardiac chest pain and non-diagnostic electrocardiographic changes. Eur Heart J,2005,26(16):1606-1611

[31] Wei K,Peters D,Belcik T,et al. A predictive instrument using contrast echocardiography in patients presenting to the emergency department with chest pain and without ST-segment elevation. J Am Soc Echocardiogr, 2010,23(6):636-642

[32] Tong KL,Kaul S,Wang X,et al. Myocardial contrast echocardiography provides superior and rapid prognostic information compared to routine assessment in patients presenting with chest pain to the emergency department. J Am Coll Cardiol,2005,46(5):920-927

[33] Mulvagh SL,Rakowski H,Vannan MA,et al. American Society of Echocardiography Consensus Statement on the Clinical Applications of Ultrasonic Contrast Agents in Echocardiography. J Am Soc Echocardiogr,2008, 21(11):1179-1201

[34] Porter TR,Abdelmoneim S,Belcik JT,et al. Guidelines for the Cardiac Sonographer in the Performance of Contrast Echocardiography:A Focused Update from the American Society of Echocardiography. J Am Soc Echocardiogr,2014,27(8):797-810

[35] Thomas RP,Sharon LM,Sahar S,et al. Clinical Applications of Ultrasonic Enhancing Agents in Echocardio-

graphy:2018 American Society of Echocardiography Guidelines Update. J Am Soc Echocardiogr,2018,31
(3):241-274

[36] Xie F,Lof J,Everbach C,et al. Treatment of acute intravascular thrombi with diagnostic ultrasound and intra-
venous microbubbles. JACC Cardiovasc Imaging,2009,2(4):511-518

[37] Xie F,Gao S,Wu J,et al. Diagnostic ultrasound induced inertial cavitation to non-invasively restore coronary
and microvascular flow in acute myocardial infarction. PLoS One,2013,8(7):e69780

[38] Belcik JT,Mott BH,Xie A,et al. Augmentation of limb perfusion and reversal of tissue ischemia produced by
ultrasound-mediated microbubble cavitation. Circ Cardiovasc Imaging,2015,8(4):e002979

[39] Mathias WJr,Tsutsui JM,Tavares B,et al. Diagnostic ultrasound impulses improve microvascular flow in pa-
tients with STEMI receiving intravenous microbubbles. J Am Coll Cardiol,2016,67(21):2506-2515

[40] Salame G,Juselius WE,Burden M,et al. Contrast-Enhanced Stress Echocardiography and MyocardialPerfu-
sion Imaging in Patients Hospitalized With Chest Pain:A Randomized Study. Crit Pathways in Cardiol,2018,
17:98-104

[41] Zhao H,Quinn R O,Ambrose M,et al. Contrast-Enhanced Echocardiography Has the Greatest Impact in Pa-
tients with Reduced Ejection Fractions. J Am Soc Echocardiogr,2018,31:289-296

第二章

超声造影的国内发展史与现状

国内最早的超声造影是由右心造影开始的。20世纪70年代后期,华中科技大学同济医学院附属协和医院王新房教授应用过氧化氢、二氧化碳、声振泛影葡胺及葡萄糖等行超声右心造影检查,在彩色多普勒超声还不完善的年代对诊断先天性心脏病发挥了重要作用。

目前右心造影仍在临床应用,但多用盐水增强超声心动图,主要用于检出是否存在肺内或心内右到左的分流,同时,经胸盐水增强显影常用于评估是否存在PFO以及心内缺损关闭后的残余分流。做Valsalva动作,同时吸入少量患者血液加入盐水震动可增加右房压力和微泡浓度。

20世纪80年代后,复旦大学附属中山医院徐智章、沈学东和姜楞教授等进行了超声造影的方法学研究。1985年姜楞等首先用二氧化碳超声造影剂注入冠状动脉进行心肌灌注超声显像;1989年姜楞教授带领葛均波教授在国内首先采用人造血液超声造影定量心肌梗死的部位和范围;1995年心肌声学造影剂Levovist在济南全国超声会议得到推广,此后山东医科大学附属齐鲁医院张运教授和沈学东教授开始采用静脉滴注造影剂。

第一节 临床前研究

一、超声造影剂的研究

国内左心超声造影研究是近30年前由南方医院心血管内科开始的。1989年在谢峰教授一文的启发下,南方医院刘伊丽教授带领她的研究生开始了超声造影的研究。一切从零起步,经历了造影剂开发、心脏超声造影方法学、心肌缺血的系列动物实验、分子成像、临床和临床基础等研究阶段,度过了漫长而艰难的岁月。

罗支农最早应用上海CPS-IA超声粉碎仪,25W功率对复方泛影葡胺声学处理60s,使液体呈毛玻璃状,制作成空气微泡供即刻注射,同时应用HP Sones-1000超声仪,经主动脉行MCE,并与公司合作研制了心脏图像分析系统。

唐志宏进一步应用自制的空气微泡经主动脉注射,估测犬冠脉血流储备,以美国Inter-spec Apogee CX-200超声仪和加拿大Matrox PIP-1024B图像处理板作心肌显像和图像分析。结果表明,此造影剂半衰期短,经静脉注射不能评价心内膜下心肌灌注。

在此基础上,查道刚和谢晋国等对比了5%白蛋白低分子右旋糖酐、1%白蛋白低分子右旋糖酐、1%白蛋白生理盐水和5%白蛋白生理盐水等溶液的声振结果,应用美国XL2020型声振仪、血细胞计数器、光学显微镜,C6 型网型目镜尺和电视显微测微仪测定微泡浓度和大小,观察造影剂对 SD 大鼠微循环的影响。结果证明,用 XL2020 仪 9 档×60s 处理 5% 白蛋白生理盐水得到的造影剂安全有效。他们进一步探讨左心声学造影剂最佳制备条件,用不同浓度人血白蛋白与不同浓度葡萄糖溶液进行声振,证明 XL-2002 声振仪,9 挡声振处理 60s 2% 白蛋白 10% 葡萄糖溶液制备的声学造影剂微泡浓度高、直径合适且安全有效,理化特性与 Albunex 相当。

实验室研究成功后,与南方医院药学系陈志良主任合作进入产品开发阶段。药学系投资建立了洁净生产车间,同时购置了 Culter-Counter 系统,准确测定微球直径、分布和浓度。1999 年,第一代造影剂,5% 白蛋白空气微泡造影剂"东冠"获国家二类新药证书,并进行了技术转让。在此基础上开始第二代造影剂的开发,制作白蛋白氟碳微泡。陈树元药师进一步改进工艺,建立冻干技术,获国家发明专利和广东省优秀发明专利,并通过临床前研究、临床 I 期、II 期和 III 期研究,于 2006 年获国家生物制剂一类新药证书,进入药品上市阶段。

二、超声造影的方法学研究

查道刚最初应用经主动脉导管弹丸注射造影剂,同时进行心脏连续录像,应用本校研制的心脏图像分析系统和心肌灰阶分析软件进行脱机分析绘出造影时间-强度图。1999 年查道刚教授应用 Sequoia 512 超声系统在国内首先实现经静脉 MCE,利用 MCE 强度与触发间隔时间的关系定量心肌血流速度和毛细血管密度,实现 MCE 的触发成像,同时自制触发辅助仪实现长触发间隔。

进一步通过持续静脉滴注法定量心肌血流,在 Sequoia 512 实现实时成像技术、微泡破坏(micro bubble destruction,MBD)技术、相干对比成像技术(coherent cardiac imaging,CCI)、声学造影图像定量分析和 MCE 的彩色编码基础上探讨了超声造影剂注射方法和超声造影剂的输注速度。

20 世纪 90 年代谢峰和他的团队在中国人民解放军总医院(301 医院)和中国医学科学院阜外医院最早引用氟碳造影剂和二次谐波进行了一些研究,发表了系列论文,对指导和推动国内的超声造影发展起到重要的作用。

在上述研究的基础上,左室声学造影、心肌声学造影、心脏外超声造影取得了系列成果。详见本书各相关章节。

三、系列动物实验——从微血管水平探讨不同类型的心肌缺血

1. **顿抑心肌**　在开胸犬的动物模型上,罗义首先成功建立了心肌顿抑模型,证明了缺血再灌注后心肌灌注恢复和心功能恢复滞后的现象。

2. **冬眠心肌**　南方医院宾建平建立了慢性多支冠脉狭窄的犬模型,探讨可逆性左室功能低下(冬眠心肌)时的病理生理现象,证明 MCE 在药物负荷下检出的冠脉储备能力缺陷可用于冠脉狭窄的诊断。

3. **缺血预适应及存活心肌**　张稳柱、谢志泉等观察到 MCE 可对犬急性心肌梗死进行诊断,当心外冠脉某主支发生急性闭塞时,含微泡的血不能进入该冠脉灌注领域的微循环,显示为局部心肌灌注缺损(危险区心肌)。在此模型上 MCE 还成功观察到冠脉侧支循环。如果在梗死前先经历数次心肌缺血,则梗死心肌的范围将明显缩小(缺血预适应),证明通过延

长触发间隔的方法可评估是否有存活心肌。

4. **心肌缺血再灌注损伤** 冯金华等还成功建立了心肌缺血再灌注后的心肌无复流的犬模型,同时证明无血流再流区的心肌无代谢,属梗死心肌,MCE 判定结果与病理的检查结果一致。

四、微泡空化的损伤性研究

微泡发生惯性空化破裂时可以释放出很大的能量,对附近细胞或组织产生空化效应,造成细胞或组织的损伤,此损伤可用于基因转染。南方医院修建成等观察到白蛋白微泡在诊断和治疗剂量超声作用下对大鼠脊斜肌微血管的损伤情况,结果表明:诊断剂量超声,对大鼠脊斜肌经皮或直接发射超声,活体显微镜下未发现脊斜肌上有出血点,切片光镜观察未发现微血管和组织损伤;而治疗剂量超声照射后,活体显微镜下可见脊斜肌出现小出血点,切片光镜观察发现红细胞外溢,电镜可见外溢孔通道,实质是血管内皮细胞的撕裂所致。这种外溢的通道具有可修复性。超声能量越大、照射时间越长、微泡输入速度越快时,微泡空化在大鼠脊斜肌微血管造成的出血点越多,损伤越重。黄武峰、修建成等还发现了微泡空化效应对大鼠骨骼肌局部微循环产生损伤跟超声的能量有关,且能量越小产生的损伤越轻,局部微循环的损伤修复速度越快。

五、应用减阻剂改善微循环的研究

在不改变驱动压的情况下,向流体中加入极少量(纳摩尔级)的某些高分子聚合物后,流体的黏滞度和密度无明显改变,但流体阻力明显降低,流速增加。这种现象称为 Tom's 效应,而这些高分子聚合物常被称为"减阻剂"(drag reducing polymers,DRP)。临床实践认识到,在重视心外冠脉血运重建的同步,针对冠脉循环的第二部分,即心肌微血管床的征募治疗,是治疗冠心病的新思路。2000 年以来,国外将减阻剂用于生命科学,证明减阻剂可延长失血性休克大鼠的存活时间,可改善休克动物的氧供,可改善急性冠脉狭窄犬的心肌血流灌注,同时可提高急性心肌梗死大鼠的存活率。南方医院心内科刘伊丽团队从 2010 年以后开展了减阻剂的实验研究:陈向辉等首先自制成聚氧化乙烯[poly(ethylene oxide),PEO]减阻剂,证明 $5×10^6$ Da 的 PEO 具有良好的减阻效能,能减低湍流环境中的摩擦系数。陈向辉和崔凯建立鼠脊斜脊微循环的实验模型,证明减阻剂能显著增加微动脉和微静脉的血流速度和血流量,并增加微动脉血管壁的切应力。陈向辉等还建立了大鼠急性心肌梗死模型,通过MCE 证明减阻剂可减少梗死面积并改善左心功能。此外,胡峰、查道刚等还建立了大鼠急性后肢缺血模型。证明减阻剂可显著改善缺血肢体骨骼肌微循环的血流量和血流速度。以上研究表明,减阻剂改善微血管功能值得进一步深入探讨。

六、超声造影用于溶栓的基础和临床研究

已有的研究表明,超声波结合微泡可引起溶栓的效果。其机制为在超声场中微泡的空化效应所产生的震动使纤维蛋白的结构松解,使溶栓剂更容易渗透入血栓中。陈向辉观察了应用长脉冲超声(US)条件下,脂质体微泡造影剂协同重组组织型纤溶酶原激活剂(rt-PA)的溶栓效果。结果表明,rt-PA+高占空比 US 组的溶栓效果高于单纯 rt-PA 组和rt-PA+低占空比 US 组。宾建平等成功制作了富含血小板血栓和富含红细胞血栓和大鼠急性脑栓塞的卒中模型,探讨超声与微泡联合促溶技术在消除脑微循环微血栓及再灌注损伤

保护中的作用。结果表明,微泡介导的声学溶栓改善了微血栓引起的急性缺血性卒中的梗死容积和神经积分。2015 年吴爵非等应用对犬急性心肌梗死模型,观察改良的诊断 US 和微泡对梗死面积的影响。结果提示梗死区心肌室壁增厚(wall thickening,WT)率为 9%,全量 rt-PA 后 WT 为 8%,心电图上抬高的 ST 段未回落;半量 rt-PA 加微泡后,WT 由 11% 增加到 19%,且升高的 ST 段回落,说明微血管血流灌注恢复。目前,宾建平正在主持一项临床试验名为声学溶栓改善急性心肌梗死患者心肌微循环灌注及预后的多中心临床研究,详情请参见本书第十八章第三节的第二部分超声联合造影剂微泡应用于急性冠脉综合征。

七、靶向超声分子成像和药物基因输送的研究

特异性靶向微泡是指超声微泡表面携带有大分子特异性抗体、配体或基因片段。特异性靶向微泡进入身体后与病变组织的特异抗原、受体或基因靶向结合,超声成像显示病变处微泡聚集,从而形成分子诊断。重庆医科大学王志刚教授及其团队在新型多聚体微泡超声造影及靶向造影剂的分子成像研究方面做出了杰出的贡献,发表了一系列高质量的科研论文。南方医科大学宾建平及其研究队伍近年也在靶向超声分子成像和药物基因输送方面做了大量研究工作。宾建平等证明,通过对细胞间黏附分子-1 的靶向分子成像可将前期发作的急性心肌缺血在后期记忆性的被发掘出来;通过血小板 GPⅡb/Ⅲa 分子成像可检出不稳定的动脉粥样硬化斑块;同理,环精氨酰-甘氨酰-天冬氨酸(Arg-Gly-Asp)修饰的微泡靶向 GPⅡb/Ⅲa 受体可在体诊断炎性血栓。宾建平等还证明通过低氧诱导因子-1α 的突变形式可靶向诊断新生血管。吴爵非还创建了磁性微泡,通过磁性微泡靶向 VCAM-1 可进行动脉粥样硬化的分子诊断。在药物基因靶向传输方面,宾建平等报道了叶酸耦联纳米微泡,通过超声触发细胞内爆发靶向杀伤肿瘤细胞;吴爵非、宾建平等报道硫化氢靶向微泡减少心肌缺血再灌注损伤。此外,宾建平等还证明,P-选择素超声分子成像可评估房颤的血栓风险;适当声压的微泡破坏可选择性减少肿瘤的新生血管。总之,超声微泡靶向分子在诊断和治疗上的实验研究已在国内较深入地进行。

第二节　临床研究的历史和现状

一、超声造影在心外疾病的应用

自第二代超声造影剂声诺维(SonoVue)于 2004 年在我国批准上市以来,实时动态成像的低声压谐频造影技术在临床上迅速开展,首先用于肝脏疾病,肝脏超声造影是超声造影应用最早、最多,效果也最为显著的领域,这与肝脏不同于其他脏器的特殊供血方式密切相关。最先是用于肝脏局灶性占位病变的诊断与鉴别诊断,除有助于鉴别肝局灶性病变的性质外,肝脏超声造影还能发现一些常规超声上未能发现的小病灶,如肝癌的周围卫星结节,及未能在常规彩超上显示的肝转移瘤结节等。术中的肝脏超声造影还能帮助外科医生判断肿瘤的确切部位,穿刺活检时行超声造影可以帮助显示病灶内非坏死区域,提高穿刺活检的阳性率和准确率。在肝脏肿瘤介入治疗及疗效评估方面,超声造影也呈现其独特的优势,如射频消融治疗肝脏肿瘤前行超声造影评价肿瘤的血管,治疗过程中造影可以引导对病灶的定位治疗,治疗后即刻的超声造影可以评价消融治疗是否彻底,是否有残存的肿瘤血管存在,以后的随诊超声造影又可评估疗效及观察有无复发灶等。

由于超声造影简便易行,使其在超声引导的肿瘤消融治疗中能发挥重要作用。2012 年中国医师协会超声医师分会正式发布了《肝脏超声造影临床应用指南》。这是由我国 20 多位肝脏超声专家参考国内外最新研究成果,在国际超声造影肝脏应用指南的基础上,结合我国肝脏疾病的特点,经过 1 年多时间的起草、修改、讨论和斟酌而完成的。超声造影除了可以进行肝脏肿瘤的诊断和鉴别外,还可以对其他脏器疾病进行诊断和鉴别,如胰腺肿瘤、肾实质血流灌注及囊性肾癌、腹部外伤、前列腺结节、妇科肿瘤、乳腺结节、甲状腺结节和前哨淋巴结等都是近年来临床研究较多的领域。鉴于肝脏超声造影的优点,欧洲一些国家的学者主张将超声造影纳入肝脏的常规影像检查中,用于检查部分普通彩超不能确定的肝脏局灶性占位病变或发现普通超声未能检出的病灶。近年来我国在超声造影临床应用方面的研究一直处于国际领先水平。

在 2004—2006 年间,南方医院研制的白蛋白全氟丙烷超声造影剂经国家医药管理局批准在北京协和医院完成了 I 期临床试验,在其他五家医院完成了 II 期及 III 期共 400 例临床试验,结果表明,全部病例左室显影成功,3 级显影(最佳显影状态)占 98.8%。此造影剂于 2020 年 7 月正式在国内上市。

2019 年 5 月 29 日至 6 月 1 日在西班牙格拉纳达召开了第 31 届欧洲超声医学与生物学联合会(EFSUMB)年会,此次年会首次设立了中国专场——"EFSUMB Meets China"中国学者参加欧洲超声联合会年会并参与制定世界超声联合会肝脏超声造影指南。

二、超声造影在心血管系统的应用

在超声造影剂获准用于心脏造影的适应证后,左心声学造影(left ventricular opacification,LVO)逐渐开展起来,主要是对左心肌结构性改变的诊断,如心尖肥厚心肌病、左室心肌致密化不全、左室占位病变、左室室壁瘤和左室附壁血栓等。

早年陈韵岱等用心肌声学造影评价择期经皮冠状动脉介入治疗(percutaneous coronary intervention,PCI)改善心肌梗死患者心肌组织灌注的效果;舒先红、赵晓月等于 2005 年报道了应用实时 MCE 和多巴酚丁胺负荷超声心动图,定量评价冠状动脉介入治疗术后心肌血流量和血流储备;李治安、李占全等报道 MCE 在肥厚梗阻性心肌病室间隔心肌化学消融中的价值;延东娥等对比 LVO 和常规灰阶超声测量左心室收缩功能的结果;赵学忠在 2006 年应用声诺维对 30 例因急性心梗行 PCI 治疗的患者在术后行 MCE 检查,以观察冠脉血流达 TIMI III 级者心肌微循环的情况;刘地川等应用 MCE 无创评价 X 综合征患者心肌微循环。

近年来吴向军等应用实时 MCE 结合腺苷负荷试验评价冠心病(coronary heart disease,CHD)PCI 术前后心肌灌注情况;三军大申斌报道了 LVO 在 CHD 患者的诊断、常见并发症的诊断与鉴别诊断及其在 PCI 术后随访中的应用价值。

在以上研究的基础上,由中华医学会超声医学分会超声心电图学组于 2015 年发表了"中国心血管超声造影增强检查专家共识"。

南方医院心内科吴爵非副研究员带领团队常规开展了在平板运动心电图试验及多巴酚丁胺负荷试验基础上同步应用超声造影进行 LVO 及 MCE,从心电学、室壁运动分析及心肌灌注多方位检出心肌缺血,更全面地评估冠脉循环储备;2018 年以来还开展了腺苷超声负荷试验,并多次举办学习班,普及此项技术。目前国内超声造影在心血管的应用仅限于少数心脏中心,亟待开发和普及。

第三节　展　望

超声造影是唯一能在床边显示组织灌注、易于重复、安全性好且价格较为低廉的影像技术。当前国内由于存在"重有创,轻无创"、超声科和临床学科(尤其是心血管内科)分家以及临床医生对超声造影知识的欠缺等因素限制了该技术的应用。

超声造影是从认识冠脉循环开始的,故至今在冠心病患者的应用是主要的应用领域。急诊室主诉胸痛的患者,当心电图不典型时,应尽快在床边完成超声心动图检查,如同时应用超声造影,则可即刻获得满意的左室图像,有利于检出缺血心肌(左室节段运动异常),同时有利于和主动脉夹层及肺动脉栓塞鉴别;在观察室壁运动基础上,如同时观察心肌灌注则使诊断更为精确,有利于对临床决策的选择。

负荷造影超声心动图是又一个对冠脉功能评估的重要技术,对可疑稳定冠心病患者,其对检出冠心病心肌缺血的能力与其他心肌灌注影像技术(如核素心肌灌注显像)相匹配,且没有放射性的损伤。当冠脉 CT 血管造影(CT angiography,CTA)提示冠脉有轻度或中度狭窄的患者,结合冠脉功能评估结果,对冠脉介入治疗的选择可提供依据。

无冠脉阻塞性病变的急性冠脉综合征是当前临床面临的热点问题。当排除心外原因(如嗜铬细胞瘤,脓毒血症等)以及急性心肌炎或 Takatsubo 心肌病后,应用负荷造影超声心动图检出冠脉储备异常,有利于急性冠脉微血管功能不全的诊断,是 2 型急性心肌梗死的一种类型。

ST 段抬高的急性心肌梗死,经心外冠脉重建后心肌无复流是当前临床尚未解决的瓶颈问题。其中主要的发生机制是冠脉微血管床的血栓性阻塞。超声微泡充填在冠脉及微血管床中后,通过发射高机械指数超声波,使微泡发生空化效应,这种机械的重复运动可促使新鲜的血栓松动,达到血流恢复的效果。联合应用小剂量溶栓剂会取得更好的疗效。初步的临床试验证明是安全有效的,需要组织更大规模的临床试验来进一步评估。

脂质体微泡的问世,使超声微泡分子靶向诊断成为可能。国内外在实验室的工作已获得了巨大的成功,如对血栓、炎症、新生血管等的靶向诊断已有一些报道。大量实验及初步临床研究发现,以 VEGFR2 为靶向超声造影剂的超声分子成像可用于诊断乳腺癌。利用"亲和素-生物素法"构建"纳米微泡-Affibody",在体外多种肿瘤细胞验证其特异靶向性,同时观察其稳定性,可为进一步进行体内肿瘤分子靶向超声造影及抗肿瘤分子靶向治疗奠定基础。

总之,随着超声造影剂和超声仪器的不断改进,超声造影作为一种无创的影像诊断将在临床应用中发挥越来越大的作用。需要临床医生认识到超声造影的重要性,和从事超声的医生联合起来使这门技术在临床上发挥最大的作用。

(刘伊丽)

参考文献

[1] 罗支农,黄晓川,陈蕙兰,等.静注声振微气泡左心声学造影的实验研究.中国超声医学杂志,1995,11(5):378-379

[2] 唐志宏,刘伊丽,黄祖汉,等.心肌声学造影时间-强度曲线指标定量冠脉储备的意义.中国超声医学杂志,1995,11(7):523

[3] 谢峰,刘德杰,杨滨,等.冠状动脉内心肌声学造影灰阶超声心动图的初步临床研究.中国超声医学杂

志,1993,9(2):87-89

[4] 刘德杰,谢峰,李振彩,等.人体心肌造影灰阶超声心动图—血流灌注与解剖学研究.中国超声医学杂志,1993,9(3):155-157

[5] 谢峰,勒斌,李澎,等.新型声学造影剂非损伤性估价正常心肌血流灌注的实验研究.中国超声医学杂志,1996,12(12):1-6

[6] 谢峰,李澎,勒斌,等.二次谐波显像估价正常心肌血流灌注.中国超声医学杂志,1997,13(10):1-6

[7] 李澎,谢峰,勒斌,等.不同剂量声学造影剂对二次谐波显像的影响:剂量-效应关系.中国超声医学杂志,1998,14(12):1-3

[8] 勒斌,谢峰,李澎,等.利用最佳间歇式二次谐波显像非损伤性评价心肌血流灌注.中国超声医学杂志,1998,14(1):3-7

[9] 谢峰,李澎,王立清,等.经静脉心肌声学造影的二次谐波显像评价钬激光心肌再血管化治疗实验性心肌缺血.中华心血管病杂志,1998,26(3):220-223

[10] 李澎,谢峰,刘汉英,等.经静脉心肌声学造影辅助背向散射技术对正常及缺血心肌组织定征的实验研究.中国超声医学杂志,1998,14(7):6-9

[11] 王立清,胡盛寿,李澎,等.超声微泡造影观测钬激光心肌激光再血管化的实验研究.中国循环杂志,1998,13(2):106

[12] 罗义,刘伊丽,黄晓波,等.心肌声学造影评价实验性顿抑心肌的微血管功能改变.中华超声影像学杂志,2000,9(4):247-251

[13] 宾建平,Pelberg RA,Wei K,et al. Relation regional function and coronary blood flow reserve in multivessel coronary artery stenosis. American Journal of Physiology-Heart and Circulatory Physiology,2000,279(6):H3058-H3064

[14] 谢志泉,刘伊丽,查道刚,等.缺血预适应:心肌声学造影的评价及心肌灌注动态变化特征.中国超声医学杂志,1999,15(5):325-328

[15] 张稳柱,查道刚,余梦菊,等.心肌声学造影定量心肌血流判断存活心肌的实验研究.中华心血管病杂志,2003,31(3):216-219

[16] Chen X,Cui K,Xiu J,et al. Evaluation and simplified measurement of infarct size by myocardial contrast echocardiography in a rat model of myocardial infarction. International Journal of Cardiovascular Imaging,2009,25(7):713-716

[17] 胡峰,杜荣生,查道刚,等.聚氧化乙烯对大鼠腹主动脉血流量及下肢循环阻力的影响.南方医科大学学报,2010,30(04):884-887

[18] 陈向辉,Seunghan Ha,崔凯,等.长脉冲超声条件下脂质体微泡协同 rt-PA 溶解微血栓.中国医学影像技术,2014,30(12):72-74

[19] Lu Y,Wang J,Huang R,et al. Microbubble-Mediated Sonothrombolysis Improves Outcome After Thrombotic Microembolism-Induced Acute Ischemic Stroke. Stroke,2016,47(5):1344-1353

[20] Juefei Wu,Feng X,John L,et al. Utilization of modified diagnostic ultrasound and microbubbles to reduce myocardial infarct size. Heart,2015,101(18):1468-1474

[21] YanY,Liao Y,Yang L,et al. Late-phase detection of recent myocardial ischaemia using ultrasound molecular imaging targeted to intercellular adhesion molecule-1. Cardiovasc Res,2011,89(1):175-183

[22] Guo S,Shen S,Wang J,et al. Detection of High-risk Atherosclerotic Plaques with Ultrasound Molecular Imaging of Glycoprotein Ⅱb/Ⅲa Receptor on Activated Platelets. Theranostics,2015,5(4):418-430

[23] Wu W,Wang Y,Shen S,et al. In vivo ultrasound molecular imaging of inflammatory thrombosis in arteries with cyclicArg-Gly-Asp-modified microbubbles targeted to glycoprotein Ⅱb/Ⅲa. Invest Radiol,2013,48(11):803-812

[24] Xie J,Liao L,Yang L,et al. Ultrasound molecular imaging of angiogencsis induced by mutant forms of hypox-

ia inducible factor-1α. Cardiovasc Res,2011,92(2):256-266

[25] Wu J,Leong-Poi H,Bin J,et al. Efficacy of contrast ultrasound and magnetic microbubbles targeted to VCAM-1 for the molecular imaging of atherosclerosis. Radiology,2011,260(2):463-471

[26] Shen S,Li Y,Xiao Y,et al. Folate-conjugated nanobubbles selectively target and kill cancer cells via ultrasound triggered intracellular explosion. Biomaterials,2018,181:293-306

[27] Chen G,Yang L,Zhong L,et al. Delivery of Hydrogen Sulfide by Ultrasound Targeted Microbubble Destruction Attenuates Myocardial Ischemia-reperfusion Injury. Sci Rep,2016,6:30643

[28] Jing Y,Hu Y,Li H,et al. Assessment of Thrombotic Risk in Atrial Fibrillation with Ultrasound Molecular Imaging of P-Selectin. Thromb Haemost,2018,118(2):388-400

[29] Wang J,Zhao Z,Shen S,et al. Selective depletion of tumor neovasculature by microbubble destruction with appropriate ultrasound pressure. Int J Cancer,2015,137(10):2478-2491

[30] 陈敏华,严昆,戴莹,等.肝超声造影应用指南(中国)(2012年修改版).中国超声影像学杂志,2013,22(8):696-722

[31] 吕清,谢明星,王新房,等.氟丙烷人血白蛋白微球注射剂左心声学造影增强左室内膜分辨的有效性和安全性.中国医院药学杂志,2006,26(10):1261-1263

[32] 陈韵岱,田峰,吕树铮,等.用心肌声学造影评价择期经皮冠状动脉介入治疗改善心肌梗死患者心肌组织灌注的效果.中国介入心脏病学杂志,2006,14(1):5-8

[33] 郭士遵,舒先红,潘翠珍,等.定量实时心肌声学造影结合小剂量多巴酚丁胺负荷试验在冠心病诊断中的应用价值.中华心血管病杂志,2005,3(5):419-424

[34] 刘莹,李占全,张明,等.经冠状动脉选择性心肌声学造影指导经皮间隔心肌化学消融术.中华超声影像学杂志,2001,10(10):581-583

[35] 李治安,何怡华,栾姝蓉,等.心肌声学造影超声心动图在肥厚性梗阻型心肌病化学消融术中的作用.中华超声影像学杂志,2005,14(4):256-260

第二篇

超声造影的基本原理

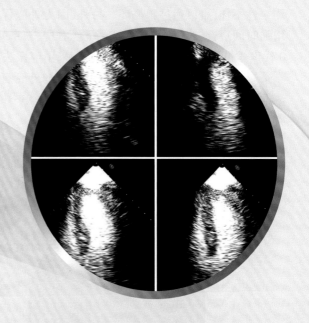

第三章

声学造影剂

第一节　声学造影剂的特性

一、声学造影剂的结构特点

目前各种放射学影像技术均常规应用造影剂。因为气体对超声波具有极强的反射和散射能力,所以微气泡造影剂成为超声造影成像技术的天然选择。1968 年,Gramiak 等首次观察到经导管注射含气盐水可使右室显影增强,由此揭开了心脏声学造影的序幕。在这一阶段,人们主要使用手振生理盐水或 CO_2 发泡剂等方法制作的声学造影剂;其微泡直径较大、均一性不佳,难以通过肺循环。另外,因无外壳保护,微泡气体在血液中迅速弥散导致对比增强时间短暂,故仅能用于右心系统(右房、右室)显像。有学者将这一时期的造影剂称为第 0 代声学造影剂。1984 年 Feinstein 等采用声振法制备得到稳定的微气泡才真正进入左心声学造影时代。目前常用的超声造影微泡外壳有:变性的白蛋白、脂质体、多聚体以及各种表面活性剂等。根据声学造影剂的结构特点(图 3-1),我们将左心造影剂分为表 3-1 三个类型。

类型 I(第一代造影剂):包裹空气的微泡。包裹造影微泡气体的材料种类繁多,大致可分为蛋白质外壳、脂质体外壳、多聚体外壳、表面活性剂等。例如,Albunex 以及国产的东冠注射液均是由 5% 声振白蛋白溶液在高能量声波作用下形成的含空气微泡溶液。微泡外壳

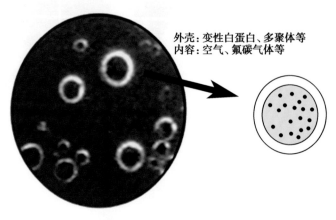

图 3-1　声学造影剂微泡结构示意图

为受热变性的白蛋白分子通过二硫键交联而成,厚度 15~40nm,低温下可稳定保存 1 年以上。白蛋白外壳类造影剂经静脉注射后,其主要代谢途径是在通过肝脏时被网状内皮系统吞噬而清除。Levovist 是以半乳糖为基质的造影剂。通过棕榈酸盐降低微气泡表面张力获得其稳定性,使微气泡能够自由通过肺、心及其后的微循环,在血液中可以保持数分钟后溶解消失。

表 3-1　声学造影剂发展史

类型	气体成分	特性
Ⅰ(第一代)	多为空气	可穿越肺循环,是真正的左心声学造影剂。如 Levovist、Albunex
Ⅱ(第二代)	多为高分子量、低血液溶解度气体,如氟碳、氟硫气体	微泡稳定性得以提高,是实现经静脉心肌声学造影的重要基础。如 Optison、Definity、Sonovue、PESDA 及"全氟显"等
Ⅲ(第三代)	与第二代声学造影剂相似	通过对外壳的改建,使造影剂微泡声学特性可控,为靶向诊断与靶向治疗提供新依据

　　类型Ⅱ(第二代造影剂):微气泡的外壳构成与第一代声学造影剂相似,但其内包裹的气体与第一代声学造影剂不同,主要为高分子量、低血液溶解度的氟碳类或氟硫类气体。Porter 等的研究表明造影剂微泡在血液中的稳定性与微泡内所含气体种类有关。因为空气在血液中的溶解性能较高,造影剂微泡内的空气易于通过蛋白外壳弥散入血,使得造影剂微泡变小或消失。另一方面,微泡的超声散射信号与其直径的 6 次幂成正比,故即使只有少量的空气外溢入血、微泡直径轻度变小,也会使微泡回声信号明显减弱。第二代声学造影剂微泡内的气体多为高分子量、低血液溶解度的含氟类气体,因此该类微泡造影剂在血液中的稳定性明显高于含空气微泡造影剂,其声学造影效果明显优于第一代声学造影剂,也就更易于实现经静脉心肌显像。

　　类型Ⅲ(第三代造影剂):特殊用途的微泡造影剂。主要用于靶向诊断或靶向治疗。

二、声学造影剂微泡的声学特性

　　超声探头发出的是一组连续的超声波脉冲,造影剂微泡弹性外壳在超声波的连续推动下不断发生变形。在超声波正压(正弦波)的作用下,微泡被压缩;而在随后到来超声波负压(负弦波)的作用下,微泡又迅速膨胀(图 3-2)。如果超声探头发射的声波频率为 3.5MHz,则微泡压缩-膨胀交替发生频率变为每秒三百五十万次,同时发出反射声波。一般而言,在低能量的超声波的作用下,微泡的压缩-拉伸是对称的,产生大量的基波信号。当超声波能量(常以机械指数表示,Mechanical Index)增强时,微泡的压缩-拉伸呈非对称的,导致回波信号波形畸变(图 3-3)。造影剂微泡回波信号的波形畸变即意味着产生谐波(数倍于发射波频率的回波信号)。因此,在造影剂微泡反射的超声波回声信号中,除包含有大量的基波信号(与发射波频率一致的回波信号)外,还包含有微泡谐波信号。人体组织(线性散射体)在超声波的推拉振荡下也会产生少量谐波信号。因为造影剂微泡的非线性参数约为人体组织的几十倍甚至上百倍,这一比例意味着造影剂微泡所产生的谐波要比周围组织所产生的谐波信号强几十倍甚至上百倍。因此,选择性接收谐波信号将有助于提高超声图像的信噪比,使得到的造影超声图像更为清晰(称之为谐波成像技术,详见超声造影成像方法)。超声波能量继续增强,微泡破裂(图3-4)。因此,在连续超声波的作用下,将难以见到满意的超声造影图像(图3-5)。

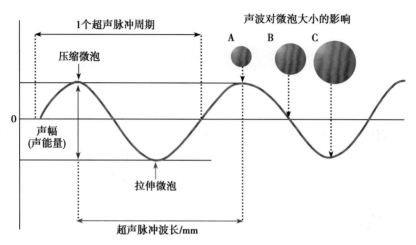

图 3-2　超声脉冲与微泡间的作用关系
图中红色正弦波代表超声波,红色小球代表超声波作用下的微泡。当正向波压作用于微泡时,微泡被压缩(A);随着正向波逐渐减小,微泡逐渐恢复至正常大小(B);当负向波作用于微泡时,微泡被拉伸(C)。微泡在超声波的交替作用下微泡不断地被压缩-拉伸

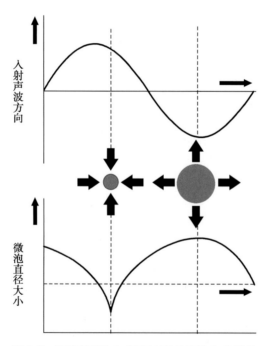

图 3-3　造影剂微泡在超声波照射下发生非线性共振而产生谐波信号
在超声波的作用下微泡压缩与拉伸程度不对称

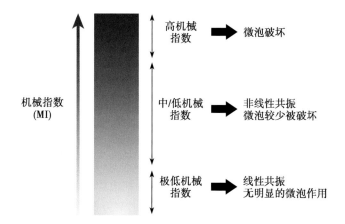

图3-4 机械指数(MI)与微泡间的关系

在极低机械指数作用下,微泡呈线性共振;在低至中等机械指数作用下,微泡呈非线性共振,并产生谐波信号,伴有部分微泡破坏;在高机械指数作用下,微泡完全破坏并产生瞬间的高能量发射

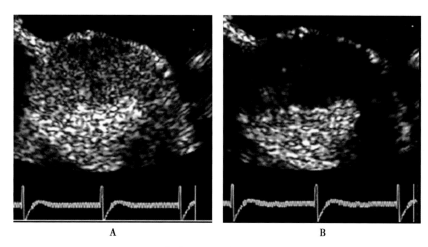

图3-5 超声波破坏造影剂微泡的实验

图为持续静脉滴注声学造影剂过程中,犬心脏乳头肌短轴切面观(前壁放大图像)。应用高机械指数双脉冲触发成像,经静脉注射声学造影剂后可观察到心肌显影(A),而紧接其后(约15ms)的第二个触发成像未见心肌显影(B)。提示:第一个脉冲在观察到心肌显影的同时破坏了心肌内造影剂微泡

三、造影剂微泡的血流动力学特性

超声造影成像是利用血管内的微气泡充当血流示踪剂来判定心肌等组织血流灌注强度和范围的。根据所用的造影微泡的粒子大小及其变形性,造影剂分为自由流体示踪剂(free-flowing tracers)和沉积示踪剂(deposit tracers)两类。

沉积示踪剂类造影微泡体积较大,在通过微循环时被嵌在微小动脉上,局部微泡嵌顿数量与局部血流量线性相关,因此,微泡数量(在声学造影图像上表现为视频回声强度)可反映局部血流量。因为这类造影剂不能通过肺循环,故经静脉注射不能产生左室或心肌显影;而经左房、左室内注射则可产生极好的心肌显像,并可实现心外其他脏器的声学显像。但是如果剂量选择不当(偏大时)则会产生明显的血流动力学异常,因此这类声学造影剂目前已较

少使用。

自由流体示踪剂则不同,其粒子直径小于红细胞,可自由通过微循环。Keller 等采用荧光标记方法观察声振白蛋白微泡在体行为,发现其血流动力学特点与红细胞相似。Tiemann 等以靛青蓝绿稀释曲线为对照,发现 Levovist 经左冠状动脉前降支弹丸注射后通过时间与指示剂一致,两者相关系数高达 0.98。Immer 等通过电视显微镜观察甲褶毛细血管的方法,比较在冷负荷前后,静注 Levovist 对肢端微循环的影响。结果表明冷负荷前后肢端微循环血流速度变化是明显的,但注射 Levovist 后对这种变化无影响。以上系列实验证实新型左心声学造影剂可自由通过组织器官的微循环,因此可视为红细胞示踪剂。通过对这些自由流动于血管内的造影剂微泡回声信号的检测,我们就可以得到组织血流灌注信息。

声学造影开始阶段,人们主要是利用手振法或化学方法制备造影剂,所得的微泡浓度低、直径大、均一性差,是一种类似于沉积示踪剂的微泡。虽经左心途径注射可取得极好的声学显像效果,但因对血流动力学影响较大,难以用于临床研究。目前已获批准的商用造影剂的种类较多,多为自由流体示踪剂。

第二节　声学造影剂微泡的研究进展

1968 年 Gramik 等将用手振动后的靛青蓝绿注入犬心腔后,在灰阶超声心动图上发现心腔内产生云雾状回声增强,以后证明云雾性反射的产生与注射液中经震荡混入的微气泡有关,由此揭开了心脏声学造影的序幕。

一、第一代声学造影剂

主要是指含空气的微泡造影剂。这一类造影剂开创了左心声学造影的新纪元,但现在均已退出了造影舞台。

Albunex 是首个被 FDA 批准用于临床的左心声学造影剂。其制作方法为将 5% 人体白蛋白经超声波振动处理,使之形成具有稳定白蛋白外壳的含空气微泡。微泡平均直径为 3~5μm,浓度为 $(3\sim5)\times10^8$ 个/ml,其中 92.5% 的微球直径<10μm,是世界上第一个能通过肺循环的商用造影剂。该品主要用于经静脉注射增强左室内膜边界的识别,临床研究表明静脉注射 Albunex 0.08ml/kg,可使 81% 患者左室心腔显影程度达 2$^+$ 以上,83% 患者左室内膜边界得以增强,应用过程中未发现明显副作用。与众多第一代声学造影剂相似,它经静脉途径难以见到明确的心肌声学增强显影,需经冠脉内注射才可了解心肌血流灌注。东冠注射液则是由南方医院研制成功的首个国产左心声学造影剂,其微泡大小、浓度与 Albunex 相当。临床多中心研究表明该造影剂 0.08ml/kg 经静脉注射后,可使 80.3% 的病例左室心腔显影强度达 2$^+$ 以上,可有效增强左室内膜边界,耐受性良好,适合在临床上应用。但是随着第二代声学造影剂的广泛应用,Albunex 与东冠注射液基本上退出历史舞台。

Levovist(又名:SHU508,利声显)是商用造影剂,由半乳糖及棕榈酸盐组成,其各组份构成巢状小穴,使混悬液中的微泡得以稳定。Levovist 使用时将注射用水注入瓶中。根据注射用水的量的不同可产生不同浓度的造影剂微泡溶液(200mg/ml,300mg/ml,400mg/ml)。其直径为 2~4μm 的空气微泡。临床上主要用于增强血管多普勒信号以及灰阶超声心动图造影。结合采用间歇触发成像及能量多普勒技术可观察到经静脉心肌声学造影显像。在第二代造影剂问世前,其应用于肝脏、肾脏等腹部脏器疾病的研究亦有不少报道,证明该造影剂在心外领域亦有一定的应用价值。

Sonavist(又名 SHU 563A)是另一个声学造影剂,主要成分为生物多聚体包裹的空气微泡。微泡平均大小为 $1\sim2\mu m$。经静脉注射后可实现满意的心、脑灌注成像。另一方面,其在体内循环时间约为 10min,然后被网状内皮细胞(主要分在肝脏)吞噬。因此可有效地用于肝脏占位性疾病的诊断。

AIP 201(Andaris Ltd.)是一类特殊的含空气微泡造影剂,其微泡大小为 $(10\pm0.4)\mu m$,浓度为 1.5×10^7 个/ml。它具有以下两个特点:①极厚的白蛋白外壳(约为 $1\mu m$,是 Albunex 等微泡的数百倍)。一方面使微泡不易被超声波击碎,另一方面阻止了微泡内的气体溢出,增加了造影剂微泡的稳定性。②微泡直径大,约为 $(10\pm0.4)\mu m$,其中 70% 的微泡直径在 $7\mu m$ 以上,故该造影剂不能经静脉途径行心肌声学造影,仅能用于左房、冠状动脉或主动脉途径行声学造影。Linka 等动物研究表明,经犬左房注射 AIP 201 后约 5min 心肌正常灌注区声学显影强度达最高峰,并可稳定地持续 3h 以上,而梗死相关动脉的供区则始终无显影。在此期间如果松开梗死动脉的结扎线,则可见灌注缺损区声学造影增强。其特有的再分布(redistribution)现象对于适时评价溶栓、经皮冠状动脉腔内血管成形术(percutaneous transluminal coronary angioplasty,PTCA)或冠状动脉旁路移植术(coronary Artery Bypass Grafting,CABG,即冠脉搭桥术)疗效有重要价值。但其微泡直径较大,应注意其对血流动力学的影响。

二、第二代声学造影剂

主要是指含氟碳气体或六氟化硫等高分子隋性气体的微泡造影剂。Porter 等研究表明采用高分子量、低溶解度气体替代造影剂微泡中的空气,可有效增加微泡的稳定性,实现经静脉心肌声学显像。气体构成理论的提出,促成了声学造影剂研制的一个飞跃。

Optison(又名 FS069)是被美国 FDA 批准的第一个含氟碳气体的声学造影剂,其造影剂微泡是由白蛋白外壳包裹 C_3F_8 气体而成,微泡大小为 $2.0\sim4.5\mu m$,浓度为 $(5\sim8)\times10^8$ 个/ml。虽然 FDA 目前仅批准将该造影剂用于左室声学造影,但临床与动物实验均显示该造影剂经静脉注射后可实现满意的心肌显像增强。

PESDA 是美国学者 Porter 实验室研究开发的造影剂,其主要成分为含 C_3F_8 气体微泡的声振白蛋白葡萄糖溶液。微泡大小为 $(5.1\pm1.7)\mu m$,浓度为 3.1×10^9 个/ml。性能与 Optison 相似。

Definity(又名 MRX 115,DMP115,Aerosomes)已获得美国 FDA 批准。其造影剂微泡具有一双层磷脂壳,内含全氟丙烷气体,微泡直径为 $2\sim3\mu m$,浓度为 1.2×10^9 个/ml。Lindner 等研究表明该造影剂经静脉注射后血流动力学参数稳定,可准确地评价心肌血流低灌注区。该造影剂目前正在我国进行临床研究,近期有望进入国内市场。

SonoVue(又名 BR1,声诺维,Lumason)是由脂质外壳包裹的微泡造影剂,内含气体为六氟化硫。该气体与氟碳气体相似,在体内呈生物学惰性。其微泡浓度为 $(2\sim5)\times10^8$ 个/ml,大小为 $1\sim10$(平均为 2.5)μm,其共振频率在 $1\sim10MHz$ 之间。具有良好的经静脉心肌显影效果,并能很好地用于肝脏等腹部脏器的超声造影成像。该造影剂在欧洲、中国及美国均已获批上市,分别称之为 SonoVue、声诺维、Lumason。

BR14 是另一种新型声学造影剂,其气体成分为全氟化碳,微泡浓度为 $(4\sim8)\times10^8$ 个/ml。该造影剂在经静脉注射后心肌超声造影显像时间可持续到左室腔内造影剂消退之后。Fisher 等实验证明 BR14 类似于铊 201,可在负荷试验中通过单次静脉注射而实现评价冠脉狭窄和存活心肌的目的,其可能原因与该造影剂在心肌毛细血管内短暂滞留有关。

Imagent(又名 AFO150,Imavist)是近年来美国 FDA 批准的又一个新型左心声学造影剂。该造影剂稀释前为 200mg 粉剂/瓶,采用 10ml 专用溶液稀释后为乳状混悬液。其主要成分为全氟己烷(C_6F_{14})脂质微粒及表面活性剂,浓度为 $(5.9\sim13.7)\times10^8$ 个/ml,99.8%微泡直径<10μm,最大微泡直径不超过 20μm。造影剂配制后用带有 5μm 过滤孔的通气针头(包装内提供)抽取。经静脉注射可实现心肌及外周组织器官满意显影。

EchoGen(又名 QW3600)是 2%全氟戊烷(Dodecafluoropentane、Perfluoropentane)乳剂。室温下为液态,静脉注射后,体内温度>29.5℃时,则转化成为直径 3~5μm 的微气泡。心肌显影效果佳而持久。但因有学者研究发现该造影剂在微循环中有融合成更大气泡的现象,并阻塞微循环形成微气栓对机体产生危害,使该造影剂应用受限。

QW7437 是由全氟戊烷组成,通过一种表面负性电荷来稳定微泡,负电荷可减少微泡与内皮细胞的结合,另一方面也可减少微泡间的聚集,故有更高的安全性与有效性。动物实验证明心肌显影效果好,不伴信号衰减,未见任何血流动力学异常。

PB127 是一种新型声学造影剂,微泡大小约 4μm,具有双层外壳的含氮气微泡。动物实验及临床试验显示该造影剂能使左心腔及左室心肌显影良好,且下壁及侧壁声衰减极小,在评价室壁运动及心肌灌注方面具有重要的价值。

AI-700 是高分子聚合物包裹的氟碳气体。经弹丸注射可用于二维、三维超声造影成像,有效地评估心肌坏死区范围。

Sonazoid(又名 NC100100)主要成分为脂质体包裹的全氟丁烷气体微泡。微泡平均大小为 1.0~5.0μm,平均粒径为 2.6μm,浓度为 1.2×10^9 个/ml。经静脉注射不影响机体的血流动力学,是安全有效的声学造影剂。首先在日本上市,在肝脏占位性病变诊断方面有重要的价值。2019 年在中国上市,商品名"示卓安",主要适应证为用于肝脏局灶性病变血管相和 Kupffer 相的超声成像。

南方医院开发研制的第二代声学造影剂"全氟显"是国家新药资助项目(96-901-05-88)。该造影剂是一种由白蛋白外壳包裹的氟碳微泡造影剂,微泡浓度为 $(0.8\sim2.2)\times10^9$ 个/ml,平均为 2.5~4.0μm,其中直径<7μm 的微球在 98%以上。与其他造影剂的不同点在于它是一种粉剂,较液体类微泡制剂而言,抗震荡性能明显增强,便于运输和保存。该造影剂已顺利完成临床研究,并获得国家新药证书,2020 年 7 月进入国内市场。

国内外学者已进行了大量的第二代声学造影剂与第一代声学造影剂的对比研究,包括:EchoGen 与 Albunex 对比研究显示,0.05ml/kg 的 EchoGen 可使左室内膜边界增强率达 88%,而 0.22ml/kg 的 Albunex 内膜边界改善率仅为 45%;Optison 与 Albunex 的对比研究显示,前者内膜边界改善率达 93%,后者则仅为 75%。特别是对于扩张型心肌病、慢阻肺患者,Optison 显影效果较 Albunex 更优。Nanda 等对 264 例随机病例研究显示,0.5~4ml SonoVue 经静脉注射后左室完全充填显影率达 34%~87%,而 0.08~0.22ml/kg 的 Albunex 经静脉注射后左室完全充填显影率为 0~16%。结果均显示第二代声学造影剂有更好的左心声学造影效果。

三、第三代声学造影剂

用于靶向诊断的微泡与治疗的微泡造影剂。主要是通过对外壳的改建,使其表面连接针对靶组织的特异生物素或配体,造成微泡在靶组织的蓄积,从而达到应用微泡靶向诊断与治疗作用。主要包括:检测血栓、不稳定斑块、炎症的早期诊断、器官移植后的排异观察、肿瘤的早期诊断、基因或药物的靶向传输。该领域是超声造影成像技术近年的研究热点,请参看本书"第五篇超声造影在溶栓治疗中的应用"。

(查道刚)

参考文献

[1] Davidson BP, Chadderdon SM, Belcik JT, et al. Ischemic memory imaging in nonhuman primates with echocardiographic molecular imaging of selectin expression. J Am Soc Echocardiogr, 2014, 27(7): 786-793 e782

[2] Kang ST, Yeh CK. Ultrasound microbubble contrast agents for diagnostic and therapeutic applications: current status and future design. Chang Gung Med J, 2012, 35(2): 125-139

[3] Ellegala DB, Leong-Poi H, Carpenter JE, et al. Imaging tumor angiogenesis with contrast ultrasound and microbubbles targeted to alpha(v) beta3. Circulation, 2003, 108(3): 336-341

[4] Leong-Poi H, Christiansen J, Klibanov AL, et al. Noninvasive assessment of angiogenesis by ultrasound and microbubbles targeted to alpha(v)-integrins. Circulation, 2003, 107(3): 455-460

[5] Chong WK, Papadopoulou V, Dayton PA. Imaging with ultrasound contrast agents: current status and future. Abdom Radiol(NY), 2018, 43(4): 762-772

[6] Helfield B. A Review of Phospholipid Encapsulated Ultrasound Contrast Agent Microbubble Physics. Ultrasound Med Biol, 2019, 45: 282-300

[7] Chen S, Shohet RV, Bekeredjian R, et al. Optimization of ultrasound parameters for cardiac gene delivery of adenoviral or plasmid deoxyribonucleic acid by ultrasound-targeted microbubble destruction. J Am Coll Cardiol, 2003, 42(2): 301-308

[8] Schutt EG, Klein DH, Mattrey RM, et al. Injectable microbubbles as contrast agents for diagnostic ultrasound imaging: the key role of perfluorochemicals. Angew Chem Int Ed Engl, 2003, 42(28): 3218-3235

[9] Yamamoto K, Shiraki K, Nakanishi S, et al. The usefulness of digital subtraction imaging with Levovist in the diagnosis of focal hepatic tumors. Int J Oncol, 2003, 22(2): 353-358

[10] Krix M, Kiessling F, Vosseler S, et al. Comparison of intermittent-bolus contrast imaging with conventional power Doppler sonography: quantification of tumour perfusion in small animals. Ultrasound Med Biol, 2003, 29(8): 1093-1103

[11] Leen E, Moug SJ, Horgan P. Potential impact and utilization of ultrasound contrast media. EurRadiol, 2004, 14 Suppl 8: 16-24

[12] Fisher NG, Christiansen JP, Leong-Poi H, et al. Myocardial and microcirculatory kinetics of BR14, a novel third generation intravenous ultrasound contrast agent. J AmColl Cardiol, 2002, 39(3): 530-537

[13] Fisher NG, Leong-Poi H, Sakuma T, et al. Detection of coronary stenosis and myocardial viability using a single intravenous bolus injection of BR14. J Am Coll Cardiol, 2002, 39(3): 523-529

[14] Nanda NC, Kitzman DW, Dittrich HC, et al. Imagent improves endocardial border delineation, inter-reader agreement, and the accuracy of segmental wall motion assessment. Echocardiography, 2003, 20(2): 151-161

[15] Wei K, Crouse L, Weiss J, et al. Comparison of usefulness of dipyridamole stress myocardial contrast echocardiography to technetium-99m sestamibi single-photon emission computed tomography for detection of coronary artery disease(PB127 Multicenter Phase 2 Trial results). Am J Cardiol, 2003, 91(11): 1293-1298

[16] Yao J, Takeuchi M, Teupe C, et al. Evaluation of a new ultrasound contrast agent(AI-700) using two-dimensional and three-dimensional imaging during acute ischemia. J Am Soc Echocardiogr, 2002, 15(7): 686-694

[17] Watanabe R, Matsumura M, Chen CJ, et al. Gray-scale liver enhancement with Sonazoid(NC100100), a novel ultrasound contrast agent; detection of hepatic tumors in a rabbit model. Biol Pharm Bull, 2003, 26(9):

1273277

[18] Miyamoto Y, Ito T, Takada E, et al. Efficacy of sonazoid (perflubutane) for contrast-enhanced ultrasound in the differentiation of focal breast lesions: phase 3 multicenter clinical trial. AJR Am J Roentgenol, 2014, 202 (4): W400-407

[19] Kudo M, Izumi N, Kokudo N, et al. Management of hepatocellular carcinoma in Japan: Consensus-based clinical practice guidelines proposed by the Japan society of hepatology (JSH) 2010 updated version. Dig Dis, 2011, 29(3): 339-362

[20] Araki K, Harimoto N, Muranushi R, et al. Evaluation of the use of intraoperative real-time virtual sonography with sonazoid enhancement for detecting small liver metastatic lesions after chemotherapy in hepatic resection. J Med Invest, 2019, 66(34): 319-323

[21] Lee J, Jeong WK, Lim HK, et al. Focal Nodular Hyperplasia of the Liver: Contrast-Enhanced Ultrasonographic Features With Sonazoid. J Ultrasound Med, 2018, 37(6): 1473-1480

[22] Yang WY, Park HS, Kim YJ, et al. Visibility of focal liver lesions: Comparison between kupffer phase of CEUS with sonazoid and hepatobiliary phase of gadoxetic acid-enhanced MRI. J Clin Ultrasound, 2017, 45 (9): 542-550

[23] Imazu H, Uchiyama Y, Matsunaga K, et al. Contrast-enhanced harmonic EUS with novel ultrasonographic contrast (Sonazoid) in the preoperative T-staging for pancreaticobiliary malignancies. Scand J Gastroenterol, 2010, 45(6): 732-738

[24] Wen Q, Wan S, Liu Z, et al. Ultrasound contrast agents and ultrasound molecular imaging. J Nanosci Nanotechnol, 2014, 14(1): 190-209

[25] Ma J, Xu CS, Gao F, et al. Diagnostic and therapeutic research on ultrasound microbubble/nanobubble contrast agents [review]. Mol Med Rep, 2015, 12: 4022-4028

[26] Klibanov AL. Ultrasound contrast materials in cardiovascular medicine: From perfusion assessment to molecular imaging. J Cardiovasc Transl Res, 2013, 6: 729-739

[27] Kooiman K, Vos HJ, Versluis M, et al. Acoustic behavior of microbubbles and implications for drug delivery. Adv Drug Deliv Rev, 2014, 72: 28-48

第四章

超声造影成像原理及技术

第一节 超声造影成像原理

　　血液中的红细胞对超声波信号产生散射,其回声信号仅为组织信号的 1/10 000~1/1 000。因此,在灰阶超声上血液表现为低回声信号(所谓的"液性暗区")。20 世纪 60 年代,人们发现经静脉注射振荡后的盐水溶液或其他含气泡溶液后,血液回声信号明显增强,原先的"液性暗区"回声信号明显强于组织信号,称之为超声对比增强技术(图 4-1)。后来的研究证实,这与大量微气泡注射入血产生大量的液-气界面有关。

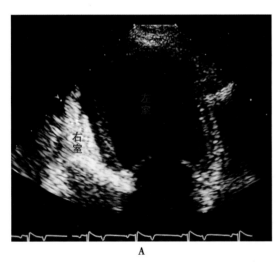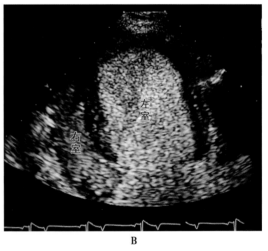

图 4-1　声学造影使左室腔回声信号明显增强

A. 声学造影剂达左室腔前,左室腔呈低回声信号(所谓的"液性暗区");B. 造影剂达左室腔后,左室腔回声信号明显增强(左室腔对比增强,或称之为"左室腔声学造影")

　　如前文所述,目前常用的声学造影剂微泡其大小与红细胞相当,可自由通过组织器官的微循环,因此可视为红细胞示踪剂。微泡在血液中产生大量的液-气界面,从而反射大量超声波信号。通过对这些自由流动于血管内的造影剂微泡回声信号的检测,我们就可以得到组织血流灌注信息。目前超声造影技术已广泛应用于左室腔声学造影、心肌声学造影、增强多普勒信号、肝脏肿瘤诊断等领域。

第二节　超声造影成像技术

一、触发成像技术

Porter 等在静脉声学造影过程中偶然发现,在恢复暂停的超声波发射的瞬间,可见心肌造影图像明显增强。开始他们认为这与瞬间的超声波照射引起的一过性后散射信号增强有关,故将其命名为"瞬间反应成像"(transient response imaging)。以后的研究证明,这一现象与超声波对微泡的破坏作用有关。我们实验室的结果也证明超声波发射能量越高、照射时间越长,微泡破坏越明显(图 3-5)。常规超声仪器的超声束厚度约为 0.5cm,微泡在微血管中的流速与红细胞相似,约为 0.1cm/s,微泡完全充填超声照射区的时间约为 5 秒。如果超声脉冲频率高于造影剂再充填速率,微泡被持续破坏,则难以观察到组织灌注成像。随着声波脉冲发射间隔时间延长,超声照射区内微泡数量增多,回声信号增强。当脉冲间隔足够长时,超声照射区被造影剂完全充填,此时声学造影效果最佳(图 4-2、图 4-3)。这种利用间断发射超声脉冲,减少心肌内微泡破坏,继而促使心肌声学显像增强的技术,超声医学上称之为触发成像技术(trigger imaging)。目前常用的触发方式有心电触发(R-wave trigger)和时间触发(timing trigger)两种。触发成像技术不仅可提高声学造影效果,Wei 等研究表明通过计算声学造影造影强度与触发时间间隔的关系还可以定量组织血流灌注量。

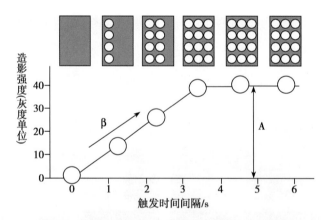

图 4-2　触发间隔与声学造影强度间的关系示意图

图中方框代表超声照射区,黑圈代表微泡:在超声波连续照射下,微泡持续被破坏,声学造影强度为 0;随着触发间隔时间逐渐延长,造影剂微泡进入照射区的数量增多,造影强度增加。当触发间隔延长至造影剂完全充填照射区时,造影剂强度达平台且不再随触发间隔而增加。因此,保证一定的微泡蓄积时间有利于心肌声学造影信号增强

二、二次谐波成像技术

心肌组织与造影剂微泡均能产生回波信号。当心肌组织内微泡浓度较低,特别是在经静脉给药行声学造影时,微泡回声信号相对于心肌组织回声信号而言很弱,信噪比低,故用常规超声系统难以观察到满意的心肌显像。超声波在组织中传播是以线性规律为主,但也能通过非线性共振作用导致波形畸变而产生少量谐波信号。其中两倍于超声探头发射频率

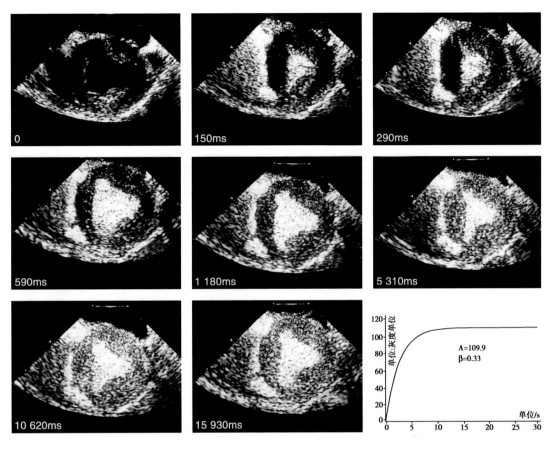

图4-3　不同触发间隔的声学造影图像

图中触发间隔分别为 0ms、150ms、290ms、590ms、1 180ms、5 310ms、10 620ms 及 15 930ms。可以看出随着触发间隔延长,声学造影强度逐渐增强;右下角为声学造影强度与触发间隔关系曲线

的回波信号称之为二次谐波信号。造影剂微泡的弹性外壳使其在超声照射作用下,比心肌组织更易于产生非线性共振,其二次谐波信号强度约为心肌组织的四至五倍。二次谐波成像技术(second harmonic imaging)就是选择性地接收二次谐波信号,使得声学造影的信噪比提高,造影增强图像质量明显改善(图4-4)。

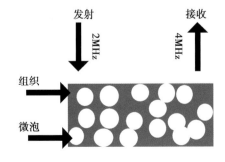

图4-4　二次谐波成像示意图

如图所示,假设超声探头发射信号频率为 2MHz,接收谐波信号频率为 4MHz。组织及血液主要产生线性回声信号,故回声信号频率仍为 2MHz(基波);而微泡的非线性共振产生大量谐波(二次谐波为 4MHz)。故选择性接收谐波信号可提高声学造影图像信噪比

　　二次谐波信号相对于基波信号较弱。为获取更多的二次谐波信号,常需要更多的超声脉冲不断压缩-拉伸微泡以产生更多的谐波信号。例如在基波成像时,探头只需发射一个单脉冲用于成像,而在谐波成像时却需发射一组脉冲用于成像。脉冲长度(pulse length)的延

长,一方面增加了谐波信号强度,另一方面却使声学造影的图像分辨率有所下降。因此,我们在比较二次谐波成像和超声成像时常发现二尖瓣瓣膜较常规二维成像时更厚,或发现图像颗粒变粗等。这是目前二次谐波成像所需付出的代价。

间歇谐波成像技术实际上就是二次谐波成像技术与触发成像技术的联合应用。两者的联合应用促使了经静脉心肌声学造影的实现,是心肌超声造影仪器发展史上的一个重要里程碑(图 4-5)。

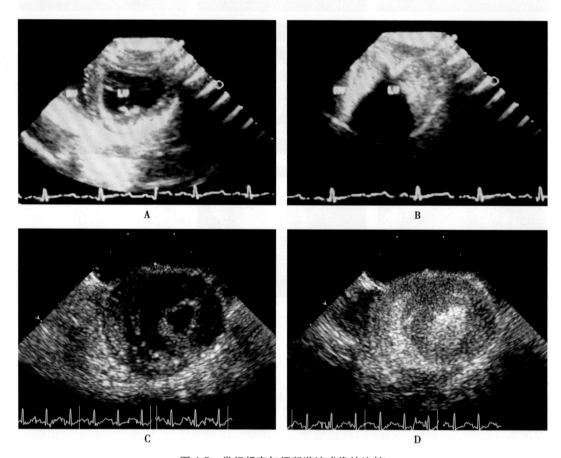

图 4-5　常规超声与间断谐波成像的比较
A、B 为常规超声成像;A.造影前基础图像;B.造影后图像;因需注射大剂量造影剂才能观察到心肌显像,导致远场回声明显衰减;C、D 为间歇谐波成像;C.造影前基础图像;D.造影剂注射后图像,小剂量声学造影剂即可实现满意的心肌均匀显影

三、次谐波成像技术

造影剂微泡在超声波压缩-拉伸的作用下不仅产生二次谐波(两倍于基波的频率),同时还产生 1/2 基波频率的谐波,称之为次谐波(subharmonic)。选择性地接收次谐波信号用于对比成像的技术,称之为次谐波成像(subharmonic imaging)。虽然次谐波信号远弱于二次谐波信号,但 Shankar 等研究表明,造影剂微泡与组织器官产生次谐波信号的比值远高于两者产生二次谐波信号的比值。因此,次谐波成像应用于超声造影成像将具有更高的信噪比。进一步的研究发现,通过一种特殊的辐射激发微泡的方式可增强造影剂微泡产生次谐波信号的强度,从而使次谐波成像效果得以提高。Shi 等研究发现次谐波信号强度与介质中的压

力变化呈良好的线性关系。这一特殊的物理现象提示次谐波成像技术有可能无创测量心腔或大血管内压力,使超声造影成像技术由二维成像、多普勒血流速度测量,拓展到压力的监测。从而进一步扩展超声造影成像技术的应用领域。

四、基波脉冲抵消成像技术

原始二次谐波成像是利用滤除和抑制基波方法实现的,即:超声探头发射信号频率范围在以基波频率(f_0)为中心的一个相对较窄的范围内,而探头接收信号频率范围设定在以二次谐波频率($2f_0$)范围为中心的频谱范围内,其结果是未能充分利用超声探头的宽频带特点成像,图像分辨率及灵敏度下降(图 4-6A);虽然增加探头发射信号及接收信号的频率范围可提高图像分辨率,但基波与谐波信号重叠区增加,即组织基波信号与微泡谐波信号混叠增加,导致造影图像信噪比降低(图 4-6B)。由于实际谐波信号强度明显低于基波信号强度,故组织基波信号与微泡谐波信号的混叠将进一步降低造影图像信噪比(图 4-6C)。为了克服二次谐波成像的不足,超声工程技术人员改进和完善了谐波成像方法,即将过去简单滤除基波信号的方法改为"基波脉冲信号抵消技术"(substracting out the fundamental signals),达到"纯化"造影剂微泡回波信号的目的。目前常用的基波脉冲抵消技术有脉冲反向谐波成像技术(pulse inversion harmonic imaging)和能量调制成像技术(power modulation imaging)等。

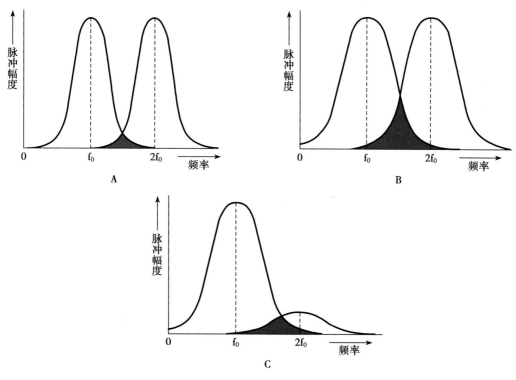

图 4-6　二次谐波成像的局限性

双脉冲反向成像技术是在同一扫描线上发射正相脉冲的同时,发射与之振幅相同、相位相差 180°的反向脉冲信号(图 4-7)。组织主要产生线性回声信号,故而两个位相完全相反的基波脉冲信号的回波信号也是完全反向的同振幅信号,它们相加的结果为零(基波信号互相抵消);微泡的弹性外壳使其在超声的照射下产生非线性回波信号(即谐波信号),如图4-7所示这两个反向的基波信号产生的谐波不仅不会抵消,反而互相加强,其结果是提高了信噪比,从而改善了声学造影图像的质量。

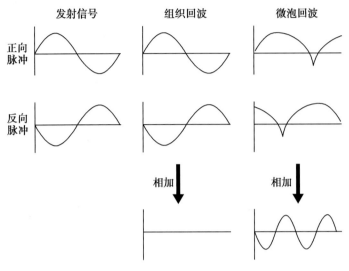

图4-7 脉冲反向成像原理示意图

相干造影成像技术(coherent contrast imaging)是不同的反向脉冲沿特定的扫描区域成像,相邻的两个脉冲位相相差180°。因其在同一扫描线上仅发射单组脉冲,故又可称之为单脉冲抵消成像技术。其对进一步提高造影图像的帧频有重要价值。

能量调制成像技术是一种双振幅脉冲抵消技术,它采用在同一扫描线上发放相位一致的两种不同能量的脉冲(全幅脉冲和半幅脉冲)。心肌组织主要产生线性回波信号(基波信号),其脉冲波形与发射波一致,故将半幅脉冲回波信号放大2倍之后与全幅脉冲回波信号完全一致,两者相减为零(图4-8A);微气泡主要产生非线性回波信号(谐波信号),其波形呈非线性改变,因此将半幅脉冲的回波信号简单地×2后不能与全幅脉冲回波信号重合,两者不能相互抵消(图4-8B)。因此通过这种方式也可以有效地提取造影剂微泡的谐波信号,减少组织的回波信号,提高声学造影图像质量。

基波脉冲抵消技术充分利用了超声探头的带宽频率,因此较既往的二次谐波成像有更好的分辨率并提高了图像信噪比。

五、能量脉冲反向成像技术

虽然脉冲抵消成像技术改善了既往的二次谐波成像的对比分辨率及造影成像效果,但由于该技术是利用在同一条扫描线先后发射两个脉冲的成像方法,在这两个脉冲间隔时间内组织器官的任何移动均导致这两个基波回波信号时间位相上出现差异,导致基波脉冲抵消效果欠佳(类似于彩色多普勒技术中的运动伪像,因为脉冲抵消技术是灰阶模式,因此表现的是灰阶增强)。此外,在高机械指数作用下组织器官亦产生谐波信号(即自然组织谐波,native harmonic),且混叠于造影剂微泡谐波信号之中,使对比分辨率受影响。

能量脉冲反向成像技术(power pulse inversion imaging)又称为脉冲反向多普勒技术(pulse inversion Doppler),是一种结合了脉冲反向成像技术及多普勒技术的新型成像技术。

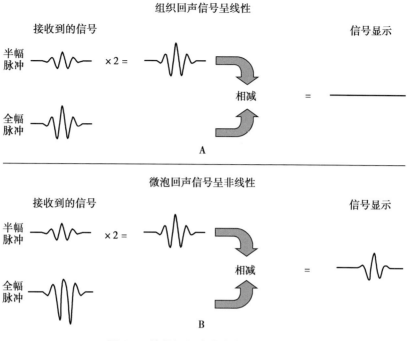

图4-8 能量调制成像技术原理示意图

也可以称之为多脉冲抵消技术。即在同一条扫描线上采用脉冲抵消技术及多普勒技术实现区分微泡回声信号与组织回声信号。其基本原理如下：

采用更多序列的反向脉冲来减少组织运动伪像及增强造影剂微泡的谐波信号。例如，在同一扫描线上发射等时间间隔的三个成像脉冲（P_1^+、P_2^-、P_3^+，+代表正向脉冲信号，−代表反向脉冲信号），假设组织运动是匀速的，则 P_1^+ 与 P_2^- 脉冲回波信号之间的相位差由探头发射信号的脉冲重复频率与组织运动速度决定（在此假设为相差5°），故 P_2^- 与 P_3^+ 脉冲回波信号之间的相位差亦为5°。鉴于 $\sin(\theta)+\sin(\theta+\phi)\approx2\sin(\theta+\phi/2)$，故 P1 脉冲（sin0°）与 P3 脉冲（sin10°）之和约等于2倍的 sin5°，而 P_2 脉冲放大2倍后为负的2倍 sin5°，因此对于基波信号而言 $P_1^++P_3^++2\times P_2^-=0$（消除组织基波回声信号以及组织运动带来的伪差）。谐波信号无方向性，$P_1^++P_3^++2\times P_2^-$ 的谐波相加等于4倍的原始谐波信号（提高了对比显像的灵敏度）。设置更多的成像脉冲序列将可能进一步提高造影显像的灵敏度以及完全消除运动带来的伪像，其代价是帧频有一定的下降。

能量脉冲反向多普勒成像技术具有极高灵敏度，在机械指数减至0.1或更低的情况下，仍可检测到微泡回声信号，因此可以用于实现实时造影成像。

六、实时成像技术

在以前的内容里，我们已经讨论到超声波照射可明显破坏造影剂微泡，其破坏强度与超声波能量及照射时间呈正相关。为此，必须采用触发成像技术才有可能观察到进入心肌的少量造影剂微泡。近年随着超声技术的发展，人们掌握了在极低的发射能量（−21～−18dB）下实现超声成像的技术。其发射能量约为过去常规心脏诊断超声脉冲能量（约为0dB）的1/100倍，几乎不引起造影剂微泡破坏，从而保证以较高的成像帧频实时观察心肌灌注成像。

在实时成像过程中,我们可以利用发射一次高机械指数脉冲(a "flash" or "burst" with high mechanical index)的方式将超声照射区内的微泡完全破坏,然后改为低机械指数实时成像,通过观察心肌内造影剂微泡的再充填状况来正确评估心肌血流灌注状况。

实时成像技术(real-time imaging)较以往的造影成像技术具有多方面的优点:①在评价心肌血流灌注状况的同时可以同步评价室壁运动;②与触发成像不同,在超声切面因为呼吸等原因发生漂移时,实时成像技术便于操作者及时调整图像,较间断触发成像技术而言,更易于采集造影图像;③在同一次造影过程中,可多切面观察同一节段的灌注状况,从而提高诊断的准确性;④不必通过减影(background subtraction)和对图(image alignment)等过程,只需对比造影剂微泡再充填速率就可以评估不同心肌节段的血流灌注速度,真正做到联机实时分析(on-line analysis)。

造影脉冲序列成像技术(cadence contrast pulse sequencing,CPS)是众多实时对比成像技术中应用较早的一种。该技术采用多脉冲序列成像技术,通过调制脉冲相位及脉冲幅度调实现纯化造影剂回声信号。CPS应用更多的非线性信号,包括非线性基波信号,因此,图像信噪比增加。此外,该技术可分别选择单纯造影图像、单纯组织图像以及造影与组织图像三种状态(图4-9),以便更好地适合临床应用的需要。

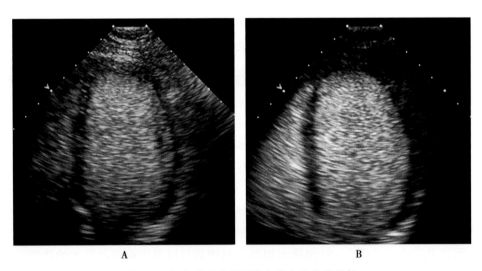

图4-9　CPS单纯造影图像与混合图像的比较
A.组织图像与造影图像的混合图像;B.单纯造影图像,与A相比可见内膜边界更为清晰,左室造影效果更好

七、双触发谐波成像技术

定量分析心肌声学造影图像首先需要减影处理,但因为呼吸运动、心脏舒缩以及探头移动等原因,我们很难将本底图像与造影图像对齐,给定量分析带来困难。双触发谐波成像技术(dual triggered harmonic mode contrast echo)则是在原来的每一次间歇谐波成像(第一个脉冲)之后的极短时间内再发放一个成像脉冲(第二个脉冲)。我们将第一个脉冲图像称为灌注图像(perfusion image),第二个脉冲图像为本底基础图像(background image),两者叠加相减,即为减影造影图像,为对比定量声学造影强度提供了便利。

双触发脉冲成像技术的原理为:①第二个脉冲成像时间距第一个脉冲成像时间极短,意味着心肌内的造影剂微泡在遭受第一个成像脉冲完全破坏后不能及时充填,心肌内造影剂微泡数量约为零,故第二个脉冲成像可视作本底基础图像;②本底基础像与灌注像成像在同一个心动周期内,外界干扰因素相似,可谓真正的"本底";③本底图像与灌注图像成像时间(相差为25~40ms,甚至更短)十分接近,基本上可忽略心脏的位移,故图像对合程度极高,减少了图像漂移带来的误差。

第三节　超声造影成像生物学效应及安全性

超声造影成像技术是近年来发展迅速的非侵入性影像技术。然而超声波照射引起造影剂微泡的"空化(cavitation)"作用,是人们担心其安全性的一个核心。所谓的空化就是液体中的"气体空穴"在足够强度的超声波照射下形成、长大、破裂的过程。空化核内部温度可达到凯氏温度数千度、产生自由基、甚至电磁辐射。Miller等体外实验发现,Albunex可以降低超声波造成细胞膜穿孔的阈值,且其作用随造影剂微泡浓度增加而加强。应用超声波(1MHz、35W/cm^2、30min)照射培养管中的细胞,在加入Albunex后,细胞基因突变的概率明显增加。Everbach等采用1MHz的超声波(脉冲时长40~160ms、脉冲重复频率20Hz、声强ISPPA 730W/cm^2)照射人血小板5min。结果显示,在血小板混悬液中添加造影剂微泡后引起明显的血小板溶解破裂。Porter等应用PESDA增强寡核苷酸在超声照射局部滞留。以上实验证明声学造影微泡可增强高强度、长时间的超声波照射对细胞膜、微血壁的损伤。利用微泡空化效应实现靶向治疗的研究,是目前超声造影领域的一个热点课题。相关内容可参见本书"超声造影在溶栓治疗中的应用现状"及"靶向超声分子成像和药物基因输送"等章节。

不同的声学造影剂因其外壳的不同,产生空化阈值有所差异,因此其生物效应亦有所差异。Miller等将不同的造影剂在一个小腔内与犬红细胞混匀后,应用2.4MHz的超声照射。结果发现在连续1s照射后,Albunex诱发明显溶血的声压界值在0.4MPa,FS069在0.2MPa,MRX-130在0.4MPa以上;对于间断脉冲三者诱发溶血的声压分别为1.1MPa、0.57MPa、1.6MPa;FS069较Albunex更易于诱发溶血反应,降低造影剂浓度可减少溶血反应。Ward等体外实验结果相似,在微泡浓度相同、照射条件一致时,Optison比Albunex更容易增加子宫颈癌细胞的破坏。

Kobayashi等以Levovist为对照,评价了Definity的安全性。结果表明Definity在高剂量(1.0ml/kg)时才可能诱发微血管损伤,在低剂量(0.1ml/kg)及适宜的超声照射条件下未见微血管损伤。提示该造影剂在临床(0.01~0.02ml/kg)范围,以及诊断超声条件下行超声造影成像是安全的。随后,Miller等进一步研究发现,不论是Optison或Definity,在连续超声照射60s,细胞膜损伤阈值为0.05MPa;而在脉冲间隔为60μs、脉冲长度为0.6μs的超声照射60s,细胞膜损伤阈值为0.21MPa。细胞膜损伤阈值受照射时间影响,如0.6μs的持续照射(相当于单脉冲照射),阈值为0.84MPa。与60s持续照射相比,时间缩短为10^{-8},阈值仅增加16.8倍。提示减低超声脉冲强度比缩短超声照射时间对减少细胞膜的损伤更有意义。Shi等研究结果表明,应用诊断超声、机械指数<1.0的情况下不引起Sonazoid空化破裂。在同样的条件下,造影剂微泡的空化作用对细胞的损伤阈值与频率近似呈线性关系。如1.0MHz损伤阈值为0.066MPa,而10MHz损伤阈值为0.62MPa。低频超声波对培养细胞的

损伤更为明显。O'Brien 等采用中心频率 3.1MHz、脉冲长度 1.2μs、脉冲重复频率为 1 000Hz 的声波照射 10s,发现与生理盐水对照,Optison 并不增加 SD 大鼠肺出血的发生率及出血范围。

综上所述,尽管在低频率、高机械指数超声长时间照射下,微泡空化作用可增加组织损伤,但利用超声诊断仪行超声造影检查仍是安全的。为了消除潜在的组织损伤,我们仍建议在超声造影检查时,尽可能选用低机械指数成像方法,以期将微泡空化作用对组织的损伤概率降至最低。

大量的临床研究数据显示,声学造影是安全的。美国食品药品监督管理局(FDA)监测了全部上市超声造影剂的安全性数据,其中包括与安慰剂对照研究结果,发现各种超声造影剂间的副作用方面无明显差异。超声造影剂的常见副作用为头痛、乏力、头晕、心悸、恶心、呕吐、口干、味觉或嗅觉异常、呼吸困难、荨麻疹、瘙痒、背痛、胸痛、潮红等。根据超过百万人接受超声造影检查的登记,除极少过敏反应(1/10 000)外,未见需医疗干预救治的并发症。因为过敏反应有产生严重后果的可能,因此超声造影过程中需注意监测患者反应,全程操作需在具有处理严重过敏反应及心肺复苏能力的医师指导下进行。

2004 年,EMEA 公布了关于 15 万支 SonoVue 市场监测数据显示:3 例死亡可能与 SonoVue 有关,其特点是均有不稳定心肌缺血,但无过敏反应的证据;19 例(0.002%)严重、非致死性的副作用多数与过敏反应有关。基于上述观察结果,EMEA 认为声学造影禁用于急性冠脉综合征或其他临床不稳定的心脏病患者将有利于提高安全性,为此 EMEA 暂时取消了 SonoVue 心脏超声造影的适应证。

至 2007 年,FDA 共接到 11 例可能与声学造影有关的死亡病例报告。其中 10 例发生于注射 Definity 后、1 例发生于 Optison 后。死亡多发生在给药后 1~12h,但有 4 例心脏骤停发生于给药期间或给药后 30min 内。这些患者均有严重的心肺疾病。为此,FDA 要求医师在声学造影过程中严密监测患者心肺反应,包括生命体征、心律、氧饱和度的监测,准备好心肺复苏器材;并要求新增超声造影剂禁忌证,包括:心内分流(右向左分流、双向分流或一过性右向左分流)、临床不稳定或近期恶化的心力衰竭、急性心肌梗死、严重室性心律失常或 QT 延长患者、呼吸衰竭、严重肺气肿、肺动脉栓塞或其他肺动脉疾病患者。

FDA 上述警告的发出,引起国内外学者的广泛关注。研究者普遍认为,该警告忽视了超声造影剂已建立的安全性与有效性,未考虑到替代检查同样存在风险,忽视了其中混杂"假性并发症"的可能。退一步讲,即使假设现有事件均与超声造影剂有关,其死亡率也只是约 0.02/10 000,远低于运动试验的死亡率(0.5/10 000)。此外,心脏核素检查后终生致恶性肿瘤的风险为 1/10 000~1/1 000。更重要的是该限制使得这类患者本应得到的益处丧失。因此,强烈呼吁所有的心脏影像学专家认真评估其中的厉害关系。

Wei 等采用网络登记调查方式回顾分析了 2001 年 1 月 1 日至 2007 年 12 月 30 日美国 1 个普通超声室、12 个心脏超声室的全部造影病例副作用发生情况,共有 66 164 例使用了 Definity、12 219 例使用了 Optison,分别占常规经胸超声检查的 5% 和负荷超声检查的 28%,其中超过 10 000 例患者为 ICU 重症患者或急诊考虑为心源性胸痛患者。结果显示:8 例 (0.01%)严重事件(4 例类过敏样反应、2 例荨麻疹、1 例血管迷走样反应、1 例低氧)"可能"与超声造影剂有关,均为门诊患者,经处理(输液、抗组胺药物、激素、肾上腺素或支气管解痉药等手段单用或联用)后恢复正常;无死亡病例报告,住院患者均未见严重事件发生。再次证明 MCE 的安全性并不低于其他心脏影像技术。

Kusnetzky 等回顾分析了 Saint Luke 健康系统(Saint Luke's Health System)2005 年 1 月至 2007 年 10 月期间的全部病例,其中接受 Definity 超声造影患者 6 196 人,未接受超声造影检查患者 12 475 人。分析结果显示,24h 内超声造影组死亡率为 0.42%,与非造影组死亡率 0.37%无差异($p=0.60$)。相反,造影组病情更加危重,其中合并糖尿病、高血压、慢阻肺、冠心病、心衰的比例均高于非造影组($p<0.001$)。提示,临床重危患者需要超声造影增强的比例更高,超声造影并不增加死亡风险。

基于上述认识,FDA 于 2008 年 7 月修正警告,删除了 2007 年增加的几条禁忌证。因为 FDA 认为,对于部分重危患者使用 Definity 或 Optison 造影提高诊断准确性的益处远远大于发生严重副反应的危害,包括以下患者仍可行心脏超声造影检查:恶化的或临床不稳定的心衰、急性心肌梗死或急性冠脉综合征、严重心律失常或长 QT 间期综合征、呼吸困难、严重肺气肿、肺动脉栓塞或其他能引起肺动脉高压的疾病。这无疑是个振奋人心的消息。

在肯定了心脏声学造影安全性的同时,FDA 仍提醒医务人员:为了患者利益,对于肺动脉高压、临床不稳定的心肺疾病患者在造影过程中及其后 30min 内,仍应加强生命体征、心电、无创血氧监测,以便及时发现安全隐患。因缺乏冠脉内直接注射商用超声造影剂安全性数据,故超声造影剂尚不建议用于冠脉内注射。

(查道刚)

参考文献

[1] Wei K,Jayaweera AR,Firoozan S,et al. Quantification of myocardial blood flow with ultrasound-induced destruction of microbubbles administered as a constant venous infusion. Circulation,1998,97(5):473-483

[2] Unger E,Porter T,Lindner J,et al. Cardiovascular drug delivery with ultrasound and microbubbles. Adv Drug Deliv Rev,2014,72:110-126

[3] Lee H,Kim H,Han H,et al. Microbubbles used for contrast enhanced ultrasound and theragnosis:a review of principles to applications. Biomedical engineering letters,2017,7(2):59-69

[4] Fan Z,Kumon RE,Deng CX. Mechanisms of microbubble-facilitated sonoporation for drug and gene delivery. Therapeutic delivery,2014,5(4):467-486

[5] Kobayashi N,Yasu T,Yamada S,et al. Influence of contrast ultrasonography with perflutren lipid microspheres on microvessel injury. Circ J,2003,67(7):630-636

[6] Miller DL,Dou C. Membrane damage thresholds for pulsed or continuous ultrasound in phagocytic cells loaded with contrast agent gas bodies. Ultrasound Med Biol,2004,30(33):405-411

[7] Miller DL,Dou C. Membrane damage thresholds for 1- to 10-MHz pulsed ultrasound exposure of phagocytic cells loaded with contrast agent gas bodies in vitro. Ultrasound Med Biol,2004,30(37):973-977

[8] O'Brien WD Jr,Simpson DG,Frizzell LA,et al. Effect of contrast agent on the incidence and magnitude of ultrasound-induced lung hemorrhage in rats. Echocardiography,2004,21(25):417-422

[9] Italian Society of Cardiovascular Echography(SIEC)Consensus Conference on the state of the art of contrast echocardiography. Ital Heart J,2004,5(4):309-334

[10] Mulvagh SL,Rakowski H,Vannan MA,et al. American Society of Echocardiography Consensus Statement on

the Clinical Applications of Ultrasonic Contrast Agents in Echocardiography. J Am Soc Echocardiogr, 2008, 21(11):1179-1201;quiz 1281

[11] Kaul S. Myocardial contrast echocardiography:a 25-year retrospective. Circulation,2008,118(3):291-308

[12] Main ML,Goldman JH,Grayburn PA. Thinking outside the "box"-the ultrasound contrast controversy. J Am Coll Cardiol,2007,50(25):2434-2437

[13] Herzog CA. Incidence of adverse events associated with use of perflutren contrast agents for echocardiography. JAMA,2008,299(17):2023-2025

[14] Wei K,MulvaghSL,Carson L,et al. The safety of definity and optison for ultrasound image enhancement:a retrospective analysis of 78,383 administered contrast doses. J Am Soc Echocardiogr, 2008, 21 (11): 1202-1206

[15] Grayburn PA. Product safety compromises patient safety(an unjustified black box warning on ultrasound contrast agents by the Food and Drug Administration). Am J Cardiol,2008,101(6):892-893

[16] Bhatia VK,Senior R. Contrast echocardiography:evidence for clinical use. J Am Soc Echocardiogr,2008,21(5):409-416

[17] Kusnetzky LL,Khalid A,Khumri TM,et al. Acute mortality in hospitalized patients undergoing echocardiography with and without an ultrasound contrast agent:results in 18 671 consecutive studies. J Am Coll Cardiol,2008,51(17):1704-1706

[18] Einstein AJ,Moser KW,Thompson RC,et al. Radiation dose to patients from cardiac diagnostic imaging. Circulation,2007,116(11):1290-1305

[19] Chou YH,Liang JD,Wang SY,et al. Safety of Perfluorobutane(Sonazoid)in Characterizing Focal Liver Lesions. J Med Ultrasound,2019,27(2):81-85

[20] Favot M,Gallien J,Malik A,et al. Contrast Extravasation as a Complication of Emergency Nurse-Performed Ultrasound-Guided Peripheral Intravenous Catheter Placement. J Emerg Nurs,2019,45(5):512-516

[21] Huang L,Zhou K,Zhang J,et al. Efficacy and safety of high-intensity focused ultrasound ablation for hepatocellular carcinoma by changing the acoustic environment:microbubble contrast agent(SonoVue)and transcatheter arterial chemoembolization. Int J Hyperthermia,2019,36(1):244-252

[22] Didier RA,Sridharan A,Lawrence K,et al. Contrast-Enhanced Ultrasound in Extracorporeal Support:In Vitro Studies and Initial Experience and Safety Data in the Extreme Premature Fetal Lamb Maintained by the Extrauterine Environment for Neonatal Development. J Ultrasound Med,2019,38(8):1971-1978

[23] Zhang W,Cai B,Zhang X,et al. Contrast-enhanced voiding urosonography with intravesical administration of ultrasound contrast agent for the diagnosis of pediatric vesicoureteral reflux. Exp Ther Med,2018,16(6):4546-4552

[24] Mulvagh SL,Rakowski H,Vannan MA,et al. ASE consensus statement on the clinical applications of ultrasonic contrast agents in echocardiography. J Am Soc Echocardiogr,2008,21:1179-1201

[25] Appis AW,Tracy MJ,Feinstein SB. Update on the safety and efficacy of commercial ultrasound contrast agents in cardiac applications. Echo Res Pract,2015,2:R55-62

[26] Parker JM,Weller MW,Feinstein LM,et al. Safety of ultrasound contrast agents in patients with known or suspected cardiac shunts. Am J Cardiol,2013,112:1039-1045

[27] Aggeli C,Giannopoulos G,Roussakis G,et al. Safety of myocardial flash contrast echocardiography in combination with dobutamine stress testing for the detection of ischaemia in 5250 studies. Heart, 2008, 94: 1571-1577

[28] Abdelmoneim SS,Bernier M,Scott CG,et al. Safety of contrast agent use during stress echocardiography:a 4

year experience from a single-center cohort study of 26,774 patients. JACC Cardiovasc Imaging, 2009, 2: 1048-1056

[29] Goldberg YH, Ginelli P, Siegel R, et al. Administration of perflutren contrast agents during transthoracic echocardiography is not associated with a significant increase in acute mortality risk. Cardiology, 2012, 122:119-125

第五章

超声造影成像方法学

　　超声造影图像可提供组织血流灌注的空间和时间方面的信息。在灌注空间方面,超声造影图像主要显示组织的相对血流容积;在时间方面,则是利用微泡在组织内通过速率来评价组织灌注血流速度。本章将首先讨论超声仪器性能特点及微泡剂量对评价组织血流灌注的影响。

第一节　超声仪器参数设置与对比成像效果间的关系

　　1. 超声仪器的动态范围和成像阈值对声学造影的影响　超声仪器动态范围是指超声仪器所能处理的最高信号强度与最低信号强度的比值。造影剂微泡进入血液后,回声信号明显增强,故要求超声仪器有较高的动态范围,才可能充分显示造影剂信号。

　　动态范围的大小除受超声探头通道数影响外,还受超声系统噪音(来自于声束发成器、机器内各种接点等)的影响。为消除超声系统噪音,大多数超声仪都设置了一个成像阈值,成像阈值以下的信号均被滤去,使得超声仪器灵敏度下降。对于经静脉行心肌声学造影而言,进入心肌内的微泡数量极低,使这一矛盾更为明显(不能充分显示心肌灌注的空间信息);另一方面,超声仪器成像阈值对正确评价微泡在心肌内通过速率也有较大的影响。根据指示剂稀释原理可以知道,心肌声学造影时间-强度曲线宽度反映血管内微泡通过速率,曲线越宽,速率越慢。因为受成像阈值的影响,实际造影的时间-强度曲线下段在成像阈值以下部分被剔除,造成曲线峰值高度下降,曲线变窄,从而导致过高地判断造影剂通过速率,此现象称之为阈值效应(threshold effect)。Ismail 等研究表明,在微泡浓度较低时阈值效应导致的测量误差更为显著(图 5-1)。此外,在经胸超声心动图成像时,胸壁引起的声衰减也会引起成像阈值增高,从而产生阈值效应。

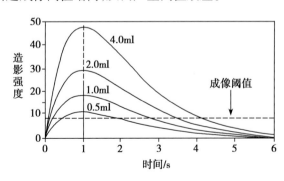

图 5-1　阈值效应对测量造影剂通过速率的影响

同一实验条件下,经静脉注射不同剂量(0.5ml、1ml、2ml、4ml)的声学造影剂。因受成像阈值(图中虚线所示)的影响,曲线下部分被截去,曲线变窄,从而高估了造影剂通过速率。由图中还可以看出,造影剂量越低,这种测量误差越大

2. **系统增益对 MCE 的影响**　增加系统的增益(Gain)可以增强造影剂回声信号,同时也增强了背景信号(造影剂以外的回声信号,包括噪声),然而成像的信噪比无变化,因此不影响对造影剂通过速率的判定。

3. **回波信号的非线性压缩和微泡剂量对超声造影图像的影响**　超声回波信号具有很大的动态范围(0~100dB),但显示器的视觉可分辨亮度的变化范围只有 30dB 左右,这与回波信号范围不相适应,所以必须对回波信号进行压缩(compression)。一般而言,对于较小的回波信号,放大器基本上按线性关系放大;对于较大的回波输入信号,则被压缩放大。这种非线性压缩规律使得微泡回声强度与视频强度间的线性关系发生扭曲。Jayaweera 等的研究也表明,在微泡浓度较低时,视频强度与微泡浓度近似为线性关系。当造影剂浓度增加时,超声回波信号强度明显增加,并逐渐接近超声系统最大动态范围,超声仪器对回波信号进行非线性压缩处理,视频强度上升速度变缓。如进一步提高造影剂浓度,则产生明显的声衰减。故选择适宜的微泡浓度具有重要意义。

第二节　造影剂的使用方法

1. **造影剂的准备**　声学造影剂种类繁多,其准备过程有较大的差异。但其使用过程中遵循的共同原则是:避免各种破坏造影剂微泡的现象,如避免剧烈振荡(Definity 例外)、高压或负压、高温或冻结、污染等。造影剂配制后最好在短时间内使用,避免长时间放置。一次检查中未用完的余液必须弃去。

下面以南方医科大学南方医院研制的"全氟丙烷人血白蛋白微球注射剂"(以下简称"全氟显")为例简单介绍造影剂使用过程中的注意问题:

全氟显为冻干粉剂,平时保存于 2~8℃冰箱。如造影剂瓶口有松动现象提示造影剂有被污染的可能,不应再使用。使用前取出并检查瓶盖有无松动,采用 3ml 生理盐水稀释为混悬液(稀释过程应注意保持瓶内气压的恒定,见图 5-2),上下颠倒造影剂溶液小瓶或将小瓶平放在手掌中来回搓动,使其呈混悬状。混悬液外观呈乳白色状,如造影剂混匀后长时间未用,造影剂混悬液将重新分层,上层为白色粉沫状(为微气泡层),下层为淡黄色透明液体。建议注射前再轻轻旋转小瓶使造影剂溶液重新混和成均匀的白色乳状。

在抽取造影过程中,为避免产生过度的真空状况,也应采用双注射针头抽取法(参考全氟显稀释方法)。其中一个针头用来连接注射器以抽取造影剂;另一个针头用来接通大气,使瓶内气压与外界均衡,避免抽吸时产生负压破坏造影剂微泡。当抽吸过程中意外的正压或负压造成微泡破坏,则表现为针管内乳白色液体变为清澈透明液体,应弃用。

商用造影剂,如声诺维,有专用穿刺针,该针有侧孔可保证瓶内压力恒定,故使用专用穿刺针时不必采用双注射针法。

Definity 造影剂原液不含微泡,故其在使用前需要通过厂家提供的特殊振荡设备剧烈振动得到造影剂微泡。之后的使用过程

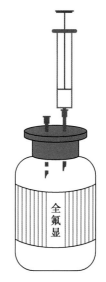

图 5-2　全氟显稀释方法示意图

如图造影剂稀释过程中,先插上一个空针头通大气。以保证在向瓶内注射生理盐水过程中不发生瓶内高压

中注意要点，与其他造影剂类似。

造影剂准备过程中的有几点应特别注意：①在准备造影剂前应首先应选择好超声切面、设置好超声仪器参数；②造影剂稀释或抽取过程应注意保持造影剂瓶内气压的恒定；③对于易于悬浮分层的声学造影剂，在使用过程中始终注意轻摇混匀造影剂；④始终注意阅读造影剂生产厂家提供的造影剂使用说明书。

2. **造影剂的注射方法**　心肌声学造影剂常用的给药途径有经冠脉途径、经左房或左室途径、经主动脉根部途径或经静脉途径等。随着超声仪器与造影剂的发展，无创的经静脉途径左心声学造影图像质量明显改善，使经静脉途径逐渐成为行 MCE 的主要途径。

弹丸式注射法（bolus injection）是指将造影剂以团块状快速注入血管内的方式。其方法是通过三通管将两个注射器与静脉通道相连，其中一个注射器内为造影剂，另一个注射器内为 5~10ml 的生理盐水。盛有造影剂的注射器应与静脉走向相同的三通管接口相连。将造影剂注入后，迅速旋转三通，用另一注射器内的生理盐水冲管，以确保造影剂全部快速进入血流。含氟碳类造影剂（如 Optison、PESD 或全氟显）经静脉弹丸法注射行心肌声学造影的剂量一般为 0.002~0.02ml/kg 体重。

连续滴注法（continuous injection）是指将稀释后的造影剂均匀、缓慢地滴入血管通道内的方式。以 Optison 或全氟显为例，将造影剂溶液以生理盐水称释 20 倍后置于微量静脉注射泵内，按 1~2ml/min 的速度注射，1min 左右心肌达最大显影强度，并持续到造影剂滴注结束。如无微量静脉注射泵，也可仿照临床静脉输液方式进行，通过调整造影剂滴速将造影剂相对匀速地滴入静脉血管内。声诺维溶液极易分层，如无专用注射泵（该泵可通过连续转动的方式保持造影剂混悬液状态稳定）不推荐采用连续滴注法。

至于造影剂的最佳注射方式是弹丸注射法还是持续滴注法，目前尚无定论（表5-1），主要原因是两种方法各有千秋。弹丸注射法快捷简便，可用于评价心肌血流灌注情况、判定梗死区及危险区范围，结合指示剂稀释原理可定量心肌血流量与心肌血流容积的关系。持续静脉滴注法可以有效地延长静脉心肌声学显像时间，利于动态观察心肌血流灌注变化，并能有效地克服弹丸注射时左室腔内高浓度造影剂的声影带来的左室后壁声衰减现象。进一步利用超声破坏造影剂微泡的原理可定量心肌毛细血管密度及血流速度（参见声学造影的分析方法）。

表 5-1　弹丸注射与持续滴注法的特点比较

注射方法	优点	缺点
弹丸注射法	准备工作简单 显影峰强度高 对造影剂稳定性要求相对低	造影持续时间短 造影强度影响因素多 定量研究相对困难
持续滴注法	造影持续时间相对长 避免过度的声衰减 可更好地用于定量研究	准备工作烦琐，需注射泵、滴定剂量需时易受造影剂 混悬液分层的影响，对造影剂稳定性要求高

不论选用何种注射途径，对于所有的声学造影剂而言，均尽可能使用大针头，注射速度不宜过快。注射速度越快、注射针头口径越小，则造影剂微泡破坏越多（Bernoulli 效应）。故始终注意针头越小，造影剂注射速度应越慢。

第三节 超声造影图像的分析方法

1. **彩色编码方式** 理论上,心肌组织内的造影剂微泡浓度轻度变化就可以引起视频强度的改变,通过观察视频灰阶改变就可以观察心肌灌注范围和强度的变化。但是由于超声仪器对回波信号的非线性压缩(参见 MCE 的超声成像基础部分),视频灰阶的变化与回波信号强度呈非线性关系,且人眼对灰阶差异的分辨力极差,故肉眼难以有效地区分造影剂浓度轻度变化引起的视频灰阶的细微改变。另一方面,人眼对彩色的分辨能力极强,可轻易区分不同的彩色色调。因此将心肌灌注图像通过彩色编码方式进行处理,有利于适时观察心肌声学造影强度的细微变化。实际上这种方式在其他心脏灌注图像中,如 PET、SPECT 中已广泛使用。

目前对声学造影图像的彩色编码处理都是脱机进行(off-line analysis)。首先采用数字图像处理技术测定心肌各像素点在造影剂注射后的声学强度(减影后的声学强度),再按每相差 10 或 20 个灰阶单位(视频灰阶最低值定义为 0 灰阶单位,最高值定义为 255 灰阶单位)用一种颜色表示。结果心肌灌注状况差异将以不同的颜色标示出来,利于肉眼准确评判心肌的灌注范围和强度(图 5-3)。

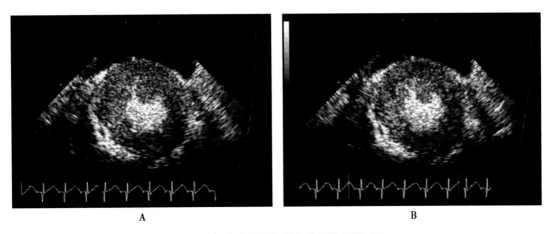

图 5-3 超声造影图像彩色处理前后的对比
A.心肌对比造影增强二维图像;B.经彩色编码处理后图像。彩色编码处理后,心肌对比造影增强效果更易于目测评价

2. **超声造影图像定量分析方法** 通过对 MCE 图像声学强度的测量,判定造影剂微泡在心肌微血管内的浓度及其通过速率,进而定量心肌血流灌注量。因造影剂注射方法不同和成像方式不同,定量分析方法有较大的差异,应引起注意。

弹丸注射法的定量分析是根据指示剂稀释原理进行。采集造影剂注射前图像(本底图像)数帧及全部造影剂注射后图像,并选定感兴趣区(region of interesting,ROI)。测量造影后图像的感兴趣区内的声学强度,并减除本底图像兴趣区内的声学强度。绘制声学强度随时间变化曲线,即声学造影的时间-强度曲线(图 5-4)。采用 γ 函数 $y = A \cdot t \cdot EXP(-\alpha \cdot t)$ 进行曲线拟合,继而计算出造影视频强度-时间曲线参数,根据造影剂进入(wash-in)及流出(wash-out)参数推定局部组织血流灌注状况。因为该方法是根据指示剂稀释原理进行定量分析,因此要求造影剂必须以弹丸方式到达局部组织,对于经静脉注射行超声造影成像,因造影剂被稀释所以不适宜采用该方法进行定量分析。

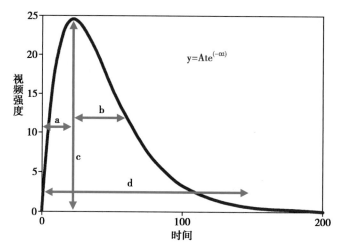

图 5-4　弹丸注射法行声学造影的时间-强度曲线

图中 a 代表达峰时间;b 代表峰强度减半时间;c 代表峰强度;
d 代表曲线宽度

　　持续滴注法则是利用超声破坏微泡的特性,通过测量造影剂再充填速率与最大充填强度来判定局部心肌毛细血管密度及其血流速度。研究表明超声波对微泡造影剂有明确的破坏作用。如前所述,我们可以明确看到超声波破坏微泡造影剂使局部心肌组织声学造影效果丧失(图 3-4)。故在经静脉心肌声学造影研究过程中需借助间歇触发成像技术,使造影剂在心肌中有时间蓄积到一定的浓度,才能观察到满意的心肌显影效果。触发间隔时间越长,造影剂蓄积越多,则心肌显影强度越高。如果保持造影剂滴注速度的恒定,那么造影剂在局部心肌组织声学造影强度将与局部蓄积的微泡剂量之间存在一个明确的函数关系,即 $y = A \cdot [1 - EXP(-\beta \cdot t)]$(图 5-5)。图 4-2 为触发间隔长短与心肌声学造影强度关系示意图。我们可以看到:当触发间隔为 0 时,因无造影剂进入局部组织,则声学造影强度为零;随着触

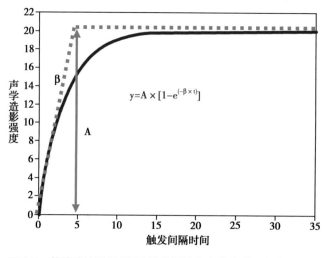

图 5-5　静脉滴注法行 MCE 触发间歇式声学造影强度关系曲线

发间隔的延长,将有更多的微泡进入局部组织,声学造影强度逐渐增强;当触发间隔足够长时,局部组织被微泡完全充填,进一步延长触发间隔,因局部造影剂充填量已达到饱和,声学造影强度不再上升而处于一个稳定的平台强度上。既往研究已证明造影剂微泡血流动力学效应与红细胞相似,故我们可推断造影剂在局部充填速度(β)反映的是局部血流速度,而局部组织能蓄积的最大微泡数量(A)反映的是局部微血管密度。两者乘积($A \cdot \beta$)也就反映了局部心肌血流量(图5-6)。

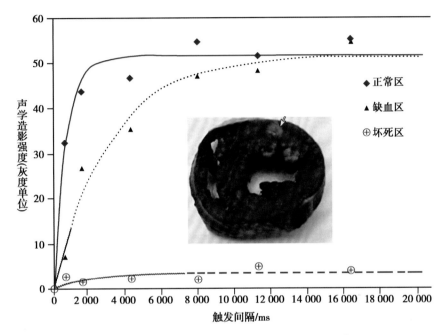

图5-6　不同血流灌注状态的滴注法声学造影定量曲线

犬前降支近段结扎4h后,采用滴注法定量心肌血流。结果显示:红色曲线代表正常区血流灌注曲线,缺血区血流灌注速度及血流量明显下降;坏死区血流灌注速度及血流量则近为0

2000年,Oshita等报道采用高频探头的简单脉冲序列法测量鼠的心肌血流量。Masugata等用实时心肌声学造影方法测量冠状动脉血流速度都是持续滴注法定量心肌血流量的方法的扩展应用,掌握微泡破坏与蓄积的关系就不难理解了。

(查道刚)

参考文献

[1]　Kang ST, Yeh CK. Ultrasound microbubble contrast agents for diagnostic and therapeutic applications: current status and future design. Chang Gung Med J, 2012, 35(2): 125-139

[2]　Piscaglia F, Nolsoe C, Dietrich CF, et al. The EFSUMB Guidelines and Recommendations on the Clinical Practice of Contrast Enhanced Ultrasound (CEUS): update 2011 on non-hepatic applications. Ultraschall Med, 2012, 33(1): 33-59

[3]　Porter TR, Mulvagh SL, Abdelmoneim SS, et al. Clinical Applications of Ultrasonic Enhancing Agents in Echocardiography: 2018 American Society of Echocardiography Guidelines Update. J Am Soc Echocardiogr, 2018, 31(3): 241-274

[4]　Oshita A, Ohmori K, Yu Y, et al. Myocardial blood flow measurements in rats with simple pulsing contrast ech-

ocardiography. Ultrasound Med Biol,2002,28(4):459-466

[5] Lafitte S,Masugata H,Peters B,et al. Accuracy and reproducibility of coronary flow rate assessment by real-time contrast echocardiography:in vitro and in vivo studies. J Am Soc Echocardiogr,2001,14(10):1010-1019

[6] Masugata H,Peters B,Lafitte S,et al. Quantitative assessment of myocardial perfusion during graded coronary stenosis by real-time myocardial contrast echo refilling curves. J Am Coll Cardiol,2001,37(1):262-269

[7] Miller MW,Everbach EC,Cox C,et al. A comparison of the hemolytic potential of Optison and Albunex in whole human blood in vitro:acoustic pressure,ultrasound frequency,donor and passive cavitation detection considerations. Ultrasound Med Biol,2001,27(5):709-721

[8] Chen WS,Matula TJ,Brayman AA,et al. A comparison of the fragmentation thresholds and inertial cavitation doses of different ultrasound contrast agents. J Acoust Soc Am,2003,113(111):643-151

[9] Kobayashi N,Yasu T,Yamada S,et al. Influence of contrast ultrasonography with perflutren lipid microspheres on microvessel injury. Circ J,2003,67(7):630-636

[10] Miller DL,Dou C. Membrane damage thresholds for pulsed or continuous ultrasound in phagocytic cells loaded with contrast agent gas bodies. Ultrasound Med Biol,2004,30(33):405-411

[11] Miller DL,Dou C. Membrane damage thresholds for 1- to 10-MHz pulsed ultrasound exposure of phagocytic cells loaded with contrast agent gas bodies in vitro. Ultrasound Med Biol,2004,30(37):973-977

[12] O'Brien WD,Jr,Simpson DG,Frizzell LA,et al. Effect of contrast agent on the incidence and magnitude of ultrasound-induced lung hemorrhage in rats. Echocardiography,2004,21(25):417-422

[13] Fine NM,Adelmoneim SS,Dichack A,et al. Safety and feasibility of contrast echocardiography for LVAD evaluation. JACC Cardiovasc Imaging,2014,7:4

[14] Bennet CE,Tweet MS,Michelena HI,et al. Safety and feasibility of contrast echocardiography for ECMO evaluation. JACC Cardiovasc Imaging,2017,10:603-604

[15] Porter TR,Abdelmoneim S,Belchik JT,et al. Guidelines for the cardiac sonographer in the performance of contrast echocardiography:a focused update from the American Society of Echocardiography. J Am Soc Echocardiogr,2014,27:797-810

[16] Abdelmoneim SS,Mulvagh SL,Xie F,et al. Regadenoson stress real time myocardial perfusion echocardiography for detection of coronary artery disease:feasibility and accuracy of two different ultrasound contrast agents. J Am Soc Echocardiograph,2015,28:1393-400

[17] Wu J,Barton D,Xie F,et al. Comparison of fractional flow reserve assessment with demand stress myocardial contrast echocardiography in angiographically intermediate coronary stenosis. Cir Cardiovasc Imaging,2016,9:e004129

[18] Mattoso AA,Kowatsch I,Tsutsui JM,et al. Prognostic value of qualitative and quantitative vasodilator stress myocardial perfusion echocardiography in patients with known or suspected coronary artery disease. J Am Soc Echocardiogr,2013,26:539-547

[19] Rinkevich D,Belcik T,Gupta NC,et al. Coronary autoregulation is abnormal in syndrome X:insights using myocardial contrast echocardiography. J Am Soc Echocardiogr,2013,26:290-296

[20] Claudon M,Dietrich CF,Choi BI,et al. Guidelines and good clinical practice recommendations for Contrast Enhanced Ultrasound(CEUS) in the liver-update 2012:a WFUMB-EFSUMB initiative in cooperation with representatives of AFSUMB,AIUM,ASUM. FLAUS and ICUS. Ultrasound Med Biol,2013,39(2):187-210

[21] van Neer PL,Danilouchkine MG,Verweij MD,et al. Comparison of fundamental,second harmonic,and super-harmonic imaging:a simulation study. J Acoust Soc Am,2011,130(5):3148-3157

[22] Smeenge M,Tranquart F,Mannaerts CK,et al. First-in-human ultrasound molecular imaging with a VEGFR2-specific ultrasound molecular contrast agent(BR55) in prostate cancer:a safety and feasibility pilot study. Invest Radiol,2017,52(7):419-427

第六章

常用超声造影仪器参数设定

一、左心及心肌声学造影研究背景及其临床适应证

尽管超声造影剂目前仅批准于左室造影,但如果跟灌注成像技术结合的话,超声造影剂还可以用于评价心肌的血流灌注情况。心肌灌注成像可以在静息室壁运动分析的基础上提供额外的诊断信息,如心肌梗死后病变区域室壁运动分析结合灌注缺损或延迟可用于诊断及预后评估,以及评估血运重建后心肌功能恢复情况;还可识别心腔内占位,如血栓、肿瘤等。而负荷超声心动图室壁运动分析的基础上进行灌注成像可更早判断心肌缺血情况。与磁共振成像(MRI)及单电子发射计算机断层成像(SPECT)技术相比,超声灌注成像拥有等同或较高的空间及时间分辨率,移动性强且可大量获得,费用低,可以实时评价心脏功能及检测心内膜下缺血。

二、心肌声学造影的生理基础

Wei 等提出通过分析高机械指数"闪烁"破坏后造影剂在心肌的再充填可以评价心肌血流的改变情况。通过造影剂的再充填速率(反映心肌红细胞流速)和平台强度(反映毛细血管面积)可以反映出心肌血流量(图 6-1)。连续输注的微泡在心肌内的破坏和稳定状态下心肌再现率将提供平均心肌微泡速度的测量。同理,在稳态下测量它们的心肌浓度将提供

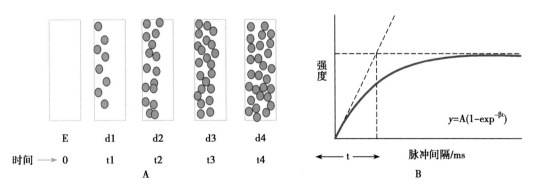

图 6-1　微泡再填充随时间变化

A 图为所有微泡在 t0 被超声脉冲破坏,超声波厚度(d1 到 d4)将取决于微泡再填充的速度和时间(E:超声波束的厚度);B 图反映高机械指数脉冲破坏后造影剂在心肌再充填示意图以及时间强度曲线

微血管横截面积的评估,然后可以从两者的乘积计算心肌血流量(MBF)。临床上分析心肌血流灌注多采用目测法。静息状态下正常心肌的造影剂再充填时间应<5s,而在充血状态下(运动、多巴酚丁胺或血管扩张剂负荷)高机械指数破坏后的再充填时间应<2s。

三、方法学规范及仪器设置

1. 人员配置及岗位职责　心脏声学造影团队主要由心血管专科医师或超声医师、技师或者护士组成。医师需负责整个过程的质量控制,保证所有人员具有相关资质且一定的操作经验。医师做出心肌灌注成像决策,与技师或护士一起制定标准的超声造影操作过程,监控过程中是否出现不良事件并及时做出处理决定。

2. 造影剂的准备和输注要求　Sonovue(声诺维)、Optison、Definity 这三种造影剂均可用于静息、负荷超声心动图(运动负荷、腺苷及多巴酚丁胺负荷)。声诺维是目前国内上市并较为常用的造影剂,因此下面以声诺维为例作造影剂制备介绍。将 Sonovue 粉剂(25mg)和配套注射用水(5ml 生理盐水)混合后摇荡 30s,即得到白色、乳状的微泡混悬液,注意必须在获取患者图像之前才开始混合造影剂。微泡输注方式主要有静脉滴注法和弹丸注射法。静脉滴注法一般在定量研究时使用,以便显影时间相对长,强度相对恒定,可避免"混叠"与伪像,但操作较烦琐,需要输液泵,且对造影剂的稳定性要求比较高,一般较少使用。弹丸注射则是用 2ml 注射器抽取 1.5ml 声诺维混悬液,推注后用 5ml 生理盐水冲管,此法操作简便,可获得高强度造影效果,且对造影剂的稳定性要求低,但显影时间短暂、显影强度值变化大,如需造影结果的对照研究则相对困难。另外一种较常用的给药方法是稀释推注,即取 2.5ml 微泡混悬液用 12.5ml 生理盐水稀释,弹丸注射 2~3ml,继之 8~10s 推 1ml,根据输注效果调整速度,一般为 4~6ml/min,边推边混匀。

3. 图像获取　成功的灌注成像有赖于机器的动态范围,总体增益(gain)、时间增益补偿(time gain compensate,TGC)和机械指数(MI)等参数之间的优化。首先要求超声机器有较高的动态范围,即仪器所能处理的最高信号强度与最低信号强度的比值,较高的信号强度比值才能充分显示增强的造影剂信号。总体增益可以改变接收回声的强度和回声显示的数量。实时灌注成像时还需要提高近场 TGC 以克服近场的自动衰减(图 6-2)。近场 TGC 设置过低会造成心肌假性灌注缺损,轻微调高 TGC 会减少这种伪象,但为保证高机械指数脉冲

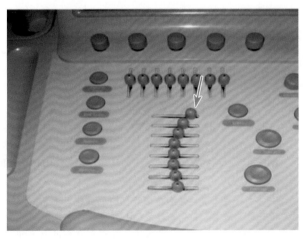

图 6-2　心肌声学造影中典型的 TGC 设置(箭)

后能清除所有心肌节段的造影信号又需将 TGC 稍作回调,这些设置均应在负荷之前的静息超声心动图时就调整好。设置一个短阵的高机械指数脉冲"闪烁",一个短阵的高机械指数脉冲把心肌里面的微泡信号清除,然后调整造影剂输注速度使心肌均匀显影并避免左室腔阴影。仪器参数设置是否合理的判定标准为图像整体显影效果比较均匀,左室完全充填,心肌声学造影时无心尖漩涡,无或轻度声衰减,左室声学造影时左室腔内膜边界的界限分明。在进行声学造影前需提前设置好仪器各种参数,其基本的仪器参数预设如表 6-1。

表 6-1　超声造影仪器参数预设

参数类别	Philips iE33 的预设值	Acuson Sequoia 的预设值
深度/mm	140	140
聚焦	二尖瓣水平	二尖瓣水平
造影选项	Gen(1.5MHz)	CPS(Cadence contrast agent imaging)
增益/压缩	60~68/50	CPS 增益:-15~-8
"闪烁"破坏帧数	静息:2~5 帧 负荷:5~20 帧	静息:2~5 帧 负荷:1~2 个心动周期
存图间期/s	10	10
高机械指数设置	1.1	1.7
帧频/Hz	22~25	22~25
时间增益补偿(TGC)	TGC 设置在中间,先按 iScan 后调高近场	TGC 设置在中间并把近场 TGC 稍调高

4. **仪器基本设置**　以 Philips iE33 为例介绍仪器设置,深度调节至 140mm,聚焦于二尖瓣水平,以达到整个左室有最佳分辨率,减少心尖"漩涡"伪像。机械指数一般设置在 0.1~0.2 之间,过高会导致微泡破坏,还会导致造影剂在左室腔"打转"的现象。选 Gen(1.5MHz)造影模式,增益/压缩 60~68/50,帧频 22~25Hz(静息时),心率快(负荷试验)时可调整至 25~30Hz。"闪烁"破坏帧数静息为 2~5 帧,负荷时 5~20 帧,存图间期为 10s。高机械指数设置为 1.1,TGC 设置在中间,先按 iScan 后调高近场。

5. **灌注成像的模式及图像分析方法**　应用实时灌注成像模式或者间断触发模式进行成像。实时心肌灌注成像模式使用的是极低机械指数实时成像序列(VLMI),该模式可同步观察室壁运动及血流灌注情况。间断触发模式使用的是低机械指数谐波成像(LMI),此模式仅可评价静息血流灌注情况。建议在超声对比剂使用的初学阶段、或者无法获得 VLMI 成像软件的情况下可按 LMI 方法入门。最常用图像的分析方法为目测法,是通过观测不同区域的造影增强程度而评价,分为正常灌注、固定的灌注缺损(心内膜下或透壁心肌梗死)、可逆的灌注缺损(心内膜下或透壁心肌梗死)。

四、案例分析

(一)灌注成像方案仪器设置操作流程

1. **运动负荷心肌灌注成像**　两阶段运动负荷(布鲁斯方案)阶段 1 的超声心动图按前基本参数设置仪器(以下均以飞利浦 iE33 为例),"闪烁"后等两个心动周期然后记录图像,每个切面选取"闪烁"后的两个最好的图像进行分析,机械指数应设置为0.18左右,不高于2.0。在患者准备离开跑步机进行负荷后即刻成像前1min护士开始注射造影剂,负荷后增加"闪烁"间期至12~15帧,需要时减少总体增益,按"timer"按钮,再按"acquire"按钮开始取负荷后图像,所有的心尖切面均按"Flash"按钮,选择序列中的图像并建立子文档。

2. **多巴酚丁胺负荷心肌灌注成像**　四阶段多巴酚丁胺超声心动图方案(图6-3),阶段1静息图像获取同Bruce方案,如果静息室壁运动异常,则行低剂量多巴酚丁胺负荷评估室壁运动和造影剂再充填情况。下一阶段到达目标靶心率70%,重复静息状态时的方案并获取图像。最后阶段达到目标靶心率85%时重复以上方案获取满意图像,并延长负荷峰值时的"闪烁"间期。机械指数和帧频同运动负荷灌注成像。如未在低剂量多巴酚丁胺负荷阶段进行评价,可在峰值负荷或者心率恢复阶段进行取图。

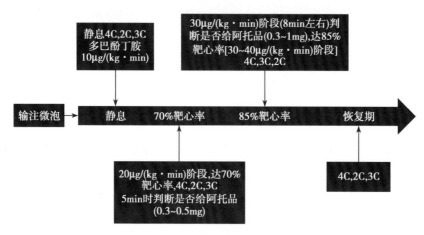

图6-3　多巴酚丁胺负荷成像流程图

3. **血管扩张剂负荷心肌灌注成像**　用于负荷的血管扩张剂有腺苷、潘生丁、Regadeno-son。以腺苷负荷超声MCE为例,取静息及输注血管扩张剂后两阶段方案进行(图6-4)。参数设置基本同前两种负荷方式,可应用实时灌注成像模式或者间断触发模式进行。如进行高机械指数触发成像,需记录静息及负荷后第1、2、3、4心动周期图像以观察造影剂再充填。

4. **心腔占位声学造影成像**　实时灌注超声心动图可用于判断心腔内占位是否存在血供。如血栓和脉管肿瘤。设置好仪器参数后,输注造影剂,当看到心肌显影比较均匀时,利

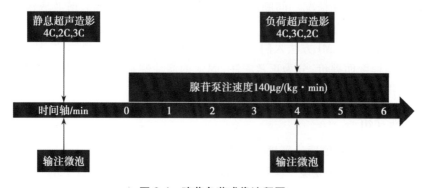

图6-4　腺苷负荷成像流程图

用高机械指数脉冲破坏心肌以及占位内的微泡。可以采用心尖两腔、三腔、四腔心切面,尤其是心内占位在这些切面离探头较近的时候进行造影剂再填充分析。超声破坏的"闪烁"间期一般为3~10帧,根据心肌及心腔内微泡破坏情况调整。如果心腔内微泡被过量破坏,则应缩短"闪烁"的间期。

（二）主要伪象的辨别处理及图像分析要点

1. **假性灌注缺损**　心尖灌注回声失落一般由室腔内造影剂不足引起,可能的技术原因是近场增益设置不当(图6-5)、机械指数过高,聚焦位置不理想(有时把聚焦位置移至近场可帮助获得更好的心尖灌注图像),或者是输注速度过慢。另外图像的切面水平也非常重要,有些节段(如基底段到前中段和侧壁)经常会受到肋骨或者肺部气体影响,把前/侧壁移至中间可以减少室壁回声失落。还可行心尖短缩切面以分析基底段到中段节段的造影剂再充填。所有检查均应尽量使占位尽可能靠近超声探头。高机械指数脉冲一般被用来破坏心肌内的造影剂,可以通过"闪烁"间期的帧数来调整。如果"闪烁"破坏后心肌显像不够黑,可通过调低整体增益或者增加"闪烁"脉冲的帧数进行优化,让患者深吸气并屏气在这种情况下也有帮助。负荷试验中应特别注意:如果静息状态室壁运动正常,灌注也应该正常,此时的灌注缺损多为伪像。负荷状态下可以出现不伴室壁运动异常的灌注异常。据此,可以充分调整设置,以期达到满意的图像。

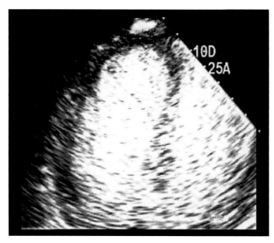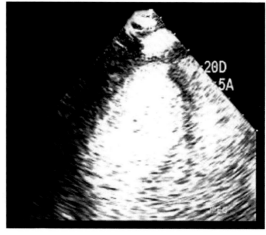

图6-5　正确设置近场TCG

由于近场TGC设置过低导致假性灌注缺损,轻微调高近场TGC后预防这种灌注缺损伪像

2. **声衰减**　一般灌注缺损多存在于心内膜,声衰减通常会呈整个节段透壁缺损或者超出阶段范围。声衰减伪象可能由于微泡输注速度过快,特别是弹丸注射法、造影剂用量过大引起单位时间内心腔微泡浓度过高而形成。可适当减低输注速度及冲管速度,改用连续滴注法,减少造影剂用量以避免声衰减伪象。

3. **涡旋现象**　涡旋指的是微泡在心腔打转的现象。避免涡旋现象需采用低机械指数,根据需要增加造影剂量、提高造影剂浓度或注射速度,时刻保持造影剂混匀,降低成像帧频,聚焦点向近场方向移动,必要时检查静脉通道有无异常。

4. **图像分析要点**　心肌内微泡在"闪烁"后的适量破坏是明确诊断灌注缺损的关键。正常心肌静息时应在1~4个心动周期内恢复灌注造影增强,负荷状态下2s内应恢复灌注。

如在高机械指数"闪烁"破坏后 2~3 个心动周期局部心肌未见灌注(灌注缺损)提示存在冠脉狭窄。在进行左心造影判断心腔占位性质时,如果在高机械指数破坏后占位有灌注增强情况,提示其存在血供。如果占位在高机械指数破坏后不显影,提示可能为血栓(图 6-6)或者是非脉管性的占位。

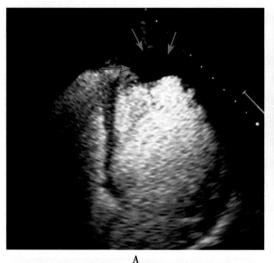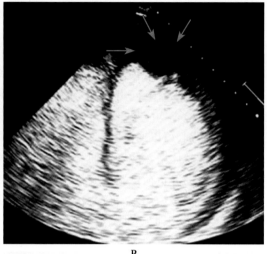

图 6-6　左心造影判断心腔占位性质

A. 静息超声心动图提示严重室壁运动减弱及左室腔占位(箭);B. 对其进行后续的超声造影检查发现超声破坏后 2s 占位无造影剂灌注(箭),多考虑为血栓

　　总而言之,要进行灌注成像,机器设置和造影剂的输注速度必须优化并作出正确的图像判断,这有赖于富有经验的医师及护士并要求其间有良好的沟通,及时调整输注速度。为了看清左室基底段及中段有时还需要补充非标准切面(心尖短缩切面),如果是左心造影发现占位时应该选取占位尽量靠近探头的切面。负荷心肌灌注超声心动图采用实时灌注成像技术可同步观察室壁运动与心肌灌注情况,造影剂填充不充分或心尖灌注回声失落的情况下可以提高输注造影剂速度,调高近场增益及降低机械指数,调整聚焦位置;如果存在过量的衰减,需减慢造影剂输注速度并等待衰减消失。

(吴爵非)

参考文献

[1] Porter TR,Xie F. Myocardial perfusion imaging with contrast ultrasound. J Am Coll Cardiol Img,2010,3(2):176-187

[2] Peltier M,Vancraeynest D,Pasquet A,et al. Assessment of the physiologic significance of coronary disease with dipyridamole real-time myocardial contrast echocardiography. Comparison with technetium-99m sestamibi single-photon emission computed tomography and quantitative coronary angiography. J Am Coll Cardiol,2004,43(2):257-264

[3] Senior R,Becher H,Monaghan M,et al. Clinical practice of contrast echocardiography:recommendation by the European Association of Cardiovascular Imaging(EACVI) 2017. Eur Heart J Cardiovasc Imaging,2017,18(11):1205

[4] Wei K,Jayaweera AR,Firoozan S,et al. Quantification of myocardial blood flow with ultrasound-induced de-

struction of microbubbles administered as a constant venous infusion. Circulation,1998,97(5):473-483

[5] 韩增辉,钱蕴秋,苏海砾.实时心肌声学造影的仪器设置与显像效果的影响因素.中国超声医学杂志,2001,17(01):17-19

[6] 武彩娥,张晔.负荷心肌造影超声心动图的方法学进展.中华超声影像学杂志,2004,13(01):66-67

[7] Bhatia VK,Senior R. Contrast echocardiography:evidence of clinical use. J Am Soc Echocardiogr,2008,21(5):409-416

[8] Kirkpatrick J,Wong T,Bednarz JE,et al. Differential diagnosis of cardiac masses using contrast echocardiographic perfusion imaging. J Am Coll Cardiol,2004,43(8):1412-1419

第三篇

超声造影在心血管疾病诊断中的应用

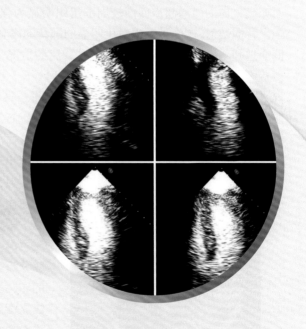

第七章

右心声学造影的临床应用

经过一代代研究者的探讨,目前优选的右心造影主要是盐水增强超声心动图(saline contrast echocardiography,SCE),主要用于检出是否存在肺内或心内右到左的分流,同时,经胸盐水增强显影常用于评估是否存在卵圆孔未闭(PFO)以及心内缺损关闭后的残余分流。本章将重点阐述目前 SCE 在临床的应用进展。

第一节　盐水超声造影的生理学基础及方法学

应用通常频率的超声检查时,由于红细胞的声学散射较周围组织弱,故血液呈现黑色;而充满气体的微泡超声回声较周围组织明显为强,微泡和周围组织间的超声回声的差别增强了背向散射,产生了一幅对比明显的独特的声学图像。由于人工振动的微泡直径太大,不能通过肺毛细血管,在不存在右向左分流的情况下,这些微泡始终保留在右侧,称为阴性超声造影(negative contrast echocardiography)(图7-1)。如果微泡继之在左房,左室或主动脉出现,代表有右到左的分流,称为阳性超声造影(positive contrast echocardiogram)。根据微泡在左心显影的程度分为 A~D 级(图7-2)。A 级:右室显影后,左室无微泡出现;B 级:右室显影后,左室有散在稀疏微泡出现;C 级:右室显影后,左室出现弥漫性微泡;D 级:右室显影后,左室出现密集性微泡。

典型的心内分流(通过房间隔或室间隔)通常在右房显影后的 3 个心动周期内出现,而肺动静脉水平分流通常至少需要 5 个心动周期。但需要注意的是,盐水造影剂在高输出量状态的肺动静脉分流会出现的更早,以及盐水造影剂经过未闭的卵圆孔时如果延迟咳嗽或 Valsalva 动作也会造成显影延迟。同样,盐水造影的假阴性可出现在注射盐水造影剂时房间隔持续的向右房膨出的情况,因为这个位置卵圆孔会保持关闭状态。若临床高度怀疑卵圆孔未闭,可重复进行盐水造影,此时可使用血液-盐水-空气混合,并配合 Valsalva 动作以保证结果确实为阴性,应注意进行这一技术时避免血源病原体暴露。

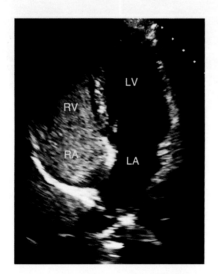

图 7-1　正常 SCE,微泡保留在右侧心脏

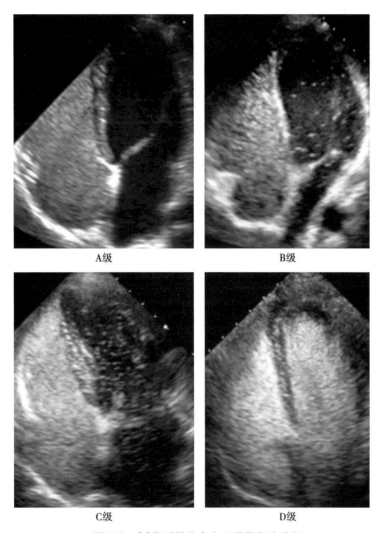

A级　　　　　　　　　　　　　　B级

C级　　　　　　　　　　　　　　D级

图 7-2　SCE 时微泡在左心显影程度分级

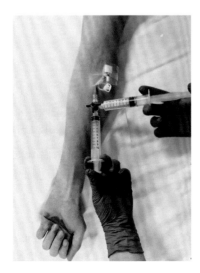

图 7-3　人工振动生理盐水超声造影方法

关于 SCE 的方法(图 7-3):2014 年美国超声心动图协会更新了右心盐水超声造影的优化应用。其中建议于前臂建立≥20G 的套管通道,用 10ml 无菌注射器,加入≤8ml 无菌生理盐水,混入 0.3ml 室内空气,通过三通连接 2 个注射器,在注入静脉前将盐水在两个注射器间来回快速推送形成气泡(盐水浑浊)。通过已建立的静脉通道将含气泡的盐水快速推入;当盐水抵达右房时,做 Valsalva 动作。若同时吸入少量患者血液加入盐水振动可增加右房压力,获得更为准确的结果。超声仪于右房出现微泡前开始记录,至少连续记录 20 个心动周期。然后离线反复阅读记录的图像,观察微泡在各个腔室出现情况。如有疑问,需在原前臂/手背通道或对侧前臂/手背通道,或下肢通道重复造影。

第二节　盐水超声造影的临床应用

一、卵圆孔未闭

卵圆孔未闭(PFO)是成人最常见的先天性心脏异常(图7-4),正常人群中约每4人就可检出1例。长期以来认为卵圆孔未闭一般不引起心房间分流,对血流动力学影响不大故未予以足够重视。

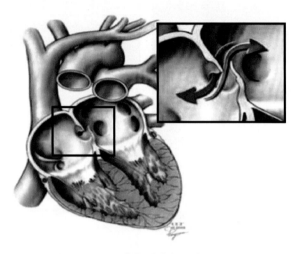

图 7-4　卵圆孔未闭示意图

近年来发现许多不明原因的短暂性脑缺血发作(transient ischemic attack,TIA)或脑梗死与PFO相关,因为下列栓子通过未闭的卵圆孔可进入左心系统引起相应的症状:①下肢深静脉或盆腔静脉血栓;②潜水病或减压病所致的空气栓子;③手术或外伤后形成的脂肪栓子。发生过血栓事件的PFO患者再发的机会增多,因此应重视发现PFO,并及时加以封堵治疗。SCE是检出PFO的主要手段,Valsalva动作或咳嗽增高右房压,明显提高PFO的诊断率。

二、心内分流

1. **左到右分流**　应用彩色多普勒成像很容易发现心内左到右分流。然而,如果没有好的超声剑突下窗口成像,诊断房间隔缺损(atrialseptaldefect,ASD)会有困难,心尖四腔心容易造成ASD的假象。此时应用SCE,在右心房接近房间隔处出现缺乏微泡的负性区域(negative shadow),代表有穿过心房的左到右分流,即可对ASD作出明确诊断。同样,若在超声主动脉-肺动脉窗口(aortopulmonarywindow,APW)出现微泡负性区域有助于确定肺动脉高压的诊断。

2. **右到左分流**

(1) 异常的静脉系统引流到左心房:常见的类型为永存左上腔静脉(superior vena cava,SVC),直接或通过无顶冠状窦将静脉血引入左房,从左上肢行SCE易于发现。此外,异常的静脉系统引流到左房还可见于:永存左SVC通过左上肺静脉引流入左房、右SVC引流到左房、下腔静脉(inferior vena cava,IVC)异常连接和引流到左房,以及全身静脉异常连接等。应用 SCE 通过不同部位建立的静脉通道,观察微泡在心脏各个部位出现的顺序来判断异常的静脉系统引流的类型。

(2) 逆转的左到右分流:常见的类型为因肺血管床阻力增高所致的艾森曼格综合征(Eisenmenger syndrome)。对于这种疾病,发现左到右的分流是容易的,但若肺血管床阻力(pulmonary vascular resistance,PVR)增高伴边缘状态的分流,尤其是处理 APW 及/或动脉导管未闭(patent ductus arteriosu,PDA)时就有挑战了,不理想的声窗更增加困难,因为这些患者多为成人,对这些患者可能错误地诊断为原发性肺动脉高压。

1 例 28 岁女性患者,主诉呼吸困难 1 年,脉氧饱和度为 92%,无明显发绀,无心脏增大和杂音,肺动脉第二音增强和窄的第二音分裂,临床诊断为肺动脉高压(pulmonary prterial Hypertension,PAH)。经胸超声未提示有 ASD 和室间隔缺损(ventricular septal defects,VSD)。

进行 SCE 检查,首先取心尖四腔心切面,未见微泡在 LA 或 LV 出现;然后取改良的高位胸骨旁短轴切面注入振动后的生理盐水,这时见微泡经 PA 到达降主动脉,因而确诊为 PDA 和双向分流(图 7-5)。此例证明 SCE 选择切面的重要性,单选择心尖四腔心,PDA 相关的艾森曼格综合征将被漏诊。相似的,结合临床情况的 SCE 要重复胸骨旁短轴切面以排除 APW。

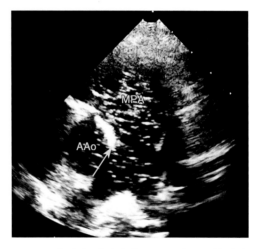

图 7-5　主动脉-肺动脉窗(APW)和严重的肺动脉高压(PAH)病例
微泡到达主肺动脉(MPA)后通过 APW 进入降主动脉(AAo)(箭)

(3) ASD 时右到左分流伴正常的肺动脉压和 PVR:不像三尖瓣后的分流,如 VSD 和 PDA,ASD 伴发绀不总表明有 PVR 和不适合手术。ASD 伴发绀可发生于同时具有异常的系统静脉连接的疾病。窦性静脉瘤型的 ASD 患者具有跨坐式 SVC 或 IVC,或某些继发 ASD 突出的咽鼓管瓣膜(prominent eustachian valve)尽管静脉连接正常,仍然可有异常的系统静脉分流。此外,RV 扩大和 RV 心肌病时的 RV 顺应性减退也可有血液从 RA 分流道 LA,引起发绀。偶尔,原发孔型 ASD 时三尖瓣分流束可直接流向 LA,导致全身氧饱和度下降。此时 SCE 证明右-左分流,解释肺动脉压正常的发绀。

(4) 鸭嘴兽正性缺氧综合征(platypneaorthodeoxia syndrome):指直立位呼吸困难和低氧,由各种原因所致。患者于卧位时几乎没有症状,因此此类患者常被认为是功能性的,但确切机制不明。Shirashi 等报告 1 例扩张的主动脉根患者,应用倾斜的床,经食管超声完成 SCE,发现通过 PFO 有大量右-左分流,证明了这种综合征的机制。

三、心外(肺内)分流

在肺内分流时,SCE 不是直接看到分流,而是依赖描绘微泡的行走途径来确定肺内右-左的分流。当微泡在左房延迟出现时,考虑有肺内动静脉的异常通道(pulmonary arteriovenous malformation,PAVM)。1 例 17 岁男性静息时有发绀及劳力性呼吸困难,血氧饱和度

（oxygen saturation,SpO$_2$）为84%,心电图（electrocardiogram,ECG）、胸片和超声心动图正常。SCE 显示在数个心动周期后微泡在 LA 充盈（图 7-6）。通过肺血管 CTA 进一步说明,微泡进入 LA 是通过左肺静脉,位于左下肺叶的 PAVM,后经心导管将此异常通道关闭。

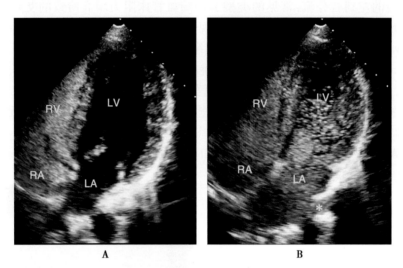

图 7-6 经胸超声心尖四腔心切面
A. 左上肢 SCE 示微泡在 RA 和 RV 充填,左心内未见微泡;B. 数个周期后,微泡充满在 LA 和 LV

与心内分流不同,肺内分流的部位在肺动脉（PA）,故微泡在 LA 常延迟 3~5 个心动周期才出现。微泡延迟在 LA 出现可见于卵圆孔未闭,当房间隔呈瘤样变形时,会限制微泡的传输速度。微泡通过肺静脉进入左房可诊断肺内分流,同时可提示 PAVM 的部位。微泡充填的多少取决于分流量,0 级代表无充填,3 级代表大量充填。SCE 诊断肺内分流具有 97% 的灵敏度和阴性预测值,故可用来作为 PAVM 的筛查工具。但其特异度仅有 49%。说明阳性预测值较低。SCE 显示为 I 级可见于生理学右-左分流,要根据临床情况选择下一步的 CT 筛查。

肺内分流的疾病有:遗传性出血性毛细管扩张（hereditary hemorrhagic telangiectasia,HHT）、肝肺综合征（hepatopulmonary syndrome,HPS）和某些先天性心脏病部分或完全的腔静脉肺动脉吻合术后。

1. 遗传性出血性毛细管扩张（HHT） HHT 为常染色体显性遗传病,是一种遗传性的血管病变,根据流行情况估测每 10 000 人中有 1.5~2 个人患此病,特点为异常的、直接的动脉-静脉通道,范围从皮肤黏膜毛细血管扩张到大的动静脉异常通道,常发部位为肺、肝和脑循环。肺部永久性右-左分流易于合并系统性栓塞,栓子包括血栓性和脓毒性,引起缺血性卒中和脑脓肿;肺内分流还增加有先兆的偏头痛发生率,还可引起低氧血症,因为血液直接由肺动脉进入肺静脉。基于理论论证,PAVM 患者应避免潜水活动,因容易合并减压病。

此外,PAVM 患者在 PA 和 PV 的连接处易于破裂,引起咳血或血胸,可采用血管栓塞治疗。

传统的 PAVM 筛查程序为胸片-血气分析-肺分流分值测量-CT-肺动脉造影。然而,在近年来,应用 SCE 经胸超声作为第一线的筛查技术,具有极好的灵敏度和阴性预测值（97%~100%）,危险性和价格均低。

2. 肝肺综合征（HPS）的肺内分流 此综合征为肝病,常见于肝硬化,伴有动脉低氧。

由结构性肺毛细血管重构和血管新生所致。病理所见为广泛的肺微血管扩张,涉及前毛细血管和肺泡毛细血管,导致气体交换受损、通气-灌注不匹配、肺弥散受限和肺内分流。确切的机制不十分清楚,图 7-7 描述 HPS 低氧血症目前认识的发生机制。

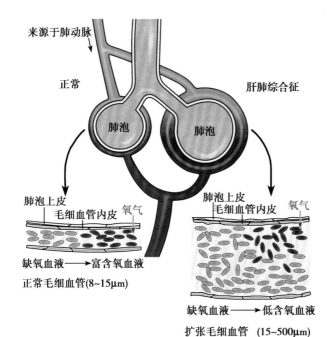

图 7-7　HPS 低氧血症的发生机制
左侧代表正常情况,肺动脉血液流经肺泡毛细血管,得到充分的氧气交换,形成动脉血(肺静脉);右侧代表 HPS,肺毛细血管容量扩张、血流量增多,超越肺泡气体交换的能力,使肺静脉血氧合不足

SCE 经胸超声是最敏感和通用的筛查方法。下面介绍我们经历的 1 例典型 HPS 的临床表现:女性患者,2010 年住院时 29 岁,当年主诉呼吸困难 10 年,发绀 2 年,确诊有慢性乙型肝炎和肝硬化。查体见明显发绀,PO_2:4.70kpa,O_2SAT:67.40%,肺血管 CTA 示主肺动脉明显扩张,肺内血管明显增多和扩张(图 7-8)。经右前臂 SCE 显示微泡即刻充填 RA 和 RV,间隔 5 个心动周期后 LA 和 LV 呈 C 级显影,肺内分流诊断明确(图 7-9),目前等待肝脏移植。

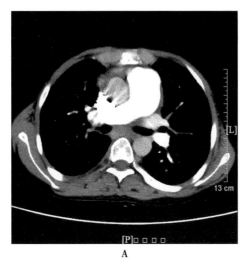
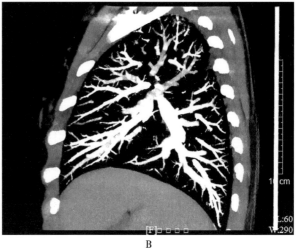

图 7-8　肺血管 CTA
A. 主肺动脉明显扩张;B. 肺血管增多和增宽

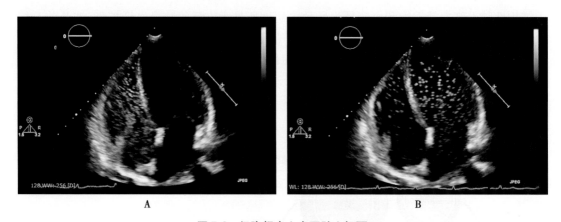

图 7-9　经胸超声心尖四腔心切面

A. 右上肢 SCE 示微泡在 RA 和 RV 充填，左心内未见微泡；B.数个周期后，微泡充满在 LA 和 LV

第三节　盐水超声造影的诊断流程

SCE 的合理解释是基于正确的注射部位和观察微泡在心内的出现顺序，以发现常见和不常见的右到左的分流。图 7-10 为诊断各类分流的流程图。

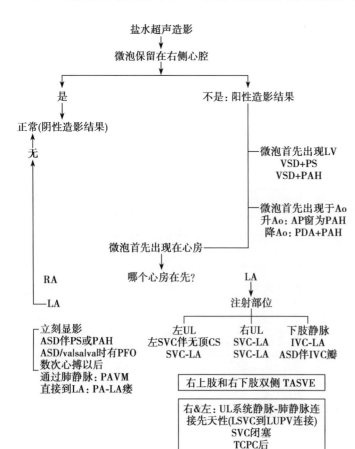

图 7-10　SCE 诊断各类分流的流程图

LV：左室，VSD：室间隔缺损，PS：肺动脉狭窄，PAH：肺动脉高压，Ao：主动脉，PDA：动脉导管未闭，RA：右房，LA：左房，UL：上肢，PFO：卵圆孔，SVC：上腔静脉，IVC：下腔静脉，PAVM：肺动静脉通道，TASVE：全部异常的体静脉连接，LUPV：左上肺静脉，LSVC：左上腔静脉，TCPC：全腔肺动脉连接术

　　关于右到左分流患者应用 SCE 的安全问题,1984 年曾有一个多中心研究报告,空气栓塞是非常少见的,发生率为 0.062%。近年来 1 个系列 281 人没有任何的不良事件;另外一个 132 例遗传性出血性毛细管扩张,C 级分流的患者有 2%(3 例)有感觉异常和偏头痛,没有任何后遗的神经系统异常。因此,SCE 是一个安全的检查工具。

　　SCE 是一种价格低廉,容易完成和重复性高的诊断工具,在临床很多情况下能为诊断提供确定性根据,而且常可以对一些不明原因发绀患者确定病因。

(张建琴　刘伊丽)

参考文献

[1] Gramiak R,Shah P M,Kramer D H. Ultrasound Cardiography:Contrast Studies in Anatomy and Function. Radiology,1969,92:939-948

[2] Velthuis S,Buscarini E,Gossage J R,et al. Clinical Implications of Pulmonary Shunting on Saline Contrast Echocardiography. J Am Soc Echocardiogr,2015,28:255-263

[3] Porter T R,Abdelmoneim S,Belcik J T,et al. Guidelines for the cardiac sonographer in the performance of contrast echocardiography:a focused update from the American Society of Echocardiography. J Am Soc Echocardiogr,2014,27(8):797-810

[4] Gupta S K,Shetkar S S,Ramakrishnan S,et al. Saline Contrast Echocardiography in the Era of Multimodality Imaging—Importance of "Bubbling It Right". Echocardiography,2015,32:1707-1719

第八章

左心室超声造影的临床应用

左心室超声造影(LVO)采用能够穿过肺血管的造影剂在左心室腔内形成不透明影从而改善心内膜边缘的显影,可以更好地检测到左室的心内膜边界,提高对左室内径及室壁运动评估的准确性和可重复性,并减少阅片者在判断节段性室壁运动异常、左室容积和重构以及左室射血分数(LVEF)方面的差异性。超声造影剂的应用可以更加容易鉴别和评估心内肿物,如血栓和肿瘤的鉴别,还可以通过超声造影剂清晰显示右心室结构和评估大血管功能,LVO还可实时评估心腔内血流状态以及增强多普勒信号的显影。超声检查在技术上存在困难时,如在ICU、急诊床旁、介入导管室、手术室,心脏超声造影都可以作为一种准确的、低成本的左室功能评估方法。

这项技术的成功取决于左心室腔内造影剂的密度与均匀性。Albunex是最早经静脉注射用于左室显影的造影剂,但左心室显影率只有64%~81%。第二代造影剂显影的成功率更高,对于基线时图像质量欠佳的病例,左室显影率达到90%。一项前瞻性研究纳入了632例行超声心动图检查存在技术困难的患者,评估了使用超声造影剂(Definity)对诊断及治疗的影响。采用造影剂增强后,检查结果无法判定的比例从11.7%降至0.3%,检查存在技术困难的比例从86.7%降至9.8%。不采用造影剂时,有35例患者疑似左心室血栓,3例患者确定有血栓,采用对比增强后,仅1例患者疑似左心室血栓,5例患者确定有血栓;采用造影剂增强后,32.8%的患者避免了额外的检查,10.4%的患者调整了药物治疗方案,共有35.6%的患者治疗有所改变。非增强超声检查的图像质量越差,超声造影的作用越大,质量改善最明显的是ICU和急诊床旁的超声检查。

为此,2008年美国超声心动图学会(American Societ of Echocardiography,ASE)的指南中建议在以下临床情况下应用声学造影,2014年及2018年ASE对超声造影剂在超声心动图中的临床应用中做了相应更新:

1. 对于就诊行静息超声心动图但图像质量差、难以成像的患者在未采用造影剂的图像中,当2个及以上的相邻室壁节段不能显示时,可用超声造影来改善心内膜显影和对左室结构及功能的评估。

(1) 降低灰阶超声心动图在测量左室容积和LVEF上的差异性,同时提高准确性。

(2) 增强检查的临床医生对左心室功能、结构及容积评估的信心。

2. 对于行负荷超声心动图但图像质量差、难以成像的患者:

(1) 对静息及运动状态下左室各节段室壁运动情况及增厚率做出评估。

(2) 增加诊断的阳性率。

（3）提高阅片医生对结果解释的信心。

3. 对于所有就诊行静息超声心动图检查来评估左室收缩功能的患者（不仅是难成像的患者）：

（1）降低灰阶超声心动图在测定左心室容积时的差异性。

（2）提高阅片医生对左室容积测量的信心。

4. 在非增强检查的图像质量不能够明确诊断时,用来证实或排除超声心动图诊断的以下左室结构异常：

（1）心尖型肥厚型心肌病。

（2）左心室致密化不全。

（3）心尖部血栓。

（4）心肌梗死的并发症,如左心室室壁瘤、假性室壁瘤及心肌破裂。

5. 有助于对心腔内的肿块进行检测和正确分类,包括肿瘤和血栓。

6. 当ICU的超声检查采用标准的组织谐波成像不能充分显示心脏结构时：

（1）用于准确评估左室容积和LVEF。

（2）用于排除心肌梗死的并发症,如左心室室壁瘤、假性室壁瘤及心肌破裂。

7. 当频谱信号不清晰的时候,可以用超声造影剂来增强组织多普勒信号,而且对于评估左室舒张功能或瓣膜功能是非常必要的。

第一节　左室容积、射血分数及节段性室壁运动的评估

一、左室容积

当左室内膜边界不易识别时,推荐应用超声造影剂增强影像。确定左室大小的正常值对许多心脏病,如心肌病和瓣膜病等的预后评估有重要意义。定量左室容积取决于许多因素,包括研究的人群和采用影像学的方法。临床实践中,超声心动图主要用于评估左室腔大小和收缩功能。这种评估主要是通过对定性直观解读跳动心脏的动态超声图像来估计LVEF,需要充分的训练和丰富的经验。目前ASE指南推荐的标准方法为从胸骨旁长轴测量左室内径,用双平面方法计算左室容积,以体表面积来校正。灰阶超声心动图定量计算LVEF时,需要将左心室假定为某种几何模型,二维成像的局限性还包括:缺少立体感和经常出现心内膜显像差,特别是在左心室心尖-侧壁节段,常可通过倾斜探头来弥补。这种方法一般可以改善心内膜显像,但也会使心室的视窗倾斜或者"透视缩短",降低测量结果的准确性和可重复性。

三维超声心动图的优势在于无须几何建模,也无须调整成像平面的位置来避免透视缩短,所以能够更准确地量化评估心腔。三维技术可通过实时三维数据集逐帧检测三维心内膜表面。大多数直接对比三维与二维技术测量左心室容积和LVEF准确性的研究都证实三维技术优于二维技术,二维技术会一贯低估左心室容积。与独立的参照技术（如心脏磁共振）作对比,三维测量的准确性和可重复性都优于二维测量。一项针对心肌梗死后患者的研究发现,连续的实时三维超声心动图测量的重测差异性低,因此能够可靠检测灰阶超声心动图检测不到的左心室容积微小变化。这在需要连续随访评估左心室功能时（如监测化疗的心脏毒性）尤其重要。然而,尽管实时三维超声心动图测量值与心脏磁共振参考值的相关性

好且可重复性高,但有几项研究显示,其仍会低估左心室容积,不过比灰阶超声心动图更好。旨在明确这种误差可能来源的一项多中心研究发现,低估容积的主要原因在于实时三维超声心动图成像的描记方法和有限的空间分辨率,这妨碍了其对许多患者的心肌和心内膜小梁的区分。

左室内径测量与双平面容积测量相比可能低估左室扩大的程度,未增强的 2D 超声可能低估左室容积,因为前向缩短,去除了在非致密心肌中小梁间的左室部分,导致不能充分识别内膜。应用超声造影可克服这些误差,因为超声造影可测量到真正的左室长轴,并且可以通过识别肌小梁中的左室容积准确勾画出内膜边界,结果与心脏磁共振(cardiac magnetic resonance imaging,CMRI)测量的结果密切相关。

最新的研究表明,用超声造影剂增强左室所测得的左室舒张末容积,无论用 2D 或 3D 超声均较不用超声造影剂所测量的结果为大(图 8-1)。然而,目前尚无超声造影测量左室容积的正常值,因为不可能在无心脏病的大量人群中完成超声造影。早期对妇女乳腺癌患者化疗前的超声基线研究表明,51%增强超声测得该人群左室容积异常,尽管非增强 2D 超声测得的左室内径在正常范围。基于作者建议超声造影测得左室舒张末容积的上限在女性为 $83ml/m^2$,男性为 $98ml/m^2$,同时将±2SD(增强造影后测定容积的标准差)看做正常,与 CMRI 有较好的一致性。

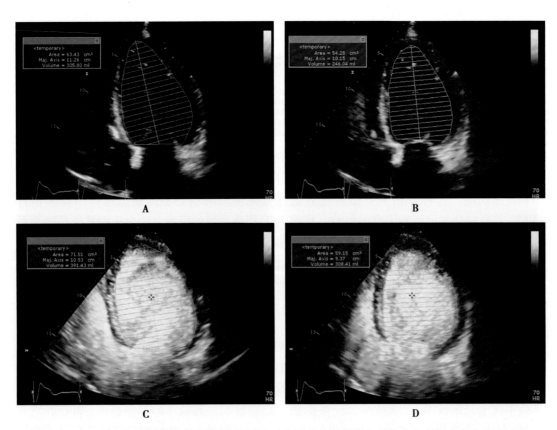

图 8-1　同一患者不应用和应用超声造影剂低机械指数成像所测得的舒张末和收缩末左室容积对比
A~D. 未用造影剂前左室定量舒张末容积(306ml)、收缩末容积(246ml)、左室定量舒张末容积(391ml)、收缩末容积(308ml),显示应用造影剂后所测得的左室容积明显增大

二、射血分数

左心室收缩功能(左室容积及左室射血分数)的精准测定对于各类心脏病患者的诊断和决策有着重要的临床意义,然而准确地评价这些功能有赖于左心室内膜边界的辨认。因为灰阶超声心动图(two-dimensional echocardiography,2DE)可以提供较高的时间和空间分辨率,所以 2DE 在左室收缩功能的测定上占着主导地位。但是对于那些超声窗较差的患者如体胖、肺部疾病和胸廓畸形均可引起超声衰减来讲,应用谐波成像和超声造影增强的 2DE 可显著改善评估左室收缩功能参数的图像质量,更加清晰地勾画心内膜边界,从而使左室收缩功能测定的准确性和重复性得以明显提高。

当患者要进行同步化治疗、化疗药物心脏毒性作用的随访以及对瓣膜病(如主动脉瓣和二尖瓣关闭不全)介入治疗的评估时,定量测量 LVEF 特别必要,因为在这些情况下,重复性是非常重要的。一些研究表明,以 CMRI 作为"金标准",应用左室造影改善 LVEF 测量的准确性,减少了观察者之间的变异性,与 CMRI 有相似的相关系数。虽然不用造影的 3D 超声改善了一系列 LVEF 测量的重复性和准确性(如对肿瘤化疗患者的随访),但 3D 成像没有极低机械指数(very low mechanical index,VLMI)。

三、局部室壁运动

节段性室壁运动(regional wall motion,RWM)有明显的观察者之间的变异性。根本上说,RWM 属于主观的判断,没有"金标准",同时部分依赖于影像的质量,特别重要的是在整个收缩期能准确识别内膜。同样重要的是评估 RWM 基于壁的增厚,因此心内膜和心外膜的分辨都很重要。多中心研究表明,应用超声造影增强后,与不增强的超声及 CMRI 比较,观察者之间的一致性最高;3D 增强超声在识别 RWM 异常方面未较 2D 增强超声增加效能。同样,对图像质量不好或肥胖者的负荷超声试验中,应用超声造影能改善对左室节段的识别,从而提高负荷超声对冠心病诊断的灵敏度和特异度。

第二节　心内结构异常

一、肥厚型心肌病患者的心尖部异常

2011 年 ASE 对肥厚型心肌病患者多模式心血管影像学检查的临床建议:肥厚型心肌病疑似有心尖肥大的患者应行经胸超声心动图(transthoracic echocardiography,TTE)联合静脉注射 UEA,以确定肥厚程度和诊断心尖部动脉瘤和血栓相关潜在的并发症。

肥厚型心肌病有 7% 合并心尖变异,但往往不能被常规的经胸超声所发现,因为心尖不能完全被看见。当怀疑心尖肥厚型心肌病时,应采用超声造影。如存在心尖肥厚型心肌病,超声造影可见左室腔在舒张期呈特征的铲型,伴心尖心肌明显增厚(图8-2、图8-3);同时易于发现伴随心尖肥厚的并发症,如心尖室壁瘤形成(图8-4)和血栓。伴有室壁瘤的患者近期预后不良,包括心律失常事件和血栓栓塞。心肌声学造影还可以对酒精室间隔消融术前、术后评估(图8-5)。当心尖动脉瘤很小或造影相应的机器设置不优化时可能不被发现。由于 VLMI 成像可以更好地显影心尖,因此建议在评估肥厚型心肌病患者时,常规应用超声增强剂的 VLMI 成像技术,将超声波发射焦点调整至心尖位置可以减少扫描线密度和造影剂破坏,进一步改善心尖图像分辨率。

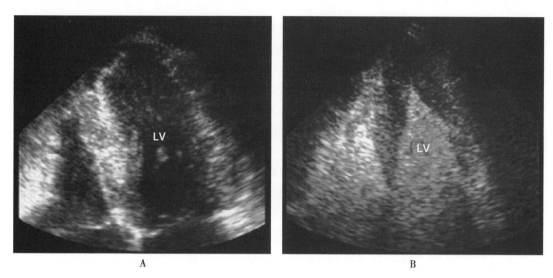

图 8-2　心尖肥厚型心肌病患者心尖四腔心切面收缩末期图像
A.造影前,未增强图像;B.造影后显示心尖部显著肥厚

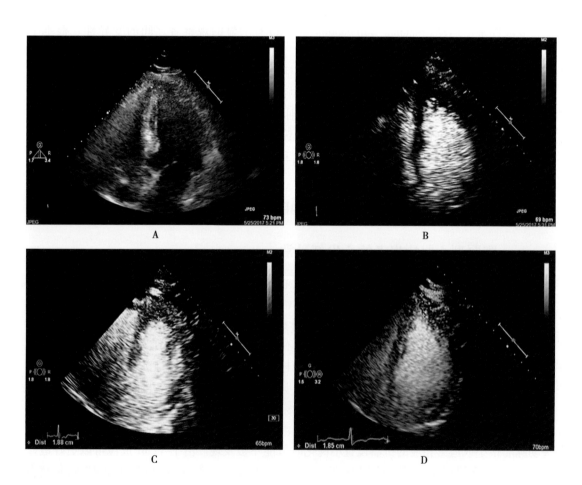

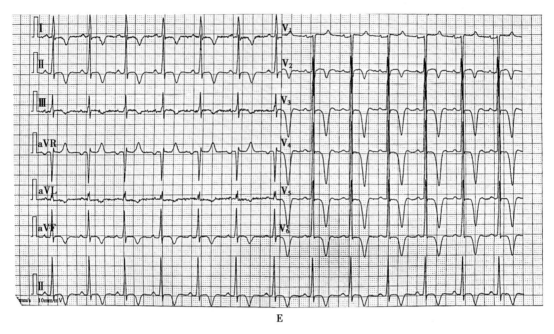

E

图8-3　心尖肥厚型心肌病

患者女性,59岁,肥胖。A.常规灰阶超声心动图四腔心切面左室心尖部显示欠清晰,无法真正识别左室心尖部室壁的厚度;B.心肌造影显示左室心尖部室壁显著增厚;C.MCE模式显示左室心尖部肥厚心肌灌注尚好;D.LVO模式下可见左室心尖部肥厚心肌内丰富树枝状血管影;E.心电图示广泛胸导联T波深倒

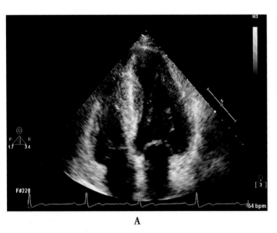

A

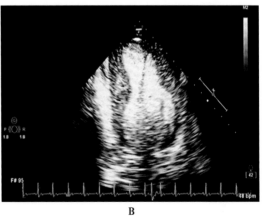

B

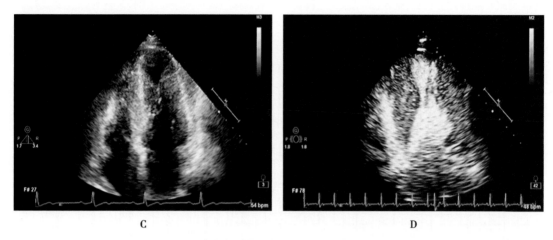

图 8-4 室间隔中部显著肥厚伴左室心尖部室壁瘤样改变

患者男性,62 岁。A. 常规灰阶超声心动图四腔心切面舒张末期图像,室间隔中部左室显著增厚,未增强心尖部心内膜显示欠清晰;B. VLMI 成像清晰显示整个心内膜形态;C. 常规灰阶超声心动图四腔心切面舒张末期图像,左室中下部近闭塞,左室心尖部室壁瘤样改变;D. VLMI 成像清晰显示心尖室壁瘤样改变

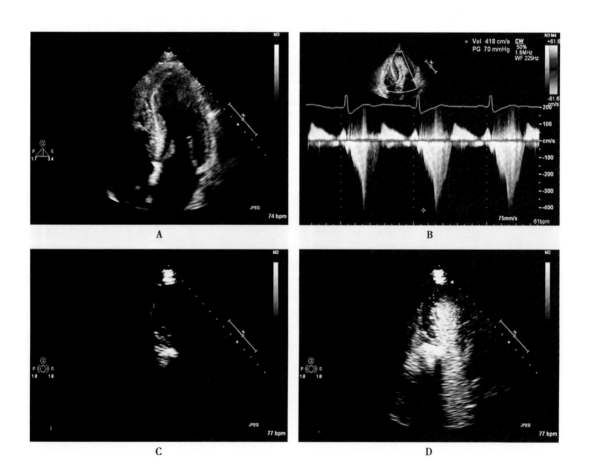

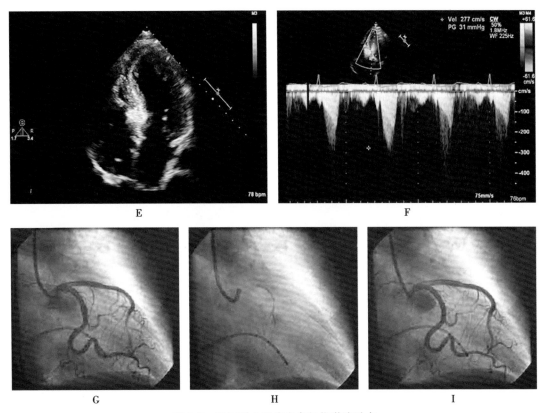

图8-5 肥厚型心肌病患者行化学消融术

患者男性,51岁。A.常规灰阶超声心动图四腔心切面,室间隔基底部显著增厚;B.左室流出道梗阻,最大血流速度4.18m/s,峰值压差70mmHg;C、D整体交换式(over the wire,OTW)球囊在前降支第一穿隔支内,直接从OTW球囊注射超声造影剂后可见第一穿隔支支配心肌首先显影,随后心室腔显影,根据显影范围判断是否为理想消融的靶心肌;E.酒精化学消融后可见室间隔基底部心肌水肿;F.化学消融后左室流出道血流速度下降至2.77m/s,峰值压差31mmHg;G.冠脉造影术前见第一间隔支及第二间隔支;H.OTW球囊在第一间隔支内,球囊加压充盈后,通过中心腔注射冠脉造影剂,无造影剂通过侧支血管进入前降支或其他血管;I.术后第一间隔支消失,其他血管完好

二、心肌致密化不全

心肌致密化不全是一种少见的,但逐渐被认识的一种异常现象,常合并各种类型心肌病,导致心衰、心律失常、心源性栓塞事件和死亡。本病为心肌结构改变,表现为心肌节段性增厚和运动减弱。增厚的心肌由两层组成,外膜下为一层薄的致密的心肌,内膜下为较厚的非致密化心肌。超声造影有助于发现特征性的深的小梁间隐窝,表现为在突出的肌小梁间充满微泡(图8-6)。超声造影时应用较VLMI稍高的机械指数(如增加到0.3~0.4)以更好地区分在非致密区突出的肌小梁和其间的深隐窝。高MI在实时帧率情况下破坏低速的微泡,在低速微泡再充填前,左室腔内小梁间的高速微泡得以再充填,利于分清非致密层。

三、心肌梗死后并发症

左室室壁瘤是前壁心肌梗死常见的无症状的左室心尖异常。真性室壁瘤的特点是壁

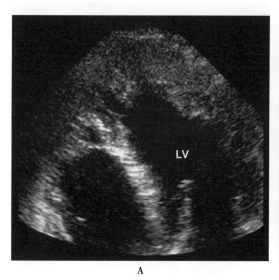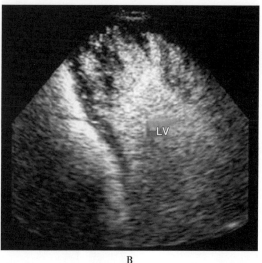

A   B

图 8-6　左室致密化不全患者心脏舒张末期心尖四腔心图像
A.常规四腔心提示左室心尖,侧壁增厚,B.应用造影剂后,显示粗大的肌小梁,同时造影剂在小梁间的隐窝中充填

薄,心尖扩张,无运动或反常运动。这些特征在无造影剂增强的超声图像容易看到(图 8-7、图 8-8)。但如果心尖未能充分暴露,则心尖室壁瘤诊断可能被遗漏。急性心肌梗死后如左室游离壁破裂则可导致左室假性室壁瘤(图 8-9);如室间隔破裂,则出现急性室间隔穿孔(图 8-10)。两者都是威胁生命的并发症,也容易在无增强的超声中显现。但如果系危重单元的患者,受体位和解剖的影响而限制了心尖暴露时应用超声造影可明确诊断,同时可发现左室血栓等并发症。

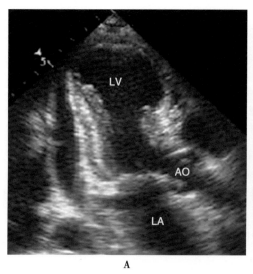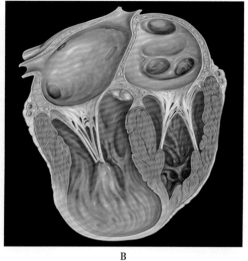

A   B

图 8-7　左室真性室壁瘤
A.一例陈旧性广泛前壁心肌梗死,左室心尖部瘤样扩张,室壁变薄;B.模式左室心尖真性室壁瘤

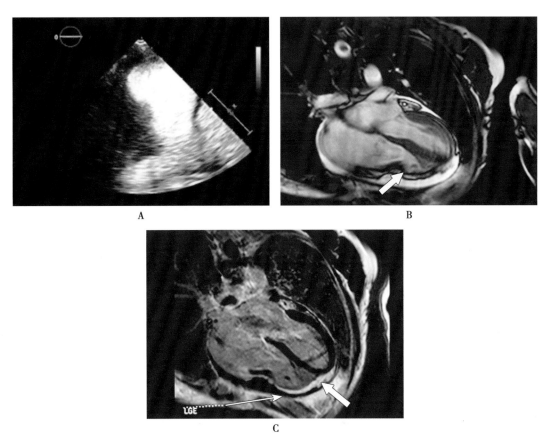

图 8-8　右室室壁瘤

患者女性,53 岁,3 年前(2015 年)曾有剧烈胸痛,超声提示有右室侧心包积液,未进一步诊治。A. 超声造影明确该处为右室室壁瘤,局部心肌无灌注;B. 右室心尖室壁瘤(收缩期);C. CMR 右心室中部,心尖部条状内膜下透壁形延迟强化(箭)表明为心肌梗死。综合以上图像提示为右室心尖真性室壁瘤。冠脉造影正常。最后诊断右室心肌梗死伴右室心尖室壁瘤

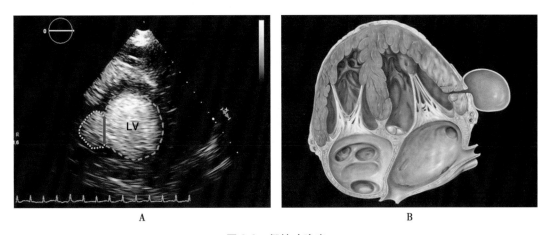

图 8-9　假性动脉瘤

患者女性,68 岁,2018 年 12 月 26 日出现胸痛,心电图:ST Ⅱ、Ⅲ、aVF 抬高,肌钙蛋白升高。冠脉造影提示右冠状动脉近段完全闭塞。A. 假性室壁瘤图像,超声造影提示下壁心肌变薄,运动消失,下壁基底段室壁穿孔,假性室壁瘤形成,大量心包积液;B. 模式左室穿孔,假性动脉瘤形成

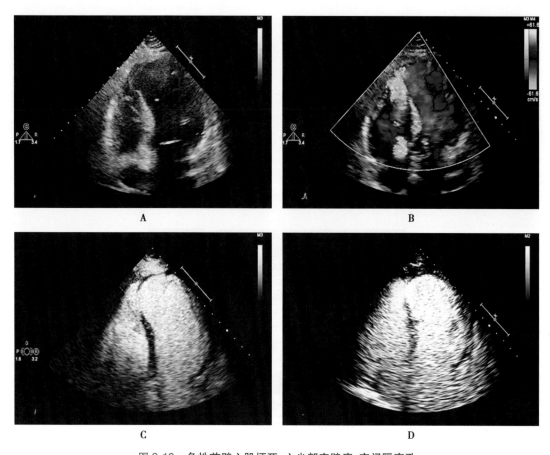

图 8-10　急性前壁心肌梗死,心尖部室壁瘤、室间隔穿孔

患者女性,64 岁。A. 四腔心切面可疑后间隔近心尖处穿孔;B. 该处可见穿隔血流;C. 左室造影清晰
显示室间隔穿孔部位及范围;D. MCE 模式显示左室心尖部灌注缺损

四、限制型心肌病

限制型心肌病是以心室充盈受限为主要病理生理改变的一种心肌病。主要的病因有两
类:第一类是心肌浸润性病变,代表疾病为心肌淀粉样变;第二类是心内膜及心内膜下心肌
纤维化,引起单心室或双心室心尖部内膜增厚,继发血栓形成,导致心尖闭塞,心室腔缩小及
充盈受限。代表疾病为嗜酸性粒细胞增多性心内膜炎,即 Loffler 病(图 8-11、图 8-12)。本病
分三个阶段:第一阶段(急性期),广泛心肌炎症,最后心肌坏死,临床症状很少,一般经胸超
声可能正常,增强的 CMR 可能发现疾病,生物标志物可能增高;第二阶段(中间期)血栓覆盖
受损的内膜,二尖瓣或三尖瓣出现关闭不全,心脏扩大和心衰,范围大时使心腔闭塞;第三阶
段:纤维化期广泛的瘢痕导致心室限制,二尖瓣和三尖瓣的瓣下结构和瓣叶的瘢痕使瓣膜关
闭不全,严重心衰。图 8-11 这位患者,长期嗜酸性粒细胞增多未注意心脏累及,直至发生心
衰水肿时,一般超声仍遗漏心尖病变,而在我科超声造影平板试验时才偶然发现了右室型
Loffler 病,结合嗜酸性粒细胞增多,又经心内膜心肌活检及骨髓穿刺活检而确诊。因此当经
胸超声图像不清楚时,应常规加做超声造影。

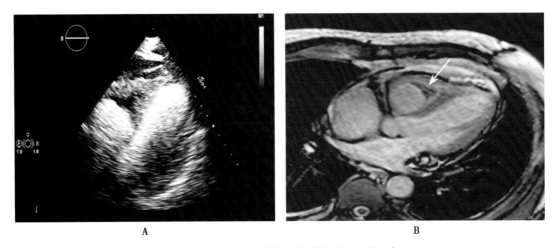

图 8-11　特发性嗜酸性粒细胞增多症(Loffler 病)

患者男性,十年来血嗜酸性粒细胞增多,一年来发现眼睑及下肢水肿,经胸超声无特殊异常。A. 超声造影提示右室内膜增厚,血栓形成,心尖闭塞,心腔缩小。静脉压 17mmH$_2$O,肝脏增大,肝静脉及下腔静脉增宽。心内膜心肌活检见右室心尖局部大量嗜酸性粒细胞浸润,骨髓嗜酸性粒细胞比例稍高。最后诊断:右室限制型心肌病,特发性 Loffler 病。B. 心脏磁共振图像,箭示右室心尖血栓形成致心尖闭塞

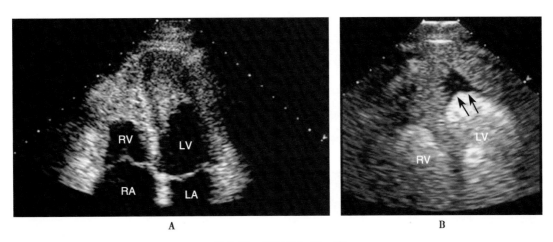

图 8-12　双室型 Loffler 病

患者男性,56 岁,诊断为双室型 Loffler 病。A、B. 超声造影前及造影后图像,提示双心尖由增厚的心内膜及血栓占据,双室缩小,双房增大

五、右心室评估

虽然应用震荡盐水增强剂可显示右心腔的异常,但持续的时间很短。如需要持续观察右室内膜边界,左心声学造影剂可用来诊断各种右心病变,包括节段性室壁运动异常,肿瘤和血栓。如图 8-11 显示的右心室 Loffler 病。此外,左心声学造影剂还可用来区分异常病变和正常结构,如粗大的肌小梁和调节束。在这种情况,应用胸骨旁切面或改良的心尖四腔心切面可将右室在近场显示。

第三节　左室血栓和心腔内占位评估

一、心内血栓

心内血栓具有严重的临床危险,包括系统性栓塞的灾难性后果;同时,应用抗血栓药物也有明显的风险,需要正确使用。因此,准确发现和诊断处理心源性血栓是非常必要的。尽管其他模式的影像技术有很大的进展,超声心电图仍是对易患心内血栓患者最初的诊断和危险分层工具。应用超声造影剂证实心腔的充盈缺损有利于发现左室血栓(图8-13,图8-14)。而且,灌注超声有利于对血栓和肿瘤的鉴别。虽然CMRI的延迟成像技术对心内血栓诊断有极高的灵敏度和特异度,超声造影仍不失为最初的选择。当临床非常怀疑有心内血栓,而应用超声造影及VLMI技术未能确定为血栓时,可考虑应用CMRI。

二、心腔内占位

2D超声心动图是心内肿块最初应用的诊断模式,能提供实时的、高时间和空间分辨率

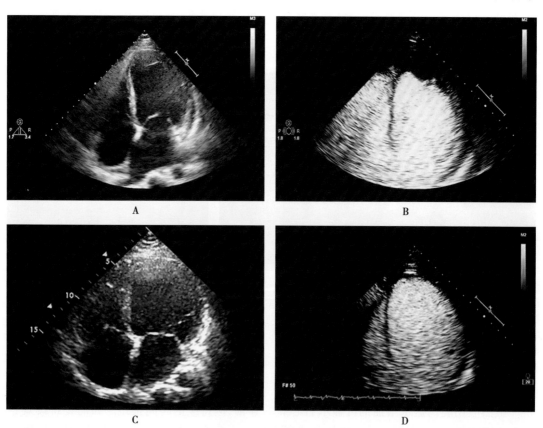

图8-13　左室附壁血栓
A.心尖四腔心断面,左心室肿块可疑附壁血栓;B.左室造影可以清晰看到心尖部肿块形态及大小,心尖部附壁团块影内无造影剂进入,从而可以明确诊断该团块影为附壁血栓;C.使用华法林治疗4个月后复查,常规灰阶超声心动图无法确定血栓是否完全消失;D.复查左室造影见左室心尖部造影剂完全填充,原血栓在抗凝治疗后完全消失

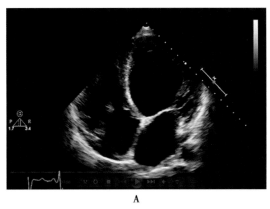
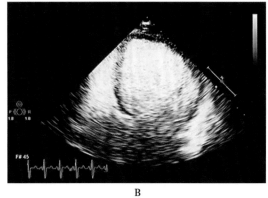

图 8-14　左室心尖部附壁小血栓

A. 扩张型心肌病患者,心尖四腔心断面,常规灰阶超声心动图未发现明显附壁血栓;B. 左室造影,左室心尖部可见一小片状灌注缺损,其内无造影剂进入,提示小附壁血栓

的肿块图像。虽然有很多超声心电图对肿块的诊断标准,但诊断的错误和错误分类会导致不必要的外科手术和不适当的抗凝治疗。应用超声造影剂和对各种信息的整合来确定病因可避免诊断的错误。心内肿块可以是心脏结构正常的变异,如假腱索、副乳头肌或重度小梁可误认为是血栓、赘生物或肿瘤。任何情况,当怀疑心内肿瘤时,如基础图像不清楚时,应该通过注射造影剂能将结构勾画清楚。

应用 VLMI 和间断发射(高 MI)技术的超声灌注成像已证实可明确心脏肿块的血管特性,帮助鉴别恶性、高度血管化的肿瘤、良性肿瘤或血栓。通过对各种类型心脏肿块灌注水平的定性和定量差别以及和邻近心肌的比较可支持这些特征。定性分析包括观察在高机械指数脉冲发射后,造影剂在肿块内的再充填率,可表现为缺乏增强、部分或不完全增强或完全增强。多数恶性肿瘤具有异常的新生血管供养快速生长的肿瘤细胞,常为高密度和扩张的血管,与周围心肌比较,造影剂在肿瘤内呈现完全或高度增强的再充填,提示为高血管化的肿瘤,常为恶性肿瘤(图 8-15);基质肿瘤,如黏液瘤具有少的血液供应,故呈现部分增强(图 8-16);而血栓,或乳头状成纤维细胞瘤通常没有血管,表现为无增强(图 8-17)。增强的水平已经显示出与病理诊断相关,或与抗凝治疗后的肿块消失相关。然而,潜在的误区是无血管结构肿块在远场部分增强,因此推荐,灌注成像在高机械指数脉冲后允许近场看见微泡再充填。

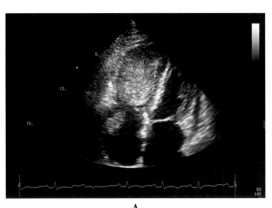
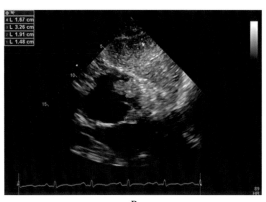

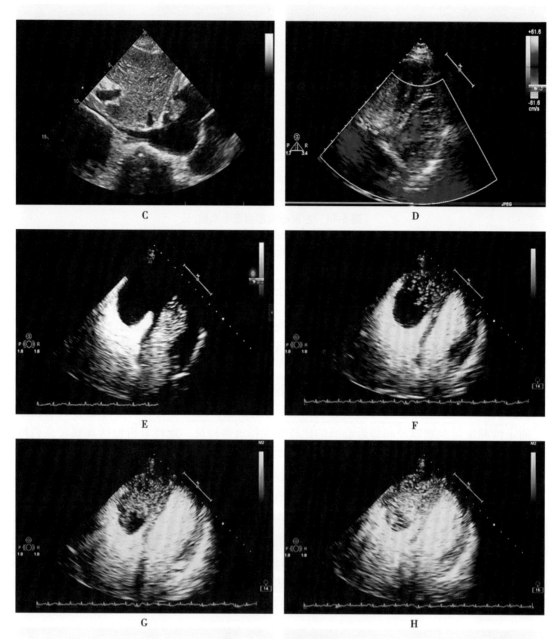

图 8-15 心肌恶性肿瘤

A.四腔心切面:右室腔内见一巨大中等回声团块影,团块包膜完整,活动度小;B.剑突下双房切面:可见右房后壁及房间隔右房面敌对生团块影;C.下降静脉内未见异常回声;D.右室内团块接近三尖瓣开口,右室血流充盈受限;E.0~7个心动周期,造影剂还未进入团块内部;F~G.8~11个心动周期后团块内可见造影剂逐步填充;H.12个心动周期后团块内可见丰富造影剂回声。该患者进一步行[18]F-FDG-PET检查,结果示:右下肺叶结节、区域淋巴结多发肿大,心包心腔、双侧肾上腺、腹膜腔、左侧胸膜及全身肌肉内多发结节或肿块,右侧股骨头骨质破坏,糖代谢不同程度增高,考虑恶性肿瘤病变全身广泛转移,原发灶考虑右下肺叶来源可能性大,双侧胸腔积液,甲状腺双侧叶结节糖代谢增高

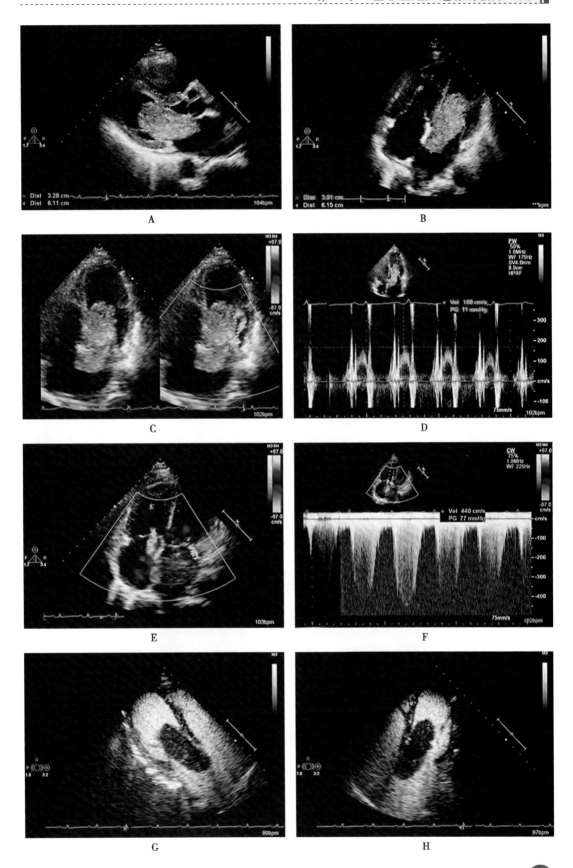

A

B

C

D

E

F

G

H

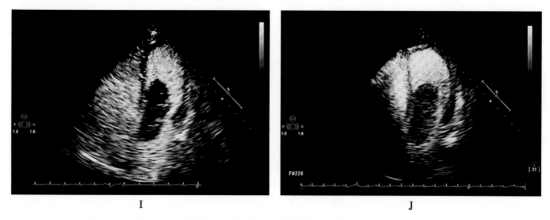

图 8-16　心肌肿瘤造影部分增强

A、B. 左室长轴切面及四腔心切面可见异常中等实质性回声,形状不规则,包膜完整,活动度较大,舒张期瘤体部分脱入二尖瓣口左室内,收缩期进入左房内。C、D. 二尖瓣舒张期血流充盈呈偏心状,流速加快,频谱增宽;E. 轻度二尖瓣、三尖瓣反流;F. 估测肺动脉收缩压 83mmHg。G、H. LVO 模式下左房内见一异常充盈缺损,形状不规则,呈分叶状,其内可见少量造影剂进入;I. MCE 模式:FLASH 后(高 MI 后)左房肿块造影剂缓慢充盈;J. 高 MI 脉冲前声学强度大峰值时,左房团块内可见少量造影剂信号填充,与心肌相比呈部分增强

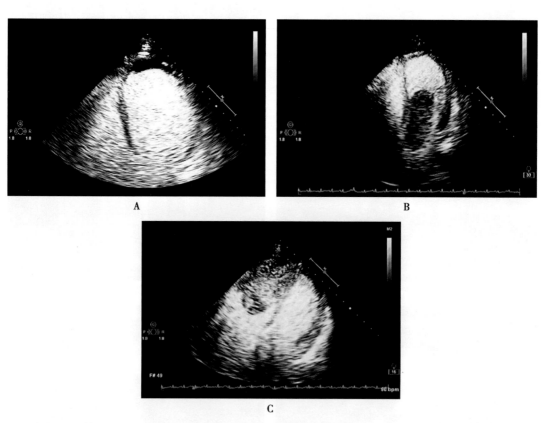

图 8-17　心尖 4 腔心切面,在连续静脉推注超声造影剂稳定状态下记录的三种类型心内肿块

在高机械指数脉冲作用下,A. 肿块未见增强,提示为血栓;B. 肿块显示有少量增强(较心肌弱),属黏液瘤;C. 肿块高度增强,系转移性肺癌

(曾　平　宾建平)

参考文献

［1］ Firschke C,Koberl B,von Bibra H,et al. Combined use of contrast-enhanced 2-dimensional and color Doppler echocardiography for improved left ventricular endocardial border delineation using Levovist,a new venous echocardiographic contrast agent. Int J Card Imaging,1997,13(2):137-144

［2］ Lafitte S,Dos Santos P,Kerouani A,et al. Improved reliability for echocardiographic measurement of left ventricular volume using harmonic power imaging mode combined with contrast agent. Am J Cardiol,2000,85(10):1234-1238

［3］ Mulvagh SL,Rakowski H,Vannan MA,et al. American Society of Echocardiography Consensus Statement on the Clinical Applications of Ultrasonic Contrast Agents in Echocardiography. J Am Soc Echocardiogr,2008,21(11):1179-1201;quiz 1281

［4］ Kurt M,Shaikh KA,Peterson L,et al. Impact of contrast echocardiography on evaluation of ventricular function and clinical management in a large prospective cohort. J Am Coll Cardiol,2009,53(9):802-810

［5］ Porter TR,Abdelmoneim S,Belcik JT,et al. Guidelines for the cardiac sonographer in the performance of contrast echocardiography:a focused update from the American Society of Echocardiography. J Am Soc Echocardiogr,2014,27(8):797-810

［6］ Porter TR,Mulvagh SL,Abdelmoneim SS,et al. Clinical Applications of Ultrasonic Enhancing Agents in Echocardiography:2018 American Society of Echocardiography Guidelines Update. J Am Soc Echocardiogr,2018,31(3):241-274

［7］ Hoffmann R,Barletta G,von Bardeleben S,et al. Analysis of left ventricular volumes and function:a multicenter comparison of cardiac magnetic resonance imaging,cine ventriculography,and unenhanced and contrast-enhanced two-dimensional and three-dimensional echocardiography. J Am Soc Echocardiogr,2014,27(3):292-301

［8］ Hoffmann R,von Bardeleben S,Barletta G,et al. Comparison of two- and three-dimensional unenhanced and contrast-enhanced echocardiographies versus cineventriculography versus cardiac magnetic resonance for determination of left ventricular function. Am J Cardiol,2014,113(2):395-401

［9］ Schiller NB,Shah PM,Crawford M,et al. Recommendations for quantitation of the left ventricle by two-dimensional echocardiography. American Society of Echocardiography Committee on Standards,Subcommittee on Quantitation of Two-Dimensional Echocardiograms. J Am Soc Echocardiogr,1989,2(5):358-367

［10］ Malm S,Frigstad S,Sagberg E,et al. Accurate and reproducible measurement of left ventricular volume and ejection fraction by contrast echocardiography:a comparison with magnetic resonance imaging. J Am Coll Cardiol,2004,44(5):1030-1035

［11］ Hundley WG,Kizilbash AM,Afridi I,et al. Administration of an intravenous perfluorocarbon contrast agent improves echocardiographic determination of left ventricular volumes and ejection fraction:comparison with cine magnetic resonance imaging. J Am Coll Cardiol,1998,32(5):1426-1432

［12］ Nagueh SF,Bierig SM,Budoff MJ,et al. American Society of Echocardiography clinical recommendations for multimodality cardiovascular imaging of patients with hypertrophic cardiomyopathy:Endorsed by the American Society of Nuclear Cardiology,Society for Cardiovascular Magnetic Resonance,and Society of Cardiovascular Computed Tomography. J Am Soc Echocardiogr,2011,24(5):473-498

［13］ Weinsaft JW,Kim J,Medicherla CB,et al. Echocardiographic Algorithm for Post-Myocardial Infarction LV Thrombus:A Gatekeeper for Thrombus Evaluation by Delayed Enhancement CMR. JACC Cardiovasc Imaging,2016,9(5):505-515

［14］ Kirkpatrick JN,Wong T,Bednarz JE,et al. Differential diagnosis of cardiac masses using contrast echocardiographic perfusion imaging. J Am Coll Cardiol,2004,43(8):1412-1419

[15] Mansencal N, Revault-d'Allonnes L, Pelage JP, et al. Usefulness of contrast echocardiography for assessment of intracardiac masses. Arch Cardiovasc Dis, 2009, 102(3):177-183

[16] Tang QY, Guo LD, Wang WX, et al. Usefulness of contrast perfusion echocardiography for differential diagnosis of cardiac masses. Ultrasound Med Biol, 2015, 41(9):2382-2390

[17] Uenishi EK, Caldas MA, Tsutsui JM, et al. Evaluation of cardiac masses by real-time perfusion imaging echocardiography. Cardiovasc Ultrasound, 2015, 13:23

[18] Barchitta A, Basso C, Piovesana PG, et al. Opacification patterns of cardiac masses using low-mechanical index contrast echocardiography: comparison with histopathological findings. Cardiovasc Pathol, 2017, 30:72-77

第九章

超声造影在急诊室和CCU的应用

第一节 急性胸痛的鉴别诊断

胸痛患者的评估和管理对所有内科和急诊科医生都是一个充满挑战的工作。根据美国疾控中心 2019 年统计数据，近五年每年有超过 760 万名急诊（ED）患者主诉是"胸痛"。急性胸痛是急诊内科最常见的病种之一，"胸痛综合征"包括可能由急性心肌缺血引起的症状，如：胸痛、胸闷、颈痛、下颌疼痛、肩痛、上腹痛、背痛、心悸、呼吸困难、咳嗽等各种不适的症状。不同病因导致的胸痛或胸痛等同症状既可相似，但又有不同特征，其伴随症状亦各不相同，病种繁多，严重者可危及生命，但具有一定可救治性。其中心源性胸痛有很强的时间依赖性，漏诊或误诊可能致命或严重影响患者预后。

一、急性胸痛的危险分层

急性胸痛鉴别诊断的疾病范围非常广泛，患者病情千变万化，包括从无须急诊处理到危及生命的疾病过程。临床上首先需要识别或排除危及生命的急症，应在众多表现为急性胸痛的患者中识别出高危疾病，如急性冠状动脉综合征、主动脉夹层、主动脉破裂、肺栓塞、气胸甚至食管破裂等；低危胸痛则种类更多，包括肌肉骨骼疼痛、带状疱疹、胸膜炎、肺炎或胃食管反流、心脏神经官能症等等。两者的危险性不同，高危胸痛需要迅速诊断，并给予及时、准确的处理，低危胸痛患者，则可观察 6~8h，若无反复胸痛发作，且辅助检查结果阴性则可暂时出院。

对急性胸痛患者，诊断的难点也就在于如何快速鉴别高危胸痛（尤其心源性胸痛）与低危胸痛，应尽快了解病史、查体、并完成心电图及心肌损伤标志物检测，综合判断胸痛患者是否存在危及生命的疾病，以快速决定是否需纳入快速通道。最常用的思维方式是重点排除法，即首先通过常规问诊、查体和必要的辅助检查采集信息，建立病例特点，考虑最有可能的重点疾病谱，然后由重到轻逐一排除，直到确定诊断。应该强调心电图是胸痛诊断中的常规项目，其次是 X 线胸片。在不能排除心肌梗死和肺栓塞时，心肌标记物（目前最常用的是肌钙蛋白 I 和肌钙蛋白 T）和 D-二聚体也是必查项目。上述检查结果加上病史和查体资料构成胸痛诊断的第一轮信息。在这些信息的基础上，心源性胸痛一般为急性冠状动脉综合征引起，其相关的常见病理生理学是继发于冠状动脉阻塞性疾病引起心肌灌注减少，导致心肌的氧供应减少，心脏超声可以检出急性期室壁运动异常，而心脏超声造影可以提高室壁运动异常的检出，并且能更敏感地检出心肌血流灌注异常，在急性胸痛的诊断及鉴别诊断中有重要的地位。

二、急性高危胸痛的病因

1. **急性心肌梗死**　急性胸痛中有 15%～25% 的患者被确诊为 ACS,急性冠状动脉综合征包括 ST 段抬高心肌梗死(STEMI)、非 ST 段抬高心肌梗死(NSTEMI)、不稳定型心绞痛(unstable angina,UA)和冠心病猝死(sudden death,SD),是临床常见的心脏急症。也是造成急性死亡的重要原因。美国每年死于冠心病 60 万人,其中 60%～65% 猝死于院外,而 3% 急诊诊断为心源性胸痛患者,在 30 天内有可能发生恶性心脏事件,约 2% 的急性心肌梗死患者由于各种原因导致漏诊,其急性期病死率是确诊患者的 2 倍。对急性胸痛患者,诊断的难点也就在于如何鉴别 ACS 与其他病因所致的胸痛。应尽快了解病史、查体、并完成心电图及心肌损伤标志物检测,心脏超声造影可以检出急性期室壁运动异常及心肌血流灌注异常,可提供快速诊断,综合判断胸痛患者是否存在危及生命的疾病,以快速决定是否需纳入快速通道。对于低危的胸痛患者,可观察 6h,若无反复胸痛发作且经序列心电图和心肌损伤标志物检查阴性者,可行负荷试验评价,试验结果阴性可安全出院。

具备临床症状(持续性胸痛>30min)、心电图(具备 ST-T 的动态变化)和血清生化标记物测定(心肌酶升高)3 个特征中的 2 个即可诊断急性心肌梗死。临床症状对急性心肌梗死的诊断缺乏足够的灵敏度和特异度,因为急性心肌梗死的临床表现差异很大,从无症状到症状轻微甚至漏诊再到心脏性猝死或严重血流动力学障碍,均可出现,而心电图诊断急性心肌梗死的灵敏度可达 80%,且心电图的 ST 段抬高与否对决定是否采用再灌注治疗具有决定性意义。目前肌酸激酶 MB 同工酶(creatine kinase MB,CK-MB)已不再作为诊断急性心肌梗死的"金标准",仅在不能检测心肌肌钙蛋白时作为最好的替代指标,而心肌肌钙蛋白具有几乎 100% 的特异度和高度的灵敏度,故生物学标志物首推心肌肌钙蛋白,其次才是 CK-MB。由于心肌肌钙蛋白反应迅速,可以反映显微镜下才能见到的小灶性心肌梗死,使过去不能诊断的小灶性心肌梗死得到明确。

应在 10min 内完成初步评价,通过病史、体检、心电图及初次心脏生物标记物检测,20min 内确立诊断,综合上述结果可确定急性心肌梗死。如果心电图+心脏标记物正常,15min 后进行心电图复查,6～9h、12～24h 心脏生物标记物复查。急性心肌梗死一旦确立诊断,应按指南规范及时治疗,早期再灌注治疗是改善心室功能和提高成活率的关键。

2. **主动脉夹层(aortic dissection,AD)**　系主动脉内膜撕裂后循环中的血液通过裂口进入主动脉壁内,导致血管壁分层。主动脉夹层的平均年发病率为 0.5～1/10 万人,在美国每年至少发病 2 000 例,最常发生在 50～70 岁的男性,男女性别比约 3:1。40 岁以下发病者常有家族史者,马方综合征或先天性心脏病等。主动脉夹层的主要高危因素主要包括:高血压、主动脉粥样硬化、主动脉中层病变(如 Marfan 综合征)、内膜撕裂(二叶主动脉瓣、主动脉狭窄)、妊娠、主动脉炎、以及创伤等。

诊断要点:①突发心前区、背部或腰部剧烈撕裂样疼痛;②类似"动脉检塞"表现(有时夹层撕裂的症状与急性闭塞的动脉相关,脑、心肌、肠、肾脏以及脊髓均可累及);③有高血压及动脉粥样硬化病史,且大多入院时血压均较高,但亦有以休克为初始症状者,此时往往已累及心包;④心底部及主动脉走行区可闻及血管杂音;⑤主动脉 CT 扫描可确诊,CT 可显示主动脉腔内膜片、假腔及主动脉内膜和中层之间夹层等征象,从而确诊主动脉夹层的存在;⑥超声可以探及升主动脉段及腹主动脉段,与超声造影结合可显示内膜片,真假腔等征像,有助于主动脉夹层病变的快速诊断。尽早开始镇静镇痛、控制血压、心率和减慢心肌收缩等,确诊后禁用抗栓药物。有适应证者尽早行外科手术。

3. **急性肺栓塞**　与前两种疾病相比,肺栓塞漏诊率和误诊率普遍偏高,误诊率达 20%,在美国,深静脉血栓的发病率为 0.1%,而肺栓塞的发病率为 0.05%,年发病约 60 万人;病死率高。发病 1h 内猝死率为 11%,总死亡率为 32%,快速做出正确诊断十分重要。肺栓塞的临床表现多种多样,缺乏特异性,表现为典型肺梗死三联征(呼吸困难、胸痛、咯血)的患者不足 30%。肺栓塞的主要体征表现为肺动脉高压及右心功能衰竭的体征和下肢深静脉血栓形成所致的肿胀、压痛、僵硬、色素沉着和浅静脉曲张等。英国 2006 年急性肺栓塞规范化诊疗流程建议,对任何呼吸困难、胸痛、咳嗽和咯血的患者,都要考虑急性肺栓塞的可能。大面积肺栓塞,出现严重呼吸困难、呼吸增快、胸痛、发绀、低氧血症,甚至晕厥。心电图可呈急性右心室负荷的特征性改变,D-二聚体可助诊断。心脏超声可观察右室形态及肺动脉压力等情况,结合超声造影可以更清楚地判断形态;肺增强螺旋 CT 可提供诊断依据。

4. **气胸**　临床表现:①突发剧烈的胸痛、呼吸困难,胸痛可放射至同侧肩部、对侧胸廓或腹部,类似急性心肌梗死或急腹症;②喘憋症状尤为明显,80% 的老年气胸表现为呼吸困难,而胸痛症状不明显;③如果气胸发生在左侧,会出现心电图异常 Q 波,酷似急性心肌梗死,但气胸引流后心电图恢复正常;④体检气胸侧胸廓运动减弱,纵隔移位(心脏浊音及心尖搏动移向健侧),叩诊鼓音,语颤减弱或消失,呼吸音消失;⑤胸部 X 线示肺外周部分空气,无肺纹理可确诊。治疗为迅速排气。

5. **纵隔炎**　纵隔炎的常见原因包括牙源性感染,食管穿孔,心脏手术或上消化道和气道手术的医源性并发症。急性纵隔炎多形成脓肿,病情严重。常见的症状为寒战、高热、气短、颈部及胸部疼痛,重者可伴有纵隔内积脓、积气、纵隔气肿及皮下气肿。即使手术清创和抗生素治疗,纵隔炎患者的死亡率仍然很高(14%~42%)。诊断延误将进一步增加了死亡率。诊断主要根据病史、临床症状及 X 线检查,X 线可见纵隔增宽,纵隔内积脓、积气影像,一般可作出诊断,必要时纵隔穿刺抽出脓液即可确诊。

6. **心包填塞**　在压力下心包积液累积时会发生心包填塞,导致心脏充盈受损。心包填塞涵盖了一系列临床严重程度。一些患者有轻微的症状,而另一些则在心脏充盈方面形成严重的症状,产生类似心源性休克的情形,需要通过心包穿刺术逐渐降低心包压力。心包填塞可能发生在主动脉夹层,胸部创伤后,或由于感染、恶性肿瘤、尿毒症、其他原因导致的急性心包炎。由于大量的心包积液或迅速增长的少量积液,使心室舒张受阻,心排血量降低,临床表现为急性循环衰竭,如血压下降、心率增快、呼吸困难、发绀、面色苍白、出汗、颈静脉怒张等。心脏超声可观察心包积液情况及心脏受压情况,心脏超声造影可以通过有无造影剂进入心包腔判断心包腔是否与心腔相通或互动性心包出血,心脏超声也可以指导心包穿刺术的进行。

三、低危胸痛的病因

1. **食管疾病**　非心源性胸痛中,有半数来自食管病变。食管疾病所引起的胸痛与心源性胸痛非常相似,但前者引起的胸痛一般与进食有关,同时还伴有一些消化道症状。食管疾病中以胃食管反流病(gastroesophageal reflux disease,GERD)最为常见,其表现为胸骨下方或胸骨后持续样疼痛,在进食后发生或进食时疼痛加重。诊断主要依靠吞钡 X 线食管摄片和纤维食管镜检查。

2. **急性心包炎**　呈尖锐性及稳定性疼痛,可放射至肩胛骨、前胸、上腹部或后背。通常有胸膜疾病的成分,向前倾斜身体可缓解症状。干性心包炎可闻及心包摩擦音。有胸痛,或心包积液相关临床表现,特别是在容易并发心包炎的疾病过程中,异常心电图等可以提供心包炎的线索。结合心包摩擦音、超声心动图、胸片、CT、MRI、心包穿刺等可以确诊急性心包炎。

3. **胸膜炎**　胸膜炎(pleurisy)是指由致病因素(通常为病毒或细菌)刺激胸膜所致的胸膜炎症,又称"肋膜炎"。胸腔内可伴液体积聚(渗出性胸膜炎)或无液体积聚(干性胸膜炎)。炎症控制后,胸膜可恢复至正常,或发生两层胸膜相互粘连。临床主要表现为胸痛、咳嗽、胸闷、气急,甚则呼吸困难。干性胸膜炎病变局限者 X 线胸片可无明显变化,胸腔积液较少时见肋膈角变钝,胸腔积液较多时可见弧形积液影,超声检查可见液性暗区,可提示穿刺的范围、部位和深度。胸腔积液表组织学检查可明确病因。

4. **颈椎骨关节炎**　可引起神经根损伤,疼痛可放射至前臂,偶尔也可引起前胸痛,但这种疼痛在做颈部运动时由于脊椎孔狭窄可使疼痛加剧,斜位颈椎 X 线摄片示脊椎孔狭窄则提示本病诊断,颈椎 CT、MRI 等可进一步评估病情及后续处理。

5. **胸廓出口综合征**　本病是由于前斜方肌或颈肋异常压迫臂丛神经和锁骨上动脉而产生上肢的感觉、运动和供血的障碍。可有臂痛和前胸痛的表现。体征有尺神经分布区域的感觉减退或过敏,桡动脉搏动减弱、指端发凉等。颈椎 X 线可显颈肋及第一肋骨畸形等征象。

6. **带状疱疹**　常骤然起病,沿肋间神经分布,呈粟粒至绿豆大丘疹,继而变为水疱,常发生在胸部一侧不越过中线,患部皮肤感觉过敏,呈刀割样剧痛或灼痛。从水疱液中分离病毒或检测 VZV、HSV 抗原或 DNA 是鉴别诊断唯一可靠的方法。

7. **其他**　如肋间神经炎、胸椎或脊髓损伤、纵隔肿瘤、肺尖上部癌以及膈疝等均可累及臂丛下支神经,引起胸痛。非化脓性肋软骨炎及胸壁外伤或感染也可出现胸痛,但多伴压痛。

四、超声造影在急诊室的应用

大多数急性心肌梗死的急诊患者心电图没有明显 ST 段抬高,并且许多不伴有典型的心绞痛症状。另外,常规心脏生物标志物评估对于检测急性心肌梗死早期心肌坏死的灵敏度较低。鉴于这些局限性,超声造影评估室壁增厚率和心肌灌注(图9-1)已被认为是传统评估疑似心肌缺血急诊患者的重要辅助手段,并且超声心动图在 2011 年超声心动图适用标准中被批准用于该适应证。在 2008 年美国超声心动图协会共识声明之前发表的研究表明,即使在没有心脏生物标志物数据的情况下,在因胸痛就诊的急诊患者中使用 UEA(区域功能和心肌灌注的评估)不仅显著增加诊断价值,并且增加短期、中期和长期预后的评估价值。最近,Wei 等研究了 1 166 名长期胸痛的急诊患者,在这些患者中建立了一种风险模型,其包括心电图、超声心动图的节段性室壁运动和超声心动图心肌灌注评估,并在随后的 720 名患者中进行一系列验证。节段性室壁运动异常但心肌灌注正常(OR35,95% 置信区间 18～65,$p<$ 0.001)和节段性室壁运动与心肌灌注均异常(OR96,95% 置信区间 58～160,$p<0.001$),在预测非致死性心肌梗死或心脏死亡方面均优于心电图 ST 段异常(OR29,95% 置信区间 17～48,$p<0.001$)。

MCE 已被应用于评估 ST 段抬高型心肌梗死(STEMI)急症处理后静息微血管血流量。

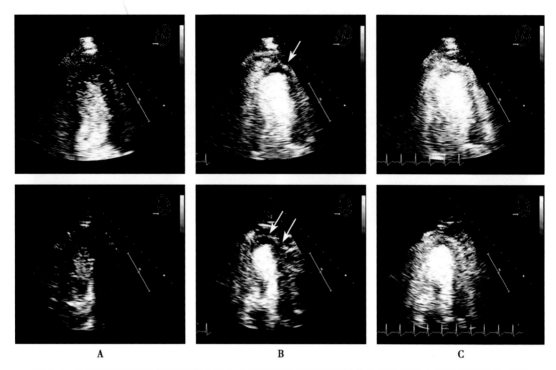

图 9-1　1 例有冠状动脉搭桥术病史且心电图无法提供诊断证据的胸痛患者的心肌造影超声心动图

收缩末期获得的心尖四腔(A)和两腔心切面图(B);图像是在高机械指数脉冲处理(C)之后即刻、在微泡再充填的早期或晚期获得。早期灌注图像显示延迟微泡再充填在前壁,心尖和侧壁远端区域(箭)相对较少,在后期灌注图像(高机械指数脉冲处理后>4s)中可以看到近乎完全的微泡再充填,随后造影发现左冠状动脉前降支的旁路移植血管闭塞

即使在梗阻血管早期成功再通后,梗死区域内静息微血管的持续灌注缺损对于不良左心室重构和再发心脏事件(死亡和再次梗死)依然有独立的预测价值。尽管数据有限,但超声造影似乎可以同时获得 STEMI 患者出院前两项重要预后指标的评估,即左心室收缩功能和微血管阻塞程度。尽管现代的经皮介入技术可以实现血管造影证实的再通和正常的心外膜血流,但微血管阻塞仍可能存在于相当大比例的患者中,并对预后也相当重要(图 9-2)。超声

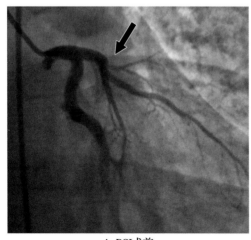

A. PCI术前

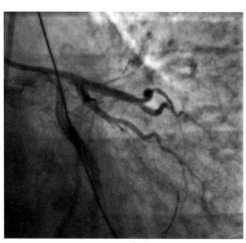

B. PCI术后

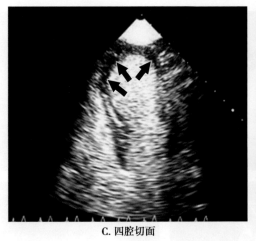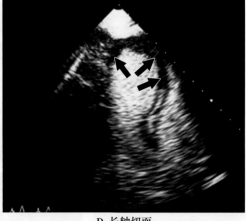

C. 四腔切面　　　　　　　　　　　　D. 长轴切面

图 9-2　经皮介入治疗成功后，微循环阻塞病例

A、B. 左前降支动脉（LAD）病变，冠脉造影证实经皮介入治疗成功，但微血管持续阻塞的示例；
C、D. 在 PCI 成功 24h 后，超声增强剂输注过程中，在心尖四腔切面（A4C）和长轴切面（ALA）中发现左前降支支配区域仍然存在较大的微血管充盈缺损（箭）

造影显示出急性心肌梗死术后无复流的发生率可高达 25%～35%，与心脏磁共振得到的数据相仿，但其价格更低，且对于 CCU 的患者可床边进行，更加便捷。

第二节　危险心肌的检出和评估

急性心肌梗死（acute myocardial infarction，AMI）是冠心病常见和最重要的表现形式，其发病率在我国逐渐增加，死亡率呈现快速上升趋势，已成为冠心病患者死亡的重要原因。根据《中国心血管病报告 2018》显示，我国现有冠心病患者 1 100 万，2016 年农村地区 AMI 死亡率为 74.72/10 万，城市地区 AMI 死亡率为 58.69/10 万，心血管疾病负担日渐加重（图 9-3）。尽早开通梗死相关血管可以有效提高生存率，改善临床预后，因此，如何早期正确诊断 AMI 成为其治疗的关键前提。

目前已明确，AMI 的主要成因是冠状动脉某主支发生急性血栓性闭塞，闭塞冠脉灌注区

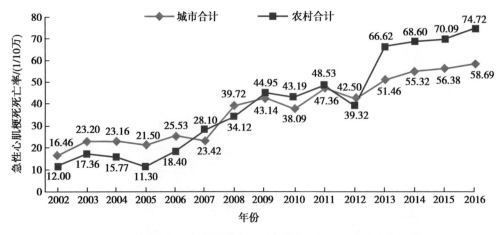

图 9-3　2002—2016 年我国城乡地区急性心肌梗死死亡率变化趋势

域的心肌血供迅速中止,成为濒临坏死的危险心肌(risk area)。AMI 时,由于心外冠脉某主支发生急性血栓性闭塞,血流不能进入该支冠脉灌注领域的微循环,从而引起局部心肌灌注缺损,称危险区(图 9-4)。随着时间的推移,危险区心肌逐渐发生坏死。首先出现的心内膜下心肌坏死大约发生于冠脉闭塞后 45min,随后坏死范围逐渐扩大,在缺乏侧支心肌血流(MBF)的情况下,完全闭塞的冠脉在 6h 内危险心肌可全部坏死。然而,如有充分的侧支循环供应(MBF>0.25ml·min^{-1}·g^{-1}),危险区心肌可部分或完全避免坏死。危险区代表心肌缺血,而真正的心肌坏死的范围常比危险区小,故危险区大小具有重要的预后和治疗意义。

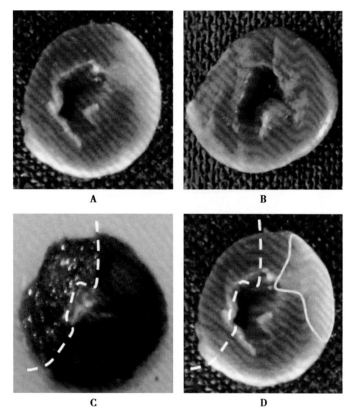

图 9-4　危险区和坏死区
A. TTC 染色示心梗区域;B. TTC 染色未见心肌梗死;C. Evans
蓝染色示危险区;D. TTC 染色的梗死区域

众所周知,AMI 的诊断通常有赖于病史、心电图(ECG)以及血清心肌标志物的改变。临床上约有 1/4 AMI 患者发病时并无明显胸痛、呼吸困难、乏力或腹部不适等症状。一项纳入 3 814 名因胸痛就诊于急诊科的患者的研究表明,93% 主诉胸痛的患者 ECG 表现正常或无明显诊断意义,仅 30%~40% AMI 患者具有典型的心电图表现(ST 段抬高,伴或不伴病理 Q 波),其余患者往往需要数小时后才逐渐发展为可识别的 AMI。此外,血清心肌标志物,包括肌钙蛋白、肌红蛋白等对 AMI 的灵敏度较差,其改变也需要数小时后才出现,此时已失去最有价值的再灌注时机,从而延缓了 AMI 确诊和相关冠脉重建的时间。

心肌声学造影(MCE)能直接评估心肌微循环情况及室壁运动异常,其评估的心肌血流量可以准确预测急性冠状动脉阻塞时的侧支血流量,测定 AMI 最终梗死面积,因此 MCE 在

AMI 的诊断中具有极大的应用价值。

在行 MCE 过程中,微泡在任何心肌区域的存在都表明该区域微血管的灌注状态。当心肌内微泡浓度达到稳态后,连续静脉输注微泡时,观察到的信号强度即为微泡到达心肌中的浓度,反映该区域心肌血容量(MBV),其中 90% 存在于毛细血管中,因而也称之为毛细血管血容量。因此,在这种情况下,信号强度的变化主要是因为毛细血管血容量的变化。在连续静脉输注微泡的稳态过程中,进入或离开微循环单元的微泡数量是恒定的,并取决于流速。通过高机械指数破坏微泡,然后确定微泡向组织充填的速度(β),可以确定微泡(或红细胞)的速度。心肌血容量与微泡速度的乘积表示局部心肌组织水平的血流量(MBF)。因此,MCE 既可以检测毛细血管血容量,也可以通过其时间分辨率评估局部心肌血流量。在 AMI 中,缺血区 MBF 降低表现为 MBF 速度降低和 MBV 降低,则表现为造影剂充填缓慢和心内膜下灌注缺损,从而检出危险区(图 9-5)。

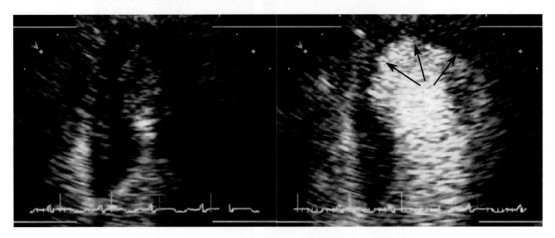

图 9-5　心内膜下灌注缺损和心内膜下壁增厚异常(箭)

由于冠状动脉微循环的自调节能力,静息心肌血流(MBF)在大范围的冠状动脉驱动压力下保持恒定。因此,直到冠状动脉阻塞超过 85%~90% 的心外膜冠状动脉腔面积,MBF 都不会低于正常的静息水平。AMI 的特征是冠状动脉内粥样硬化斑块的侵蚀或破坏,从而形成非闭塞血栓,静息 MBF 降低,导致 AMI 发生。通常情况下,随着静息 MBF 的急剧降低,室壁增厚(WT)异常会在几秒钟内出现(图 9-5)。因而 WT 的评估也为危险心肌的存在提供了一个直接的测量方法。WT 主要来自 20%~30% 内部心肌,其异常通常是持续性的。即使是短暂的冠状动脉阻塞(5~15min)也会导致局部收缩功能严重下降。根据缺血损伤的持续时间和严重程度,以及再灌注的充分性,这些功能改变在再灌注后的数小时内是明显的,可能需要 48h 才能恢复正常。通过运用 MCE 方法,利用超声微泡显示清楚左室内膜边界,可以准确评价各节段的 WT,更有助于检出危险心肌。

总而言之,如能应用 MCE 在发病后立即检出危险区心肌,则 AMI 可得到早期诊断,同时根据危险区大小可选择治疗方法。如危险区范围小,且患者有出血倾向,或患者就诊晚,可放弃溶栓或紧急介入治疗;相反,如患者就诊早伴危险区范围大,则应选择及时再灌注治疗。对于非 ST 段抬高型心梗患者,往往是因为多支血管病变难以确定梗死相关血管,可根据 MCE 危险区部位定位梗死相关血管。此外,主诉胸痛的患者,如病史不典型,心电图改变不确切,加上 MCE 示心肌灌注正常则可排除 AMI。

第三节　急性冠脉综合征冠脉介入前后的心肌灌注评估

早期再灌注治疗可挽救濒临坏死的缺血心肌,改善 AMI 患者的预后,是 AMI 治疗史上的里程碑。然而,在实践中逐渐发现,20%~25%的 AMI 患者,其梗死相关冠脉(infarct related artery,IRA)的前向血流恢复到了 TIMI 3 级,但其供血区心肌微循环却得不到充分灌注,表现为无血流(no-reflow)或低流(low-flow)现象,临床表现为心电图(ECG)上抬高的 ST 段在梗死相关血管再通后无明显下降,这类患者有较高的住院及远期心血管事件发生率。因而认识到,心肌水平的充分灌注是再灌注治疗成功的关键,评估再灌注治疗效果应该从心外膜冠脉血流和心肌微血管血流两个层面来衡量。

图 9-6 显示 AMI 经溶栓治疗后心表梗死相关血管和心肌微循环灌注的不同反应方式。其中图 9-6A 表明梗死相关血管和心肌微循环均无灌注,梗死相关血管血流为 TIMI 0~1 级;图 9-6B 表明梗死相关血管血流恢复到 TIMI 2 级,但心肌微循环仍无血流;图 9-6C 示梗死相关血管血流恢复到正常(TIMI 3 级),但心肌微循环无灌注(no-reflow);图 9~6D 示最理想的结果,即梗死相关血管和心肌的血流均恢复;图 9~6E 则表明梗死相关血管虽仍完全闭塞,但由于侧支血流使所属心肌有血流供应。故临床上在评价 ST 抬高的 AMI 溶栓或直接冠脉介入(PCI)治疗的效果时,最可靠的指标应该是心电图上抬高的 ST 段有无明显下降

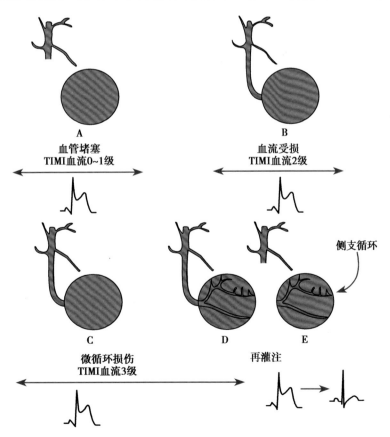

图 9-6　AMI 经溶栓治疗后心肌梗死相关血管和心肌微循环灌注的不同反应方式

（>50%）。当 ST 有显著下降，说明心肌已有了血流灌注（梗死相关血管再通或侧支供应），此时梗死相关血管可能开通或仍为闭塞，如临床稳定，则不需行紧急 PCI 或溶栓治疗，因再灌注治疗可导致已开通微循环的致命性血栓性栓塞。

经静脉 MCE 是能在床边直接评价再灌注治疗效果的可靠方法。实时心肌声学造影（real-time myocardial contrast echocardiography，RTMCE）是近年来发展起来的无创监测心肌微循环灌注的新技术，是指从外周静脉注入微泡造影剂，通过肺循环到达左室腔，并进一步进入冠状动脉微循环，使得心肌对比性增强，从而改善心血管系统超声图像的显像技术。我们曾对 32 例首次发生前壁 AMI 的患者，在发病 12h 内完成 PCI，术后梗死相关血管的前向血流均恢复 TIMI 3 级者应用实时静脉心肌声学造影技术，于术后 12h、1 周、2 周、4 周和 3 个月观察再灌注治疗后心肌微血管灌注的动态变化。结果显示，再灌注治疗后 12h，11 例患者 MCE 出现心肌无再流，21 例出现再流；无再流组的室壁运动积分指数（ventricular wall motion score index，VWMSI）、异常室壁运动长度（abnormal wall motion length，AWML）、MCE 积分指数（MCE score index，MCESI）、灌注缺损长度（perfusion defect length，PDL）和左心室舒张末期容积（left ventricular end diastolic volume，LVEDV）均明显高于再流组，而 LVEF 和标化 A·β 值显著低于再流组。线性相关分析发现：LVEDV 和 AWML 与 PDL 呈显著正相关（$p<0.05$），与标化 A·β 值呈显著负相关（$p<0.05$）；LVEF 与 PDL 呈显著负相关（$p<0.05$），与标化 A·β 值呈显著正相关（$p<0.05$）。无再流组术后 ST 段持续抬高，而再流组 ST 段快速下降≥50%，McNemar 检验和 K 系数检验发现 ∑STI 预测心肌灌注灵敏度高、特异度强，术后 20min ∑STI 与标化 A 标化值显著负相关（$p<0.05$）；早期 ∑STI 下降预测心肌微血管再灌注的灵敏度为 85.7%、特异度为 81.8%、精确性为 84.5%、阳性预测值为 90%，阴性预测值为 75%；早期 ∑STI 继续抬高预测心肌微血管无再流的灵敏度为 88.9%，特异度为 90.5%，精确性为 84.4%，阳性预测值为 80%，阴性预测值为 95%。多变量分析发现：无梗死前心绞痛、症状发作至梗死相关血管成功重建的时间（min）、异常 Q 波数、术后 ∑STI 下降≥50%、术后 ∑STI 再抬高≥30% 及 VWMSI 均是无再流现象发生的独立危险因素。研究表明，实时静脉 MCE 能可靠地定量评价 AMI 再灌注治疗后心肌微循环灌注，其结果与标准影像技术 PET 的结果相符合。无再流现象的患者，在 3 个月的随访中病情没有明显改善，临床表现为 ST 段持续抬高，心肌损伤严重，左心室重塑明显，心功能恢复差。

国外一项单中心回顾性研究，纳入了 170 名急性 ST 段抬高型心肌梗死（STEMI）同时完成急诊 PCI 的患者，在 PCI 术后 24~48h 应用实时静脉心肌声学造影技术。该研究将结果分为 3 组，正常微血管灌注（microvascular perfusion，MVP）组、延迟微血管灌注（delayed microvascular perfusion，dMVP）组及微血管阻塞（microvascular obstruction，MVO）组。正常 MVP（图 9-7）被定义为正常组，即在 4s 内造影剂完整填充于梗死相关动脉所供应心肌；dMVP（图 9-8）则代表血流恢复延迟，即在 4s 后仍可观察到灌注缺损，但 10s 内可观察到良好的微循环灌注；MVO（图 9-9）代表无血流恢复，即在声学强度达峰时间后仍可观察到灌注缺损。研究终点包括 6 个月后左心射血分数的变化及 1 年的临床事件发生率，包括死亡、再发心梗、除颤仪的使用和心衰的发生。结果显示，170 例中 62 例（36%）MCE 结果为正常 MVP，49 例（29%）MCE 归为 dMVP，59 例（35%）MCE 结果为 MVO。同时研究显示，左前降支梗死是 dMVP 或 MVO 发生的独立危险因素。dMVP 组和 MVO 组在出院时左心射血分数都有相同的下降，但在 6 个月的随访后，dMVP 组的左心射血分数可得到恢复，同时临床事件发生率比

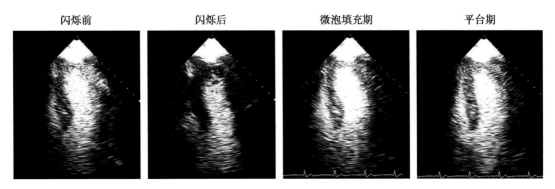

图 9-7　急性心肌梗死 PCI 术后正常心肌声学造影图
4s 内造影剂完整填充于梗死相关动脉所供应心肌

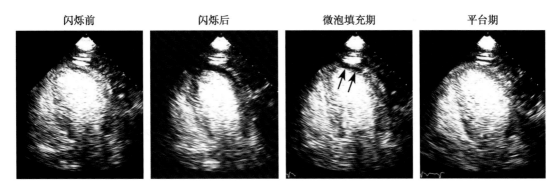

图 9-8　急性心肌梗死 PCI 术后 dMVP 血流恢复延迟心肌声学造影图
4s 后仍可观察到灌注缺损,但 10s 内可观察到良好的微循环灌注(箭)

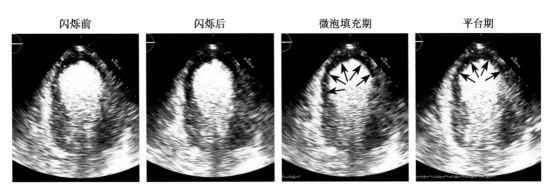

图 9-9　急性心肌梗死 PCI 术后 MVO 微循环堵塞心肌声学造影图
在声学强度达峰时间后仍可观察到灌注缺损(箭)

MVO 组低 25% 以上。该研究同时表明,STEMI 的患者经过 PCI 术后,dMVP 及 MVO 现象非常普遍,尤其是在左前降支梗死的患者中。与 MVO 相比,dMVP 类型的患者可获得更良好的功能恢复和临床结局(图 9-10)。

　　虽然 MCE 能在 AMI 再灌注治疗后即刻准确评估再灌注治疗的成功性,但由于再灌注治疗后的反应性充血可导致低估 No-reflow 现象。反应性充血的程度受毛细血管受损的数量和梗死相关血管残余狭窄程度的影响。此外,No-reflow 范围在再灌注治疗后数小时内可因血管痉挛和心肌水肿发生明显变化,故测量 No-reflow 范围的理想时间是再灌注治疗后 48h。

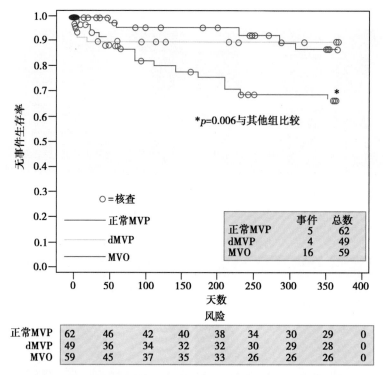

图 9-10 急性心肌梗死 PCI 术后不同微循环灌注类型的预后

与 MVO 相比，dMVP 类型的患者可获得更良好的功能恢复和临床结局

在这个时间，静息组织血流灌注的动力学改变已平息，No-reflow 范围与 AMI 面积相关良好，提示为不可逆的组织损伤。

一、No-reflow 现象的发生机制

No-reflow 现象是再灌注损伤的一种表现形式，指 AMI 时，梗死相关的、闭塞的心肌表面的大冠状动脉经再灌注治疗（包括溶栓和 PCI 治疗）血运重建后，其灌注范围的微血管发生进行性损害，导致心肌无血流灌注（No-reflow）。最早发现 No-reflow 现象是在实验犬的模型上，将犬冠状动脉结扎继之开放后，发现所属心肌的血流低，这个区域无例外的属不可逆的心肌损害，故 No-reflow 范围接近梗死面积。电子显微镜检查表明该区有内皮细胞空泡化、白细胞渗入、红细胞停滞以及血管外水肿。这个过程可由再灌注引起的氧自由基损害而加速。

然而，临床的 AMI 与动物实验不同，因为临床的 AMI 是由闭塞性冠状动脉血栓所致，No-reflow 现象可由自发的、溶栓治疗或 PCI 治疗中血栓脱落，导致心肌末段微血管栓塞引起。尸体解剖研究表明，AMI 死亡病例中心肌冠状动脉微血管床有血栓。因此，在再灌注治疗早期，No-reflow 区有心肌内的微血栓栓塞；反之，由激活血小板产生的血管活性胺又可引起微血管痉挛，进一步损害区域血流，加重 No-reflow；此外，炎症反应本身可因白细胞移动到损伤的微血管床进一步限制了血流。从急性冠脉综合征（ACS）患者 PCI 治疗过程中冠状动脉的吸出物检查表明，一半患者的冠状动脉的吸出物为血栓，伴有或不伴有动脉粥样硬化（atherosclerosis，AS）的斑块组织；另一半患者的冠状动脉的吸出物仅为含胆固醇晶体的斑块成分。因此，这部分患者的 No-reflow 现象可能与 AS 斑块的栓塞有关。在此基础上，AS 斑

块局部释放组织因子或其他物质,导致血小板激活、聚集,在心肌微血管床中又形成血小板微血栓。

　　Reffelmann T 等将 No-reflow 现象的发生机制用微血管模式图加以说明(图 9-11),该图概括了发生 No-reflow 现象的多种机制,包括内皮细胞的肿胀及泡状突出、内皮细胞裂隙和红细胞及纤维素的局部嵌入、心肌细胞肿胀压迫血管、白细胞的积聚和嵌塞以及微栓塞等。

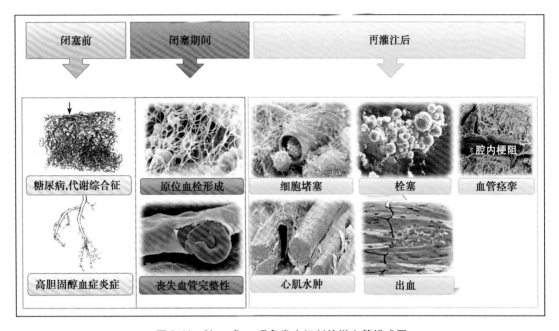

图 9-11　No-reflow 现象发生机制的微血管模式图

二、No-reflow 时的冠状动脉血流改变

　　根据 MCE 研究,AMI 患者经再灌注治疗后梗死相关血管血流达 TIMI 3 级者,1/5～1/3 的患者出现心肌组织无血流的证据。随时间推移,No-reflow 区心肌局部功能无改善,出现左室整体收缩功能减退、恶性心律失常、难治性心力衰竭、进行性左心室重构、心脏破裂和高死亡率。多普勒血流导丝(Doppler flow wire)研究表明,在 AMI 相关冠状动脉血流重建后结果为 TIMI 2 级血流的患者中,大多数心肌为 No-reflow,表现为心肌收缩期血流反向、收缩期前向血流减少以及舒张期前向血流速度迅速下降。由于舒张期前向血流减少以及收缩期血流逆向,使流向心肌的冠状动脉血流减少。

　　毛细血管损害可解释舒张期冠状动脉血流的快速减速(rapid deceleration)。正常时,舒张期心肌内的血液容积(包括毛细血管和小静脉中的血液)是充满的,且对血管内壁无压力,因此,舒张期减速速度的斜率是很小的,冠状窦在舒张期见不到或仅有很少的前向血流。当心肌毛细血管阻塞时,心肌内血管床减少,如冠状动脉流入的血流量超过毛细血管床的容量时,则在舒张期对流入的血流造成阻力,使冠状动脉血流速度快速减慢,同时伴有较短的舒张期减速时间、较少的组织灌注、较差的左室功能和左室重构加重、较高的早期心脏事件发生率和较差的远期预后。

　　收缩期血流逆向是另一个 No-reflow 现象的标志,也同样是由于毛细血管阻塞的结果。正常时,收缩期心肌阻力增加,心肌内的小静脉血流被挤向冠状窦,形成收缩期时冠状窦的最大的前向血流。当毛细血管阻塞后,血流不能顺利通过毛细血管抵达小静脉和冠状窦,而使心肌血容积被迫推向冠状动脉,因而引起收缩期血流反向。同时,这种情况还伴有高冠状动脉楔压(wedge pressure),表明毛细血管梗阻和冠状窦收缩期的低血流。

三、No-reflow 现象与临床的联系

No-Reflow 时总冠状动脉阻力也增加,导致前向的平均冠状动脉血流(Coronary blood flow,CBF)速度减少。在一项 105 例急性心肌梗死的研究中,经皮冠状动脉介入治疗(PCI)后表现为 TIMI 2 级血流的 10 例患者,应用 Doppler 血流导丝可测到两种不同的血流方式,9 例患者表现为收缩期逆向血流,1 例表现为仅有前向血流减低。前种血流类型可能表明存在血流限制性冠状动脉狭窄,再放置支架后可能使 CBF 改善;而后者这种往返性血流方式常存在冠状动脉内血栓和毛细血管损害,再放置支架不能获益。

冠状动脉血流重建后引起的毛细血管阻塞在几分钟到几小时内常有进展,可能是再灌注损伤的结果,因此,No-reflow 所致的 AMI 面积和临床表现随时间有很大的不同。用 Doppler 血流导丝连续监测 CBF 速度表明,仅有一半 No-reflow 患者于冠状动脉重建后即刻表现有收缩期血流反向,另一半发生此种现象的时间滞后。心大静脉血流通常于再灌注后一天才逐渐减少,具有这种情况者心功能恢复较差。

PCI 后微血管血栓导致的 No-reflow 通常为暂时的。因为除血栓性栓塞外,PCI 还能激发神经内分泌反射和血管收缩,引起低灌注。而由血小板激活产生的胺所引起的冠状动脉阻力升高可随时间减少,故表现为一种暂时现象。然而,含血栓的粥样斑块物质不可能溶解,除引起心肌缺血外还可引起心肌坏死。因此,对富含脂质的动脉斑块行机械性介入时较富含胶元的斑块易发生 TIMI 2 级血流,此种情况可见于 10%~15% 的不稳定心绞痛或陈旧性冠状动脉静脉桥的 PCI 时,甚至可见于 2%~3% 无 AMI 病史的选择性 PCI 的患者。

四、影响 No-reflow 现象的相关因素

影响 No-Reflow 的因素有梗死相关冠状动脉供区心肌缺血面积(危险区面积)的大小、危险区内心肌损害的程度以及梗死相关冠状动脉的闭塞情况等。具有梗死前心绞痛者可通过增加侧支循环血流、建立缺血预适应和减少血栓等机制使 No-reflow 改善。此外,心肌梗死急性阶段出现的高血糖,不论以前是否存在糖尿病,也会增加住院期间的死亡率。关于急性心肌梗死期间高血糖的不良预后是继发于较大范围的心肌梗死和较大区域的 No-reflow,还是由于高血糖促进了 No-reflow 现象目前还不清楚。现已认识到,高血糖本身可损害内皮依赖的血管舒张功能,同时,高血糖还可通过增加循环中的黏附分子促使白细胞黏附到内皮以及促使缺血预适应的有益作用的衰减。

五、防治 No-reflow 现象的治疗现状

No-reflow 的治疗主要是逆转微血管血流的异常,因为血流异常可直接或间接地导致细胞死亡。主要的措施是:①强化应用抗血小板药物,包括乙酰水杨酸(阿司匹林)、抵克力特或氯吡格雷以及血小板糖蛋白 GP Ⅱ b/ Ⅲ a 受体拮抗剂;②冠状动脉扩张剂;③血栓保护装置。

强化抗血小板治疗微血栓栓塞取得了令人鼓舞的结果。ADMIRAL 试验(Abciximab Before Direct Angioplasty and Stenting in Myocardial Infarction Regarding Acute and Long Term Follow-up)证明,阿昔单抗(Abciximab)可改善 AMI 患者直接 PCI 后的 TIMI 血流分级。这种冠状动脉血流的改善是由于抑制血小板聚集,或是由于心外冠状动脉迅速重建,或两者兼有目前尚不清楚。减少血栓和斑块栓塞的较为直接的方法是应用一种导管装置将栓子取出。

针对微血管痉挛的治疗有报道从梗死相关冠状动脉内直接注入罂粟碱(Papaverine)可改善冠状动脉 TIMI 血流分级。还有报道在 PCI 后直接由退化的静脉桥中注入维拉帕米(Varapamil)也可改善冠状动脉血流。PCI 后即刻出现 TIMI 2 级血流者由相关冠状动脉内注入维拉帕米后同样可使冠状动脉血流改善。AMI 患者 PCI 后于冠状动脉内注入维拉帕米与对照组相比可使血管造影的血流和 MCE 所示的心肌血流灌注改善、心功能恢复较好和较少的左室重构,再灌注治疗后冠状动脉内注入腺苷(Adenosine)除可引起血管扩张外,还可减少微血管功能不全的进展和促进心肌收缩功能的恢复。这种效能可能与腺苷有抑制中性粒细胞迁移、保持内皮的完整性和潜在的缺血预适应功能有关。AMISTAD 试验(Acute Myocardial Infarction of Adenosine)显示,腺苷可减少前壁 AMI 的面积。

近来人们开始关注尼可地尔(Nicoradil,线粒体 ATP-敏感的 K^+ 通道开放剂与硝酸盐的混合制剂),它可减少心脏的前后负荷、扩张冠状动脉阻力血管、减少心肌 Ca^{2+} 超载和减少中性粒细胞激活。由于线粒体 ATP 敏感的 K^+ 通道开放剂还是缺血预适应通道的终末效应器,Nicoradil 能提供缺血预适应的心脏保护效果,它还能减少梗死面积和改善微血管血流灌注。

心肌微血栓不仅来源于近端血管的栓子性栓塞,还可由于 GP Ⅱb/Ⅲa 受体激活引起局部血栓形成。激活的血小板能释放物质,在不可逆的心肌细胞损伤前使微血管痉挛和 No-reflow。活体显微镜研究表明,低血流状态本身能导致血小板聚集、白细胞黏附以及红细胞停滞。如低血流状态延长则引起细胞坏死。因此,针对逆转组织低灌注的治疗,即使在冠状动脉闭塞的情况下,也可减轻 no-reflow 的程度,为达到此目的,可应用主动脉内球囊反搏(intra-aortc balloon pumping,IABP),因为它可增加侧支血流和改善缺血。

第四节　无阻塞性冠脉病变的急性冠脉综合征

目前处理 ST 段抬高急性心肌梗死(STEMI)的策略是基于先驱 DeWood 等早年的里程碑式研究,于 1980 年发表在新英格兰杂志。他们证明,约有 90% STEMI 患者在发病 4h 内冠脉造影提示为闭塞性冠状动脉病变,且多数伴有血栓。因而,打开闭塞的冠脉是处理 STEMI 的基本策略。与之相反,当发病早期心电提示为非 ST 段抬高的急性心肌梗死(non-STEMI)时,则24h 内冠脉造影为闭塞性病变者仅占 26%,治疗原则是保持冠脉通畅。总之,超过 97% 的急性心肌梗死患者(AMI)均源于阻塞性冠状动脉粥样硬化性病变。

随着冠脉造影在 AMI 的广泛应用,多中心登记报告表明,多达 10% 的 AMI 患者冠脉造影无阻塞性病变(myocardial infarction with non-obstructive coronary arteries,MINOCA),这是一个让人迷惑和难解的问题,因为这些病例发生 AMI 的基本病因不清楚;而且,不知道它们是否和具有冠脉阻塞性病变的 AMI(MI-CAD)患者有相似的临床表现和预后。2015 年 Pasupathy 等从 PubMed 和 Embase 检索到有关 MINOCA 的 152 篇文章,进行了首个关于 MINOCA 的全面系统的综述,继之,2016 年欧洲心脏病学会发表了关于 MINOCA 的工作组意见书,代表了当前对 MINOCA 的认识。结合近期发表的文献进行阐述。虽然这是一个临床课题,但在发病机制上涉及到原发性和继发性冠脉微血管功能不全,因此,在诊断方面与超声造影及其他影像学均有着密切的联系。

一、关于 MINOCA 的定义

按照 2016 年欧洲心脏病学会发表的关于 MINOCA 的工作组意见书,MINOCA 是基于患者表现为急性心肌梗死(AMI),在立即冠脉造影后作出的诊断。具体诊断标准包括以下内容:

(一) AMI 的诊断标准

1. 心肌损伤标记物阳性(最好应用心脏肌钙蛋白):在一系列测定中至少有一个值超过第九十九百分位参考值上限,以及

2. 具有下列至少一个 AMI 确凿证据:

(1) 心肌缺血症状。

(2) 新的或推断为新出现的 ST-T 改变或左束支传导阻滞(left bundle branch block, LBBB)。

(3) 心电图上有病理性 Q 波。

(4) 影像上显示有新的活心肌丢失或室壁运动异常证据。

(5) 造影或尸检有冠脉内血栓。

(二) 冠脉造影无阻塞性冠脉病变

冠脉造影提示可导致心肌梗死的任何一支冠脉造影都无≥50%狭窄,包括:

1. 冠脉造影无阻塞性冠脉病变(无≥30%脉造影狭窄)。

2. 轻度的冠脉粥样斑块(狭窄>30%,但<50%)

(三) 没有发生 AMI 的临床特殊病因

没有发生 AMI 的临床特殊病因包括在冠脉造影时无明确的,即无特殊诊断来解释临床表现,有必要评估出现 MINOCA 的基础病因。

确定用 MINOCA 作为诊断的理由是:①统一临床诊断;②鼓励对此类患者常规评估基础病因;③促进进一步对其机制,预后和恰当的处理方案的研究。所以 MINOCA 是一种"现象的或表型"的诊断(working diagnosis),类似于"心力衰竭",需要对其基本病因和发病机制进行进一步的研究。

二、对 MINOCA 的临床评估

由于 MINOCA 和心力衰竭一样是一种根据临床现象的诊断,需要进一步探讨病因,2016年欧洲心脏病学会对其提出以下评估内容,以探讨基础病因。

首先要在急性期进行左室造影或超声心动图检查评估室壁运动,帮助临床医生确定是否存在章鱼壶性心肌病(takotsubo cardiomyopathy),即心尖球形综合征。

心脏磁共振成像(CMR)是用于 MINOCA 患者的关键诊断工具,如存在晚期钆增强(late gadolinium enhancement,LGE)则可定位心肌损害区域,同时提供发病机制。虽然内膜下 LGE 不能明确具体是哪种特殊的缺血原因,如斑块破裂、血管痉挛、血栓栓塞或夹层等具体病因,但是内膜下 LGE 可以提示病因是心肌缺血性相关的疾病。外膜下 LGE 则有利于心肌病的考虑;非缺血性 LGE 也可提示为心肌炎或浸润性病变。心肌水肿和收缩功能障碍有助于定位损伤区域。

在做心导管检查时进行冠脉内成像,如血管内超声(intravascular ultrasound,IVUS)或光学相干断层成像(optical coherence tomography,OCT)可确定动脉粥样硬化性斑块破裂、斑块侵蚀和冠脉夹层或血栓,这些病变在冠脉造影时常不能被发现。

当 IVUS/OCT 未发现斑块破裂或侵蚀后,建议行 D-二聚体及肺动脉 CTA 以除外急性肺动脉栓塞。此外,还要排除 2 型 AMI,即由冠脉血流供求矛盾所致的心肌坏死,如心动过速、败血症、出血和高血压危象等病因。

三、MINOCA 的病因

根据 2016 年欧洲心脏病学会有关 MINOCA 的工作组文件,MINOCA 病因是多源的,包括冠状动脉原因、非冠状动脉原因、心脏外原因和未明原因。临床医生要对患者进行上述评估,努力探讨可能的病因。

(一) 冠状动脉病因

1. **斑块破裂**　动脉粥样硬化性斑块破裂是 MINOCA 常见的病因,表面没有血栓,在通用的心肌梗死定义中属于 1 型 AMI。MINOCA 占所有 1 型 AMI 的 5%~20%。破裂包括影像学所见和病理上发现的斑块破裂、溃疡或侵蚀,斑块内出血也起到一定作用。斑块侵蚀的特点是表面覆盖血栓,具有完整的纤维帽或无纤维帽(图 9-12~图 9-14)。斑块破裂可发生在造影显示正常的区域,但有些破裂斑块即使很小也可在造影上被发现。

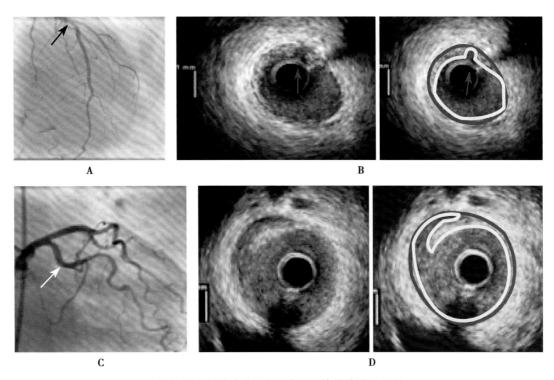

图 9-12　冠脉内 IVUS 观察到斑块的破裂和溃疡

A. 冠脉造影提示左前降支冠脉轻度狭窄,造影剂充填较淡(黑箭);B. 该例冠脉血管内超声(IVUS)提示局部斑块溃疡(红箭);C. 左侧冠脉造影未见明显狭窄,箭示左回旋支冠脉;D. 该例 IVUS 检查提示左回旋支斑块破裂

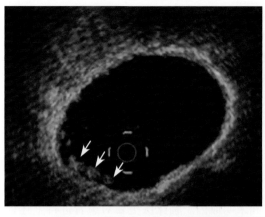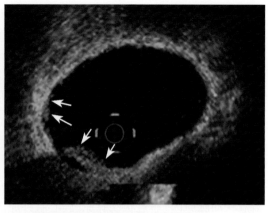

图9-13 冠脉内光学相干断层扫描（OCT）观察到斑块的侵蚀及表面附着血栓（白箭）

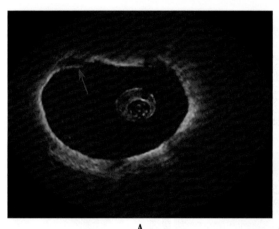

A

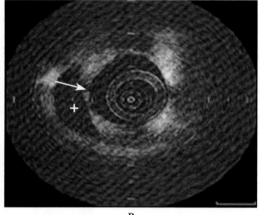

B

图9-14 冠脉内OCT观察到斑块的破裂

A. 红箭示斑块破裂口；B. 白箭示破裂口，十字所在区代表斑块破裂导致壁内血肿

MINOCA患者斑块破裂引起心肌坏死是通过血栓、血栓栓塞、血管痉挛或这些过程的联合引起的。一种理论解释MINOCA是自发性溶栓或冠脉血栓形成的自溶。自发性溶栓是针对血栓形成的内源性保护机制。在CMR上MINOCA患者可表现有大面积的心肌水肿伴有或不伴有小范围的心肌坏死。同时有斑块破裂，提示大血管的血流曾短暂受损。某些MINOCA患者，CMR上表现为较小的界限清楚的内膜下晚期钆增强（LGE），可能的机制是来自斑块破裂处的动脉粥样硬化碎片栓塞了小血管引起心肌坏死。

具有斑块破裂的MINOCA患者，血栓栓塞肯定是发病原因，因此应用双联抗血小板药物治疗1年，继之应用单个抗血小板药物持续一生，同时推荐应用他汀类药物。

2. **冠状动脉痉挛** 冠状动脉痉挛可以是AMI-CAD的病因，更是MINOCA特别要关切的病因。它反映血管平滑肌对内源性血管痉挛物质的高反应（如血管痉挛性心绞痛）；也可发生于对外源性血管痉挛因子（如可卡因，甲基苯丙胺）的反应。激发试验证明，MINOCA患者27%可诱发痉挛，MINOCA可能是血管痉挛性心绞痛患者的首发表现，或者是血管痉挛性心绞痛进入慢性阶段的一种过渡表现。微血管痉挛也是MINOCA可能原因，因为在激发痉挛试验后通过超敏试盒证明血肌钙蛋白升高，但缺乏大血管痉挛。

3. **冠状动脉血栓栓塞** 斑块破裂或冠脉痉挛形成的血栓可能是AMI的成因。血栓形成的原因还可能是遗传性或获得性的血栓性疾病,或由冠脉或全身动脉血栓栓塞引起。遗传性血栓形成病因包括凝血因子Ⅴ血栓形成倾向、蛋白因子 S 和蛋白因子 C 缺乏等,构成14%MINOCA 的病因。获得性血栓形成倾向,如抗磷脂综合征和骨髓增生性疾病也应该考虑。冠脉栓塞发生于以上血栓倾向的疾病或其他诱发的高凝状态,如房颤和瓣膜性心脏病。栓塞还可由非血栓性来源,包括瓣膜赘生物、心脏肿瘤(如黏液瘤和乳头纤维弹性组织瘤)、钙化的瓣膜和医源性的空气栓塞。此外矛盾性栓塞也是 MINOCA 的一个潜在原因。

虽然冠脉血栓性栓塞在 MINOCA 不常见,但造成这种情况的部分原因是检查不仔细。例如,血管造影可能将小冠脉的血栓或栓塞遗漏,主动脉瓣疾病(扩张的钙化,赘生物或乳头状弹力纤维瘤)可能被忽略,血栓倾向性疾病甚至未被评估。确定这些潜在病因的重要性在于可采用靶向治疗。

4. 冠状动脉夹层　由于自发性冠状动脉夹层(spontaneous coronary artery dissection,SCAD)管腔阻塞可引起 AMI,在冠脉造影上常不明显,因而诊断 MINOCA。冠脉内影像是诊断的核心,图 9-15 为 SCAD 典型表现,其中图 A 和 B 为 OCT 所见:图 A 为斑块破裂伴壁内血肿,图 A 和图 B 的标记处代表自发性壁内血肿。图 9-15C 为 IVUS 所见的 SCAD,A、B 和 C 标记处为壁内血肿。发生 SCAD 的原因还不清楚,如进行筛查,大多数患者可发现其他血管床有纤维肌发育不良。妇女较为常见,由于激素、妊娠分娩使内膜-中层组成改变。大多数夹层患者没有动脉粥样硬化,故不推荐应用他汀。冠脉介入和支架会促进夹层,故提倡保守治疗。

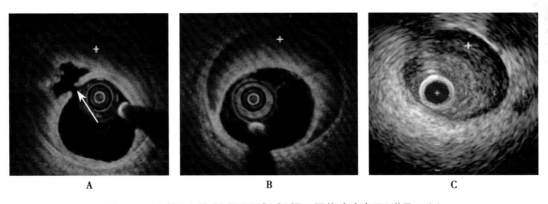

图 9-15　OCT(A 及 B)及 IVUS(C)提示冠状动脉夹层(详见正文)

5. 其他形式的 2 型急性心肌梗死　2 型 AMI 的定义为心肌细胞坏死是由于心肌氧供求不匹配,同时肌钙蛋白增加,心电图示典型 AMI,缺乏冠脉斑块破裂的证据,不伴有阻塞性CAD。"氧求"指收缩期室壁张力(收缩力)和心率;"氧供"指冠脉血流和氧的含量。2 型AMI 包括贫血、快速-缓慢性心律失常、呼吸衰竭、低血压、休克、严重高血压伴或不伴有左室肥厚、严重主动脉瓣疾病、心力衰竭、心肌病和毒素的有害作用(如脓毒症)等临床背景。在治疗上要纠正氧供求不匹配的原因,阿司匹林和 β 受体拮抗剂可能有用。图 9-16 说明 1 型和 2 型 AMI 的病理生理基础:1 型指斑块破裂伴血栓形成;2 型有 3 种情况:第一种情况为冠状动脉痉挛,第二种和第三种情况分别为内源性或外源性循环血儿茶酚胺过多导致的直接效应,引起供求矛盾,伴有或不伴有心外冠脉阻塞性病变。

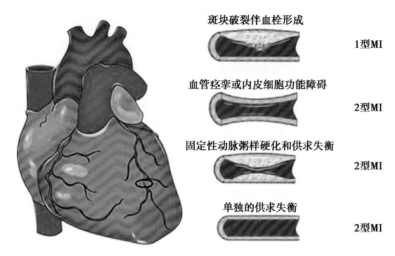

斑块破裂伴血栓形成　1型MI

血管痉挛或内皮细胞功能障碍　2型MI

固定性动脉粥样硬化和供求失衡　2型MI

单独的供求失衡　2型MI

图9-16　1型和2型AMI病理生理机制的差别

（二）非冠状动脉心源性病因

1. **心尖球形综合征**(Takotsubo cardiomyopathy)　心尖球形综合征常表现为急性冠脉综合征伴 ST 改变和短暂的心室功能不全,临床表现的特殊性令全世界医生迷惑。临床特点是急性,可逆性心衰伴心肌顿抑,缺乏闭塞性 CAD,预后一般良好。修改的美国梅奥诊所的诊断标准包括:

（1）左室中部节段运动幅度下降、无运动或反常运动,涉及或不涉及心尖部;室壁运动异常超过心外单支冠脉的分布范围;病理生理机制复杂,患者之间可有不同,常因情绪促发,但并不一定存在。

（2）缺乏阻塞性 CAD 或急性斑块破裂的影像证据（虽然认识到某些患者在阻塞性 CAD 前可先有心尖球形事件）。

（3）新出现的心电图异常(ST 段抬高及/或 T 波倒置)或心脏肌钙蛋白轻度升高。

（4）排除嗜铬细胞瘤和心肌炎。但由急性心肌炎和冠脉闭塞性 AMI 演变来的特殊的心尖球形综合征可能是具有挑战性的。

2. **心肌炎**　由于心肌炎临床表现的多样化,2013 欧洲工作组制定了一个严格的心肌炎标准。但某些心肌炎诊断以及其特异性病原学形式只能通过心内膜心肌活检(endomyocardial biopsy,EMB)获得。

心肌炎可表现为类似急性冠脉综合征,伴有或不伴有心室功能不全,没有阻塞性冠脉病变,所以在特异性心肌炎诊断前常诊断为 MINOCA。近期荟萃分析表明,心肌炎占 MINOCA 的 33%。经活检证明的心肌炎最常见的原因是经 EB 病毒 DNA/RNA 的聚合酶链反应(polymerase chain reaction,PCR)检测确定的病毒感染。其他原因的心肌炎是免疫介导的疾病、内分泌疾病、药物和毒素。自身免疫性心肌炎可以是心脏特异度受累,或有全身免疫性疾病背景,如系统性红斑狼疮。

CMR 能发现 79%由心肌活检证实的心肌炎,所以在新的欧洲心脏病学会(European Society of Cardiology,ESC)关于心肌病指南中将 CMR 列为 I 级推荐。在 MINOCA 中发现心肌炎的重要性在于关系到预后和治疗。虽然 50%心肌炎在 2~4 周内会缓解,但 12%~25%的心肌炎可能恶化,发展成暴发性心衰或进展为终末型心肌病。所以心肌炎需要正性肌力药物及机械循环支持,不需要抗缺血治疗。

(三) 心脏外原因(应激性心肌病)

临床上可见到一些非常严重的疾病,如脓毒血症、嗜铬细胞瘤、急性蛛网膜下腔出血、严重过敏、急性呼吸窘迫综合征(acute respiratory distress syndrome,ARDS)、晚期肾功衰竭和急性肺动脉栓塞等疾病时,患者出现 AMI 表现,而冠脉造影正常。这种情况属应激性心肌病范畴,多与儿茶酚胺应激相关联。

(四) 不明原因的 MINOCA

Pasupathy 等通过 27 个大型临床荟萃分析,系统回顾了 MINOCA 的流行情况,危险因素和 12 个月的预后,以及关于 MINOCA 的病因和病理生理机制,是至今为止有关 MINOCA 信息较完整的资料。

从 27 个大型临床研究中,包括 176 502 病例有冠脉造影资料的 AMI 患者,MINOCA 占 $1\%\sim14\%$,总的流行率为 6%(95% 置信区间 5% ~ 7%)。MINOCA 中女性占 46%(35% ~ 51%),而 MI-CAD 中女性仅占 24%(19% ~ 30%,$p<0.001$)。MINOCA 患者年龄较轻($p<0.001$),血脂较低($p<0.001$),其他危险因素两组相仿(表 9-1)。

表 9-1　冠心病所致心肌梗死和 MINOCA 的危险因素比较

危险因素	MI-CAD (95%置信区间)	MINOCA (95%置信区间)	Mean difference/OR (95%置信区间)& p 值	所有 MINOCA 研究
年龄	61.3% (52.2%,0.4%)	58.8% (51.6%,66.1%)	4.1(2.9,5.4) $p<0.001$	54.7% (50.5%,58.7%)
女性	24% (19%,30%)	43% (35%,51%)	2.1(1.7,2.7) $p<0.001$	40% (33%,46%)
高脂血症	32% (15%,48%)	21% (6%,35%)	0.6(0.5,0.7) $p<0.001$	33% (25%,41%)
高血压	45% (30%,59%)	52% (41%,62%)	1.3(0.9,1.9) $p=0.183$	44% (38%,50%)
糖尿病	22% (14%,29%)	15% (9%,20%)	0.8(0.5,1.3) $p=0.333$	13% (11%,16%)
吸烟	39% (26%,52%)	42% (33%,51%)	1.1(0.7,1.5) $p=0.785$	42% (36%,48%)
家族史	27% (10%,43%)	21% (5%,38%)	1.0(0.7,1.3) $p=0.794$	28% (17%,39%)

26 个共含 1 801 例 MINOCA 患者 CMR 荟萃分析表明,仅 24% 有代表心肌梗死的内膜下钆延迟增强(LGE);最常见的 CMR 表现为心肌炎,占 33%(1 676 例 MINOCA);其他的异常包括心尖球型综合征(1 529 例中占 18%)、肥厚型心肌病(1 074 例中占 3%)、扩张型心肌病(625 例中占 2%)和其他原因,如心包炎和淀粉样变(760 例中占 7%)。重要的是 1 592 例 MINOCA 中 26% 在 CMR 上有心脏异常。在以上研究中,有 16 个 CMR 研究是在心梗后 6 周内完成的,这些报告有与以上相似的异常发现频率,包括:内膜下梗死占 24%、心肌炎占 38%、心尖球形综合征占 16%,以及无明显异常者占 21%。

有 14 个包含 MINOCA 患者的研究系列进行了诱发痉挛试验。402 例 MINOCA 有 28%

诱发出痉挛。其中 8 个研究系列(298 例)的诱发试验是在发病 6 周内完成的,有 28%诱发出痉挛。4 个临床试验(90 例)的 MINOCA 病例,诱发试验是在心梗≥6 周后完成的,34%患者诱发出痉挛。

对 MINOCA 发病早期进行遗传性血栓形成倾向筛查的荟萃分析表明,在凝血路径中的异常包括:344 例 MINOCA 患者中有 12%存在活化蛋白 C 抵抗或 V 因子莱顿(凝血因子 V 突变型,促进凝血);189 例中有 3%患者蛋白 C/蛋白 S 缺乏。总之,378 例 MINOCA 患者进行血栓倾向筛查中有 14%具有遗传性血栓性疾病的证据。

8 个系列的研究,报告了 MINOCA 患者所有病因的死亡率,包括住院期间(5 个研究系列,9 564 个患者)和 12 个月(4 个研究系列,1 924 例患者)的结果。荟萃分析显示,所有原因住院和 12 个月的死亡率分别为 0.9%(95%置信区间 0.5%~1.3%)和 4.7%(95%置信区间 2.6%~6.9%)。在上述 8 个系列研究中有 6 个研究包括了 MINOCA 和 MI-CAD 患者,从表 9-2 看出,MINOCA 患者的死亡率较 MI-CAD 患者为低,但有关 MINOCA 患者的预后仍需要关注。

表 9-2　MINOCA 和 MI-CAD 的死亡率比较

全因死亡率	对照研究			汇总
	MI-CAD (95%置信区间)	MINOCA (95%置信区间)	OR(95%置信区间) p 值	
院内	3.2% (1.8%,4.6%)	1.1% (-0.1%,2.2%)	0.37(0.2~0.67) $p=0.001$	0.9% (0.5%,1.3%)
12 个月	6.7% (4.3%,9.0%)	3.5% (2.2%,4.7%)	0.59(0.41~0.83) $p=0.003$	4.7% (2.6%,6.9%)

四、MINOCA 的处理

至今尚无前瞻性、随机对照的有关 MINOCA 的临床研究。处理过程包括以下几方面:紧急支持治疗、临床评估,探讨 MINOCA 的可能病因以及根据病因进行特异的治疗。

MINOCA 患者在就诊时心电图应提示为急性心肌梗死,当存在威胁生命的心律失常或心源性休克时,需要进行紧急支持治疗。在此基础上,迅速完成冠脉造影,确定无阻塞性冠脉病变后应进行左室造影及 OCT 或 IVUS 等冠脉内影像检查,以及超声心电图、磁共振和血液化验检查,尽可能明确 MINOCA 的基础病因。

不同的基础病因有不同的药物治疗方案,根据 2019 美国 AHA 关于 MINOCA 的意见,对不同病因的治疗提出针对性方案。

五、总结

MINOCA 在临床并不少见,约占诊断为 AMI 的 6%。通过 CMR 进行病因探讨的荟萃分析表明,三分之一为心肌炎,20%为"真正的"心肌梗死。

MINOCA 是一种"现象的或表型的诊断"(working diagnosis),类似于"心力衰竭",需要对其基本病因和发病机制进行进一步的研究。

建议常规对 MINOCA 患者进行心脏超声(必要时行 MCE)、CMR、左室造影、冠脉内影像、诱发痉挛试验及血栓倾向筛查,以明确基础病因及针对性治疗。

由于对 MINOCA 存在认识上的缺失,故目前尚无有关 MINOCA 的处理指南,需要进一步对未发现明确病因的 MINOCA 进行研究,探讨病理生理机制及处理方案,以改善患者的预后。

第五节　心肌声学造影评估急性心肌梗死后的侧支血流

人体本身就存在众多侧支血管,侧支血管在缺血时可以代偿性扩张。此外,在缺血区内可以从预先形成的心内膜血管弧形成新的血管,从而提供丰富的侧支血流。在静息条件下,>25%的正常侧支血流足以维持心肌活力,但在应激下可能不足以预防心肌缺血。侧支血管在急慢性冠脉综合征中起着重要作用,在冠心病调节血流功能关系中起着重要作用。冠状动脉造影无法准确评价侧支血流。MCE 是临床和实验上侧支血流测量的"金标准"。

通过 MCE,我们发现心肌内微循环在向受损心肌提供侧支血流方面具有重要的功能意义。冠状动脉狭窄会损害邻近非狭窄血管床的血流储备,心肌内血容量增加(图 9-17)。MCE 提示微血管吻合侧支代偿性供血以增加狭窄血管的流量储备,但是以牺牲相邻血管床的血流储备为代价。因此,邻近血管床侧支微循环参与了侧支血流的调节,在冠状动脉狭窄中表现出明显的功能意义。

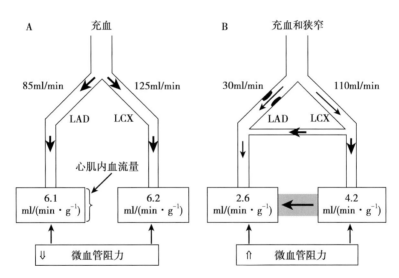

图 9-17　LAD 狭窄置入术前(A)和置入(B)后充血期间的心外膜 LAD 和 LCX 及其相应微血管床的原理图
LAD 狭窄时减弱的 LAD 充血反应(B)与 LAD 微血管阻力增加和心肌内血容量减少有关;左前降支狭窄导致顺行 LCX 血流增加,而 LCX 床微球流量无明显变化;LAD=左前降支,LCX=左回旋支

正常 MBF 约为 $1ml/(min \cdot g)$,然而,当 MBF 减至正常的 25% 时,虽然心肌收缩功能消失(MBF 低到正常的 30% 时即出现),心肌的完整性仍能保持。在冠状动脉某支完全闭塞,所属心肌缺乏局部运动的情况下,由侧支血管发出的 MBF 可使心肌保持长期存活。应用连续经静脉注射微泡可证明这种侧支循环。由于从侧支引出的危险区 MBF 较正常区的 MBF 低,即使有很好的侧支供应,危险区内微泡破坏后的再充填速度也会很慢。因此,如果能用

足够长的触发间隔,等待微泡再充填,则能在冠脉持续闭塞的情况下勾画出危险区内由侧支提供的 MBF。Kaul 等曾报道,由于信噪比问题,MBF 超过 0.15ml/(min·g)时才能在 MCE时见到微泡,低于此值心肌不可能存活。因此,当危险区 MBF 超过 0.15ml/(min·g)时,虽然冠脉仍闭塞,心肌细胞可能免于坏死。

实验犬 LAD 闭塞 3h 后,应用经静脉 MCE 不同触发间隔时左室前壁出现灌注缺损(危险区)的情况。触发间隔为 2 个心动周期时(2RR),危险面积最大,随着触发间隔逐渐延长(5RR、9RR、18RR),危险面积逐渐缩小,触发间隔为 18RR 所显示的灌注缺损面积代表真正的梗死面积。由 2RR 至 18RR 灌注面积缩小的范围,代表侧支 MBF。触发间隔与危险区面积数学关系为:$y = 0.910\,6 - 0.191\,606 \times \ln(x)$。

另外,有研究对 30 例稳定型冠心病患者冠状动脉血管成形术(PCI)术期间及术后均行MCE 检查。结果发现,PCI 术期间和术后的心肌血流量(MBF)分别为 0.060~0.876ml/(min·g)(0.304±0.196ml/(min·g))和 0.676~1.773ml/(min·g)(1.207±0.327ml/(min·g));侧支灌注指数(CPI)是指血管成形术期间和术后 MBF 率,其在 0.05~0.67(0.26±0.15)之间变化。在血管成形术中,同时测量平均主动脉压力、冠状动脉楔压、中心静脉压衍生的侧支流量指数(CFIp),其变化范围为 0.04~0.61(0.23±0.14)。线性回归分析显示,CFIp 与 CPI 之间有很好的一致性($y = 0.88x + 0.01$;$r^2 = 0.92$;$p < 0.000\,1$)。因此,MCE 测量 PCI 术中的侧支血流是可行的,压力衍生的 CFIp 准确地反映了人体正常心肌灌注的侧支血流。因此,MCE是一种方便、简单、有效评估心肌侧支 MBF 的无创手段;此外,心肌血流量的测定依赖于侧支血流。

AMI 应用 MCE 测量侧支 MBF 的临床意义在于,如果患者有广泛的侧支血供,且临床血流动力学稳定,则不必进行紧急的血运重建,可用药物治疗,择期冠脉造影处理残余的严重狭窄。如果患者的危险面积大,也有一定的侧支循环,但患者不适合溶栓或介入治疗,此时可应用主动脉球囊反搏(IABP)以增加冠脉驱动压,使其临床血流动力学稳定,以便行冠脉搭桥手术。更重要的是,MCE 也是评估 AMI 血管重建成功后微血管改善的有力工具。

第六节　心肌声学造影评估存活心肌

在心肌血运重建的时代,对急性心肌梗死或慢性冠心病伴左心功能不全的患者是否有存活心肌(viable myocardium)的问题日益受到人们的关注。大家已认识到,受损的左室功能并不总是代表不可逆的过程。临床上认为有无心肌缺血、心功能的状况、有无存活心肌等相关信息可为冠状动脉慢性闭塞性病变(chronictotal occlusion,CTO)及缺血性心力衰竭(心衰)患者进行危险度分层、预后判断、治疗方案选择提供参考依据。存活心肌的鉴别对患者的预后有着重要意义,可给予患者正确的血运重建策略;从而帮助患者控制病情发展,减轻心衰症状和减少心血管事件发生,提高临床治疗有效率及提升患者生存质量。存活心肌是缺血性心衰患者预测心血管事件及预后最重要的指标,而心肌损伤患者预后与存活心肌数量成正比。然而,直到目前为止,对可逆性左室节段和整体功能障碍的确定往往是在冠状动脉成形术后。由于冠状动脉成形术后左心功能的加强往往伴随患者预后的改善,故前瞻性地估计存活心肌具有重要的临床意义。

一、存活心肌的发生机制

某支冠状动脉闭塞后,根据 AMI 或缺血的部位、范围、透壁性、侧支血流、相关冠脉是否开放以及其他冠状动脉和原有心肌的状态等情况,所属心肌可有 5 种不同的结果:①结构和功能仍正常;②心肌缺血;③心肌顿抑;④心肌冬眠;⑤心肌梗死。后 3 种状态均出现左室节段或整体功能不全,但顿抑心肌和冬眠心肌是可逆性的功能障碍,这种血流恢复后心功能可恢复的心肌称为存活心肌。

顿抑心肌(stunned myocardium)是指心肌遭受急性缺血和血流再灌注双重损伤后,出现局部功能障碍,这种障碍可于数小时至数周后逐渐恢复。顿抑心肌在临床上可见于引起心肌短暂缺血的各种情况,如不稳定心绞痛、急性心肌梗死(AMI)早期再灌注后、运动诱发的缺血、心脏手术和心脏移植等。由于存活的心肌细胞可减少左室重构(remodeling),故有重要的临床意义。顿抑心肌的病因还不十分清楚,目前认为与缺血再灌注时氧自由基的暴发性产生和心肌的肌丝失去对钙的灵敏度有关,此外,自由基增加可致心肌细胞钙超载,损害心肌的收缩结构。

冬眠心肌(hibernating myocardium)指由于心肌长期的低灌注出现慢性左室局部或整体功能不全,一旦所属冠状动脉血运重建后,静止状态的心功能不全可完全恢复,说明这些心肌细胞是存活的,收缩功能低下是心肌对低灌注情况下采取降低氧需求,维持氧平衡的一种保护反应。有人认为,慢性冬眠心肌实际上是反复发作的心肌顿抑引起积累效应,使左室功能不全持续存在的结果。动物实验证明,冠状动脉血流阻断 30~45min 后,心内膜下心肌开始坏死,如血流持续中断,则坏死扩展至全层心肌;但是,坏死心肌的最终范围取决于血流阻断的时间和危险区的残余血流量。Kaul 的研究提示,通过经冠状动脉心肌声学造影证明心肌梗死后存在广泛的侧支循环灌注,由侧支提供的心肌血流虽不能满足收缩功能的需要,却可使闭塞冠状动脉供区心肌处于长期存活状态,只要在梗死区有>50%范围的侧支循环供应,当梗死相关的动脉(IRA)经冠状动脉重建,恢复前向血流后,可使 80%的患者心肌收缩功能改善。

二、存活心肌的检测手段

用来识别存活心肌的方法有四大类,包括检测代谢功能、细胞膜完整性、灌注情况和收缩储备功能。

代谢功能用正电子断层显像(positron emission computed tomography,PET)评估心肌对葡萄糖示踪物氟脱氧葡萄糖(fluorodeoxyglucose)的摄取能力或用标记脂肪酸或乙酸盐等氧化代谢物的方法来判定心肌的存活性。研究表明,PET 能反映存活心肌占左室体积 20%以上的患者,此类患者运动试验发现心脏作功(心率-血压乘积)明显增加,故 PET 对存活心肌的判定十分敏感,但由于价格昂贵,难以普及。应用示踪剂检测细胞膜的完整性,尤其是铊-201 的摄取评估心肌存活的方法应用广泛,并有可能量化。几个系列患者研究反映,它对预告活组织的灵敏度高(>79%),但特异度约 50%。如在运动后早期重复注射铊-201,同时舌下含服硝酸甘油,于 1h 后观察结果,对心肌缺血和存活的估价更为方便和准确。

灌注情况和收缩储备能力主要应用超声心动图技术。多巴酚丁胺超声负荷试验(dobutamine stress echocardiography,DSE)被公认为判定心肌梗死后收缩储备能力的标准方法,它能区分梗死相关血管已通畅的顿抑心肌(特点是低剂量多巴酚丁胺使心肌收缩功能增强,增大剂量后心功持续改善)和梗死相关血管狭窄的顿抑心肌或冬眠心肌(特点是双相反应,低剂量改善,高剂量恶化)。此种检查的灵敏度在 80% ~ 85% 之间,特异度在 70% ~ 90% 之间,且价格较低廉,易于推广应用,但分析图像的人员需受专门训练。

近年来应用磁共振成像(MRI)研究心肌灌注的技术比较活跃。Baer 等认为 MRI 上低剂量多巴酚丁胺诱发的收缩期室壁增厚是评估左心室功能恢复的可靠指标,而较低的舒张末期室壁厚度表明为不可逆的心肌损害,与 PET 比较评价存活心肌的灵敏度和特异度分别为 92%、56% 和 89%、94%。Dendale 等比较 AMI 后 2 周 MRI 造影后梗死区心肌信号增强类型与多巴酚丁胺诱发的收缩功能增强的关系,发现心肌环状型信号增强代表无存活心肌,内膜下心肌信号增强或无增强代表有存活心肌。有研究表明,无论静息室壁运动程度、梗死时间或再灌注状态如何,晚期钆增强心脏 MR(late gadolinium enhanced-cardiovascular magnetic resonance,LGE-CMR)也能区分可逆和不可逆的心肌损伤。最后,研究表明,延迟增强 MR(delayed enhanced cardiac magnetic resonance,DE-CMR)不仅可以预测冠心病和左室功能障碍患者的功能改善,还可以预测患者的生存。

MCE 是发展中的一种新的影像技术,其原理是含有微气泡的造影剂通过冠状动脉或外周静脉注射抵达冠状动脉循环后,2D 超声心动图上可见心肌影像对比增强。由于造影剂微泡的大小及流变学特性与红细胞相似,可视作红细胞的示踪剂,通过微循环时不会渗入血管外间隙,也不会主动转运到细胞内,而是完整地保留在微血管床内,故 MCE 能评价心肌微血管的完整性。研究表明,缺血心肌和梗死心肌区血流量是不相等的,微血管的完整性是心肌存活的必备条件,因而 MCE 是识别存活心肌较为理想的方法。众所周知,在缺血级联反应中,灌注缺损先于室壁运动异常。MCE 在多巴酚丁胺负荷超声心动图(DSE)中可以检测出灌注缺损。Dolan 等人证明多巴酚丁胺负荷超声心动图中存在灌注缺损,即使没有室壁运动异常,也是死亡与非致死性心肌梗死的独立预后因素。MCE 与超声负荷试验联用,同步评价收缩储备和血流灌注,可起到相辅相成的作用。近年来随着超声造影剂和成像技术的发展,产生了实时静脉心肌声学造影,研究表明其可用来定量评估心肌血流灌注。由于其可同时观察局部心肌的灌注和运动,理论上能更准确地评估存活心肌。

三、MCE 评价存活心肌的实验和临床研究

1. **实验研究**　笔者实验室应用 AMI 犬模型,在左前降支动脉(LAD)阻断 4h 前后经外周静脉持续滴注含氟碳气体白蛋白微泡造影剂(南方医院药学基地提供),应用双触发方式行 MCE。通过计算 A 通过值测定心肌相对血流量。以放射性微球法测定的心肌血流量(MBF)为标准,了解 A 为标值测定 MBF 的准确性。通过 A 准确值估测心肌存活与否,用病理检查验证其可靠性。结果表明:放射性微球法所测的正常区、缺血区、坏死区的 MBF 分别为 (1.5 ± 0.3) ml/$(\min \cdot g)$、(0.7 ± 0.3) ml/$(\min \cdot g)$、(0.3 ± 0.2) ml/$(\min \cdot g)$;MCE 测得的相应 A·β 值分别为 52.46±15.09、24.36±3.89、3.74±3.80;正常区、缺血区、坏死区的 MBF 和 A·β 值"标化"后分别为 1.0±0.0、0.44±0.17、0.17±0.11 和 1.0±0.0、0.48±0.09、0.07±0.08,二者的相关性良好$(r=0.81,p=0.001)$。MCE 对坏死心肌的判定结果与病理结果吻合。"标化"后的 A·β 值<0.23 提示心肌坏死。

2. **早期临床研究**　笔者实验室应用相干对比成像技术行实时静脉 MCE,以 PET 为标准,阐明实时静脉 MCE 判断心肌活性的可行性,初步确定实时静脉 MCE 评价心肌活性的标准。选择 31 例首次发生前壁 ST 段抬高型 AMI 患者,症状发作后 12 小时内经皮冠脉介入治

疗(PCI,包括 PTCA 和支架植入)使梗死相关动脉成功重建,梗死相关血管均获得 TIMI 3 级血流。在 PCI 术后 12h 内和 3 个月后进行经静脉 MCE,并于 3 个月后行 PET 检查。声学造影剂应用全氟丙烷声振白蛋白微泡(南方医院药学基地提供)1 支以 3ml 生理盐水溶解,然后稀释成 30ml,以 120~180ml/h 的速度恒速静脉注射。应用 Acuson Sequoia 512 系统的相干对比成像技术(coherent cardiac imaging,CCI)及微泡破坏(micro bubble destruction,MBD)技术行实时静脉 MCE。采用美国超声心动图协会的左心室 16 节段法(图 9-18),MCE 图像分析包括①室壁运动评分(VWMS):1 分=运动正常,2 分=运动减弱,3 分=运动消失,4 分=反常运动,5 分=室壁瘤,各节段 VWMS 总和除以节段数为室壁运动积分指数(VWMSI);②MCE 评分(MCES):1 分=均匀充填,2 分=部分充填,3 分=无充填(灌注缺损),各节段 MCES 总和除以节段数为声学造影积分指数(MCESI)。应用 MCE 图像分析软件(美国弗吉尼亚大学 Sanjiv Kaul 实验室提供)计算标化 A·β 值,反映心肌微循环相对血流量,同时测量左心室舒张末期容积(LVEDV)和射血分数(LVEF),评价左心功能。

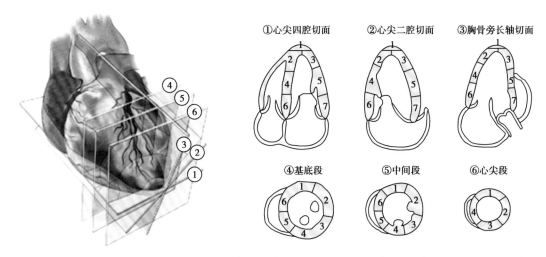

①心尖四腔切面: 1. 心尖帽 2. 心尖段间壁 3. 心尖段侧壁 4. 中间段下间壁 5. 中间段前侧壁 6. 基底段下间壁 7. 基底段前侧壁
②心尖二腔切面: 1. 心尖帽 2. 心尖段下壁 3. 心尖段前壁 4. 中间段下壁 5. 中间段前壁 6. 基底段下壁 7. 基底段前壁
③胸骨旁长轴切面: 1. 心尖帽 2. 心尖段侧壁 3. 心尖段前壁 4. 中间段下侧壁 5. 中间段前间壁 6. 基底段下侧壁 7. 基底段前间壁
④基底段: 1. 前壁 2. 前侧壁 3. 下侧壁 4. 下壁 5. 下间壁 6. 前间壁
⑤中间段: 1. 前壁 2. 前侧壁 3. 下侧壁 4. 下壁 5. 下间壁 6. 前间壁
⑥心尖段: 1. 前壁 2. 侧壁 3. 下壁 4. 间壁

图 9-18 美国超声心动图协会的左心室 16 节段法

研究结果显示,31 例患者共 496 个左室心肌节段中只有 464 个节段同时适用 MCE 和 PET 分析。表 9-3 示在 464 个心肌节段中,PET 检测到 195 个存活心肌节段和 269 个非存活心肌节段。大部分(94%)PET 示存活心肌节段的 MCES≤2,而大部分(96%)PET 示非存活心肌节段的 MCES 为 3;94% 存活心肌节段的 VWMS≤2,而 100% 非存活心肌节段的 VWMS≥3。存活心肌节段的标化 A·β 值为 0.92±0.04,非存活心肌节段的 A·β 值为 0.19±0.02（$p<0.01$）。

根据 PET 检测结果将患者分为无存活心肌组($n=12$)和存活心肌组($n=17$)。PCI 术后 3 个月,两组患者的 MCESI 分别为 2.96±0.03 和 1.15±0.05($p<0.01$),VWMSI 分别为 3.27±0.83 和 1.15±0.52($p<0.01$),LVEDV 分别为(143±13)ml 和(96±5)ml($p<0.01$),LVEF 分

别为 0.34±0.3 和 0.63±0.6($p<0.01$),实时 MCE 定量心肌血流发现,PET 检测到的非存活心肌的标化 A 测到值为 0.19 非存活心肌,参照 Gewirtz 的方法(按均数+2 倍标准差计算),得出存活心肌与非存活心肌的标化 A 标准值的分界值(cut off value)为 0.23。以此定量标准,MCE 检测的结果与 PET 检测结果完全吻合。我们的临床研究结果初步表明,绝大部分存活心肌节段的 MCES 完全,VWMS 完全;绝大部分非存活心肌的 MCES=3,绝大部分非存活心肌的 MCES=3,VWMS≥3。因此,我们推荐实时静脉 MCE 检测存活心肌的参考标准(半定量标准)为:若 MCES 心肌,VWMS 心肌,可判定为存活心肌;若 MCES=3,VWMS 为存,可判定为非存活心肌。

表 9-3　存活和非存活左室节段的 MCES 和 VWMS 比较

MCE	PET	
	存活心肌节段(百分比)	非存活心肌节段(百分比)
MCES		
1	156(80%)	0
2	27(14%)	12(4%)
3	12(6%)	257(96%)
VWMS		
1	156(80%)	0
2	27(14%)	0
3	12(6%)	206(77%)
4	0	53(20%)
5	0	10(3%)

注:MCE. 心肌声学造影;MCES. MCE 积分;VWMS. 室壁运动积分;PET. 正电子发射断层显像。

有学者对 18 例心肌梗死患者分析发现,实时心肌超声造影评估心肌梗死后心肌存活率的灵敏度和特异度分别为 94.7% 和 78.9%。因此,RT-MCE 可以准确评估心肌梗死后的心肌存活率。

先前的研究表明,心肌缺血后微血管完整性的保持与心肌活力有关。RT-MCE 是一种用于微循环灌注评估的非侵入性手段。有研究在 31 例缺血性心脏病患者和静息区域性左室功能不全患者中,在血运重建之前和之后 6~9 个月通过超声心动图评估 LV 容量、整体和局部功能。使用低机械指数(MI)成像在血运重建之前进行 RT-MCE。对功能障碍节段的心肌造影剂混浊进行 3 分量表评分,计算功能障碍节段的平均对比度评分。根据功能障碍节段的平均对比度评分将患者分为 2 组:A 组,平均对比评分=0.5 的患者($n=19$);B 组,平均对比度<0.5($n=12$)的患者,结果发现,在均匀、斑片状和缺乏对比不透明节段中,壁运动改善分别为 94.5%、45.5% 和 16.1%($p<0.01$)。在基线时,两组之间的 LV 容量和整体功能没有显著差异。血运重建后,B 组 LV 舒张末期容积(LVEDV)、LV 收缩末期容积(LVESV)、LV 射血分数(LVEF)和壁运动评分指数(WMSI)均明显高于 A 组(均为 $p<0.05$)。血运重建后 A 组 LV 容量显著改善,全身 LV 功能恢复(均 $p<0.01$);然而,在 B 组,血运重建后,LVEDV 恶化($p<0.05$)、LVESV、WMSI 和 LVEF 均未发生明显变化。因此,RT-MCE 检测心肌微循环的灌注可预测功能恢复和 LV 缺血性心脏病患者血运重建后的心肌重塑,可能有助

于临床决策和危险分层。

最近有研究发现 MCE 可作为急性心肌梗死（AMI）患者心脏事件和死亡预测因子的作用。在 86 例接受 AMI 直接经皮冠状动脉成形术患者中，给予低 MI（0.3）超声和 Optison 造影剂治疗后，在 PCI 后 5 天通过 MCE 实时评估节段性灌注，随后进行 14~37 个月（平均 34 个月）的随访。其中 MCE 半定量评价分为：①正常灌注（均匀对比效应）；②部分灌注（斑片状心肌对比增强）；③缺乏灌注（无可见对比效应）。对比度得分指数（CSI）被计算为每个片段中的 MCE 得分之和除以片段的总数。结果发现，CSI ≥ 1.68 被认为是心脏事件和死亡的预测因子。与 CSI < 1.68（27%）相比，CSI ≥ 1.68 的患者心脏死亡或心脏事件（75%）的发生率显著（$p = 0.003$）。梗死区内没有残余灌注是死亡和心脏事件的独立预测因子（$p = 0.002$）（图 9-19~图 9-21）。因此，梗死相关动脉供血的梗死区缺乏心肌活力是 AMI 后患者心脏事件和死亡预测因子的有力预测指标。

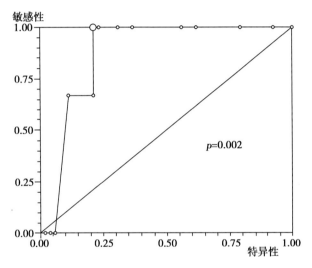

图 9-19　受试者-工作者特征曲线显示预测心脏死亡的 CSI 分界点

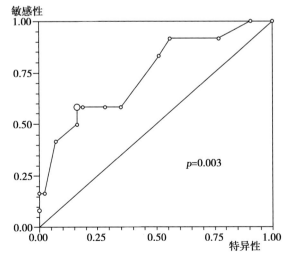

图 9-20　受试者-工作者特征曲线显示用于预测心脏死亡与其他心脏事件的 CSI 分界点

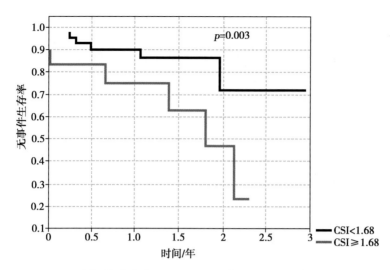

图 9-21　用 CSI 的分界点 1.68 预测心脏死亡或心脏事件的 Kaplan-Meier 生存曲线

3. **多中心前瞻性临床研究**　对比 20 项不同的临床试验(总共包括 1 683 例患者)发现,以冠状动脉造影为"金标准",负荷 MCE 检测出灌注缺损的灵敏度和特异度分别为 83% 和 80%。在一项 Meta 分析中,以冠状动脉造影为"金标准",通过对比负荷 MCE、SPECT、DSE 三种方法检测灌注缺损的灵敏度,发现负荷 MCE 具有更高的灵敏度。尽管既往几项研究支持负荷 MCE,但最近一项以冠状动脉造影为"金标准"的欧洲多中心研究中,尽管负荷 MCE 比 SPECT 在检测冠状动脉狭窄>70% 有较好的灵敏度(75%),但其特异度较差(52%)。

与 DSE 和 SPECT 相比,MCE 在左心室功能不全的冠状动脉疾病患者中对心肌血流量的定量检测具有更高的准确性。MCE 灌注显像的灵敏度和特异度分别为 85% 和 70%。

Gaibazzi 等人的研究显示,负荷 MCE 成功预测了以胸痛、心电图改变不明显和肌钙蛋白阴性的急诊表现患者 1 年内的急性冠状动脉综合征事件发病率,这表明床边负荷 MCE 在这些患者的危险分层中可能起到一定作用。

因此,与 DSE 相比,MCE 在评估存活心肌上具有更高的灵敏度和同等的特异性,与 SPECT 显像相比 MCE 具有更高的特异性。研究还表明 MCE 在预测功能恢复方面和心脏 MRI 具有可比性。故可以通过联合 MCE 和 DSE 来提高特异性,从而提供血运重建后灌注、收缩储备、心肌活力和功能改善可能性的综合信息。

四、评价存活心肌的临床意义

由冠心病所致的心衰患者逐渐增多,如果证明这些患者的心功能不全是可逆性的,则血运重建术会改善他们的预后。但对一些年龄大、冠脉病变复杂、心功能差、合并多种其他疾病的患者,手术的风险较大,故术前要充分评估患者的存活心肌和手术给患者带来的可能结果。Anselmi 等报道陈旧心肌梗死经 DSE 证明具有存活心肌的患者,于冠状动脉重建后,心脏事件的发生率和死亡率均较有存活心肌未行冠脉重建(用药物治疗)、无存活心肌,行冠脉重建和无存活心肌未行冠脉重建(用药物治疗)等三组为低;证明对 AMI 后伴左心衰竭同时具有存活心肌的人,积极行冠脉重建可改善预后,而缺乏存活心肌者,冠脉重建的预后较药物治疗效果差。因此,对广泛前壁心梗伴梗死相关血管严重狭窄或闭塞的患者,如证明有存活心肌,则血运重建后会使心功改善。

一项非随机的回顾性观察研究表明,对明显缺血但有存活心肌的患者(>左心室的20%)进行血运重建可改善预后、心功能和功能分级。在心功能不全的情况下,单用药物治疗会增加患者死亡率。因此,存活心肌的评估有助于筛选出可能从血运重建获益的中度至重度缺血性心肌病患者。

Ling 等在定量评估存活心肌对指导血运重建治疗的作用上提供了进一步的证据支持,阐明与药物治疗相比,有大量冬眠心肌(超过左心室的10%)的冠心病患者进行血运重建有显著的生存获益。这说明定量评估存活心肌对指导血运重建治疗起着重大作用。Inaba 等对 29 项研究分析发现(纳入 4 167 例 LVD-CAD 患者,随访至少 6 个月,心血管事件死亡率或全因死亡率作为事件终点),对于有一定量存活心肌的患者(PET 为 25.8%,负荷超声为35.9%,SPECT 为 38.7%),进行血运重建治疗较药物治疗者生存率更高(HR = 0.30,95%置信区间 0.24%~0.37%;$p<0.01$)。D'Egidio 等研究显示存活心肌占左心室心肌多于研究时,存活心肌数量的增加对血运重建治疗后患者的生存率有显著的保护效应(HR = -0.171,p = 0.02)。

在 2012 年美国心脏病学会(American College of Cardiology,ACC)/美国心脏协会(American Heart Association,AHA)中稳定缺血性心脏病指南及 2013 年新适用标准(appropriate-use criteria,AUC)推荐中均未对存活心肌评估进行推荐;而在 2013 年 ACC/AHA 心衰指南中,对新发心衰的既往冠心病无心绞痛发作患者,推荐进行存活心肌评估,推荐级别为Ⅱa,证据级别为 C 级;对于拟行血运重建的既往冠心病心衰患者,存活心肌评估推荐级别为Ⅱa,证据级别为 B 级。但关于存活心肌成像是否有助于筛选出从 PCI 治疗比最佳药物治疗(optimal medical therapy,OMT)获益更多的缺血性心衰患者的临床决策的争议,至今尚无任何临床试验研究结果能明确解决。

因此,存活心肌评估对部分患者(如有一定数量存活心肌的患者)进行血运重建指导是有意义的,但不应该作为血运重建的常规决策进行使用。

故前瞻性地评价冠心病伴节段或整体左心功能不全患者的存活心肌,对介入治疗适应证的选择有重要意义。

(吴爵非　刘伊丽)

参考文献

[1] 胡盛寿.《中国心血管病报告 2018》概要. 中国循环杂志,2019,34(3):209-220

[2] Wei K. Utility Contrast Echocardiography in the Emergency Department. Jacc-Cardiovascular Imaging,2010,3 (2):197-203

[3] Porter TR,Mulvagh SL,Abdelmoneim SS,et al. Clinical Applications of Ultrasonic Enhancing Agents in Echocardiography:2018 American Society of Echocardiography Guidelines Update. Journal of the American Society of Echocardiography,2018,31(3):241-274

[4] Prastaro M,Pirozzi E,Gaibazzi N,et al. Expert Review on the Prognostic Role of Echocardiography after Acute Myocardial Infarction. Journal of the American Society of Echocardiography,2017,30(5):431

[5] Hayat SA,Senior R. Myocardial contrast echocardiography in ST elevation myocardial infarction:ready for prime time?. European Heart Journal,2008,29(3):299-314

[6] Kang SJ,Kang DH,Song JM,et al. Comparison of myocardial contrast echocardiography versus rest sestamibi myocardial perfusion imaging in the early diagnosis of acute coronary syndrome. J Cardiovasc Ultrasound,

2010,18(2):45-51

[7] Lee SY,Jang YH,Lee MY,et al. The Effect of Radiographic Contrast Media on Reperfusion Injury in the Isolated Rat Heart. Korean Circulation Journal,2014,44(6):423-428

[8] Heitner JF,Senthilkumar A,Harrison JK,et al. Identifying the Infarct-Related Artery in Patients With Non-ST-Segment-Elevation Myocardial Infarction Insights From Cardiac Magnetic Resonance Imaging. Circulation-Cardiovascular Interventions,2019,12(5):e007305

[9] Kloner RA,Ganote CE,Jennings RB. The "no-reflow" phenomenon after temporary coronary occlusion in the dog. J Clin Invest,1974,54(6):1496-1508

[10] Aggarwal S,Xie F,High R,et al. Prevalence and Predictive Value of Microvascular Flow Abnormalities after Successful Contemporary Percutaneous Coronary Intervention in Acute ST-Segment Elevation Myocardial Infarction. Journal of the American Society of Echocardiography,2018,31(6):674-682

[11] Taqueti VR,Di Carli MF. Coronary Microvascular Disease Pathogenic Mechanisms and Therapeutic Options JACC State-of-the-Art Review. Journal of the American College of Cardiology,2018,72(21):2625-2641

[12] Zhou SS,Tian F,Chen YD,et al. Combination therapy reduce the incidence of no-reflow after primary per-cutaneous coronary intervention in patients with ST-segment elevation acute myocardial infarction. Journal of Geriatric Cardiology,2015,12(2):135-142

[13] Prasad A,Gersh BJ,Mehran R,et al. Effect of Ischemia Duration and Door-to-Balloon Time on Myocardial Perfusion in ST-Segment Elevation Myocardial Infarction An Analysis From HORIZONS-AMI Trial(Harmonizing Outcomes with Revascularization and Stents in Acute Myocardial Infarction). Jacc-Cardiovascular Interventions,2015,8(15):1966-1974

[14] Durante A,Camici PG. Novel insights into an "old" phenomenon:the no reflow. International Journal of Cardiology,2015,187:273-280

[15] Agewall S,Beltrame JF,Reynolds HR,et al. ESC working group position paper on myocardial infarction with non-obstructive coronary arteries. European Heart Journal,2017,38(3):143-153

[16] Pasupathy S,Air T,Dreyer RP,et al. Response to Letter Regarding Article, "Systematic Review of Patients Presenting With Suspected Myocardial Infarction and Nonobstructive Coronary Arteries". Circulation,2015,132(19):e232

[17] Tamis-Holland JE,Jneid H,Reynolds HR,et al. Contemporary Diagnosis and Management of Patients With Myocardial Infarction in the Absence of Obstructive Coronary Artery Disease:A Scientific Statement From the American Heart Association. Circulation,2019,139(18):e891-e908

[18] Ker WDS,Nunes THP,Nacif MS,et al. Practical Implications of Myocardial Viability Studies. Arq Bras Cardiol,2018,110(3):278-288

[19] Pathan F,Marwick TH. Myocardial Perfusion Imaging Using Contrast Echocardiography. Progress in Cardiovascular Diseases,2015,57(6):632-643

[20] Lim SP,McArdle BA,Beanlands RS,et al. Myocardial Viability:It is Still Alive. Seminars in Nuclear Medicine,2014,44(5):358-374

[21] Panza JA,Holly TA,Asch FM,et al. Inducible Myocardial Ischemia and Outcomes in Patients With Coronary Artery Disease and Left Ventricular Dysfunction. Journal of the American College of Cardiology,2013,61(18):1860-1870

[22] Ling LF,Marwick TH,Flores DR,et al. Identification of Therapeutic Benefit from Revascularization in Patients With Left Ventricular Systolic Dysfunction Inducible Ischemia Versus Hibernating Myocardium. Circulation-Cardiovascular Imaging,2013,6(3):363-372

[23] Gaibazzi N,Reverberi C,Badano L. Usefulness of Contrast Stress-Echocardiography or Exercise-Electrocardiography to Predict Long-Term Acute Coronary Syndromes in Patients Presenting With Chest Pain Without

Electrocardiographic Abnormalities or 12-Hour Troponin Elevation. American Journal of Cardiology, 2011, 107(2):161-167

[24] Hickman M, Chelliah R, Burden L, et al. Resting myocardial blood flow, coronary flow reserve, and contractile reserve in hibernating myocardium: implications for using resting myocardial contrast echocardiography vs. dobutamine echocardiography for the detection of hibernating myocardium. European Journal of Echocardiography, 2010, 11(9):756-762

[25] Ponikowski P, Voors AA, Anker SD, et al. 2016 ESC Guidelines for the diagnosis and treatment of acute and chronic heart failure: The Task Force for the diagnosis and treatment of acute and chronic heart failure of the European Society of Cardiology(ESC). Developed with the special contribution of the Heart Failure Association(HFA)of the ESC. European Journal of Heart Failure, 2016, 18(8):891-975

[26] Rivera-Lebron B, McDaniel M, Ahrar K, et al. Diagnosis, Treatment and Follow Up of Acute Pulmonary Embolism: Consensus Practice from the PERT Consortium. Clinical and Applied Thrombosis-Hemostasis, 2019, 25:1076029619853037

[27] Jneid H, Addison D, Bhatt DL, et al. 2017 AHA/ACC Clinical Performance and Quality Measures for Adults With ST-Elevation and Non-ST-Elevation Myocardial Infarction A Report of the American College of Cardiology/American Heart Association Task Force on Performance Measures. Journal of the American College of Cardiology, 2017, 70(16):2048-2090

[28] Niccoli G, Scalone G, Lerman A, et al. Coronary microvascular obstruction in acute myocardial infarction. European Heart Journal, 2016, 37(13):1024-U1040

[29] Pradhan J, Senior R. Assessment of myocardial viability by myocardial contrast echocardiography: current perspectives. Curr Opin Cardiol, 2019, 34(5):495-501

[30] Fernandes DRA, Tsutsui JM, Bocchi EA, et al. Qualitative and Quantitative Real Time Myocardial Contrast Echocardiography for Detecting Hibernating Myocardium. Echocardiography-a Journal of Cardiovascular Ultrasound and Allied Techniques, 2011, 28(3):342-349

第十章

负荷超声造影心动图

第一节 冠脉微循环和冠脉循环储备

冠脉系统由三个具有不同功能的部分组成,近段代表大的心外冠脉,具有能量功能,对冠脉血流提供的阻力很小;中间部分为前小动脉,特点是当冠脉灌注压或血流改变时,能保持原来的、波动范围很小的压力;远段部分为心壁内的小动脉,特征是与心肌的血供和氧耗相匹配。正常时,冠脉循环能根据氧的需求产生匹配的血流,这种功能是通过不同微血管床领域的阻力控制来实现的,这种随心肌需氧增加,冠脉血流能匹配成比例增加的能力称为冠脉储备能力。正常人冠状动脉最大血流量可达休息时的 4~6 倍,即正常冠状动脉血流储备为 4~6。当冠脉狭窄血管腔面积明显减少的情况下,冠脉狭窄远端压力降低,但通过微动脉阻力的自动调节,仍可使静息状态下心肌毛细血管阻力保持恒定水平,无明显心肌灌注缺损;然而,当给患者注射腺苷,使心肌血管充分扩张和充血的情况下,虽然小动脉阻力可进一步下降,但终因狭窄冠脉后血流量过低,不能满足心肌的血流需求。为保持一定的灌注压,毛细血管自动部分关闭,导致关闭区心肌血液容积减少,引起灌注缺损,即心肌缺血。故冠心病患者异常血流储备的部位实际上不是在心外冠脉狭窄水平,而是在心肌毛细血管水平;只有在心肌最大扩容的情况下,才能评估患者的冠脉储备,因为最大血管容积时的血流量是和心肌灌注压相匹配的。稳定冠心病基本的病理生理特征就是冠脉储备下降,即在心脏负荷的情况下才能暴露出心肌缺血。

冠状动脉造影长久以来一直被认为是评价冠状动脉狭窄程度的"金标准"。然而,随着对冠状动脉血流动力学及病理生理学的研究不断深入,单纯冠状动脉造影已不能满足临床对狭窄性病变解剖特征和生理功能评价的需要。尤其当我们遇到临界病变、多支血管病变以及分叉病变等情况时,治疗策略的选择显得尤为重要,而此时单纯冠脉造影检查无法为我们提供足够的信息和证据。随着冠脉血管内超声(IVUS)以及光学相干断层扫描(OCT)等影像技术的出现,使我们对狭窄程度的判断、病变性质的评估以及治疗策略的选择更为准确和合理,但由于技术本身的局限,这些检查无法评价病变的功能意义,换言之即无法评价冠脉狭窄病变是否引起明显心肌缺血。因此,我们需要一种检测手段,可以在术中评价冠脉病变和心肌缺血的关系。正是基于上述原因,冠脉血流储备的评估逐渐浮出水面,并越来越受到广泛的关注。

目前临床上评估冠状动脉功能包括有创性和无创性两种手段,有创性手段在心导管室完成,在冠脉造影基础上,同时测定冠脉血流储备分数(fractional flow reserve,FFR)、微循环阻力指数（index microcirculatory resistance，IMR）和冠脉血流储备（coronary flow reserve，CFR）三项指标（图 10-1）。无创手段包括运动负荷心电图（exercise electrocardiogram，ExECG）、负荷放射性核素灌注成像（myocardial perfusion imaging，MPI）、负荷超声心动图、冠状动脉 CT 血管造影（CT angiography of coronary artery，CCTA）和负荷心脏磁共振成像（cardiac magnetic resonance，CMR）。

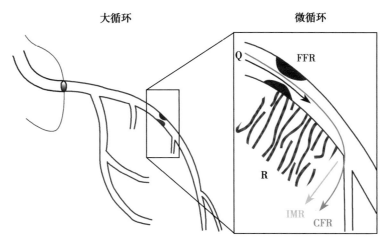

图 10-1　在冠脉造影基础上，同步测量 FFR、IMR 及 CFR

一、心导管室测量的冠脉功能性指标

（一）冠脉血流储备分数

冠脉血流储备分数是评估冠状动脉血流功能学和生理学指标，定义为存在狭窄病变情况下该冠状动脉提供给心肌的最大血流量与理论上无狭窄情况下心肌所能获得最大血流量的比值。在冠状动脉供血区域小血管最大化扩张、中心静脉压无明显升高的情况下，FFR 近似等于冠状动脉狭窄远端压（Pd）除以主动脉压（Pa）。从 1993 年压力导丝测量 FFR 文献发表，至今已经有二十余年的时间，在这期间发表的 DEFER、FAME、FAME Ⅱ、FAMOUS、PRI-MULTY 及 COMPARE-ACUTE 等重要研究结果，把 FFR 的适应证从稳定型心绞痛扩展到不稳定型心绞痛、非 ST 段抬高型心肌梗死、ST 段抬高型心肌梗死的非罪犯血管；从临界病变扩展到多支血管病变、弥漫病变、分叉病变、左主干病变等。目前，FFR 在稳定性冠心病中应用的证据等级最高。FFR 指导经皮冠状动脉介入治疗改善患者预后，降低费用。因此 FFR 已经成为评判冠状动脉缺血的"金标准"。

FFR<0.75 的病变可诱发心肌缺血，宜行血运重建；而 FFR>0.80 的病变不会诱发心肌缺血，适合药物治疗；FFR 介于 0.75~0.80 为"灰区"。有研究显示，FFR 数值在 0.76~0.79 的所谓灰区内，与口服药物相比，PCI 可以降低患者心肌梗死发生率，特别是供血区域大的近端（如前降支）病变。因此，对于重要供血血管，近端病变、年轻患者和男性患者要采取更积极的治疗手段，以 0.80 作为临界值；对于供血范围小的血管，分支血管和年龄大的患者，可以采用 0.75 作为临界值。FFR 结果是个数值，看起来非常简单，实际上需要对冠状动脉生理、影像学与功能学之间的关系有充分的理解才能准确解读。

（二）冠脉微循环阻力指数

随着临床研究的不断深入，人们逐渐认识到冠脉微血管功能异常是许多心脏疾病病理生理的一个重要机制,因此有必要准确评估冠脉微循环功能状态。目前通过正电子发射计算机断层显像(PET)、心血管磁共振成像(CMR)或超声心动图等来评估微循环功能的方法有其局限性,原因是这些测量方法比较烦琐,有的需依靠先进的技术来分析结果,且为非特异度指标。近期 Fearon 提出了一种新颖且相对简单的定量评估微循环功能的指标,即微循环阻力指数(index of microcirculatory resistance,IMR),随后,在稳定期冠心病患者和接受急诊 PCI 术后的 STEMI 患者中证实其与真实的微血管阻力(TMR)也有很好的相关性。

IMR 为远端冠状动脉压力(Pd)除以最大充血状态下平均传导时间(hTmn)的倒数。换言之,即 Pd 与 hTmn 的乘积(mmHg·s 或 U)。早期研究表明,hTmn 的倒数与冠脉血流量显著相关。理论上讲,TMR 等于心肌灌注压除以心肌血流量。因此,在无心外膜狭窄和侧支血流情况下,IMR 等于 Pd 与 hTmn 的乘积。然而,在出现心外膜狭窄情况下,心肌血流量为冠脉血流量与侧支血流量之和,使用简化公式(Pd 与 hTmn 的乘积)测量得出的 IMR 值可能会高估 TMR,这是因为用 hTmn 估计的血流量反映的是冠脉血流量。在这种情况下,准确测定 IMR 需要了解冠状动脉楔压(Pw),这时 IMR 值应该表示如下:

IMR=Pa×Tmn×[(Pd-Pw)/(Pa-Pw)](Pd:冠状动脉狭窄远端冠脉平均压,Pa:最大扩张时主动脉平均压,Pw:冠状动脉楔压),即冠状动脉完全阻塞或球囊嵌顿后,该病变远端的平均压力,反映侧支循环对心肌灌注的作用。所以我们在应用过程中,如果不用球囊阻断血流测量 Pw 的话,最好在放置完支架后再测量 IMR,这样数值更准确。

目前,IMR 界值尚无统一标准。在对 STEMI 患者 PCI 术后进行 IMR 测量时 Feamn 等人报道的 IMR 均值为 39U,Ito 等人报道的均值为 35.7U,Lim 等报道的均值为 34U。然而,在稳定期冠心病和无明显微血管功能障碍患者中 IMR 均值更低(21.9~23)U。

（三）冠脉血流储备

压力导丝头端的传感器不仅能测量压力,还能感受温度变化,导丝内芯也有一个温度传感器。当 2 个传感器都在冠状动脉内时,通过向指引导管弹丸式注射室温生理盐水,当生理盐水通过近端导丝内芯的温度传感器时开始计时,抵达导丝头端温度传感器时停止计时。生理盐水在两个温度传感器间运行的时间(mean transit time,Tmn)代表了血液流经的时间,和血流速度成反比。分别在静息状态和最大充血状态注射三次生理盐水取平均时间。根据 CFR 的定义。CFR=最大充血血流量/静息血流量,等同于静息 Tmn/最大充血 Tmn。根据 IMR 公式,IMR=(Pd-Pv)/最大充血血流,Pv 约等于 0mmHg,故 IMR=Pd×hTmn。因此,通过上述温度稀释法获得血流运行固定距离的时间,可以计算出 CFR 和 IMR(图 10-2 提示导管室同时测量 FFR、IMR 和 CFR 的结果)。

二、无创方法评估冠脉储备

尽管有一些新的诊断策略来评估胸痛,如胸痛单元、高敏生物标记物和危险调查等,但对一些中低危者的胸痛评估仍存在挑战。多种无创手段用于对此类患者的评估,本节将对这些手段的目前应用情况分别记述,并对临床的优选加以评述。

（一）运动负荷心电图

ExECG 仍是美国心脏病学学会(American College of Cardiology,ACC)和美国心脏协会(American Heart Association,AHA)制定的相关指南中对试验前预测为中危、能够运动且静息 ECG 可解读患者的首先推荐的诊断试验模式。20 年前,在美国超过三分之二的负荷试验为运动负荷试验。但目前美国应用 ExECG 逐年减少,而影像试验则逐年增多,1999—2008 年,

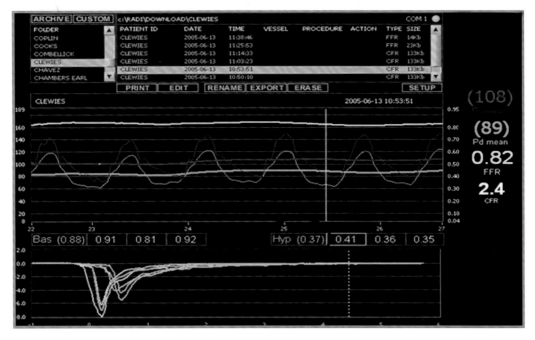

图 10-2　用一根压力导丝同时测出的 FFR、CFR 和 IMR 值

图中间的红、绿曲线分别代表 Pa(108)和 Pd(89)压力曲线,本例 FFR=Pd/Pa=89/108=0.82;图下方的曲线代表静息(蓝色)和充血后(橙色)盐水通过的时间(Tmn),静息 Tmn 为 0.88,最大充血状态的 hTmn=0.37,IMR=89×0.37=32.9(IMR 值高);CFR=静息状态 T(mn)/最大充血状态 T(mn)=0.88/0.37=2.4

核素心脏负荷试验增加 3.2 倍,负荷超声增加 11%;心脏影像负荷试验从 1993—2010 年的 59%增加到 2008—2010 年的 87%,其中有 35%是不恰当的。

尽管 ExECG 的灵敏度和特异度较低,但有助于对中等危险概率患者心脏事件的分层,Detrano 等在一个荟萃分析中报道了超过 24 000 例患者 22 年的研究结果,证明运动诱发的 ST 段降低及运动持续时间和运动能力是未来心脏事件的最强预测因子,灵敏度 68%,特异度 77%。

Bourque 等发现,一组前瞻性研究队列,参考核素心肌灌注显像提示中至高危 CAD 危险的患者,运动量获得≥10MET 不伴有 ST 段降低者,明显缺血(≥10%左室缺血)的危险为 0.4%、非常低的心脏死亡率(0.1%/年)和非致命心肌梗死(0.7%/年)。以后的研究也证明,当运动量达到 10MET,不论是否达到目标心率,均有相似的结果。

ExECG 的其他用于评估预后的指标,如阳性结果伴 ST 段很快恢复者,心血管事件发生率低;AVR 导联出现≥1mm ST 段抬高者,强烈预示左主干(LM)或左前降支(LAD)开口阻塞性病变,这些患者可免于应用影像试验以节省开支。许多研究表明,运动较药物负荷试验提供更强的预测能力,运动能力是简单而最重要的心脏试验的预测因子,在影像负荷试验中不能完成任何水平的运动者具有较高的死亡率。

(二)　负荷放射性核素灌注成像

运动负荷心肌灌注显像与药物负荷 MPI 具有相匹配的诊断和危险分层能力,负荷 MPI 具有极好的 CAD 诊断正确性,常用的方法为 SPECT(单光子发射计算机断层显像),灵敏度和特异度分别为 87%~89%和 70%~79%。应用腺苷负荷 SPECT 受到广泛接受,新型 A_{2A} 受体激动剂瑞加德松(Regadenoson)有相似的灌注效果,但副作用较少。2013年美国FDA更新说明了应用腺苷的安全性。SPECT的缺点包括放射性辐射、获取信息的时间长、昂贵和较低的空间分辨率等限制其对心内膜下缺血的发现。

PET是另一种确定的发现CAD的诊断模式,临床应用较SPECT及负荷超声为少。研究表明,与冠脉造影>50%冠脉狭窄比较,灵敏度和特异度分别为83%~100%及73%~100%,诊断正确率为90%(84%~98%)。正常结果的患者具有低危的年心脏事件发生率(<1%)。以冠脉造影>50%冠脉狭窄为参照,对比PET和SPECT,前者的诊断正确率为87%,后者为71%。但PET检查仍存在衰减干扰、价格昂贵、专家建议较少等不足。

(三) 负荷超声心动图

负荷超声心动图是对可疑CAD患者广泛应用的无创诊断模式,同时还能根据室壁运动异常发现心肌缺血、能评估心室收缩功能异常和左室舒张功能异常并能诊断瓣膜病及肥厚型梗阻性心肌病。和负荷MPI一样,超声可与运动ECG或β-肾上腺受体激动剂(多巴酚丁胺)或血管扩张剂(腺苷)药物联用。此外,置入起搏器的患者可通过增加起搏频率达到靶心率来完成负荷试验。运动负荷超声诊断CAD的灵敏度和特异度分别为88%和79%。多巴酚丁胺诊断的灵敏度和特异度分别为81%和80%。根据荟萃分析,负荷MPI与负荷超声比较,前者的灵敏度较高(84% vs 80%),特异度较低(77% vs 86%)。负荷超声心动图经过很好的临床验证,与负荷MPI一样,如结果正常,心血管事件年发生率<1%。

负荷超声心动图的优点是应用广泛、价格较低廉和缺乏离子辐射;但当存在静息室壁异常和观察者之间的变异性限制了其诊断的准确性。此外,由于患者的体质、肺部疾病或呼吸运动导致图像质量不满意时会影响判断。基于识别内膜边界的重要性,应用超声造影剂改善图像质量证明是安全有效的。如患者存在基础心动过速或未控制的高血压时,多巴酚丁胺超声是禁忌的。

(四) 冠状动脉CT血管造影

CCTA对预测低中危患者诊断CAD的灵敏度和特异度各为82%~99%和89%~98%,同时有>90%的阴性预测值,在急诊室有改善临床决策的效果。但由于增加了下游的诊断试验以及辐射暴露,使之在费用上没有节省。PROMISE研究证明,对有症状而可疑CAD需进行无创试验的患者,CCTA对冠脉解剖的评估相似于功能试验(RxECG、负荷超声或MPI)的结果,支持CCTA是一种合理的对中低危人群的诊断模式。PROMISE之前,Nielsen等发表了一个系统回顾和荟萃分析,作者证明,CCTA与ExECG及SPECT比较有明显高的发现CAD的能力。

CCTA另外的优点是无创评估斑块形态和特征,斑块的负荷与未来心血管事件相关联。CCTA还可用来评估病变冠脉的血流储备功能,即CT-FFR,可有效和正确指导是否需介入治疗。Gonzalez等在最近的荟萃分析中表明,与有创性FFR对比,CT-FFR较CCTA检出有功能意义冠脉狭窄率较高(72% vs 42%)。

CCTA在老年伴明显冠脉钙化、慢性肾脏病或冠脉支架植入者不能评估冠脉狭窄程度,故对此类患者诊断CAD的能力受限。其他CCTA的缺点是辐射暴露以及在心律失常或心动过速患者图像质量下降。

(五) 负荷心脏磁共振成像

虽然CMR在临床应用较少,但其能准确评估心肌血流灌注、定量左室形态和功能以及判定组织特征。CMR能检出内膜下心肌缺血、而放射性核素MPI在多支冠脉病变的平衡情况下会出现假阴性。此外,CMR 无离子辐射。以冠脉造影为"金标准",药物负荷灌注 CMR 诊断 CAD 的灵敏度和特异度各为 83%~91% 和 81%~86%。多巴酚丁胺负荷功能 CMR 灵敏度较低,但特异度较高;较少应用的原因是患者不适感,以及应用钆成像能很好地发现心肌梗死和存活心肌。与 PET 相似,负荷 CMR 正常结果的患者具有低危的年心脏事件发生率(<1%)。患严重幽闭恐怖症及植入某些装置,如永久起搏器、植入式心脏复律除颤器、颅内动脉瘤夹以及存在心律失常者检查受限;慢性肾脏病肾功能 4~5 级者禁忌用钆注射,因会导致肾源性系统性纤维化。

三、无创负荷试验的选择

临床遇到主诉胸痛的患者,首先要排除常见的,可能威胁生命的急症,如急性冠脉综合征、主动脉夹层、肺动脉栓塞和自发性气胸。当除外急症情况后,应进一步根据胸痛特点(典型心绞痛、不典型心绞痛、非特异性胸痛),年龄,性别和血糖、血脂、血压等常规危险因素进行冠心病可能性的危险分层(pre-test probability),计算 10 年 CAD 危险分别列为低危(<10%)、中危(10%~20%)或高危(>20%)。危险分层方案参考国际及国内文献。危险分层后,属高危人群应直接选择有创冠脉造影,再根据情况选择一种心肌灌注检查(表 10-1),确定下步治疗方案。对中低危患者应首先进行无创负荷试验。对于平静 ECG 正常且能运动的患者应首选运动心电图负荷试验,如运动试验有明显缺血性 ST 段下降或抬高,则应进一步行有创冠脉造影,根据情况选择下一步治疗。如运动达目标心率或达到 ≥10MET,不伴有 ECG 上缺血性 ST-T 改变,则可排除阻塞性冠脉病变。

表 10-1　伴有胸痛症状患者的无创负荷试验选择

临床情况	ExECG	负荷核素	负荷超声	负荷 CMR	钙化积分	CCTA	冠脉造影
1. 低危,能运动 ECG 可读	A	R	M	R	R	R	R
2. 低危,不能运动 ECG 不可读		A	A	M	R	M	R
3. 中危,能运动 ECG 可读	A	A	A	M	R	M	R
4. 中危,不能运动 ECG 不可读		A	A	A	R	A	M
5. 高危,能运动 ECG 可读	M	A	A	A	R	M	A
6. 高危不能运动 ECG 不可读		A	A	A	R	M	A

注:A. 合适应用,M. 可能合适,R. 少有应用。空白表格表示无相关研究。

中低危患者有胸痛症状,如不能完成负荷运动,或平静 ECG 有左室肥厚、ST-T 改变、完全左束支传导阻滞、预激综合征、心房颤动或起搏心律等情况,尤其是妇女患者,应选择药物影像负荷试验,包括超声、SPECT、PET、CMR 等;药物可选择多巴酚丁胺或腺苷,根据医院条件和医生经验来确定。如影像负荷试验提示有明确的室壁运动异常或心肌灌注缺损,应进一步行有创冠脉造影,确定有无心外冠脉病变或属于微血管性心绞痛。

有胸痛症状的中低危患者,首先选择了 CCTA 检查,如 CCTA 结果正常则除外 CAD。如 CCTA 提示有冠脉严重狭窄(>90%),应行有创冠脉造影评估;如 CCTA 提示有轻到中度狭窄,则应选择无创负荷试验进一步评估。故选择 CCTA 后有一系列的下游检查。

行 CCTA 时,首先进行钙化积分扫描,如钙化积分为 0,则基本排除 CAD。如钙化积分为 1~400,代表不同程度的冠脉粥样斑块;如钙化积分>400,则代表冠脉弥漫及严重粥样硬化。CCTA 上冠脉壁的钙化影响对冠脉狭窄程度的评估,有严重钙化,特别是冠脉主干近段的钙化,应进一步行有创冠脉造影。

面临多种无创负荷影像模式,要根据医院条件、医生经验、患者意愿及价格等因素来选择。根据图 10-3 提示的缺血瀑布,当出现缺血应激时,首先出现的是心肌灌注减少;临床研究也证明,负荷后心肌灌注缺损是较室壁运动异常更为敏感和特异的指标。超声心动图是较为廉价和易于重复的检查手段,负荷超声造影心动图使左室内膜边界勾画清晰,便于室壁运动分析;同时还可以进行灌注成像,不失为首选的方法。

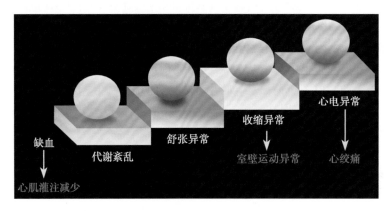

图 10-3　心肌缺血发作的病理生理过程(缺血瀑布)

四、未来方向

在核素和 CMR 领域正在研究对不能运动患者的心脏危险评估途径。Murthy 等描述了应用 PET 无创定量评估冠脉扩张功能,作为已知或可疑 CAD 患者预测死亡的独立预测因子。Lee 和 Johnson 描述了 CMR 在无须辐射条件下定量心肌绝对血流和评估冠脉血流储备的能力;相似地,应用腺苷药物负荷 CT 灌注(CTP)评估也是一种新发展的技术。CT-FFR 可同时评估冠脉解剖和功能。此外,杂交技术正在发展,如 SPECT/CCTA、PET-CCTA 或 PET/MR 等还需要大规模临床验证。

第二节　负荷超声评估冠心病的原理

冠状动脉粥样硬化性心脏病(coronary atherosclerotic heart disease)是指因冠状动脉粥样硬化使血管腔狭窄或闭塞,或因冠状动脉痉挛导致心肌缺血缺氧或坏死而引起的心脏疾病,简称冠心病(coronary heart disease,CHD)。1979 年世界卫生组织(WHO)将冠心病分为:无症状性心肌缺血(隐匿型冠心病)、心绞痛、心肌梗死、缺血性心力衰竭(缺血性心肌病)和猝死 5 种临床类型。对于存在提示冠状动脉性心脏病症状的患者,常需要心脏负荷试验来帮助做出 CHD 的诊断并评估相关风险。对于某些曾进行过冠状动脉血运重建或临床状态改变的已知 CHD 患者,需要行负荷试验以诊断是否有新发或进展性疾病和/或进行风险分层。除了有症状的已知或疑似 CHD 的患者,心力衰竭、心肌病、心脏瓣膜病或拟行非心脏手术的患者可能也适合进行负荷试验。相比之下,很少需要将心脏负荷试验作为无症状患者中 CHD 的筛查试验。但有多个危险因素的患者和高危职业患者(如航空飞行员)是极少数的例外。

心脏负荷试验的基本原理是使心肌耗氧量增大到冠状动脉血流储备不足以满足其需要,诱发心肌缺血,心肌收缩力出现异常。心脏负荷试验在已知或疑似心脏病患者的评估和治疗中是重要的诊断和预后工具。虽然可以多种方式进行负荷试验,但最常用和最普及的负荷检查方式是运动心电图[心电图(electrocardiography,ECG);非成像]、运动或药物负荷联合影像学检查[负荷超声心动图或负荷放射性核素心肌灌注显像(myocardial perfusion imaging,MPI)]。

负荷试验方法的选择由很多因素决定,包括患者的运动能力、静息心电图情况、临床指征、患者的体型以及既往冠状动脉血运重建史等;应通过整合临床情况、潜在副作用、费用和检查的可获得性来选择最佳负荷试验。如果需要结合影像学检查,影像学检查的选择也取决于多种因素,包括在当地的可获得性、当地的专业知识、费用、患者体型(如病态肥胖)、有限的超声心动图声窗(仅当传统和超声造影心动图成像都不充分时)、放射暴露,以及同时评估血流动力学或瓣膜病的需要。

首先,运动能力直接影响负荷试验模式的选择。除了能够运动,患者还应当能够运动至充分的运动当量,包括运动的持续时间、靶目标心率、症状。几乎所有预期能运动至满意运动当量的患者都应首选接受运动负荷试验而非药物负荷试验。能够运动且心电图正常的患者应行运动负荷试验联合心电图记录。对于大多数这类患者,单纯运动负荷试验联合心电图是最佳的初始负荷试验。同时,某些临床情况下,能够运动的患者也有可能获益于影像学检查模式。对于预期能运动至满意运动当量的患者,若基线心电图显著异常,可造成负荷心电图无诊断意义。可干扰心电图诊断缺血的心电图异常包括:心室预激(Wolff-Parkinson-White 模式),心室起搏节律,左束支阻滞(left bundle branch block,LBBB),静息时 ST 段压低 1mm 以上,使用地高辛伴相关的 ST-T 异常,左心室肥厚伴 ST-T 异常等。当存在基线 LBBB 或右心室起搏的患者可行负荷放射性核素 MPI 或负荷超声心动图,但静息时左心室收缩模式明显不同步的患者可能更适合血管扩张剂负荷灌注成像,因为这种方法不依赖于针对检测缺血的节段性室壁运动评估。

而无法运动至满意运动当量的患者应接受联合影像学检查的药物负荷试验,除了极少数情况外,负荷放射性核素 MPI 或负荷超声心动图都是合适的选择。对于需要负荷试验联合影像学检查的患者,可能所在医院并非所有成像方法均可获得(如当地医院无法提供负荷放射性核素 MPI 或负荷超声心动图)。在这类情况下,应从所在医院可获得的负荷试验中选择或选择该医院擅长的一种负荷试验进行。患者期望或需要避免辐射暴露时可选择负荷超声心动图。

对于明显肥胖的患者,其体型可能会妨碍负荷放射性核素 MPI[采用单光子发射计算机断层扫描(single-photonemission computed tomography,SPECT)]和负荷超声心动图结果的解读,如果当地有条件的话,对这类患者应行采用正电子发射计算机断层扫描(positron emission tomography,PET)的负荷放射性核素 MPI,也可负荷超声心动图联合超声造影检查以提高左室内膜勾勒,同时某些情况还可以同步观察心肌灌注信息。

对于已确诊有严重 CHD 多支病变且有先前心肌梗死的患者,在为其制定血运重建策略时,可能需要评估心肌活力以确定最佳的血运重建方法。对于需要评估心肌活力的患者,如果当地有条件的话,应行采用 PET 的放射性核素 MPI 或心血管磁共振(cardiovascular magnetic resonance,CMR)成像。如果无法获得这些检查,负荷放射性核素 MPI(采用 SPECT)或负荷超声心动图是合适的替代选择。对于已知有 CHD 且先前行血运重建的患者,我们通常行运动负荷试验联合影像学检查(负荷放射性核素 MPI 或负荷超声心动图)以定位缺血并确定其程度。对于已知血管造影显示血流动力学意义不明确的 CHD 患者,运动负荷试验联合影像学检查可对狭窄病变进行功能性评估,识别和定位缺血。

本章提到的负荷超声心动图即可检出室壁节段性或整体运动异常。另外,灌注成像同样也可在负荷状态下的室壁运动分析基础上提供额外有意义的信息,药物或者运动负荷超声心动图时进行灌注成像可以先于室壁运动异常检出异常情况并且可以帮助在整体室壁增厚正常的情况下勾画出心内膜室壁增厚异常。通过分析高机械指数"闪烁"破坏后造影剂在心肌的再充填可以评价心肌血流的改变情况,这一概念是由 Wei 等提出(图 10-4)。

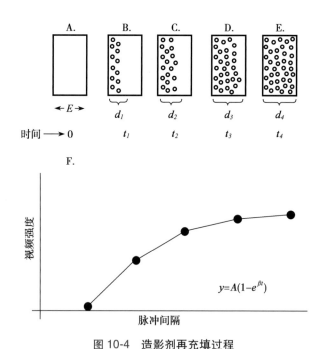

图 10-4　造影剂再充填过程
A~E.各时间点微泡在心肌再充填的情况;F.脉冲间隔与视频强度关系

通过造影剂的再充填速率(反映心肌红细胞流速)和平台强度(反映毛细血管面积)可以反映出心肌血流量。而通过与相邻左室腔的强度进行校正,可以计算出确切的心肌血流量。临床上分析心肌血流灌注多采用目测法。其中的关键点是在静息状态下采用的诊断探头有 5mm 的声束厚度可代表一定厚度的心肌,正常心肌的造影剂再充填时间应<5s,而在充血状态下(运动,多巴酚丁胺,血管扩张剂负荷),高机械指数破坏后的再充填时间应<2s。

超声负荷试验中大约 35% 病例的左室某些节段看不清楚,应用超声造影可解决大多数的节段评价,因而增加了诊断的可靠性和减少评价者之间的变异。将实时成像技术应用于负荷超声试验,可检出静息和负荷后的心肌缺血。如在一个扫描面应用间歇的高能量脉冲将大多数微泡破坏,然后观察微泡再充填情况可测定微循环的血流速度。根据声学造影剂应用的适应证,我们应该对机械指数进行优化以提高声学造影剂在特定区域的检出。声学造影剂应该在低 MI 成像或极低 MI 成像条件下进行输注,而不是在基波成像时进行。低机械指数谐波成像需要在谐波模式下把 MI 调至低于 0.3 然后弹丸式输注小剂量对比剂后生理盐水进行冲管(5~10s 内 3~5ml)。而极低 MI 实时成像技术是一种在无对比剂时去除心肌及瓣膜信号的组织抑制技术。短暂的(3~10 帧)高机械指数"闪烁"可用来清除心肌内或心腔内肿物的对比剂,以用来观察声学造影剂的再充填速率。正常心肌声学造影剂再充填应该在 4s 内完成,而负荷状态下,再充填速度应该在 2s 内完成。

第三节　负荷超声的应激源

一、运动负荷超声心动图

对于能够进行运动检查的患者,运动负荷优于药物负荷,因为运动能力本身是预测患者预后的重要因素。美国超声心动图协会(American Society of Echocardiography,ASE)的实践指南推荐,根据标准方案,采用平板运动或踏车运动进行症状限制性运动。指南意见指出,如果检查的主要目的是评估室壁运动,则通常进行平板运动试验,但如果希望获得负荷多普勒信息,则应考虑进行踏车运动试验,因为在踏车运动的每一个阶段都可进行多普勒和室壁运动评估。与任何运动负荷检查一样,应持续运动直到患者因为疲劳或出现症状感到自身不能再继续运动,但在某些情况下,检查人员或根据检查方案可确定适当的终点。

对于能够运动并可达到足够的心脏工作负荷和心率的患者,症状限制性运动负荷试验通常是负荷试验的优先形式。因为该方法可提供关于运动期间症状和血流动力学反应的最多信息。患者的运动能力常常是基于患者汇报的活动水平以非正式的方式预测的;然而,标准的活动或运动问卷调查可用于帮助确定患者通过运动负荷试验达到的代谢当量。鉴于现有以较低运动水平开始的改良方案,不存在患者为了尝试运动负荷试验而必须完成的预定运动水平,但如果患者可以走平路超过 5min 或上 1~2 段楼梯而不需要停顿,那么该患者最可能在运动负荷试验期间达到足够工作负荷。

在运动负荷试验期间可获得有价值的预后信息。已显示可预测结局的运动变量包括运动持续时间、ST 段反应、心脏变时性功能不全、心率恢复和运动诱发的低血压。CHD 患者不能进行运动试验本身就是风险增加的标志。已制定了许多预后评分系统,随后经使用上述变量的组合验证。目前常用平板运动试验 Duke 评分(Duke Treadmill Score,DTS),该评分根据运动持续时间、症状和心电图变化将患者分层为:低危型(分数≥5)、中危型(分数-10~4)或高危型(分数<-10)。

运动负荷试验的禁忌证:尽管罕见,但运动负荷试验也有潜在风险。运动负荷试验的绝对和相对禁忌证见表 10-2。

表 10-2　运动负荷试验的绝对禁忌证与相对禁忌证

绝对禁忌证	相对禁忌证*
急性心肌梗死（2 天以内）	已知的阻塞性左主干冠状动脉狭窄
持续不稳定型心绞痛	中度至重度主动脉瓣狭窄，与症状的关系不确定
未控制的心律失常伴血流动力学受损	伴不受控制的心室率的室性心动过速
活动性心内膜炎	获得性或完全性心脏传导阻滞
有症状的重度主动脉瓣狭窄	伴严重静息症状的肥厚型阻塞性心肌病
失代偿性心力衰竭	近期卒中或短暂性脑缺血发作
急性肺动脉栓塞、肺梗死或深静脉血栓形成	智力障碍无法配合
急性心肌炎或心包炎	静息高血压伴收缩压或舒张压>200/110mmHg
急性主动脉夹层	未纠正的医疗状况，如严重贫血、电解质紊乱或甲状腺功能亢进等
身体残疾，导致试验无法安全充分开展	-

注：* 如果益处大于锻炼的风险，相对禁忌证可以被取代。

　　平板运动超声心动图最常采用平板运动方案进行（表 10-3）。在运动前和运动结束即刻，获取超声心动图图像。该方法要求患者在几秒钟内从平板移动至检查台上呈卧位，以便尽快开展一整套影像学检查，检查通常在运动停止后 60s 内完成。采用数字化图像可回放多个心动周期，以及对这些图像进行并行比较。该方法最大程度地提高了结果解读的准确性。还推荐连续记录图像作为备份。为了使诊断的准确性最佳，应在心率向基线水平下降前获取图像。早期获取图像很有必要，因为缺血诱发的室壁运动异常可能在心率减慢时迅速缓解，从而使检查的灵敏度降低，对于单支血管病变尤为如此。临床医生/超声医生团队的经验和能力会影响检查结果的可靠性。

表 10-3　平板运动方案

方案名称	阶段	等级/%	速/$(m \cdot s^{-1})$	总时间/min	氧气摄取/$ml \cdot (kg \cdot min)^{-1}$	代谢当量*/MET
改良布鲁斯# （Bruce）	0	0	1.7	3	9	2.3
	1/2	5	1.7	3	13	3.4
布鲁斯（Bruce）	1	10	1.7	3	17	4.5
	2	12	2.5	6	25	7
	3	14	3.4	9	35	10
	4	16	4.2	12	47	13
康奈尔（Cornell）	1	0	1.7	2	7	2
	2	5	1.7	4	11	3
	3	10	1.7	6	17	4.5
	4	11	2.1	8	19	5.5
	5	12	2.5	10	25	7

续表

方案名称	阶段	等级/%	速/ (m·s^{-1})	总时间/ min	氧气摄取/ ml·(kg·min)$^{-1}$	代谢当量[*]/ MET
康奈尔(Cornell)	6	13	3	12	30	8.5
	7	14	3.4	14	35	10
	8	15	3	16	40	11.5
	9	16	4.2	18	47	13
诺顿(Naughton)	1	0	2	2	7	2
	2	3.5	2	4	10.5	3
	3	7	2	6	14	4
	4	10.5	2	8	17.5	5
	5	14	2	10	21	6
	6	17.5	2	12	24.5	7
	7	12.5	3	14	28	8

注：[*]代谢当量：1MET = 3.5ml O_2(kg/min)。

[#]改良 Bruce 方案的阶段 1 到 4 与标准 Bruce 方案的阶段 1 到 4 相同。

一些实验室应用仰卧位或直立位踏车测力法进行负荷超声心动图检查。标准症状限制性仰卧位自行车检查方案的起始工作负荷为 25W，每 3min 增加 25W，直到达到终点。仰卧位自行车测力法的主要优点为运动期间可持续监测室壁运动。在整个检查阶段进行成像可能检测到开始出现室壁运动异常，以及提高检出冠状动脉疾病的灵敏度。此外，在仰卧位自行车运动检查期间，还可获取每个运动阶段的多普勒图像。

二、药物负荷超声心动图

药物负荷检查用于不能进行运动检查的患者。此外，由于大多数验证负荷超声心动图评估心肌存活的数据都来自药物（主要为多巴酚丁胺）负荷检查，所以评估术前风险和心肌生存力时，药物负荷检查可能优于运动负荷检查。

存在严重心外膜冠状动脉狭窄时，多巴酚丁胺和血管扩张药作为缺血诱发药物诱发室壁异常的效力相同。在美国药物负荷检查最常使用多巴酚丁胺，可根据需要加用阿托品，以达到目标心率。而在欧洲，负荷超声心动图的常用药物为双嘧达莫。

标准的多巴酚丁胺负荷检查包括：分级输注多巴酚丁胺，每 3min 为一个阶段，共 5 个阶段，起始剂量为 5μg/(kg·min)，随后分别为 10μg/(kg·min)、20μg/(kg·min)、30μg/(kg·min) 和 40μg/(kg·min)（图 10-5）。评估心肌存活力时，起始剂量可为 2.5μg/(kg·min)。低剂量分级输注多巴酚丁胺易于识别静息时功能异常节段的存活力，即使当检查的主要目的不是评估存活力。应根据需要使用阿托品以达到目标心率，其分剂量为 0.5mg，总剂量为 2.0mg。对于接受 β 受体拮抗剂治疗的患者以及存在单支血管病变的患者，阿托品可增加多巴酚丁胺超声心动图的灵敏度。一些实验室还在多巴酚丁胺方案较晚阶段，持续进行等张握力运动或低水平动态足部运动（例如将足部旋前或旋后，或抬高腿部等），及加用或不加用阿托品，将其作为补充手段以达到峰值心率。在多巴酚丁胺负荷超声心动图期间,图像采集时间为:输注多巴酚丁胺之前、完成每一阶段输注后以及恢复期间。

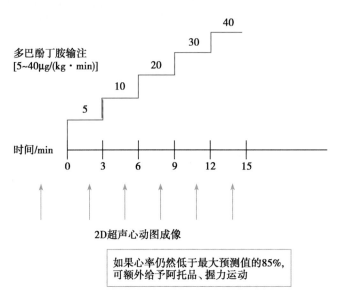

图 10-5　多巴酚丁胺负荷超声心动图方案

现已提出标准多巴酚丁胺方案的修订版。一些实验室增加了第 6 个阶段,剂量为 $50\mu g/(kg\cdot min)$,另有实验室基于药代动力学数据,将 $40\mu g$ 阶段延长至 5min。在不需要评估心肌存活力时,一些实验室省略了第 1 级低剂量阶段。如果只评估心肌存活力,通常不需要使用 $10\sim20\mu g/(kg\cdot min)$ 以上的剂量。还有人提出了加速多巴酚丁胺方案。

多巴酚丁胺负荷超声心动图的标准终点为达到目标心率,目标心率的定义为年龄预测最大心率的至少 85%。然而,出现明显症状、新发中度室壁运动异常或原有中度室壁运动异常加重、明显心律失常、低血压(收缩压<90mmHg)或严重高血压时,可能也需要停止该检查。

β 受体拮抗剂治疗的影响:使用 β 受体拮抗剂,可能减弱多巴酚丁胺负荷超声心动图检查期间的心率反应以及心肌缺血的证据。然而,使用阿托品通常可克服 β 受体拮抗剂对多巴酚丁胺所致心率反应的作用。此外,在患者应用药物(包括 β 受体拮抗剂)期间进行负荷超声心动图检查,可能有助于评估治疗疗效。一些负荷超声心动图检查室推荐,患者在检查前停用 β 受体拮抗剂,而其他实验室通常推荐在进行负荷超声心动图之前,继续使用 β 受体拮抗剂和所有心脏药物。虽然现已明确继续使用家庭药物的患者进行多巴酚丁胺负荷超声心动图的安全性和预后价值,但在某些情况下,转诊医生可能决定停用 β 受体拮抗剂[例如,对于初始诊断为冠状动脉性心脏病的患者,以尽量提高检查的灵敏度]。

多巴酚丁胺的禁忌证包括:持续或频繁的室性心律失常及心房颤动伴快速心室率;近期发生心肌梗死(1~3 日内)或不稳定型心绞痛(是所有负荷方式的禁忌证);血流动力学上显著的左心室流出道梗阻;主动脉夹层;中至重度体循环高血压(静息收缩压>180mmHg)。

血管扩张剂负荷超声心动图:双嘧达莫的最大剂量可达 0.84mg/kg,分两阶段输注:标准剂量为 4min 期间输注 0.56mg/kg,随后 4min 不用药,如果没有获得足够的生理反应,则再输注 2min,剂量为 0.28mg/kg。如果第二次输注后(总量为 0.84mg/kg)未达到检查终点,可给予阿托品(一次 0.25mg,多次给药,最大剂量可达 1mg)。

腺苷通常以最大剂量进行输注,即 140mg/(kg·min),持续 6min。在开始输注腺苷之前和之后采集图像。腺苷是一种短效药物,用于心肌灌注造影超声心动图,较少情况下用于检测负荷诱导性室壁运动变化,但该方法尚未广泛用于临床。与室壁运动分析相比,血管扩张剂负荷用于灌注分析可能更合适。

对于一些临床情况和/或患者特征,不推荐或禁忌应用血管扩张剂。简言之,存在以下情况的患者绝对或相对禁忌应用腺苷、双嘧达莫和 A2A 受体激动剂:显著的活动性支气管痉挛性气道疾病(因为这类药物可刺激腺苷 A2B 受体,引发支气管痉挛);显著的低血压(因为这些药物会降低血压);病态窦房结综合征和高度房室传导阻滞(因为这类药物可使既有传导疾病加重)(无运行的起搏器时);不稳定性或复杂的 ACS(所有的负荷方式均会增加缺血性事件的风险);在血管扩张剂负荷试验前 48h 应停用茶碱,试验前 12h 应停用咖啡因,因为这类物质会降低血管扩张剂的效力。

三、临时起搏

对于不能进行运动的患者,起搏器诱发的心动过速可作为药物负荷的替代方法。对于安装有永久性起搏器的特定患者,可通过增加起搏频率以达到目标心率,这种负荷方法可与多巴酚丁胺输注相联合,以常用方案中的速率开始输注多巴酚丁胺,然后保持输注速率为 20μg/(kg·min)。在给予该剂量的多巴酚丁胺时,通过增加起搏频率逐步增加心率,直到达到目标心率。在恢复期间,起搏频率每间隔 1min 逐渐递减。

四、握力运动

握力运动可作为运动或多巴酚丁胺负荷超声心动图的辅助方法。在运动或多巴酚丁胺输注的最后阶段,以及获取峰值运动图像前 30s,让患者持续紧握网球。握力反应能使血压可靠地升高至少 10mmHg,通常还可增加心率;这种增加与可获得的最大水平相重叠,导致心率收缩压乘积额外增加。

负荷试验前继续或停止应用任何药物的决策取决于一些患者特异性因素,最重要的是负荷试验的指征和该药物的适应证,此决策应该因人而异。在安排心脏负荷试验前,应获取每一名患者的全部药物和补充剂清单,因为很多药物和补充剂会干扰心脏负荷试验的最佳效能及其解读。如果预期进行药物负荷试验,应快速回顾患者应用的药物和补充剂并告知患者何时停用这些药物,这一点对检查的效能至关重要。例如,当存在 β 受体拮抗剂时,多巴酚丁胺增加心率的效果减弱;当存在茶碱或咖啡因时,某些血管扩张剂则不能充分增加血流量。

第四节　负荷超声造影试验的方法学及结果判定

一、运动负荷实时灌注

(一) 图像获取

1. 按布鲁斯方案进行,记录静息和运动后即刻的图像。

2. 选择正确的对比心肌显影的机器设置和方案并由护士开始输注超声造影剂。记录静息和负荷后即刻的造影图像，静息时输注速度约为 4ml/min，负荷后输注速度为 2ml/min。

3. 超声破坏后心肌应不显影，而左室腔保持显影。如左室腔不显影，应提高造影剂输注速度或缩短高机械指数脉冲作用间期。

4. 正常心肌静息时应在 1~4 个心动周期内恢复灌注造影增强，负荷状态下 2s 内应恢复灌注。

5. 静息时高机械指数"闪烁"破坏的间期设置为约 5 帧并根据图像进行调整。如果左室腔内太多微泡被破坏，应缩短间期。因为负荷时心室运动及心输出量增大，高机械指数间期可以增加至 12~15 帧（或西门子系统时 1~2 个心动周期）。

6. 当使用飞利浦 iE33 进行检查时，"iScan"按钮只在静息检查时开始输注造影剂阶段应用。其他超声系统帧频调整为 22~25Hz（心跳快时可稍微调高）。机械指数应设置为 0.18 左右，不高于 2.0。

7. 运动负荷时，选择 full disclosure 功能后可记录按"acquire"按钮后的每个心动周期。在记录静息图像前进行一次微泡"闪烁"破坏，然后等两个心动周期后存图，每个切面选择记录的两个最好的图像进行分析。

8. 在患者准备离开跑步机进行负荷后、即刻成像前 1min 护士开始注射造影剂。

9. 调整负荷成像的条件设置。"闪烁"间期应增加至 12~15 帧以匹配运动后血容量的增加。在取图过程中也可以根据情况调低总体增益。

（二）分析

1. 实时灌注超声心动图可同步分析室壁运动与心肌灌注。如在高机械指数"闪烁"破坏后 2~3 个心动周期局部心肌未见灌注（灌注缺损）提示存在冠脉狭窄（图 10-6、图 10-7）。

2. 值得注意的是有些节段（如基底段到前中段和侧壁）经常会受到肋骨或者肺部阴影影响，可短缩切面以减少基底部衰减。另一个鉴别衰减的方法是，一般灌注缺损多存在于心内膜，声衰减通常会呈整个节段透壁缺损或者超出阶段范围。

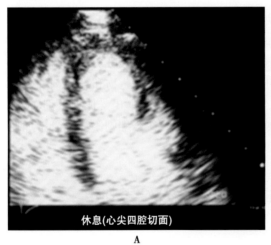 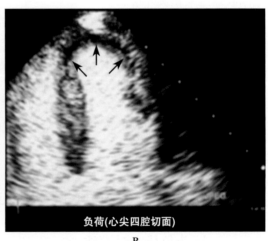

休息(心尖四腔切面)	负荷(心尖四腔切面)
A	**B**

图 10-6　一例患者的运动负荷超声心动图

A. 静息时高机械指数"闪烁"破坏后 4s 的实时灌注图；B. 显示负荷时进行高机械指数破坏后 2s 的实时心肌灌注情况。可见运动负荷诱导了一次心尖节段的透壁性灌注缺损

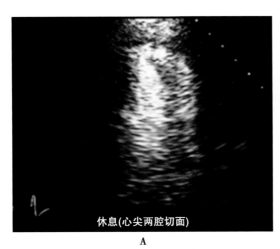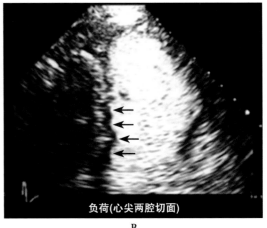

休息(心尖两腔切面)　　　　　　　　负荷(心尖两腔切面)

A　　　　　　　　　　　　　　　B

图 10-7　运动负荷超声心动图诱发出下壁缺血

A.正常的静息灌注图像;B.平板运动负荷后的心尖两腔心切面,箭示诱导性下壁灌注缺损

(三) 假象和临床提示

图像的切面水平非常重要。把前/侧壁移至中间可以减少室壁回声失落。另外还可行心尖短缩切面以分析基底段到中段节段的再充填和造影增强的平台强度。

如果左室造影充填不是很充分,可尝试提高造影剂输注速度。

当组织达到最大微泡量时,心腔内可以存在一定的声衰减。然而,如果存在过量的衰减,需减慢造影剂输注并等待衰减消失。衰减过度的情况时左室中段和基底部会完全变黑。

心尖灌注回声失落一般由室腔内造影剂不足引起。可能的技术原因是近场增益设置不当;或者机械指数过高;聚焦位置不理想(有时把聚焦位置移至近场可帮助获得更好的心尖灌注图像);或者是输注速度过慢。另外缺少微泡灌注也可以由心肌低灌注引起。

高机械指数脉冲一般被用来破坏心肌内的造影剂,可以通过调整"闪烁"间期的帧数来调整。如果"闪烁"破坏后心肌显像不够黑,可通过调低整体增益或者增加"闪烁"脉冲的帧数进行优化,让患者深吸气并屏气在这种情况下也有帮助。

(四) 小结

运动负荷心肌灌注超声心动图采用实时灌注成像技术可同步观察室壁运动与心肌灌注情况;应该在运动结束前 1min 开始注射造影剂;而为了看清左室基底段及中段有时还需要额外非标准切面(心尖短缩切面);静息和负荷后的成像要求最优的输注速度和机器设置。

二、多巴酚丁胺实时灌注

(一) 图像获取

1. 采取静息、低剂量(如出现静息室壁运动异常时)、中等负荷及峰值负荷四阶段方案,取四腔、两腔及三腔切面进行观察。

2. 护士按以上介绍方法输注超声造影剂,当达到均匀的心肌显影(通过调整增益和输注速度)后,按"acquire"按钮,紧接着进行一次短暂的高机械指数脉冲进行破坏,使心肌立刻不显影而心腔保持显影;如果心腔显影不够,可以通过提高造影剂输注速度或者减少高机械指数脉冲的间期调整;静息状态下心肌应该在 5s 内显影,当心肌再次很好地显影后,按"acquire"结束图像记录。

3. 在低剂量阶段、中等负荷(70%目标靶心率)阶段、峰值负荷(>85%目标靶心率)阶段按以上同样的步骤进行存图(表10-4)。

表10-4　四阶段多巴酚丁胺超声心动图的取图参数

飞利浦 iE33 的四阶段 多巴酚丁胺超声心动图方案	Acuson Sequoia™ 的四阶段 多巴酚丁胺超声心动图方案
阶段1. 静息图像 选择方案(MCE) 聚焦在二尖瓣水平 调整 TGC 在中间,按 iScan 后调整近场 TGC 根据总体图像亮度调整总体增益 如果静息室壁运动异常,行低剂量多巴酚丁胺负荷评估室壁运动征募和造影剂再充填	阶段1. 静息图像 选择方案(MCE) 启动 Cadence 聚焦在二尖瓣水平 启动 Triggers 调整 TGC 在中间,按需要调整近场 TGC 根据总体图像亮度调整总体 CPS 增益 如静息室壁运动异常,行低剂量多巴酚丁胺负荷评估室壁运动征募和造影剂再充填
下一阶段. 达到目标靶心率70% 重复静息状态时的方案。并接受图像	下一阶段. 达到目标靶心率70% 重复静息状态时的方案。进一步读图并标记存图。为峰值负荷优化参数
最后阶段. 达到85%目标靶心率 重复以上方案获取满意图像,并延长负荷峰值时的"闪烁"间期	最后阶段. 达到85%目标靶心率 重复以上方案进行取图,读图并标记存图,调整帧频以确保在更高心率下能更好地记录图像,并延长负荷峰值时的"闪烁"间期
如未在低剂量多巴酚丁胺负荷阶段进行评价,可在峰值负荷或者心率恢复阶段进行取图	如未在低剂量多巴酚丁胺负荷阶段进行评价,可在峰值负荷或者心率恢复阶段进行取图

4. 低剂量多巴酚丁胺负荷图像主要在静息室壁运动异常的情况下进行,以检测多巴酚丁胺无反应节段的室壁运动征募及造影剂再充填。

5. 静息状态下"闪烁"的间期一般设置为5帧并根据微泡的破坏情况进行调整。如果左室腔中有过多的微泡被破坏,应当适当缩短"闪烁"间期。另外当患者的射血分数较低时也会发生。而在达到靶心率后因为心输出量的增加应相应提高"闪烁"间期。

6. 帧频为22~25Hz(可以根据心率稍微调整)。

7. 机械指数设置一般为0.18,不高于0.20。

医生/超声技师、护士之间的交流对获得好的结果至关重要。输注速度需根据心肌内微泡的破坏情况进行调整,这一速度在患者之间及静息和负荷之间也有差异。心肌内微泡在"闪烁"后的适量破坏是明确诊断灌注缺损的关键。"闪烁"破坏后2~3个心动周期局部的心肌无灌注(灌注缺损)可诊断冠脉堵塞。

(二) 图像分析

1. 医生负责在四阶段方案完成后分析图像,注意当静息状态下存在室壁运动异常和灌注缺损时,流程改为需评估心肌活性(图10-8、图10-9)。该情况下如灌注缺损排除由声衰减引起的话,行进一步的低剂量[5~10μg/(kg·min)]多巴酚丁胺负荷对心肌活性进行评估并与峰值负荷图像进行比较。

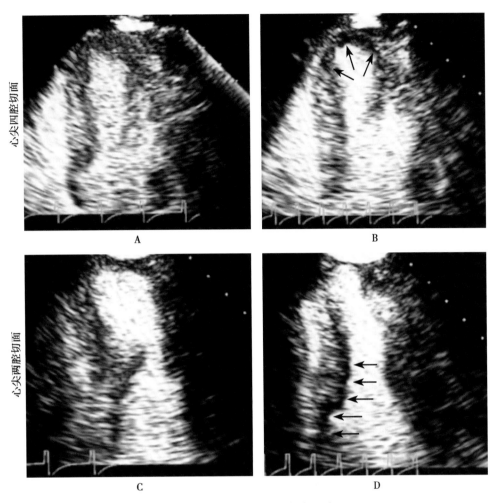

心尖四腔切面

心尖两腔切面

图 10-8　多巴酚丁胺负荷超声心动图

A、C.静息收缩末期四腔心及两腔心切面灌注图像,灌注正常;B、D.负荷收缩末期四腔心及两腔心切面图像,可见诱发下壁及心尖灌注缺损

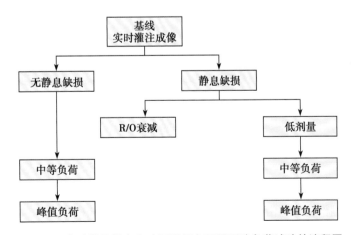

图 10-9　实时灌注超声心动图进行多巴酚丁胺负荷试验的流程图

2. 总体上实时灌注超声心动图比单纯室壁运动分析在检出冠心病方面更敏感并能更好地评估预后。

（三）假象和临床提示

1. 图像的切面水平非常重要。将前/侧壁移至中间可减少室壁回声失落。另外还可以心尖短缩切面的图像以分析基底段到中段节段的再充填和造影增强的平台强度。

2. 如左室造影充填不是很充分，可尝试提高造影剂输注速度。

3. 当达到组织最大的微泡反应时，心腔内可以存在一定的声衰减。然而，如果存在过量的衰减，可能使"闪烁"无法达到微泡的完全破坏，左室基底段将无法分析，如视觉上左室造成的衰减非常明显，需减慢造影剂输注并等待衰减消失。

4. 心尖灌注回声失落一般由近场增益设置不当引起，可以进行调整，另其他原因包括机械指数过高导致近场微泡被破坏，或聚焦位置不理想造成。

（四）小结

应用实时灌注成像多巴酚丁胺负荷超声心动图可同步观察心肌室壁运动及灌注情况；除了可以提供心肌诱导性缺血的信息，该检查还可用于评估静息室壁运动异常时的心肌活性；而为了更好地观察左室基底段及中段需进行非标准切面观察（心尖短缩切面）；需根据情况优化造影剂输注速度和机器设置。

三、血管扩张剂负荷心肌灌注成像

（一）图像获取

1. 取静息及输注血管扩张剂后两阶段方案进行。

2. 可应用实时灌注超声心动图或收缩末高机械指数触发成像。如进行高机械指数触发成像，需记录静息及负荷后第1、2、3、4心动周期图像以观察造影剂再充填。

3. 选择正确的对比心肌显影的机器设置和流程并由护士输注稀释后的超声造影剂。

4. 静息心尖切面图像以约4ml/min输注造影剂进行并根据心肌显影不出现心腔衰减进行调整。

5. 在输注潘生丁或腺苷过程中或400μg Regadenoson（Astellas Pharmaceuticals，Deerfield，IL）弹丸注射后记录负荷后图像（表10-5）。

表10-5　不同血管扩张剂药物负荷在实时灌注超声心动图的应用

药物	注射速度	负荷后取图时间
Regadenoson	400μg 弹丸注射一次	注射后立刻
腺苷	140μg/(kg·min)输注 6min 以上	输注 2~4min 后开始
潘生丁	0.56~0.84mg/kg 在 4~6min 完	输注 3~7min 后开始

6. 超声破坏后心肌应不显影，而左室腔保持显影。如左室腔不显影，应提高输注速度或缩短高机械指数脉冲的作用间期。正常心肌静息时应在5s内恢复灌注造影增强，负荷状态下2s内应恢复灌注。当心肌再次很好地显影后，按"acquire"结束存图。

7. 超声破坏后心肌应不显影，而左室腔保持显影。如左室腔不显影，应提高输注速度或缩短高机械指数脉冲的作用间期。正常心肌静息时应在 5s 内恢复灌注造影增强,负荷状态下 2s 内应恢复灌注。当心肌再次很好地显影后,按"acquire"结束存图。

8. 静息状态及负荷状态下"闪烁"的间期一般设为 5 帧并根据微泡的破坏情况进行调整。如果左室腔中太多的微泡被破坏,应当适当缩短"闪烁"间期或降低机械指数。

9. 当使用飞利浦 iE33 进行检查时,"iScan"按钮只在静息检查开始输注造影剂阶段应用。其他超声系统帧频调整为 22~25Hz(心跳快时可稍微调高)。机械指数应设置在 0.18 左右,不高于 2.0。

跟其他负荷方案一样,医生/超声技师、护士之间的交流对获得好的结果至关重要。输注速度需要根据心肌内微泡的破坏情况进行调整,这一速度在患者之间及静息和负荷之间也有差异。心肌内微泡在"闪烁"后的适量破坏是明确诊断灌注缺损的关键。灌注缺损现象可能非常短暂或只能在高机械指数破坏后的第一个心动周期出现。如发现在高机械指数破坏后 2~3 个心动周期仍未见局部区域有造影剂充填(灌注缺损)提示存在冠脉狭窄(表 10-6)。

表 10-6　血管扩张剂负荷超声心动图的操作方案

飞利浦 iE33 的两阶段 Regadenoson 超声心动图方案	Acuson Sequoia™ 的两阶段 Regadenoson 超声心动图方案
阶段 1. 静息图像 选择方案(MCE) 聚焦在二尖瓣水平 调整 TGC 在中间,按 iScan 然后调整近场 TGC 根据总体图像亮度调整总体增益 接受图像后自动进入下一阶段的方案	阶段 1. 静息图像 选择方案(MCE) 启动 Cadence 聚焦在二尖瓣水平 启动 Triggers 调整 TGC 在中间,按需要调整近场 TGC 根据总体图像亮度调整总体 CPS 增益 读图并标记存图,调整下一阶段的方案
阶段 2. 负荷后图像 重复以上静息时方案获取满意图像,根据所用药物调整存图时间	阶段 2. 负荷后图像 按以上静息时方案进行,记录并进行预览及标记,根据所用药物调整存图时间

(二)分析

1. 医生负责分析两阶段所记录的图像。在血管扩张剂引起的充血期,正常心肌在高机械指数破坏后的造影剂再充填时间应<2s。

2. 使用血管扩张剂负荷时,就算存在生理相关的狭窄,有时也可不出现室壁运动异常。因此,分析应集中在灌注功能上,图 10-10 为 Regadenoson 负荷超声心动图灌注缺损的例子。

(三)小结

血管扩张剂灌注超声心动图可以用实时灌注成像模式或者间断触发模式进行;为了更好地观察左室基底段及中段需进行非标准切面观察(心尖短缩切面);灌注异常可能只在高机械指数破坏后瞬间出现;需根据情况优化静息和血管扩张剂负荷时造影剂输注速度和机器设置。

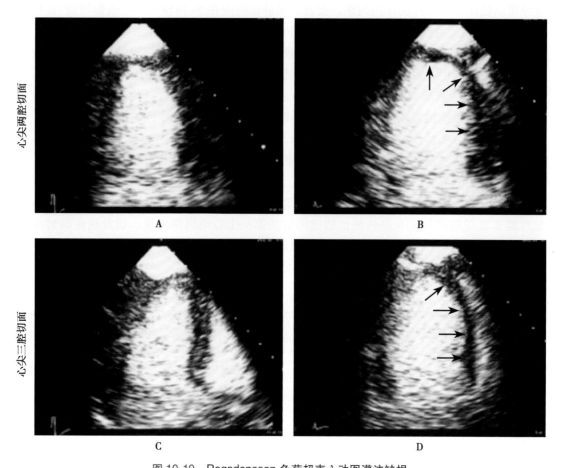

心尖两腔切面

心尖三腔切面

图 10-10　Regadenoson 负荷超声心动图灌注缺损

A、C. 静息两腔心及三腔切面灌注成像；B、D. 箭示 400μg Regadenoson 团注 2min 内进行两腔心及三腔切面灌注成像，"闪烁"后第一个心动周期见室间隔远端和心尖部位灌注缺损

第五节　冠脉微血管功能不全——微血管性心绞痛

经典的冠心病（CAD）是指心肌缺血与心外冠脉的阻塞性病变相关,冠脉造影是诊断和评估冠脉严重性的"金标准"。然而,近 20 年的临床证据对经典冠心病的概念提出了挑战,心肌缺血可由心外冠脉正常、但冠脉微血管的结构和功能异常引起。近期美国一项研究,对 400 000 例可疑心外阻塞性冠脉病变者进行诊断性冠脉造影,结果表明:59%患者冠脉正常或无阻塞性冠脉病变（<50%狭窄）。1985 年,Richard O. Cannon 将此类患者命名为微血管性心绞痛（microvascular angina, MVA）,也可称为冠脉微血管功能不全（coronary microvascular dysfunction, CMD）。虽然当时试图将这些患者都归为一类,但不久就认识到它们代表的是不同病理生理的临床谱。2014 年 FilippoCrea 等将 CMD 分为 4 种类型：①不伴心肌病和 CAD 的 CMD,即 MVA；②伴心肌病的 CMD；③伴阻塞性 CAD 的 CMD；④医源性 CMD。本节重点讨论不伴心肌病和阻塞性 CAD 的 CMD,也称 MVA（图 10-11）。

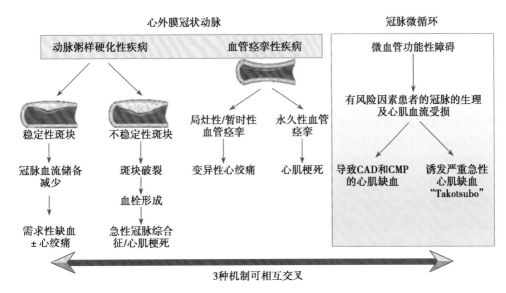

图 10-11　心肌缺血的机制

除心外冠状动脉粥样硬化（CAD）及痉挛外，第三个心肌缺血的原因是冠脉微血管功能不全（CMD），CMD 可与 CAD 和心肌病（CMP）并存，也可独立存在

一、冠状动脉系统的功能解剖

（一）正常冠脉系统结构的功能解剖

冠脉系统由三个具有不同功能的部分组成，但在解剖上不能将每个部分明确地划分界线（图 10-12）。近段代表大的心外冠脉，具有能量功能，对冠脉血流提供的阻力很小，其内径

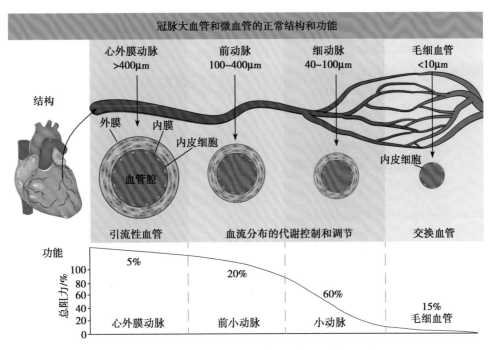

图 10-12　冠脉大血管和微血管功能解剖（详见正文）

约为500μm至2~3mm。中间部分为前小动脉(prearterioles),特点为血压在此段开始下降,这些血管的舒缩不受广泛的心肌代谢的直接控制,因为它们位于心外,而且血管壁较厚,他们的直径范围为100~500μm,它们的特殊功能是当冠脉灌注压或血流改变时,能保持原来的、波动范围很小的压力。远段部分为心壁内的小动脉,特征为血压沿此途径明显下降,其直径为<100μm,它们的功能是与心肌的血供和氧耗相匹配。

当血流变化时,心外冠脉和近端小动脉(前小动脉)具有一种内源性的调节,通过内皮依赖的血管扩张,保持原有的切应力;当主动脉压力增加时,末段前小动脉进行肌源性收缩,使在小动脉起源处保持恒定的压力。

小动脉在冠脉血流的代谢调节中起基本作用,它们具有高的静息张力,当氧耗增加时,心肌释放代谢物质使小动脉反应性扩张。小动脉扩张减少整个微血管网的阻力,并使末段前小动脉的压力下降,继而引起肌源性敏感的血管扩张。由于末段前小动脉和小动脉的扩张使切应力增加,触发血流依赖的较大的前小动脉和心外冠脉扩张。Chilian对冠脉循环调节提出一个观点:冠脉循环能根据氧的需求产生匹配的血流,这种功能是通过不同微血管床领域的阻力控制来实现的,而且,不同区域的调节机制是不同的。这种整合能力的优点是避免了单纯依赖的一种控制机制。

(二)冠脉血管结构异常的功能解剖

图10-13显示,在病理情况下,冠脉血管可发生结构及功能改变。心表大冠脉可出现局灶的动脉粥样硬化斑块(atherosclerosis plaque,AS),或弥漫性AS病变,导致冠状动脉重构及异常

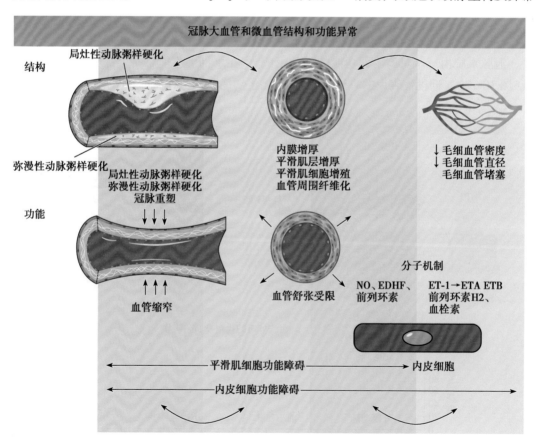

图10-13　冠脉结构异常的功能改变(详见正文)

收缩。小的冠状动脉可出现内皮增厚、平滑肌细胞增生及血管周围纤维化,导致血管舒张受损、毛细血管密度减少、直径减小直至毛细血管闭塞。引起冠脉微血管舒张受损的机制有非内皮依赖的功能不全(正常由腺苷及儿茶酚胺介导)及内皮依赖的血流介导的功能不全(正常由乙酰胆碱,五羟色胺,组织胺,缓激素等介导),使一氧化氮(NO)、内皮衍生的超极化因子(endothelium derived hyperpolarizing factor,EDHF)和前列环素产生减少。引起冠脉微血管异常收缩的机制为内皮素-1(ET-1a,ET-1b)、前列腺素 H2 及血栓素(TxA2)增多;在正常引起血管扩张的因子,如乙酰胆碱,五羟色胺和儿茶酚胺等作用下会导致血管异常收缩(图 10-14、图 10-15)。

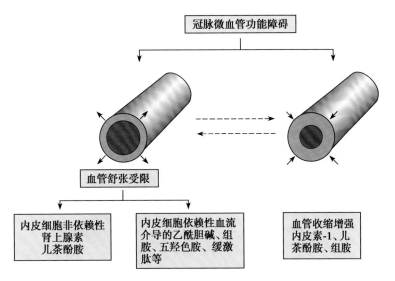

图 10-14 冠脉微血管功能不全的分子机制(详见正文)

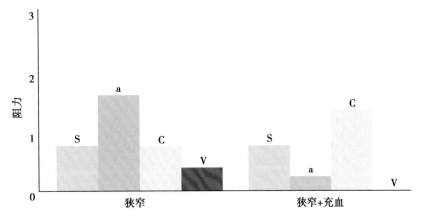

图 10-15 冠脉狭窄时冠脉各部分的阻力变化(详见正文)

S:大冠脉,a:小冠脉,C:毛细血管,V:静脉

图 10-15 提示,当冠脉狭窄血管腔面积明显减少的情况下,冠脉狭窄远端压力的降低,但通过微动脉阻力的自动调节,仍可使静息状态下心肌毛细血管阻力保持恒定水平,无明显心肌缺血;然而,当给患者注射腺苷,使心肌血管充分扩张和充血的情况下(hyperamia),虽然小动脉阻力可进一步下降,但终因狭窄冠脉后血流量过低,为保持一定的灌注压,毛细血

管自动部分关闭,导致心肌血液容积减少,引起灌注缺损。故只有在心肌充血,即最大扩容的情况下,才能评估患者的冠脉储备;最大血管容积时的血流是和心肌灌注压相匹配的(hyperamic distal coronary pressure)。

二、微血管性心绞痛是一个"独特的临床实体"

不伴阻塞性 CAD 的胸痛可有多种病因(图 10-16),包括非心源性胸痛(如胃食管反流、肺源性、骨骼肌性、精神性等)、心源性非缺血性胸痛(如心包炎和不适当的疼痛感觉)以及心源性缺血性胸痛(包括冠脉痉挛及动脉粥样硬化及炎症等)。X 综合征包括心源性缺血性和非缺血性范畴,概念不很清晰;而 MVA 仅指心源性缺血性所致,即微血管功能不全是引起心肌缺血的唯一原因,属原发性 MVA。其临床表现覆盖了冠心病所有临床谱,从慢性稳定性到不稳定性到急性冠脉综合征。

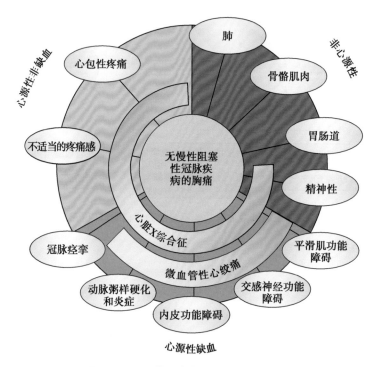

图 10-16 不伴阻塞性 CAD 的胸痛病因

非心源性、心源性非缺血性及心源性缺血性三类病,分别以暗红色、淡褐色及深褐色区分。多种病因可归入 X 综合征,MVA 与 X 综合征的病因有重叠,但局限于心脏缺血的病因

心源性缺血性胸痛中,MVA 可能常见,应视为一种独特的临床实体。其主要机制是前小动脉功能不全,典型概念为前小动脉扩张受损,导致由静息到应激时血流增加不充分。其中最主要的原因是内皮和平滑肌功能不全、不适当的交感紧张、微血管粥样硬化和炎症等。这种患者预后差,具有较高的住院率和心血管不良事件增加(包括心源性猝死、心肌梗死和充血性心衰)。

关于人类冠脉微循环阻塞的病因,有四个机制互相影响(图 10-17):①缺血相关损伤;②缺血再灌注损伤,包括中性粒细胞、ET-1、TxA2 水平升高和血小板体积或活性改变;③末梢血栓性栓塞;④个体易感性,包括遗传因素、糖尿病、急性高血糖、高血脂和缺乏缺血预适应。

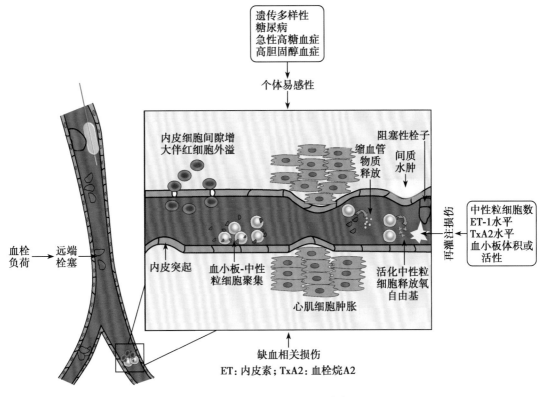

图 10-17　人类冠脉微循环阻塞的病因机制

三、微血管性心绞痛的诊断标准

多个国家的心血管病专家组成了冠状动脉血管舒缩障碍国际研究组(COVADIS),于2018年发表了有关 MVA 国际诊断标准的文章。明确提出,由 CMD 导致微血管心绞痛(MVA)的标准是:患者具有心肌缺血的症状,即劳力性及/或静息性心绞痛或心绞痛等同症状(气短),但缺乏相关联的心外冠脉病变(<50%冠脉狭窄或 FFR>0.80)。COVADIS 对具体标准进行了如下描述:

(一) 症状和临床表现

与心外冠脉阻塞性 CAD 相似,由 CMD 所致的 MVA 可表现为典型心绞痛、不典型心绞痛或心绞痛等同的症状。特别是症状可由劳力诱发,常可出现于运动停止后或静止时;症状常持续时间长或呈针刺样,对含服硝酸甘油反应不明显。妇女,尤其绝经后的妇女多见,危险因子与 CAD 相似。因此,对 MVA 的诊断不能单靠症状。

(二) 心肌缺血的客观证据

客观证据要通过休息/负荷心电图及/或无创影像,如核素心肌显像(SPECT)、心脏磁共振(CMR)、正电子断层显像(PET)或负荷超声心动图证实。典型 MVA 患者表现为负荷时心电图 ST 段改变及心绞痛,20%~30%患者有暂时性的心肌灌注缺损。少数患者仅表现有节段性室壁运动异常。临床症状和缺血性心电图与运动改变分离的现象可能原因是由 CMD 引起的缺血分布呈不调和的斑片状,与血流限制性狭窄表现为区域性灌注异常及运动障碍形成鲜明对比。

（三）无血流限制性冠脉狭窄

诊断 MVA 首要的是除外血流限制性冠脉狭窄引起的缺血症状。血流限制性冠脉狭窄是指冠脉造影或冠脉 CTA 显示有>50%的冠脉狭窄及/或 FFR 异常（<0.8）。无血流限制性冠脉狭窄在冠脉造影上表现为：无或有 0~30% 的冠脉狭窄；心外冠脉中等程度（30%~50%）狭窄或呈弥漫性病变。

在许多情况，单纯造影很难确定<50%狭窄是非阻塞性的，需要通过 FFR 测定以明确这些病变的血流动力学关联。然而，当存在微血管功能不全时，限制了微血管的扩张，FFR 会低估生理狭窄的严重性。

（四）确定冠脉血流储备减少及/或微血管痉挛引起的缺血

目前应用的技术不能在体直接看到冠脉微循环。诊断 MVA 的标准是要证明冠脉血流储备（CFR）减少。如应用 PET 无创心肌血流测定；CMR 应用血管扩张剂，在最大充血时评估心肌血流灌注；或应用经胸多普勒超声测定冠脉血流速度。经胸多普勒超声测定应用脉冲多普勒（pulse Doppler，PW）超声，取样 3~4mm^3，置于动脉的彩色信号处，通常放在 LAD 远段，因为这部分 LAD 最接近胸壁。冠脉血流速度的形式呈双相，舒张期成分较大，故仅测量舒张期成分。PET 还可定量测定休息和药物引起血管扩张时的每克组织的血流量。

许多 CMD 患者要经历冠脉造影，因此有机会从事有创性评估血流储备，如应用多普勒血流导丝测量冠脉血流速度储备；或应用压力/热稀释导丝测量冠脉血流储备，这些技术得到广泛验证同时证明是安全的。如 CFR 值低于或等于 2.0 或 2.5（取决于所应用的方法）提示 CMD。最近认为，由多普勒衍生的充血性微血管阻力和热稀释衍生的微血管阻力指数是估测 CMD 的新技术。冠脉造影时应用乙酰胆碱冠脉注射可推断微血管痉挛：出现非诊断性乙酰胆碱试验结果；试验中复制了症状，但不伴缺血的客观征象（如冠状动脉痉挛），有一时性代谢改变，如冠状窦乳酸增加和氧饱和度下降。

四、心肌声学造影在评估微血管功能中的应用

前小动脉（直径 100~500μm）和小动脉（直径<100μm）构成冠脉微血管。冠脉微血管功能不全可导致心肌缺血。没有什么技术可在体直接看到微血管，因此，评估冠脉微血管功能都是间接通过测量冠脉血流或心肌血流和冠脉血流储备来实现的。一些有创和无创技术在临床用来评估微血管功能，包括冠脉内多普勒血流速度导丝、PET 和 CMRI 等。近年来进展的心肌声学造影（MCE）能发现心肌灌注异常和定量冠脉整体和局部血流，与其他昂贵的技术相比有极好的一致性，且能在床边完成。Montisci 等对比 CFR 和 MCE，探讨 CFR 与微血管功能的关系。结果表明，经胸多普勒血流测定的左前降支冠脉血流储备与 MCE 测定的心肌灌注相匹配（图 10-18）。

Shimoni 等对 20 例冠心病伴心室功能不全的患者，于心肌活检前行 MCE 检查。MCE 应用 Optison 静脉滴注（12~16ml/h），采用间歇脉冲反转谐波和增量触发技术，定量峰值心肌对比强度（MCI）和 MCI 的增率。经食管超声行左室心肌活检。每个患者获得 2 块心肌活检标本，应用免疫组织化学方法定量总微血管（<100μm）密度、毛细血管密度和面积、小动脉和小静脉密度和胶原含量的百分比。结果呈现峰值 MCI 与微血管密度（$r=0.59,p<0.001$）和毛细血管面积（$r=0.64,p<0.001$）相关；和胶原含量百分比呈负相关（$r=-0.45,p<0.01$）。

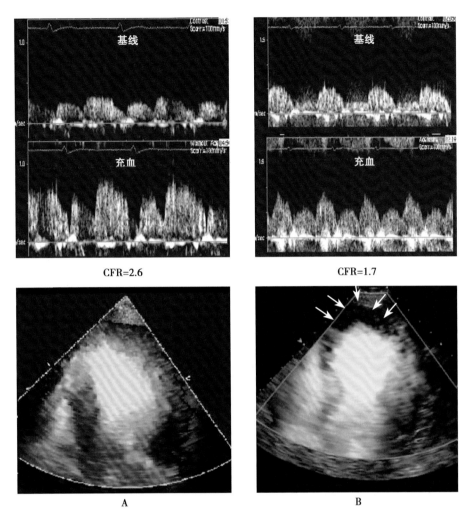

图 10-18　心肌声学造影检测心肌灌注

A. 上图为前壁 STEMI 患者左前降支(LAD)支架重建后经胸超声显示 LAD 保留的血流储备(CFR);下图为同例患者,心肌声学造影(MCE)提示供区心肌血流灌注良好;B. 上图为前壁 STEMI 患者 LAD 支架重建后经胸超声显示 LAD 的 CFR 受损,下图为同例患者 MCE 提示供区心肌血流灌注缺损

应用血流速度(β)和血流量(峰值 MCI×β)指标能更好地评估功能的恢复。故微血管完整性是 MCI 的重要的决定因素(图 10-19)。

2018 年美国超声心脏学会(ASE)有关超声增强剂(UEAs)应用的指南中提出变力性或运动负荷心肌灌注成像已用于各种情况的心肌缺血和存活性判断。静脉输注或少量弹丸注射 UEAs,用极低机械指数(VLMI)成像,在帧率 20~30Hz 时检测心肌血流和容积,这种方法称实时 MCE(RTMCE)。短暂高机械指数脉冲清除心肌的 UCAs,继之分析收缩末心肌再充填,这项技术已用于数以千计的负荷试验的患者(图 10-20)。

自从 2008 年 ASE 以来,踏车、平板运动负荷及多巴酚丁胺(DSE)药物负荷试验均证明,在预测患者预后方面,心肌灌注成像超过单独室壁运动分析。在每项研究中,均提示在连续输注微泡后,相当大比例患者出现造影剂延迟再充填而不伴有室壁运动异常;而且延迟再充填现象独立地预测后续的死亡和非致命的心肌梗死。

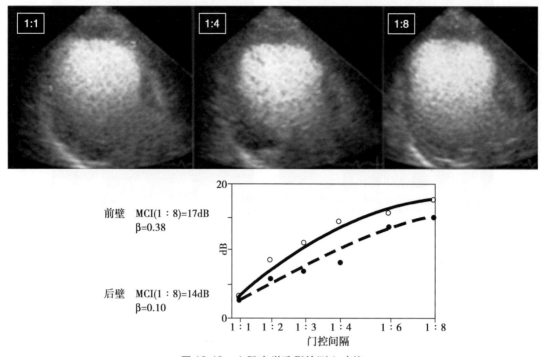

前壁　MCI(1:8)=17dB
　　　β=0.38

后壁　MCI(1:8)=14dB
　　　β=0.10

图 10-19　心肌声学造影检测心功能

Optison 滴注中,心尖长轴增量脉冲间歇,观察前间隔(实线)和后壁(虚线)的对比强度曲线。平台,特别是前壁的时间-强度曲线的 β 值较后壁高,说明功能较好

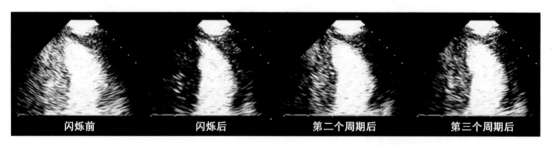

图 10-20　多巴胺负荷 RTMCE 触发收缩末灌注成像示例

在高机械指数脉冲破坏心肌微泡(第二帧图)后,2s 内收缩末成像即可见心肌内有微泡再充填(第三帧图)

　　自从 2008 ASE 关于应用 UEAs 于超声心动图的共识发表以来,许多关于应用 RTMCE 评估心肌灌注成像的可行性、安全性、诊断和评估预后准确性的研究报告,特别是增强了应用血管扩张剂负荷超声联合 RTMCE 技术模式的证据。

　　近期的研究表明,MCE 的灵敏度优于 SPECT,可能的理由是:①MCE 有较好的空间分辨率;②血管扩张剂 SPECT 仅评估毛细血管血液容积,而 MCE 既能评估毛细血管血液容积,还能评估毛细血管血流速度,这对冠心病室更为敏感的指标。

　　MCE 用于定量的灌注图像测定:主要测量任何时候微血管单位主动灌注的数量(微血管血液容积 MBV)和血液通过这些微血管单位的流率两个灌注的成分。高 MI 脉冲(>0.8)破坏微血管床的微泡,消除了它们的信号,微泡再进入微血管床的局部时间强度分析可用来估计微泡信号再充填速率和范围,分别反映微血管床的流率(fluxrate)和血液容积(MBV)(图10-21)。应用这个方法时建议:①连续输注微泡,保持微泡在血池中有稳定静止状态的浓度;②仅仅分析几个高功率激发的图像(避免影响血池浓度)和收缩末图像(消除大的来自心肌内血管的信号)。背景扣除强度资料可适用于指数方程:$y = A(1-e^{-\beta t})$,其中 y 代表在发射脉冲之后的任何时间的视频强度,A 是平台信号强度,反映相对的 MBV,速率常数 $\beta(s^{-1})$ 反映微泡通过微血管床的流率。血液容积和血液速度的乘积 $A \times \beta$ 提供心肌血流的半定量指标(图10-21)。

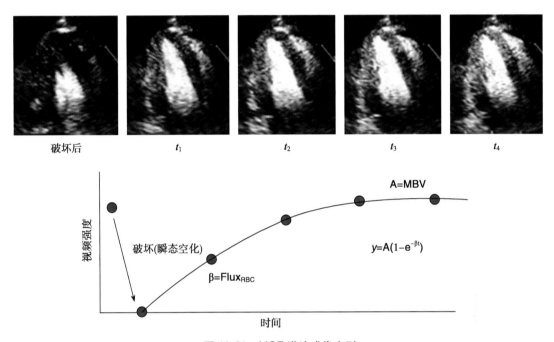

图10-21　MCE 灌注成像序列

第一个图像是高频脉冲破坏微泡后,微泡从心肌中消失。后续的收缩末触发的系列图片(t_n)显示由于微泡再充填到心肌微血管床,心肌声强进行性增加。图片显示动力性模式,用以从速率常数衍生红细胞流率(Flux_RBC)和从平台强度(A)衍生出 MBV

关于应用血管扩张负荷行心肌灌注成像,血管扩张负荷心肌灌注成像与变力性负荷对 CAD 诊断有相等的价值,优点是心率不太快(通常不超过 100 次/min)和较少的心脏移位,故图像质量较好。但观察室壁运动异常常不敏感,因为这种负荷模式不是依赖氧的需求。腺苷和双密哒莫是最常用的两种灌注成像的血管扩张剂,两者均为非选择性地直接或间接激活所有 4 个腺苷亚受体(A1,A2A,A2B 和 A3),可引起胸痛、轻度呼吸困难、低血压、支气管痉挛以及少有的可逆性房室传导阻滞。类伽腺苷(Regadenoson)是一种强的选择性 A2A 激动剂,400μg 静脉弹丸注射在 30s 内发挥作用,持续 4min,有充分时间获取图像,且没有什么严重副作用,是一种可供选择的血管扩张负荷剂。所有以上的血管扩张剂提供的信息是相同的,临床可根据具体情况来选择。

Abdelmoneim 等前瞻性的对 79 例伴有或不伴有糖尿病患者应用腺苷负荷,以 SPECT 为标准,观察 MCE 诊断心肌微血管功能的准确性,结果表明 MCE 提供的灌注异常区或灌注正常区与 SPECT 提示的缺血区或非缺血区一致,糖尿病患者灌注异常者较无糖尿患者为多(图 10-22);应用 MCE 定量分析提示,糖尿病患者 β 储备切割值 1.6 占曲线下面积(AUC)0.817,灵敏度 81%,特异度 66%;MBF 储备切割值 1.9 占曲线下面积(AUC)0.760,灵敏度 79%,特异度 63%。

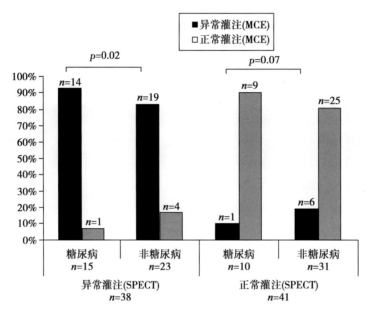

图 10-22　以 SPECT 提示的缺血或无缺血为对照,观察 MCE 在糖尿病或无糖尿病患者心肌灌注情况

五、妇女是患微血管性心绞痛的易感人群

2003—2013 年间,美国心血管病的死亡率有所下降,但负担仍然很重。2013 年每 3 个死亡患者中就有 1 个是心血管病,每 7 个死亡病例中就有一个是冠心病(CAD)。在欧洲,CAD 是最常见的独立死因,导致 19% 的男性和 20% 的女性死亡。女性死亡率高受延迟诊断的影响。女性对危险因素不那么警觉,医生也常常低估女性的心血管病。经常发现,女性有缺血表现,但冠脉造影或 CTA 正常,因此,以筛查冠脉狭窄的途径来评估危险在女性常常失败,但若评估冠脉微血管功能则可能发现有其他的机制。目前的证据表明,女性出现心肌缺血征象,而缺乏阻塞性冠脉病变者预后不良,WISE 研究表明,随访 10 年,无 CAD 证据者死亡或心肌梗死发生率为 6.7%;无阻塞性冠脉病变者为 12.8%。

广泛应用的影像技术,如 PET、SPECT 和负荷超声可能是能发现女性心肌缺血的手段。这些技术能定量心肌血流(MBF),计算冠脉血流储备和受损的微血管功能。

(一) PET 评估冠脉微血管功能(图 10-23、图 10-24)

冠脉血流储备(CFR)是一个无创测定冠脉舒缩功能指标,它整合了心外冠脉狭窄、弥漫性动脉粥样硬化和微血管功能不全对心肌组织灌注的影响。CFR 可用 PET、经胸多普勒超声和心脏 MRI 测定。动态 PET 成像可提供休息和药物负荷后心肌血流[MBF,ml/(min·g)],负荷和休息 MBF 比值可计算出 CFR。健康人休息 MBF 阈值为 0.4~1.2ml/(min·g),充血后 MBF 阈值为 1.8~2.3ml/(min·g),取决于 PET 的血流示踪剂。市场上已有自动分析的程序可计算绝对 MBF。在 PET/CT 中,示踪剂的单次注射,用列表模式采集可计算绝对的 MBF,心肌灌注和左室功能。

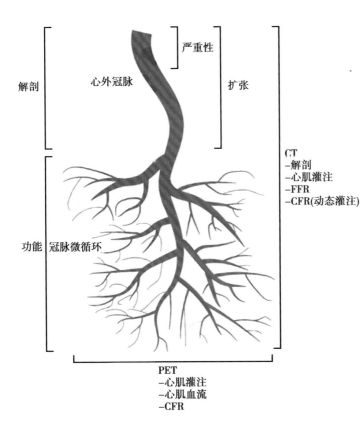

图 10-23　CT 和心脏 PET 测定的解剖和功能指标

注意 PET 评估 MBF 和 CFR 主要在冠脉微循环水平,而不能像 CT 提供解剖信息。CT:计算机断层显像;PET:正电子发射断层显像;CFR:冠脉血流储备;FFR:分值血流储备

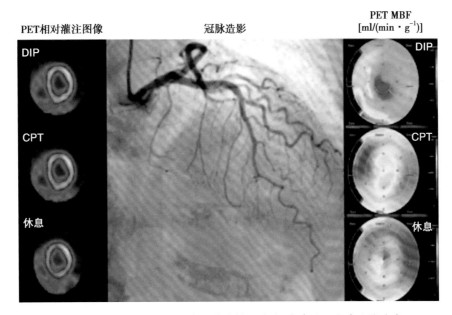

图 10-24　一位 79 岁妇女表现稳定性心绞痛,有高血压和高血脂病史

图示休息、CPT 和 DIP 充血后的 PET 氮-13 成像短轴切面。左图显示保留的心肌灌注,缺乏冠状动脉粥样硬化(钙化积分为 0);中图显示为正常的冠脉造影;右图定量 MBF 的极坐标图显示边界值的 CFR 和对 CPT 血流增加异常,提示患者在微血管水平具有内皮功能不全
CPT:冷加压试验;DIP:双嘧达莫;MBF:心肌血流;CFR:冠脉血流储备

CT 冠脉造影也进展到评估冠脉病变的血流动力学水平,包括负荷心肌灌注、分值血流储备(FFR)-CT、腔内衰减梯度、动脉造影硬化斑块的负荷和特征以及最新进展的通过动态 CT 灌注采集技术测定 CFR。

(二) WISE 研究结果

由美国心肺血研究所资助的美国 WISE 研究(Women's Ischemia Syndrome Evaluation-Coronary Vascular Dysfunction Study)报告了一组具有胸痛症状,无阻塞性冠脉病变,表现为微血管功能不全(PET-腺苷试验证明 CFR<2.5)者的功能-影像结果。

研究者发现,LAD 供区心肌的 MBF 明显高于左旋支(left circumflex,LCX)及右冠状动脉(right coronary artery,RCA)供区心肌;而 LCX 的 CFR 较其他两支冠脉供区为低。这个结果提示,有症状妇女的心肌微血管功能不全可能呈现局灶性的分布。重要的是由 PET 提供的对冷加压试验(cold pressure test,CPT)异常的 MBF 反应和受损的 CFR 超过临床危险因子、左心功能和心肌缺血严重程度,增强了对患者危险程度分类。

心脏磁共振(CMR)延迟钆增强显像(LGE)能准确看到心肌瘢痕的特征,预测不良后果。在 WISE 研究中,作者评估了 369 例心肌缺血不伴阻塞性冠脉病变(INOCA)的妇女。341 例无创基础 CMR 和 LGE,200 例于 1 年随访时完成再次 CMR 和 LGE。基础时有 26 例(8%)出现 LGE,与无 LGE 比较,年龄较轻、血压较低、左室射血分数(LVEF)较低、左室舒张末和收缩末容积较高,但心肌灌注储备没有差别,有创性冠脉反应结果也无差别。26 例中 22 例(92%)有心电图改变,18 例(69%)有心梗历史。

18 例 LGE 为典型表现,即与冠脉分布一致,8 例 LGE 呈不典型分布,于外膜下或心肌中部斑状分布。1 年后有 1% 出现新的 LGE。需要进一步探讨 LGE 对预后的影响。

六、冠脉微血管功能不全患者的预后

(一) Brainin 等研究

Brainin 等综合了大量文献,揭示了冠脉微血管功能不全不伴阻塞性冠脉患者的预后。系统搜索了 14 612 个研究,其中 52 个研究纳入系统回顾,包括 2002—2016 年 10 013 例患者,平均年龄 44~73 岁,女性占 21%~100%,平均随访 0.7~9.7 年,失访率为 0~34%。

将 52 个研究中的 26 个研究分类为 3 个组,第一组为内皮依赖的冠脉功能不全,第二组为用超声评估的非内皮依赖的 CFR,第三组为用 PET 评估的非内皮依赖的 CFR。荟萃分析表明,不伴有冠脉阻塞病变的患者,冠脉血管功能不全是重要的增加心血管危险的预测因子。第一组包括 6 项研究,共 1 192 个患者有 243 起心脏事件,总的风险度(RR)为 2.38(95% 置信区间 1.74~3.25);第二组包括 10 项研究,共 5 134 例患者,有 428 起心脏事件,总的 RR 为 4.58(95% 置信区间 3.58~5.87);第三组包括 10 项研究,共 3 687 例患者,有 538 起心脏事件的 RR 为 2.44(95% 置信区间 1.80~3.30)。

(二) WISE 研究报告

对可疑心肌缺血妇女在评估中经常出现异常的冠脉反应性,且内皮依赖的成分与不良预后相关;非内皮依赖的冠脉微血管反应性与不良预后的关联尚不清楚。作为 WISE 研究的一部分,对 189 名可疑心肌缺血的妇女,于冠脉内注射腺苷后,测定基础冠脉血流储备(CFR),观察主要的不良反应。

平均随访 5.4 年,观察到 CFR 和主要不良事件(死亡、非致命心梗、非致命卒中和因心衰留院)有明显的联系。ROC 分析证明,CFR<2.32 是最佳的不良预后的甄别阈,CFR

<2.32,事件率为 26.7%;CFR≥2.32,事件率为 12.0%($p=0.01$)。低的 CFR 增加不良事件(HR 1.16,95% 置信区间:1.04~1.30;$p=0.009$)。这个结果在另外 150 例无冠脉阻塞妇女中也得到证实(HR:1.20,95% 置信区间:1.05~1.38;$p=0.008$)。CFR 预测不良事件优于冠脉造影的严重性和其他危险因子。这些发现提示冠脉微血管代表新的诊断和治疗靶点。

七、冠脉微血管功能不全患者的治疗

冠脉微血管心绞痛的治疗尚无突破性进展。目前主要包括标准的抗缺血药物,如 β 受体拮抗剂和钙通道阻滞剂;然而,20%~30% 的患者仍保留症状。有证据表明雷诺嗪可减少冠脉微循环的机械压迫从而改善机械性功能不全。目前在美国和欧洲批准此药为治疗慢性稳定心绞痛(chronic stable angina pectoris,CSAP)的二线药。

雷诺嗪(Ranolazine,血管扩张药)是一种哌嗪衍生物,其耐受性较好,选择性抑制晚期 Na^+ 内流,还具有对代谢有益的特性,不影响心率和血压。雷诺嗪抑制心室细胞晚期内向 Na^+ 电流,减少细胞内钙的负荷,关联到舒缩功能不全的改善,新近报道了其对心率和血压乘积的效应。

近期若干小型研究报道雷诺嗪,或雷诺嗪联合伊伐布雷定对 MVA 有一定的疗效,但最近 Bairey Merz 等发表了雷诺嗪对冠脉微血管功能不全患者心绞痛和心肌灌注储备影响的结果(RWISE):128 例(96% 为妇女)入组患者具有缺血症状、无阻塞性冠脉病变、保留的左室射血分数、异常的冠脉反应试验(CRT),CFR 或异常的负荷心脏 MRI 心肌灌注储备指数(CMRI)<2.0。随机安慰剂对照应用雷诺嗪 500~1 000mg,一日 2 次,疗程 2 周。评估西雅图心绞痛量表(seattle angina questionaire,SAQ)、生活质量和 CMRI,结果提示雷诺嗪未能改善心绞痛症状和心肌灌注储备指数。不同的方法学可能解释不同研究的矛盾结果。

八、总结

冠脉微血管系指冠脉前小动脉和小动脉,是调节冠脉血流最重要的部位。当血流出现变化时,前小动脉阻力发生相应的变化,以维持正常的冠脉血流。若前小动脉扩张受损,导致由静息到应激时血流增加不充分,则称为冠脉微血管功能不全(CMD)。

CMD 可不伴有阻塞性冠脉病变和心肌病,成为独立的临床实体;是继冠脉狭窄和冠脉痉挛后第三个引起心肌缺血的成因,当临床有心绞痛和心肌缺血表现时称为微血管性心绞痛(MVA)。

诊断 CMD 或 MVA,不能单纯依靠临床症状,需通过有创或无创方法,证明患者负荷后冠脉血流储备下降(CFR↓)。MCE 是易于在临床实现和较为低廉的方法,通过腺苷负荷实时 MCE(RTMCE),分析再充填曲线衍生的 MBF 与冠脉内多普勒导丝测定的血流和 CFR 相关;可疑 MVA 妇女冠脉血流对腺苷的反应明显改善对预后的评估;此外,MCE 衍生的绝对 MBF[ml/(min·g)]及储备测定已经 PET 验证。

MVA 患者预后较差,是一组值得关注的群体(特别是妇女)。有关冠脉微血管功能不全仍存在许多知识的空缺,包括有创和无创的评估、发生机制和治疗靶点,需要进行更深入的临床研究及大规模的临床试验。

(谢　峰　刘伊丽)

参考文献

[1] 陈韵岱,王建安.中国冠状动脉血流储备分数测定技术临床路径专家共识.中国介入心脏病学杂志, 2019,27(03):121-133

[2] Fearon WF,Balsam L B,Farouque HM,et al. Novel index for invasively assessing the coronary microcirculation. Circulation,2003,107(25):3129-3132

[3] BalfourPC,Gonzalez JA,Kramer CM. Non-invasive assessmen to flow-and intermediate-risk patients with chest pain. Trends Cardiovasc Med,2017,27(3):182-189

[4] Mieres JH,Makaryus AN,Redberg RF,et al. Noninvasive cardiac imaging. Am Fam Physician,2007,75: 1219-2875

[5] Fihn SD,Gardin JM,Abrams J,et al. 2012ACCF/AHA/ACP/AATS/PCNA/STS guideline for the diagnosis and management of patients with stable ischemic heart disease:a report of the American College of Cardiology Foundation/American Heart Association Task Force on Practice Guidelines,and the American College of Physicians,American Association for Thoracic Surgery,Preventive Cardiovascular Nurses Association,Society for Cardiovascular Angiography and Interventions,and Society of Thoracic Surgeons. J Am Coll Cardiol,2012,60: e44-164

[6] 王淼,刘静,赵冬.中国动脉粥样硬化性心血管病发病危险评估的新方案.中华心血管病杂志,2018,46 (2):87-91

[7] Ong P,Camici PG,Beltrame JF,et al. International standardization of diagnostic criteria for microvascular angina. Int J Cardiol,2018,250:16-20

[8] Crea F,Camici PG,Merz CNB. Coronary microvascular dysfunction:an update. Eur Heart J,2014,35(17): 1101-1111

[9] Thomson LE,Wei J,Agarwal M,et al. Cardiac magnetic resonance myocardial perfusion reserve index is reduced in women with coronary microvascular dysfunction. A National Heart,Lung,and Blood Institute-sponsored study from the Women′s Ischemia Syndrome Evaluation. Circ. Cardiovasc. Imaging,2015;8(4). pii:e002481

[10] Wei J,Mehta PK,Johnson BD,et al. Safety of coronary reactivity testing in women with no obstructive Coronary artery disease:results from the NHL sponsored Women′s Ischemic Syndrome Evaluation(WISE)study. J Am Coll Cardiol Intv,2012,5(6):646-653

[11] Reis SE,Holubkov R,Lee JS,et al. Coronary flow velocity response to adenosine characterizes coronary microvascular function in women with chest pain and no obstructive coronary disease. Results from the pilot phase of the Women′s Ischemia Syndrome Evaluation(WISE)study. J Am Coll Cardiol,1999,33(6): 1469-1475

[12] Shimoni S,Frangogiannis NG,Aggeli CJ,et al. Microvascular Structural Correlates of Myocardial Contrast Echocardiography in Patients With Coronary Artery Disease and Left Ventricular Dysfunction Implications for the Assessment of Myocardial Hibernation. Circulation,2002,106(8):950-956

[13] Porter TR,Mulvagh SL,Abdelmoneim SS,et al. Clinical Applications of Ultrasonic Enhancing Agents in Echocardiography:2018 American Society of Echocardiography Guidelines Update. J Am Soc Echocardiogr, 2018,31(3):241-274

[14] Johnson BD,Shaw LJ,Pepine CJ,et al. Persistent chest pain predicts cardiovascular events in women without obstructive coronary artery disease:results from the NIH-NHLBI-sponsored Women′s Ischaemia Syndrome Evaluation(WISE)study. Eur Heart J,2006,27:1408-1415

[15] Campisi R,Fernando D,Marengo FD. Coronary microvascular dysfunction in women with nonobstructive ischemic heart disease as assessed by positron emission tomography. Cardiovasc Diagn Ther,2017,7(2):196-

205

[16] Janet Wei DJ, Bakir M, Darounian N, et al. Myocardial Scar Is Prevalentand Associated With Subclinical Myocardial Dysfunctionin Women With Suspected Is chemia But No Obstructive Coronary Artery Disease From the Women's Is chemia Syndrome Evaluation-Coronary Vascular Dysfunction Study. Circulation, 2018, 137 (8):874-876

[17] Brainin P, Daria Frestad D, Prescott E. The prognostic value of coronary endothelial and microvascular dysfunction in subjects with normal or non-obstructive coronary artery disease: A systematic review and meta-analysis. Int J Cardiol, 2018, 254:1-9

[18] Pepine CJ, Anderson RD, Sharaf BL, et al. Coronary Microvascular Reactivity to Adenosine Predicts Adverse Outcome in Women Evaluated for Suspected Ischemia: Results From the National Heart, Lung and Blood Institute WISE(Women's Ischemia Syndrome Evaluation)Study. J Am Coll Cardiol, 2010, 55(25):2825-2832

[19] Erin RH, Sedlak T. Ranolazine: A Contemporary Review. J Am Heart Assoc, 2016, 5(3):e003196

[20] Bairey Merz CN, Handberg EM, Shufelt CL, et al. Arandomized, placebo-controlled trial of late Nacurrentinhibition(ranolazine)incoronary microvascular dysfunction(CMD): impact on angina and myocardial perfusion reserve. Eur Heart J, 2016, 37(19):1504-1513

[21] Montisci R, Chen L, Ruscazio M, et al. Non-invasive coronary flow reserve is correlated with microvascular integrity and myocardial viability after primary angioplasty in acute myocardial infarction. Heart, 2006, 92(8): 1113-1138

[22] Abdelmoneim SS, Basu A, Bernier M, et al. Detection of myocardial microvascular disease using contrast echocardiography during adenosine stress in type 2 diabetes mellitus: Prospective comparison with single-photon emission computed tomography. Diab Vasc Dis Res, 2011, 8(4):254-256

第十一章
肥厚型心肌病导管消融的应用

肥厚型梗阻性心肌病是以左室流出道梗阻为主要特征的心肌病,其主要病理生理及临床症状的产生来自左室流出道的梗阻。因此临床上治疗的关键是降低左室流出道的压力阶差,减轻左室流出道的梗阻。目前根据不同的病理特征,临床医师选择内科保守治疗、起搏器植入术、外科二尖瓣人工机械瓣置换术、手术切除梗阻心肌及室间隔心肌化学消融术等不同的治疗方案来降低左室流出道的压力阶差。

室间隔心肌化学消融术是 Sigwart 等于 1995 年首次报道应用于临床的介入治疗方法,在临床上得到了越来越广泛的应用。目前报道的围术期病死率在 0~2% 之间,术后 30 天的病死率约为 1.5%。Agarwal 等对 12 个研究进行了荟萃分析,发现与心外科肥厚心肌切除术相比,短期病死率二者无明显差别,远期存活率二者也几乎相等。但从室间隔形态及血流动力学变化来看,所有学者报道的左室流出道压力阶差均能下降 80%~90%,而且,运动能力有所改善,左室舒张功能明显改善。此项技术的关键是寻找支配梗阻相关心肌(即靶域)的靶血管,通过向靶血管内注射无水酒精,杀死靶域内的心肌细胞,闭塞靶血管,人为地造成小范围心肌梗死,解除或减轻左室流出道的梗阻,降低左室流出道压力阶差。消融治疗多针对室间隔基底段梗阻不伴有二尖瓣器质性病变的患者。

室间隔心肌化学消融术在 1994 年开展以来疗效逐步得到肯定,并发症逐渐降低,常见的并发症包括心包填塞、致命性缓慢性心律失常、室颤、心源性休克和肺栓塞等。其方法改进的关键在于超声心动图监测手段的不断改良。早期实施室间隔心肌化学消融术的患者应用冠脉造影结合球囊试栓堵来确定靶血管,结果并不可靠,一些病例甚至需要堵塞 3 支间隔支血管才能将左室流出道压力阶差降到理想水平。而部分肥厚型梗阻性心肌病患者在病程晚期本身就可出现自发的左室扩大、心功能减低和左室流出道压力阶差降低。因此在球囊试栓堵的指导下,多间隔支、大面积的心肌消融,会导致严重的并发症和加剧远期心功能的减低。因此临床医师期望将心肌消融量最佳化:既能取得良好的疗效,同时消融范围最小化。

近年来得益于超声成像技术的发展,心肌声学造影结合冠状动脉造影技术选择靶血管在临床应用取得了良好的效果。Jassal 等研究显示,室间隔心肌化学消融术治疗肥厚型梗阻性心肌病在改善近期血流动力学方面与外科间隔切除术相似。另有研究也显示,室间隔心肌化学消融术治疗肥厚型梗阻性心肌病的近期疗效显著,尤其消融第一间隔支可取得更好的治疗效果,而且各组未出现明显不良并发症。另外从室间隔心肌化学消融术治疗肥厚型梗阻性心肌病的长期疗效来看,该术式能显著降低室间隔厚度,增加左心室流出道的宽度,降低左心室流出道压差,改善临床症状,随着术后时间延长,酒精化学消融效果逐年显著。注射的乙醇剂量多年来也逐渐减少,从>5ml 减至 1~3ml,使得梗死范围也逐渐减少,房室传导阻滞的发生也减少。

心肌声学造影出色的安全性已经得到认可,常用的第二代超声造影剂是 Sonovue(Bracco Imaging)、Optison(GE Healthcare)和 Definity(Lantheus Medical ageing),这些超声造影剂具有红细胞的血液流变学特性,可以严格地按照血管走行、分布,由此可以定量评价各间隔支血管供应的心肌范围。靶血管选择性心肌声学造影是通过向间隔支远端注射声学造影剂,观察声学造影剂的显影范围与梗阻相关心肌的匹配关系来确定靶血管。它不仅能够定位消融部位、半定量其消融范围,防止消融位置不当或范围过小影响消融效果,而且能够防止消融范围过大引起心功能不全或传导阻滞等并发症。同时心肌声学造影对靶域以外其他心脏重要解剖部位显影的监测优于冠状动脉造影和冠脉血流显像(color Doppler coronary flow imaging,CDCFI)。

一、适应证及并发症

拟行室间隔心肌化学消融术介入治疗患者的入选条件是:NYHA/CCS[纽约心脏病学会(New York Heart Association,NYHA),加拿大心血管病学会(Canadian Cardiovascular Society,CCS)]功能分级为 3~4 级,静息状态下左室流出道压力阶差≥50mmHg,激发试验(图 11-1)时左室流出道压力阶差≥100mmHg,至少具有一支间隔支适合介入消融治疗(一些医院还采用静息状态下左室流出道压力阶差≥30mmHg,激发试验左室流出道压力阶差≥50mmHg,为入选标准)。2 级心功能的患者如果出现耐药性或左室流出道压力阶差较高,同时合并引起心源性猝死的多个危险因素,也可以入选。排除合并其他心脏异常的患者。

室间隔心肌化学消融术的主要并发症是由消融时酒精注射导致心肌坏死所引起的胸痛、Ⅲ度房室传导阻滞、顽固性室颤和死亡等。所以这种介入方法的关键是选择最恰当的消融部位,避免严重的并发症,以最小的损伤换取最大的临床疗效。

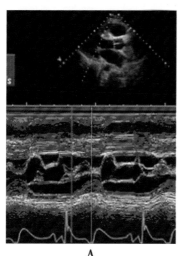
A

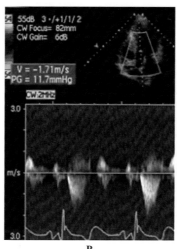
B

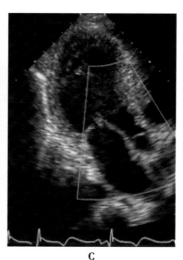
C

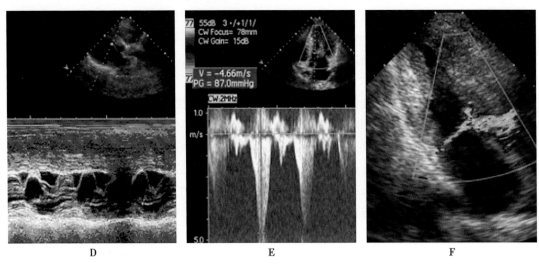

图 11-1 激发试验阳性

A、D. 激发试验后二尖瓣前叶收缩期前移（systolic anterior motion, SAM）的幅度、持续时间较激发试验前增加；
B、E. 激发试验后左室流出道的流速较激发试验前增加；C、F. 激发试验后二尖瓣反流量较激发试验前增加

二、介入方法

术前应用常规超声根据 SAM 征与室间隔接触点、应用脉冲多普勒探测左室流出道流速加速点，相应水平肥厚的室间隔确定为梗阻相关心肌（图 11-2）。

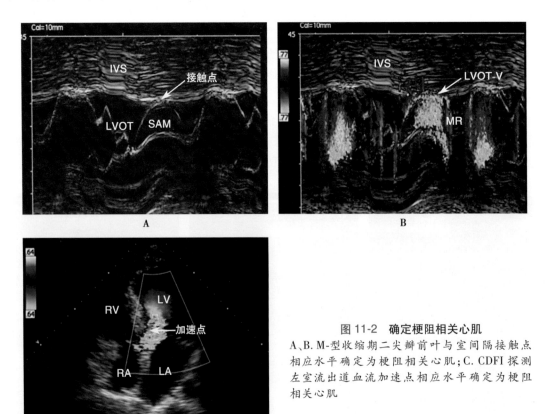

图 11-2 确定梗阻相关心肌

A、B. M-型收缩期二尖瓣前叶与室间隔接触点相应水平确定为梗阻相关心肌；C. CDFI 探测左室流出道血流加速点相应水平确定为梗阻相关心肌

术中冠脉造影根据间隔支发出部位及术前冠脉血流显像拟定的靶血管,引导导丝进入靶血管间隔支,球囊加压,向远端靶血管注入声学造影剂利声显,浓度300mg/ml,2~3ml,超声实时监测,判断造影剂显影范围与梗阻相关心肌是否匹配,若显影范围与梗阻心肌范围吻合则确定该间隔支为支配梗阻相关心肌的靶血管,同时需除外其他部位显影。

球囊持续加压试栓堵,若左室流出道压力阶差下降50%以上,向该支血管远端注入无水酒精,球囊继续加压5~10min。

由于冠脉解剖学上的多样性和潜在的间隔动脉,不能保证酒精在目标心肌区域的正确定位。需再次行冠脉造影证实消融靶血管仅剩残端、再次行血流动力学检查。

三、超声检查

(一) 常规超声

着重检测左房内径、室间隔厚度、SAM征、二尖瓣反流量、左室流出道压力阶差、左室流出道血流加速点,相应水平室间隔即梗阻相关心肌。

(二) 心肌声学造影

1. 三种选择靶血管方法的比较 肥厚型梗阻性心肌病目前有多种治疗方法,其目的均为降低左室流出道的压力阶差,从而缓解症状。室间隔心肌化学消融术通过向梗阻相关心肌的靶血管内注入无水酒精,人为地、选择性地、小范围地造成心肌梗死,在形态学上拓宽左室流出道(图11-3)或在功能上通过坏死心肌室壁运动的减低来减轻左室流出道的压力阶差。因此,靶血管的选择成为室间隔心肌化学消融术的关键。首都医科大学附属北京安贞医院应用并比较三种选择靶血管的方法:冠脉血流显像(CDCFI)初选靶血管、应用选择性靶血管心肌声学造影(MCE)结合冠脉造影确定靶血管、应用球囊试栓堵结合冠脉造影辅助确定靶血管,为消融成功提供了重要的经验。

应用冠脉血流显像技术于室间隔心肌化学消融术可作为一种初选靶血管的方法。冠脉血流显像技术是一项新的无创超声技术,使冠脉内的低速血流得以显示。从而在术前通过冠脉血流显像显示室间隔支的发出顺序以及室间隔支与心肌的匹配关系,判断走向梗阻相关心肌的间隔支血管为靶血管(图11-4)或超选间隔支的分支为靶血管。在术中根据初选的靶血管引导导丝和球囊进入间隔支,进行心肌声学造影和球囊试栓堵,增加术中靶血管选择的准确性,增加一次选中靶血管的可能性,避免手术的盲目性。虽然冠脉血流显像技术能够显示间隔支的走行、间隔支与心肌的匹配关系,但不能显示靶血管血供支配范围,无法半定量判断消融范围,只能作为初选靶血管的方法。最终靶血管的确定仍是依靠靶血管选择性心肌声学造影。

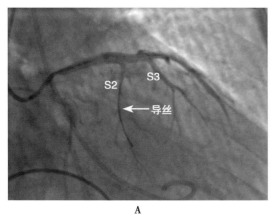

A

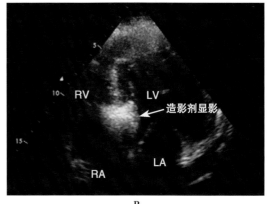

B

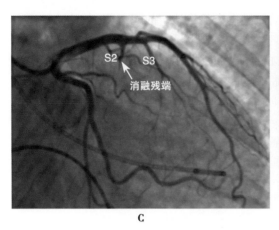
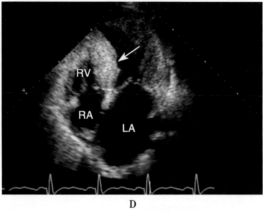

图 11-3　室间隔心肌化学消融术

A. 球囊导丝进入靶血管;B. 靶血管远端注入声学造影剂,造影剂范围与靶域吻合;C. 靶血管注入无水酒精之后冠脉造影显示靶血管仅剩消融残端;D. 超声显示消融心肌局部切迹(白箭)

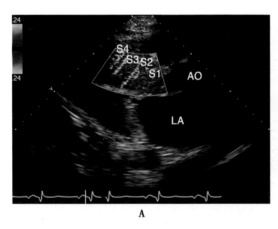
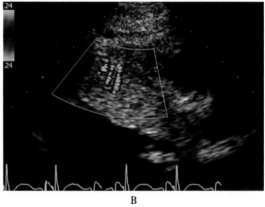

图 11-4　冠脉血流显像判断靶血管消融成功

A. 术前左心长轴观冠脉血流显示第 2 间隔支为梗阻相关心肌的靶血管;B. 术后左心长轴观冠脉血流显示第 2 间隔支消失

　　冠脉造影结合球囊试栓堵判断靶血管,在消融术开展的早期就已应用,文献也有相关报道,但作为确定靶血管的方法并不可靠。首都医科大学附属北京安贞医院一组研究显示有 5 例靶血管远端注入造影剂时,心肌显影范围与靶域相吻合,但球囊试栓堵(图 11-5A)时左室流出道压力阶差下降不到 50%。但最终实施室间隔心肌化学消融术,1 周及远期随访左室流出道压力阶差下降≥50%。在一些肥厚型心肌病患者的室间隔心肌内存在着丰富的侧支吻合,同一部位的室间隔心肌可以有多支相互交叠的间隔支供血(图 11-5B、C),当试验性、短暂地用球囊堵塞靶血管,若周边有侧支供血,则不会造成靶域的明显心肌缺血,故左室流出道压力阶差可以没有明显下降。据国外文献报道室间隔心肌化学消融术主要病理的作用是无水酒精杀死靶域内的心肌细胞,其次是闭塞相应的靶血管。因此随着无水酒精进入靶域,靶心肌细胞逐步坏死、运动减低,左室流出道压力阶差进一步下降。由此可见靶域的正确选择比球囊试栓堵更值得信赖。

　　靶血管的最终确定取决于这支血管的血运是否供应靶域。靶血管选择性心肌声学造影

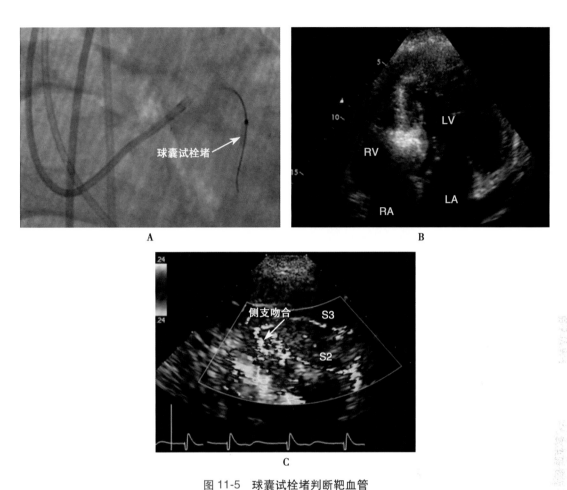

图 11-5 球囊试栓堵判断靶血管

A.球囊于间隔支靶血管内加压试栓堵;B.造影剂显影范围位于消融靶域内;C.冠脉血流显像显示间隔支之间的吻合

不仅能显示血管与心肌的匹配关系,还能显示间隔支靶血管血供的具体范围。能够定位消融部位(图 11-6)和半定量其消融范围。防止消融位置不当(图 11-7)或范围过小影响消融效果,防止消融范围过大(图 11-8)引起心功能不全或传导阻滞等并发症。同时心肌声学造影对靶域以外其他心脏重要解剖部位显影的监测优于冠脉血流显像。冠脉血流显像对过于细小的间隔支显示困难,首都医科大学附属北京安贞医院一组研究只有 2 例显示乳头肌动脉,未观察到与后室间隔支的吻合及通过调节束走向右室的侧支。而心肌声学造影则能明显地显示是否同时存在其他解剖部位的显影。通过心肌声学造影及时发现了左室乳头肌(图 11-9)、右室调节束、右室乳头肌显影,说明消融会影响到这些部位,所以需要放弃消融,避免了严重的二尖瓣、三尖瓣反流等并发症。首都医科大学附属北京安贞医院一组 36 例肥厚型梗阻性心肌病室间隔心肌化学消融术的研究中,32 例应用了心肌声学造影,其中 27 例在心肌声学造影的指导下消融成功,其余 5 例在心肌声学造影指导下及时放弃消融,避免了严重并发症的发生,提高了消融的成功率。应用心肌声学造影还可以发现个别被确定的间隔支并非来自前降支而是来自中间支或对角支,如果没有术中声学造影,这些病例就会被误诊。

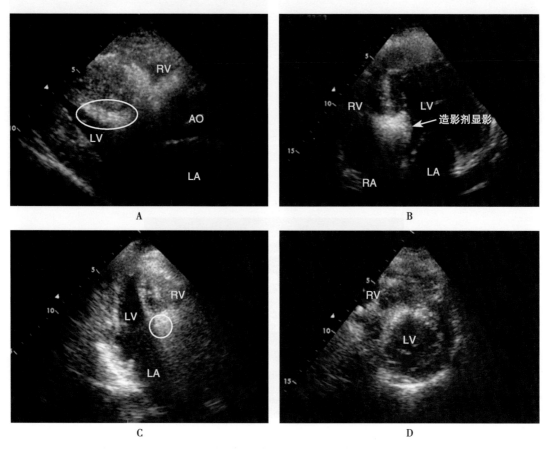

图 11-6 造影剂显影部位与靶域吻合，指导成功消融

A.胸骨旁左心长轴观显示造影剂显影部位与靶域吻合；B.心尖四腔观显示造影剂显影部位与靶域吻合；C.心尖左心长轴观显示造影剂显影部位与靶域吻合；D.左心室短轴观显示造影剂显影部位与靶域吻合

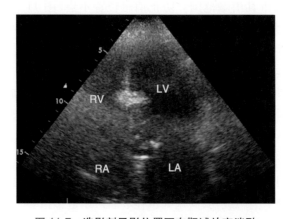

图 11-7 造影剂显影位置不在靶域放弃消融

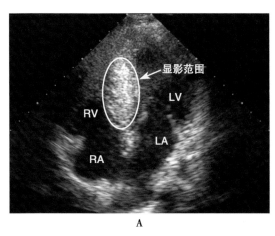
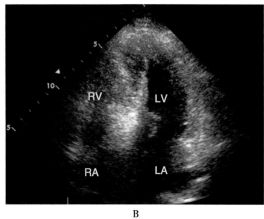

图 11-8　造影剂显影范围超过靶域

A.造影剂显影范围超过靶域,放弃消融;B.造影剂显影范围超过靶域,少量、分次注入无水酒精消融成功

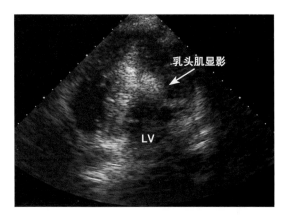

图 11-9　左心室乳头肌显影,放弃消融

文献报道有心肌声学造影指导的室间隔心肌化学消融术,心肌酶学检查显示心肌损失更少,近期和中期效果好。并且,短期成功后的复发少。降低持续的房室传导阻滞等并发症,需要安装永久起搏器的患者明显减少。

2. MCE 显影范围与无水酒精显影范围的对照　安贞医院一组研究 5 例患者靶域显影同时靶域外周围室间隔显影,其中 2 例在消融术开展的早期放弃了消融。随着消融方法的改良,在近期对其余 3 例临床尝试将常规剂量的无水酒精分次注入靶血管,先小剂量注入无水酒精,间隔 5min 再注入剩余剂量。行超声检测,发现靶域外室间隔左心室心内膜面没有酒精显影(图 11-10)。导致这种现象可能的原因是,先

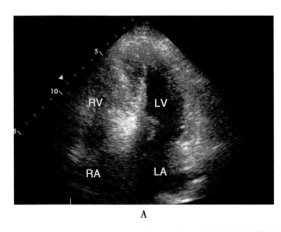
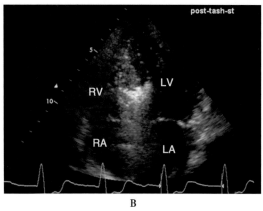

图 11-10　造影剂显影范围与无水酒精显影范围的对照

A.造影剂显影范围主要位于靶域,但靶域外有小范围心肌显影;B.消融后无水酒精的显影范围主要集中在靶域

注入的无水酒精使一些细小的毛细血管闭塞,再注入无水酒精就不能通过了。利用这一病理过程可能为那些造影剂显影范围主要在靶域,但周围解剖位置有小范围显影的患者,提供一次消融治疗的机会。

国外文献报道,电子显微境下观察,无水酒精经靶血管注入后,血管内可见团块样(lumpily)固定,支配靶域心肌内的毛细血管可见同样的改变,可以导致细小的血管闭塞。心肌化学消融的病理作用主要是无水酒精对正常心肌细胞结构的破坏,凝固坏死(图11-11),同时有血管的病理变化。心肌声学造影剂具有红细胞的血液流变学,在进入靶血管时可以沿着靶血管主干、分支及支配的毛细血管走行,可以到达血管支配的末梢,是没有阻碍的。而无水酒精通过主干后,通过分支、毛细血管到达心肌,但随着毛细血管被酒精闭塞,无水酒精往远端渗透受到阻碍。因而无水酒精的显影范围有时会小于造影剂显影范围。

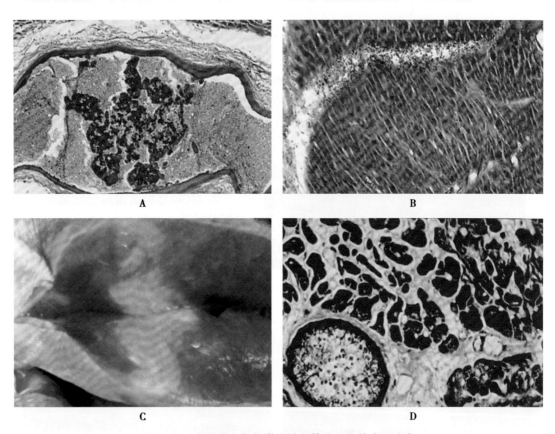

图11-11 室间隔心肌化学消融血管及心肌的病理改变
A.血管内可见团块样固定;B.毛细血管可见团块样固定,可以导致细小的血管闭塞;C.病理大体显示消融区域坏死心肌;D.心肌细胞结构的破坏、凝固、坏死

总之,心肌声学造影应用于肥厚型梗阻性心肌病室间隔心肌化学消融术中选择靶血管,不仅能根据造影剂显示的部位准确地选择消融的血管,同时还可以根据造影剂显影范围所勾勒的血管床大小,准确地判断无水酒精的消融范围,使消融部位准确、范围合理,以最小的损伤获得最大的临床疗效。并且还能够正确及时地指导放弃消融,防止严重并发症的产生。因此心肌声学造影结合冠脉血流显像和冠状动脉造影是一种可靠的靶血管选择手段,使手术安全而有效。

(何怡华 李治安)

参考文献

［1］ Goodwin JF，Oakley CM. Non-surgical myocardial reduction for hypertrophic obstructive cardiomyopathy. Lancet，1995，346（8990）：1624

［2］ Agarwal S，Tuzcu EM，Desai MY，et al. Updated meta-analysis of septal alcohol ablation versus myectomy for hypertrophic cardiomyopathy. J Am Coll Cardiol，2010，55（8）：823-834

［3］ Jensen MK，Prinz C，Horstkotte D，et al. Alcohol septal ablation in patients with hypertrophic obstructive cardiomyopathy：low incidence of sudden cardiac death and reduced risk profile. Heart，2013，（14）：1012-1017

［4］ Sorajja P，Ommen SR，Holmes DR Jr，et al. Survival after alcohol septal ablation for obstructive hypertrophic cardiomyopathy. Circulation，2012，126（20）：2374-2380

［5］ Alam M，Dokainish H，Lakkis N. Alcohol septal ablation for hypertrophic obstructive cardiomyopathy：a systematic review of published studies. J Interv Cardiol，2006，19（4）：319-327

［6］ Jassal DS，Neilan TG，Fifer MA，et al. Sustained improvement in left ventricular diastolic function after alcohol septal ablation for hypertrophic obstructive cardiomyopathy. Eur Heart J，2006，27（15）：1805-1810

［7］ 马亮亮，阚通，赵仙先.肥厚型梗阻性心肌病不同间隔支行经皮腔内间隔支化学消融术的疗效观察.国际心血管病杂志，2016，43（01）：54-57

［8］ Sherif F，Nagueh SF，Nasser M，et al. The role of myocardial contrast echocardiography during nonsurgical septal reduction therapy for hypertrophic obstructive cardiomyopathy. J Am Coll Cardiol，1998，32（1）：225-119

［9］ Kaul S，Glasheen W，Ruddy TD，et al. The importance of defining left ventricular area at risk in vivo during acute myocardial infarction：an experimental evaluation with myocardial contrast two-dimensional echocardiography. Circulation，1987，75（6）：1249-1260

［10］ Angelini P. The"1st septal unit"in hypertrophic obstructive cardiomyopathy：a newly recognized anatomo-functional entity，identified during recent alcohol septal ablation experience. Tex Heart Inst J，2007，34（3）：336-346

［11］ 何怡华，李治安，姜腾勇，等.冠脉血流多普勒显像在肥厚型梗阻性心肌病化学消融术中的应用价值.中华超声影像学杂志，2004，13（5）：336-340

［12］ 栾姝蓉，李治安，何怡华.心肌声学造影超声心动图在肥厚型梗阻性心肌病化学消融术中的作用.中华超声影像学杂志，2002，11（12）：709-712

［13］ Ute RK. Morphology of necrosis and repair after transcoronary ethanol ablation of septal hypertrophy. Pathol Res Pract，2003，199（3）：121-127

［14］ Batzner A，Pfeiffer B，Neugebauer A，et al. Survival After Alcohol Septal Ablation in Patients With Hypertrophic Obstructive Cardiomyopathy. J Am Coll Cardiol，2018，72（24）：3087-3094

［15］ Alam M，Dokainish H，Lakkis N. Alcohol septal ablation for hypertrophic obstructive cardiomyopathy：a systematic review of published studies. J Interv Cardiol，2006，19（4）：319-327

［16］ Poon SS，Field M，Gupta D，et al. Surgical septal myectomy or alcohol septal ablation：which approach offers better outcomes for patients with hypertrophic obstructive cardiomyopathy？ Interact Cardiovasc Thorac Surg，2017，24（6）：951-961

［17］ Sedehi D，Finocchiaro G，Tibayan Y，et al. Long-term outcomes of septal reduction for obstructive hypertrophic cardiomyopathy. J Cardiol，2015，66（1）：57-62

［18］ Liebregts M，Vriesendorp PA，Mahmoodi BK，et al. A Systematic Review and Meta-Analysis of Long-Term Outcomes After Septal Reduction Therapy in Patients With Hypertrophic Cardiomyopathy. JACC Heart Fail，2015，3（11）：896-905

［19］ Fifer MA. Septal Reduction Therapy for Hypertrophic Obstructive Cardiomyopathy. J Am Coll Cardiol，2018，72（24）：3095-3097

［20］ Hoedemakers S，Vandenberk B，Liebregts M，et al. Long-term outcome of conservative and invasive treatment in patients with hypertrophic obstructive cardiomyopathy. Acta Cardiol，2019，74（3）：253-261

[21] Kashtanov M, Rzhannikova A, Chernyshev S, et al. Results of Ten-Year Follow-Up of Alcohol Septal Ablation in Patients with Obstructive Hypertrophic Cardiomyopathy. Int J Angiol,2018,27(4):202-207

[22] Nguyen A, Schaff HV, Hang D, et al. Surgical myectomy versus alcohol septal ablation for obstructive hypertrophic cardiomyopathy: A propensity score-matched cohort. J Thorac Cardiovasc Surg, 2019, 157(1): 306-315

[23] Edris A, Bartel T, Tuzcu EM, et al. Alcohol septal ablation for outflow tract obstruction after transcatheter aortic and mitral valve replacement. Catheter Cardiovasc Interv,2018,92(7):1461-1465

[24] Fitzgerald P, Kusumoto F. The effects of septal myectomy and alcohol septal ablation for hypertrophic cardiomyopathy on the cardiac conduction system. J Interv Card Electrophysiol,2018,52(3):403-408

第四篇

超声造影在心外疾病
中的应用

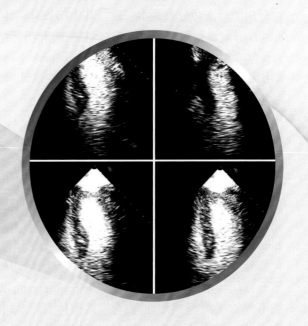

第十二章

超声造影在肝脏局灶性病变诊疗中的应用

第一节　肝脏解剖结构及循环特征

　　肝脏大部位于右季肋区和腹上区,小部分位于左季肋区。肝膈面左、右肋弓之间的部分与腹前壁相邻,膈面与膈肌相邻,后缘近左纵沟处与食管相接触。肝的脏面毗邻复杂——胆囊窝容纳胆囊,下腔静脉肝后段行经腔静脉沟,还与右肾上腺、右肾、十二指肠上部、幽门、胃前面小弯侧及结肠右曲紧邻。

　　肝内管道可分为肝静脉系统(肝左、中、右静脉,肝右后静脉和尾状叶静脉)和 Glisson 系统两部分。Glisson 系统由血管周围纤维囊(Glisson)包绕肝门静脉、肝动脉和肝管构成,三者在肝内的分支和分布基本一致。其中门静脉供血占肝脏血供的 70%~75%,肝动脉占 25%~30%。肝表面被致密结缔组织被膜覆盖,肝门部结缔组织随 Glisson 系统和肝静脉的分支伸入肝实质,将肝实质分成许多肝小叶(hepatic lobule),肝小叶之间呈三角形或椭圆形的结缔组织小区被称为门管区(portal area),每个肝小叶周围有 3~4 个门管区。肝小叶是肝的基本结构单位,由肝细胞(hepatocyte)、肝血窦(hepatic sinusoid)、窦周隙(perisinusoidal space)、胆小管(bile canaliculus)及中央静脉(central vein)构成。肝小叶内有一条中央静脉沿其长轴走行;肝细胞单层排列形成肝板,相邻的肝板相互吻合连接形成肝索,呈放射状排列于中央静脉周围;肝血窦和胆小管走行于肝板之间;肝血窦内皮与肝板之间的狭窄间隙称为窦周隙。门管区内有小叶间静脉、小叶间动脉和小叶间胆管,分别是门静脉、肝动脉和肝内胆管的分支。门静脉和肝动脉血液通过门管区的小叶间动脉和小叶间静脉注入肝血窦。肝血窦内皮外无基膜,内皮细胞连接松散,细胞间隙宽,有大量内皮窗孔(直径多为 0.1mm,大者可达 1~2mm),血浆中各种成分可透过肝血窦进入窦周隙与肝细胞进行充分的物质交换,后汇入中央静脉。中央静脉经非门管区的小叶间结缔组织汇集为小叶下静脉,后再汇集为肝静脉。另外,肝血窦内存在肝巨噬细胞(hepatic macrophage),又称库普弗细胞(Kupffer cell),其形态不规则,胞质呈嗜酸性,内含有溶酶体、吞噬体和吞饮泡,具有清除经门静脉入肝的抗原异物,分解衰老的血细胞和监视肿瘤等作用。

第二节　超声造影剂在肝内增强显影的时相特征

　　肝脏是双重供血的脏器,造影剂由外周静脉注射入体内后进入腹主动脉,一部分造影剂直接经肝动脉入肝,使肝动脉系统灌注增强,形成动脉相增强。其余造影剂通过两个途径进入门静脉：①造影剂经腹主动脉进入腹腔动脉，后依次进入脾动脉、脾静脉，最后进入门静脉；②造影剂经腹主动脉依次进入肠系膜上动脉和肠系膜上静脉，最后汇入门静脉。经门静脉入肝的造影剂引起门静脉系统灌注增强，从而形成门脉相增强。由于肝动脉占肝血供的1/4，门静脉占血供的3/4，因此早期动脉相入肝微泡少，肝实质增强程度弱，门脉相入肝微泡多，肝实质增强程度强。具体增强时相划分如下：

1. **动脉相**　提供肝动脉供血程度和形式的信息，通常起始于注射造影剂的$10\sim20s$，持续至$30\sim45s$。该时相表现为肝内动脉血管迅速显影，呈条状强回声，未明显增强的肝实质与增强的肝动脉呈强烈的对比。

2. **门脉相**　继动脉相后持续至造影剂注射后的2min。该时相表现为门静脉主干及其一、二级分支内充盈造影剂，血管呈条状较强回声，肝实质逐渐增强。

3. **延迟相**　起于注射造影2min后至造影剂微泡消失（$4\sim6min$）。该时相表现为肝组织均匀性增强，至增强信号完全消失时结束，期间血管结构不显影。门脉相和延迟相提供目标病灶与周围肝组织的对比，超声造影从病灶中清除的信息。

使用Sonazoid$^{®}$作为造影剂的超声造影存在库普弗细胞相（Kupffer phase），指的是注射造影剂10min后，可持续至1h以上。

一、肝脏超声造影的图像解析

注射造影剂后，解读动态增强影像从增强开始时间、增强水平、造影剂分布特征及增强模式以下几方面分析：

1. **增强的时间**　指病灶开始增强的时间，根据肝脏增强的时相即动脉相、门脉相及延迟相、血管后期或库普弗细胞相（Sonazoid$^{®}$）分析病灶的增强。

2. **增强水平**　指回声的灰阶强度，定义病灶的增强水平以邻近的肝组织增强水平作为参照，可定为高、等、低和无增强4个级别，即造影剂进入感兴趣区域的回声强度，与周围肝实质比较，回声高于周围肝实质为高增强，等同于周围肝实质为等增强，低于周围肝实质为低增强，无造影剂进入称为无增强。同一病灶如兼有不同水平的增强，则定义最高水平的那部分。例如一个病灶内既有高增强的部分，又有低增强或无增强的部分，可视这个病灶为高增强，然后再结合造影剂分布特征加以定义。

3. **造影剂分布特征**　是指造影剂在病变内的分布情况，有下列几种主要的类型：①均匀增强：增强水平均质一致。②不均匀增强：病灶内增强水平不一，形状无规律。③周边结节状增强：环绕病灶的边缘内侧突起大小不一的结节状增强，中央部分多为无增强。④周边厚环状增强：病灶边缘部分显示均质、规整的厚环状增强，中央区多为无增强，又称为面圈征。⑤多房样或蜂窝状增强：在低或无增强病灶内，见线状增强把病灶分隔成若干小房。

4. **增强模式**　指病变在动脉期表现出某种增强水平和造影剂分布特征后，在相继进入门脉相和延迟期的过程中，增强水平和造影剂分布特征所发生的变化。最常见的增强模式有：①动脉相增强，门脉相和延迟相持续增强。②动脉相增强，门脉相或延迟相增强明显消退。③三个时相均无增强。

5. **增强的动态过程**　造影剂出现至达到增强峰值这个过程称为"流入"，增强峰值出现后，增强灰度逐渐减低，这个过程称为"流出"。将快进、快出、慢进、慢出做如下定义：①快进：动脉相早期病灶呈高增强；②快出：通常指注入造影剂的60s以内增强灰度明显减低，即动脉相晚期或者门脉相早期病灶呈低增强;③慢进:动脉相晚期仍未全部被造影剂充填,呈低增强;④慢出:门脉相病灶仍被造影剂充填,呈稍高增强或等增强。

二、肝脏超声造影检查的适应证

参照世界超声与生物医学联合会-欧洲超声与生物医学联合会(the World Federation of Societies for Ultrasound in Medicine and Biology-the European Federation of Societies for Ultrasound in Medicine and Biology,WFUMB-EFSUMB)关于超声造影在肝脏中的临床应用指南,肝脏超声造影检查的适应证包括:

1. 非肝硬化背景下定性诊断常规超声偶然发现或不能明确诊断的肝内肿块。

2. 定性诊断慢性肝炎或肝硬化基础上的常规超声发现的结节性病灶。

3. 定性诊断肝硬化追踪复查时发现的结节性病灶。

4. 肝硬化背景下,当常规超声与增强 CT 或增强 MRI 结果不一致,或者增强 CT 或 MRI 结果不明确时,检出肝内病灶。

5. 肝硬化背景下肝内存在多个结节或者结节的增强模式不一致时,指导穿刺活检靶病灶的选择。

6. 监测肝硬化背景下肝内结节的大小和增强模式的变化。

7. 鉴别诊断门脉栓子的性质。

8. 可疑的肝外伤患者需明确肝内损伤情况。

9. 对治疗前的转移性肝癌或肝细胞性肝癌患者明确肝内病灶的血供情况,作为增强 CT 或 MRI 的辅助手段排除或明确肝内有无其他病灶,并进行临床分期和评估。

10. 引导常规超声显示不清晰的病灶进行穿刺定位。

11. 肝肿瘤进行局部治疗(如射频消融)后进行即时的疗效评价。

12. 对有增强 CT 和增强 MRI 禁忌证者,可作为监测肿瘤复发的长期随访监测手段。

第三节 超声造影在肝脏良性病变的诊断及鉴别诊断中的应用

一、肝血管瘤

血管瘤是最常见的肝脏的良性肿瘤,尸检发现率占到 7%~21%,并有增长的趋势。血管瘤在肝脏常呈多发。

典型的血管瘤从灰阶超声上就能做出比较明确的诊断:高回声,形态各异,边界常清楚。彩色多普勒可见周围受推挤的血管,敏感度高的彩色多普勒偶可检出其内部的血流信号。比较难以诊断的是表现为低回声的血管瘤,特别是已有其他器官的恶性肿瘤,在肝脏内发现可疑病灶,伴或不伴有肝血管瘤的病史,均需要明确肝血管瘤和肝转移瘤的鉴别诊断。

肝血管瘤的典型超声造影表现为动脉相周边乳头状或厚环状增强并逐渐向心填充(图 12-1),约 83.7%肝血管瘤呈典型造影表现,其中>3cm 的肝血管瘤多为典型造影表现,而≤3cm 的病灶造影表现形式多样,其中大部分为典型造影表现(69.2%),少部分病灶表现为低增强(23.1%)或均匀高增强(7.7%)。研究表明血管瘤的增强模式与瘤内组织学结构

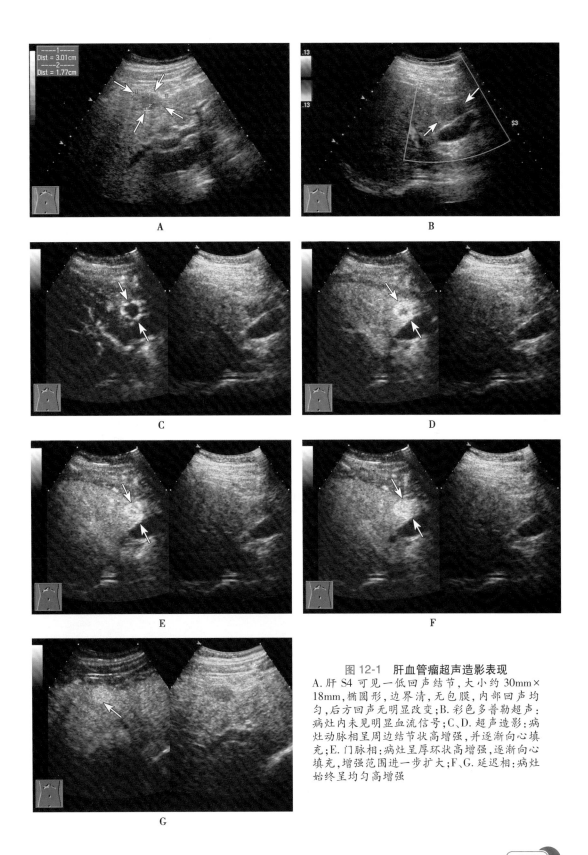

图 12-1 肝血管瘤超声造影表现

A.肝 S4 可见一低回声结节,大小约 30mm× 18mm,椭圆形,边界清,无包膜,内部回声均匀,后方回声无明显改变;B.彩色多普勒超声:病灶内未见明显血流信号;C、D.超声造影:病灶动脉相呈周边结节状高增强,并逐渐向心填充;E.门脉相:病灶呈厚环状高增强,逐渐向心填充,增强范围进一步扩大;F、G.延迟相:病灶始终呈均匀高增强

相关,肝血管瘤主要由血窦及血窦壁构成,血供来自于肝动脉,大量血窦造成血管瘤的增强强度高于周围肝实质。根据造影增强模式可将血管瘤内部结构分为三类区域,分别是周边呈乳头状增强区、逐渐填充区及内部无增强或弱增强区。病理学检查显示乳头状增强区的血管腔隙明显小于逐渐增强区,而无增强或低增强区多可见大量瘢痕组织或囊腔结构。而较小的血管瘤整体高增强发生率较高,可能与其内部组织学结构较均匀,瘤内血管腔隙较小有关。肝血管瘤门脉相及延迟相多呈高增强,约有16.3%的病灶可出现消退,可能与病灶内部存在动静脉瘘或较大的流出静脉以及侧支循环有关。

二、肝脏局灶性结节增生

肝脏局灶性结节增生(focal nodular hyperplasia,FNH)是肝内最常见的非血管起源的良性病变,由肝细胞增生并被星形纤维瘢痕间隔成非瘤样结节,结节中央多有1~2条异常粗大的动脉。该病发病率为3%~5%,约占所有肝占位的8%,占肝脏良性非血管瘤病变的66%~86%。女性多发,男女比例为1:10~1:8。多数无明显症状。

常规超声显示FNH多数<5cm,呈低回声或等回声,极少呈稍高回声,无包膜,边界较清晰,部分可见低回声晕,多数内部回声均匀,部分可见中央瘢痕。对周围血管及胆管有明显的推压移位改变,有助于识别病灶。彩色多普勒超声多数(90%以上)FNH血供丰富,呈轮辐状,约一半病灶可探及特异性的中央"星状"彩色血流。

超声造影表现:典型的FNH表现为动脉相早期结节中央可见增强的粗大动脉,呈快速离心性高增强(图12-2),文献报道FNH出现离心性高增强的概率为27.3%~79.0%。FNH的这种血流灌注特征由其病理特点决定,FNH是局部肝细胞对先天性血管畸形的反应性增生,病变的中央存在异常粗大的动脉,造成FNH的动脉相血流灌注量和速度高于肝实质,而动脉相造影剂充盈过快不易于观察离心增强模式,可通过逐帧回放或再次小剂量造影剂有助于观察;多数FNH门脉相及延迟相病灶始终呈高增强,因星状纤维瘢痕组织内只含有动脉和胆管,故门脉相和延迟相于病灶中央可见低增强的星形瘢痕(36.4%~60.0%)。延迟相大部分病灶呈高或等增强(87.6%~96%),少数FNH可表现为延迟相低增强(约32%),则需与肝细胞肝癌、肝转移瘤等恶性病灶鉴别。

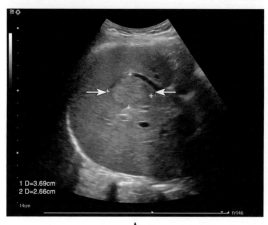

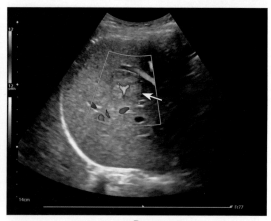

A　　　　　　　　　　　　B

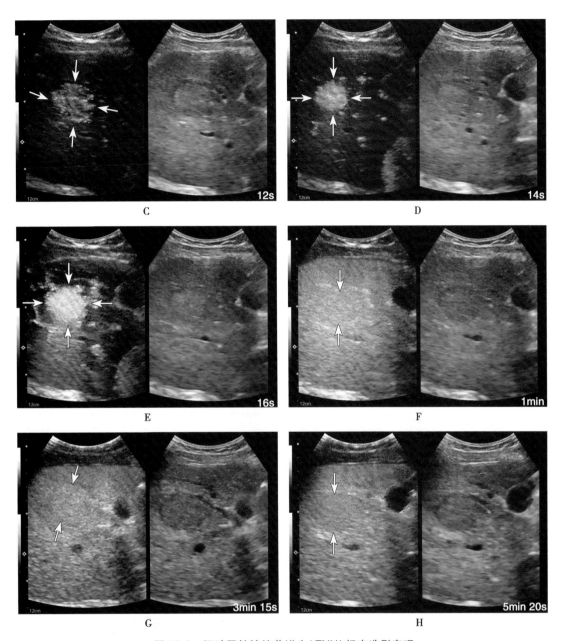

图 12-2 肝脏局灶性结节增生(FNH)超声造影表现

A.肝 S5 可见一等回声结节(箭),大小约 31mm×29mm,椭圆形,边界清,无包膜,内部回声欠均匀,后方回声无明显改变;B.彩色多普勒超声:病灶中央可见异常丰富的血流信号(箭);C.超声造影:病灶动脉相中央可见早期增强的粗大动脉(箭);D、E.动脉相呈快速离心性高增强(箭);F.门脉相:病灶呈等增强(箭);G、H.延迟相:病灶内部可见轻度消退,观察至病灶中心进一步消退(箭),呈稍低增强,周边未见明显消退,呈稍高增强

三、肝腺瘤

肝腺瘤(hepatocellular adenoma,HCA)是较少见的肝原发性良性肿瘤。广泛认为与口服避孕药相关,常见于育龄女性,男女比例为 1:10~1:8。然而近年来亚洲国家的报道显

示肝腺瘤以男性居多(57.1%~59.7%),且与口服避孕药的相关性明显低于西方人群。多数肝腺瘤患者无明显症状,当肿瘤>5cm时出血风险增加,可出现腹痛。4%~8%的肝腺瘤可发生恶变,且与分型相关。肝腺瘤共有四种亚型:肝细胞核因子1α失活型HCA(hepatocyte nuclear factor-1 alpha inactivated HCA,H-HCA)、炎症型HCA(inflammatory HCA,I-HCA)、β-连环蛋白激活型HCA(β-catenin-activated HCA,B-HCA)和未分类HCA(unclassified HCA,UNC-HCA),分别占肝腺瘤的40%~55%、30%~40%、10%~20%和5%~10%。I-HCA出血风险最高,恶变主要发生在B-HCA及极少数H-HCA。

常规超声显示肝腺瘤可单发或多发,肝右叶多见,呈类圆形或椭圆形,大小不等,边界清楚,部分可显示稍高回声的包膜回声,多数内部呈低回声,回声欠均匀,当内部出现出血时,根据出血时间长短,内部可出现不规则无回声暗区或大小不等的高回声团。当肝腺瘤破裂时,肿瘤周围可见不规则无回声暗区,严重者可于腹腔探及游离性积液。彩色多普勒超声可于肿瘤内部或周边探及少量动静脉血流信号。

肝腺瘤的超声造影表现缺乏特征性,多表现为动脉相呈均匀或不均匀的快速高增强(图12-3),包膜下可显示粗大的供血动脉,约89%呈近似向心性增强,11%呈离心性增强,门脉相早期开始呈等增强或稍高增强,约26.3%可为低增强,延迟相58%的肝腺瘤呈低增强,因为肝腺瘤主要由肝动脉供血,内部缺乏门脉血供。病灶发生出血或坏死时,内部可出现不规则的无增强区,是肝腺瘤区别于FNH的造影表现。

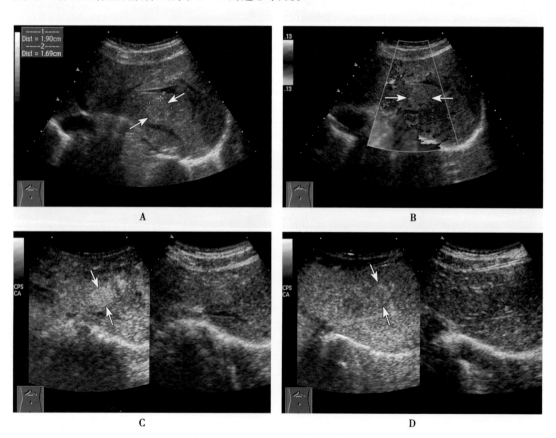

A

B

C

D

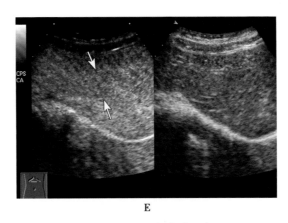

E

图 12-3 肝腺瘤超声造影表现

A.肝 S2 可见一稍高回声结节(箭),大小约 19mm×17mm,类圆形,边界清,无包膜,内部回声欠均匀,后方回声无明显改变;B.彩色多普勒超声:病灶内未见明显血流信号(受心脏搏动影响可见彩色伪像)(箭);C.超声造影:动脉相病灶呈均匀快速高增强(箭);D、E.门脉相及延迟相:病灶始终呈等增强(箭)

四、肝脓肿

肝脓肿(hepatic abscess)是常见的内脏脓肿,多由细菌或阿米巴原虫感染所致,细菌性肝脓肿多见。可单发或多发,主要感染途径包括:胆道细菌感染上行,门脉系统相关器官或腹腔内细菌感染经门脉进入肝脏等。肝脓肿早期局部组织呈急性炎症反应,表现为水肿和浆液渗出。数日内,病灶融合增大形成脓腔。

肝脓肿的主要临床表现包括:发热,寒战,右上腹压痛,恶心呕吐,全身乏力,食欲减退等。

常规超声表现:肝脓肿早期病灶呈边界欠清的均匀低回声区,后由于内部出血坏死,逐渐出现点片状高回声。脓腔形成后,其内部回声因其液化程度及内容物成分不同呈不同回声改变。不充分液化时,内部可见条索或斑片状高回声及蜂窝状腔隙样无回声。而当液化充分时,病灶表现为厚壁囊性灶,边界较清楚,无包膜,内壁粗糙不光滑,内部呈无回声伴片状或条索状高回声,可随体位改变浮动。

超声造影表现:

(1)肝脓肿早期:动脉相病灶呈高增强或蜂窝状高增强,边界不清,62.2%病灶增强范围大于灰阶超声显示病灶范围,门脉相及延迟相呈低增强。

(2)肝脓肿液化期:动脉相病灶周边呈厚环状高增强(81.3%),约93.8%内部可见无增强区,约68.8%可见分隔增强,高增强区于门脉相(54.8%)或延迟相(80.6%)呈低增强(图12-4)。

五、肝囊肿

常规超声及彩色多普勒超声扫查已能明确肝囊肿的诊断,很少因为肝囊肿的诊断而进行肝脏超声造影检查。其超声造影表现为:动脉相、门脉相及延迟相均呈无增强(图 12-5),因为造影剂微泡无法进入无血供的囊肿内。

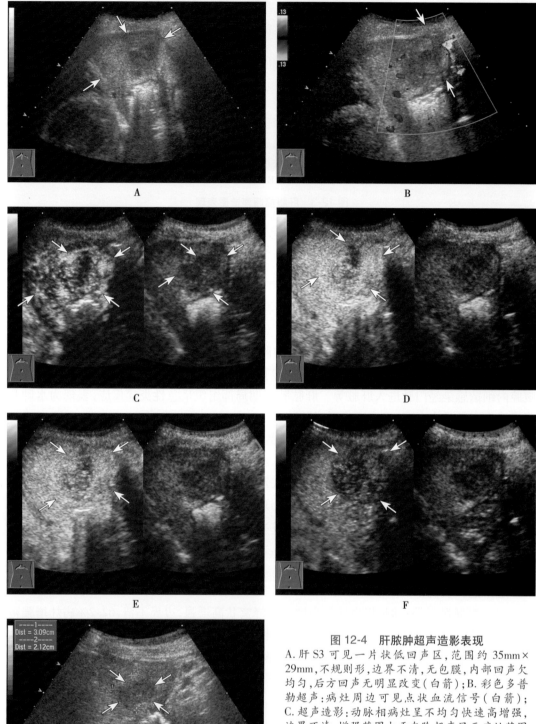

图 12-4　肝脓肿超声造影表现

A. 肝 S3 可见一片状低回声区,范围约 35mm×29mm,不规则形,边界不清,无包膜,内部回声欠均匀,后方回声无明显改变(白箭);B. 彩色多普勒超声:病灶周边可见点状血流信号(白箭);C. 超声造影:动脉相病灶呈不均匀快速高增强,边界不清,增强范围大于灰阶超声显示病灶范围(白箭);D. 门脉相病灶大部呈等增强,中央可见无增强区(白箭);E、F. 延迟相:病灶于 1min 9s 开始逐渐消退,呈低增强,观察至 4min,病灶呈明显低增强(白箭);G. 患者行抗炎治疗 2d 后复查,病灶范围稍缩小(白箭),范围约 31mm×21mm

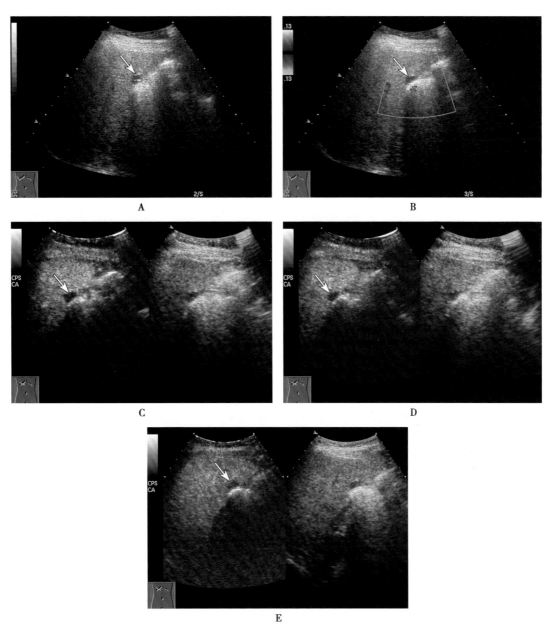

图 12-5　肝囊肿超声造影表现

A. 肝 S6 可见一无回声灶(箭),大小约 8mm×6mm,类圆形,边界清,内透声可,后方回
声增强;B. 彩色多普勒超声:病灶内未见明显血流信号(箭);C~E. 超声造影:动脉
相、门脉相及延迟相病灶始终未见增强(箭)

六、肝局灶性脂肪变或非均匀性脂肪肝浸润

局灶性脂肪变在常规超声上常表现为肝内回声增高区呈肝段或带状分布,也可为径线
约 3cm 的高回声假结节。局灶性脂肪缺失(肝岛)通常位于弥漫性脂肪变的肝门区或胆囊
旁,少数也可出现在肝内其他位置,径线 2~2.5cm,呈单发或多发的低回声假结节。从肿瘤
学定义上来讲,肝局灶性脂肪变或脂肪肝背景下局灶性脂肪缺失均不属于肝脏的局灶性病

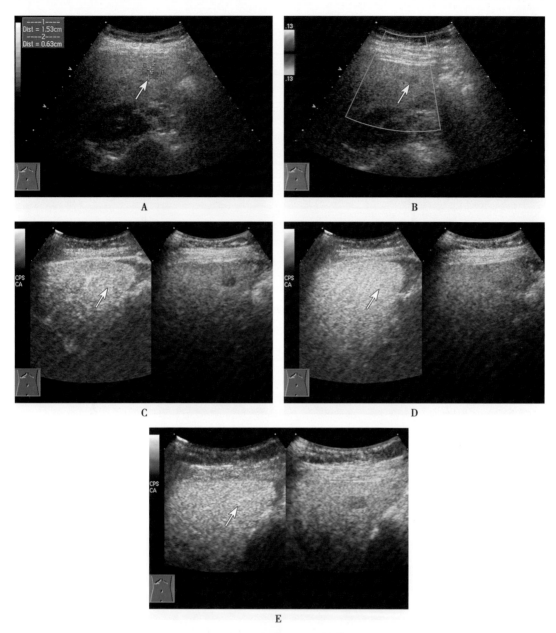

图 12-6　局灶性脂肪缺失超声造影表现

A. 肝脏体积不大,边缘变钝,实质光点回声前场细密,后场衰减,肝 S5 可见一个低回声灶(箭),大小约 16mm×11mm,椭圆形,边界欠清,内部回声尚均匀,后方回声稍增强;B. 彩色多普勒超声:病灶内未见明显血流信号(箭);C~E. 超声造影:动脉相、门脉相及延迟相病灶始终与肝实质同步增强(箭),呈等增强

变,但当占位感明显时需与肝脏占位性病变鉴别。超声造影表现为:动脉相、门脉相及延迟相均与肝实质同步增强,呈均匀等增强(图 12-6)。

七、肝炎性假瘤

肝炎性假瘤(inflammatory pseudotumor)又称浆细胞性肉芽肿、纤维组织细胞瘤、纤维黄色瘤,是一种少见的良性肿瘤样病变。是由各种致炎因子引起的肝脏局部纤维结缔组织增生伴大量慢性炎性细胞浸润形成的界限清楚的肿瘤样病变,组织形态变化多样,但常以某一种变化为主,根据不同的组织学形态可分为黄色肉芽肿、浆细胞性肉芽肿、硬化性假瘤、门静脉内膜炎和凝固性坏死等类型。肝炎性假瘤临床表现和影像学特征均缺乏特异性,常被误诊为肝恶性肿瘤行手术切除。

常规超声表现为低回声结节,多呈类圆形,无包膜,边界模糊。彩色多普勒超声内部多可探及动脉血流。

超声造影表现:呈"快进快出"表现,约75%病灶动脉相呈快速高增强,边界不清,缺乏占位感,门脉相逐渐消退,呈低增强,延迟相呈低增强。约25%的病灶动脉相呈边界清楚的快速不均匀增强,动脉相晚期即开始消退,呈低增强,门脉相及延迟相均呈低增强(图12-7)。

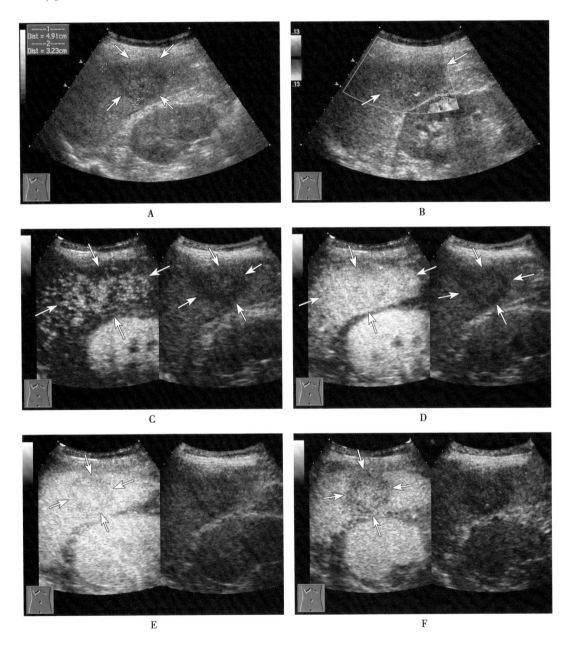

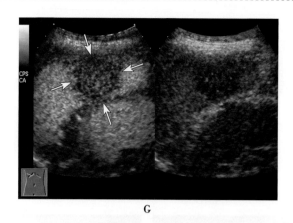

G

图 12-7　肝炎性假瘤超声造影表现

A.肝 S6 可见一低回声灶(箭),大小约 49mm×32mm,椭圆形,边界欠清,无包膜,内部回声
欠均匀,后方回声无明显改变;B.彩色多普勒超声:病灶内部可见点状血流信号(箭);
C、D.超声造影:动脉相病灶呈不均匀快速高增强,边界不清,增强范围大于灰阶超声显示
病灶范围(箭);E.门脉相病灶于 41s 开始轻度消退,呈稍低增强(箭);F、G.延迟相:病灶
进一步消退,观察至 4 分 20 秒,病灶呈明显低增强(箭)

八、肝结核

　　肝结核(hepatic tuberculosis)是临床少见疾病,多发于亚洲,致病菌结核分枝杆菌为革兰
氏阳性抗酸杆菌,多经呼吸道吸入肺部发病,肝内多为继发,且非常罕见,仅发生于免疫力低
下或大量结核分枝杆菌侵入肝脏以及肝脏本身存在某些病变时。有时因肝外原发病灶表现
较隐匿或已痊愈,难以查到原发病灶。肝脏感染结核分枝杆菌后,随着疾病进展和机体免疫
力的变化,在不同阶段可表现出多种形式,病理可表现为肉芽肿、干酪样坏死、液化坏死、纤
维组织增生和钙化。临床可表现为全身和/或肝脏局部症状,如发热、寒战、盗汗、肝区疼痛、
肝大及黄疸等。

　　常规超声表现:多为单发,也可表现为多发或全肝弥漫粟粒状分布;多见于肝包膜下
(62.5%~66.7%),右叶多见;超声表现各异,33.3%~75.0%表现为圆形或椭圆形,25.0%~
66.7%表现为不规则或分叶状,边界不清,内部由于成分不同可呈均匀或不均匀低回声及高
低混合回声,部分中央可见不规则无回声区。彩色多普勒超声多无法探及内部血流信号。

　　超声造影表现:肝结核在超声造影检查中测量所得病灶范围通常大于灰阶超声测得范
围。病灶多表现为动脉相病灶周边呈结节状或环状快速高增强(54.2%~100%),主要原因
是构成为白细胞及淋巴细胞浸润病灶周边正常组织,造成血管扩张;部分病灶或病灶局部呈
不完全干酪样坏死改变时,造影表现为动脉相低增强;而完全干酪样坏死或液化多发生于病
灶中央部分,表现为三相始终无增强;由于正常肝组织被破坏的程度不同,门脉相及延迟相
病灶内造影剂可缓慢消退或不消退,分别呈低增强、等增强或稍高增强(图 12-8)。

九、血管平滑肌脂肪瘤

　　肝血管平滑肌脂肪瘤(hepatic angiomyolipoma,HAML)是临床上少见的间叶源性肿瘤,
因肿瘤内组织成分的不同,影像表现呈多样性,术前诊断率较低(约 32%)。女性患者多于
男性,多数患者无病毒性肝炎病史。患者多数无临床表现,当肿瘤较大时,可伴有上腹痛或
不适。HAMI 病理形态是一种由畸形的厚壁血管、平滑肌、脂肪 3 种成分按不同比例混合构

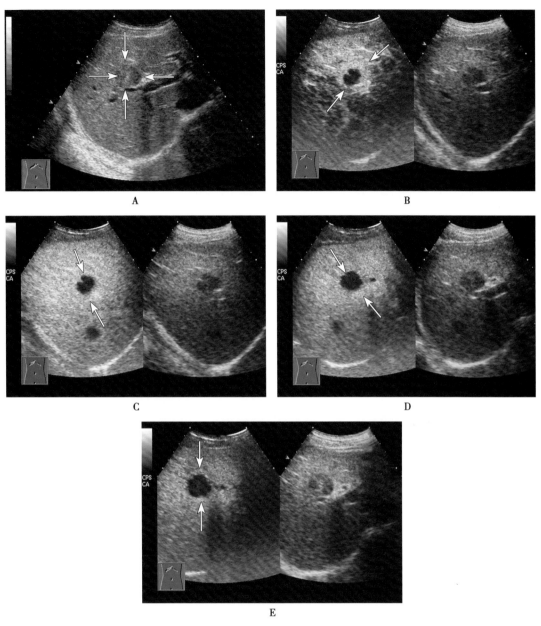

图 12-8　肝结核超声造影表现

A. 肝 S5 可见一低回声结节(箭),大小约 28mm×22mm,类圆形,边界清,无包膜,内部回声欠均匀,后方回声无明显改变;B. 超声造影:动脉相病灶周边呈环状快速高增强(箭),边界不清,增强范围大于灰阶超声显示病灶范围,病灶中心始终呈无增强;C. 门脉相病灶环状增强区呈等增强(箭),中央可见无增强区;D、E. 延迟相:病灶增强区域未见明显消退,中心始终呈无增强(箭)

成的肿瘤,因此 HAML 常被分为 4 种亚型:混合型、肌细胞为主型(脂肪成分≤10%)、脂肪细胞为主型(脂肪成分≥70%)和血管瘤型,其中混合型最为常见。

　　HAML 多呈类圆形,边界清,无包膜,回声因内部成分而异,混合型 HAML 因内部成分混杂表现为不均匀高低混合回声;肌细胞为主型因脂肪成分较少,多数表现为低回声为主,回声欠均匀,后方回声无明显改变;脂肪细胞为主型内部以脂肪成分为主,表现为较均匀的高回声,后方回声衰减;血管瘤型极少见。彩色多普勒超声在肿物内部多可探及血流信号,以小动脉频谱为主。

　　超声造影表现:87.5%~93.5%的病灶在动脉相呈均匀或不均快速高增强,75%~90.3%病灶门脉相呈高增强或等增强,75%左右病灶延迟相呈稍高或等增强(图12-9)。

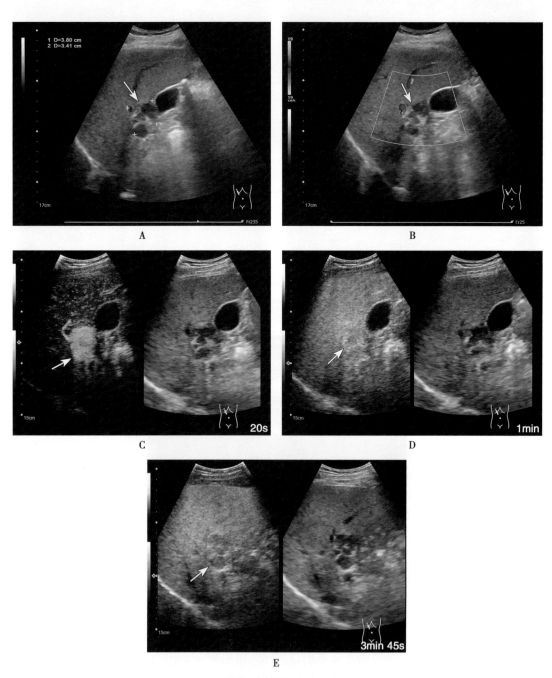

图 12-9　肝血管平滑肌脂肪瘤超声造影表现

A.肝 S4 可见一高回声灶(箭),大小约 19mm×17mm,椭圆形,边界清,无包膜,内部回声不均匀,可见低回声区,后方回声无明显改变;B.彩色多普勒超声:病灶周边可见环状血流信号,内部可见丰富血流信号(箭);C.超声造影:动脉相病灶呈均匀快速高增强(箭);D、E.门脉相及延迟相:病灶始终呈等增强(箭)

十、孤立性坏死结节

肝孤立性坏死结节(solitary necrotic liver nodule,SLN)是一种临床少见的肝脏良性病变,患者一般无肝硬化等弥漫性肝病背景。常规超声检查很难对其做出准确的诊断,易误诊为肝脏肿瘤。其病理形态为纤维包裹的结节状凝固坏死灶,显微镜下可见病灶周边具有完整纤维包膜,包膜内可见嗜酸性粒细胞和淋巴细胞为主的炎细胞浸润。

常规超声表现为肝内低回声结节,可呈类圆形或结节融合状,边界清晰。彩色多普勒超声显示内部无血流信号。

超声造影表现为动脉相、门脉相及延迟相均无造影剂流入,呈边界清晰的无增强区(图12-10)。

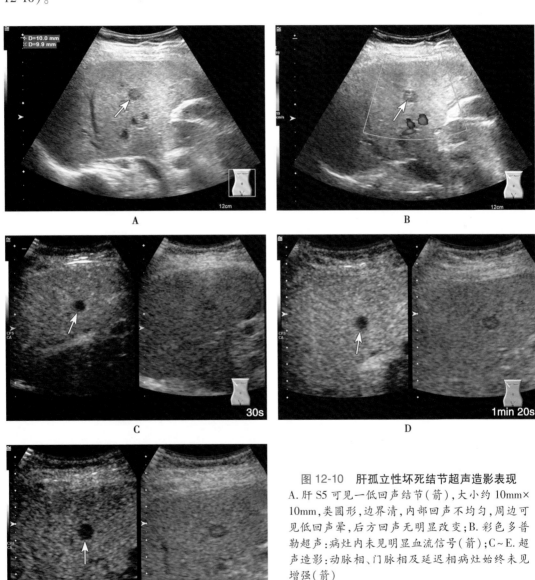

图 12-10　肝孤立性坏死结节超声造影表现
A. 肝 S5 可见一低回声结节(箭),大小约 10mm×10mm,类圆形,边界清,内部回声不均匀,周边可见低回声晕,后方回声无明显改变;B. 彩色多普勒超声:病灶内未见明显血流信号(箭);C~E. 超声造影:动脉相、门脉相及延迟相病灶始终未见增强(箭)

第四节 肝脏恶性病变的超声造影表现

一、肝细胞肝癌的超声造影表现

肝细胞肝癌(hepatocellular carcinoma,HCC)极大部分由肝动脉供血,并有明显的动静脉瘘形成,所以当造影剂经外周静脉注射后,在肝动脉相开始时病灶出现高增强,门静脉相和延迟相减退,呈等增强至低增强,即"快进快出"的增强模式(图 12-11)。HCC 的增强方式,通常为

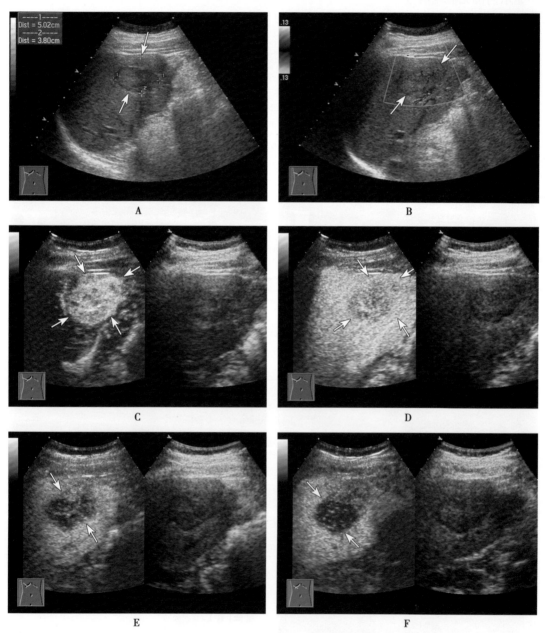

图 12-11 肝细胞肝癌的超声造影表现

A.灰阶超声显示肝 S5 内可见一个低回声病灶(箭);B.彩超显示内部短棒状血流信号(箭);C.动脉相(20s)显示病灶呈不均匀高增强(箭);D.门脉相(52s)病灶轻度消退(箭);E、F.延迟相(157s 及 237s)病灶呈低增强(箭)

整体增强,即造影剂进入病灶时没有显著的时间差异,但病灶的增强是否均匀与病灶的大小有关,较小的病灶多数表现为均匀高增强(图12-12),大的病灶常因中央缺血坏死而表现为不均匀高增强,病灶内可见始终无增强的区域(图12-13)。部分HCC也可以表现为不典型造影增强模式。

对于肝硬化背景下早期小HCC,提高检出的灵敏度,减少漏诊,具有非常重要的意义。我国约90%的HCC病例合并乙型肝炎感染后的肝硬化,肝癌演变过程是肝硬化再生结节(regenerative nodule,RN)→低度或高度异型增生结节(low regenerative nodules,LGDN 或 high regenerative nodules,HGDN)→异型增生结节局灶癌变(dysplastic nodules-carcinoma,DN-Ca)

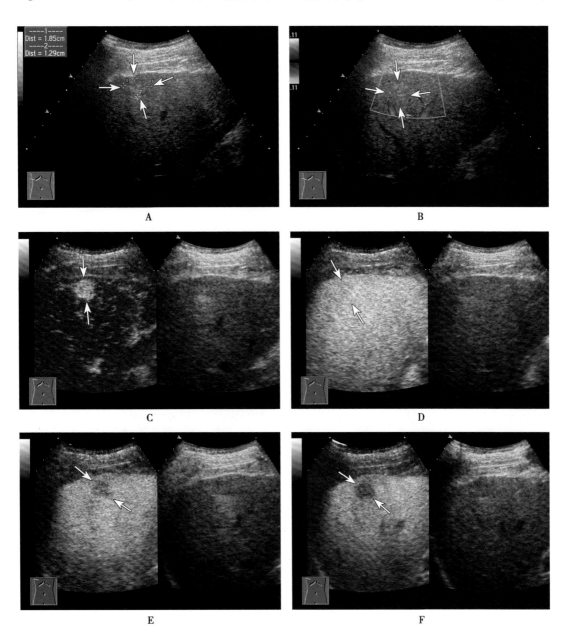

图 12-12　小肝细胞肝癌的超声造影表现

A.灰阶显示肝S8内可见一个低回声病灶(箭),病灶的最大径为18mm;B.彩超未探及明显血流信号(箭);C.动脉相(15s)病灶呈均匀高增强(箭);D.门脉相(72s)病灶消退不显著(箭),呈等增强;E、F.延迟相(153s及218s)病灶回声逐渐减低,呈更低增强(箭)

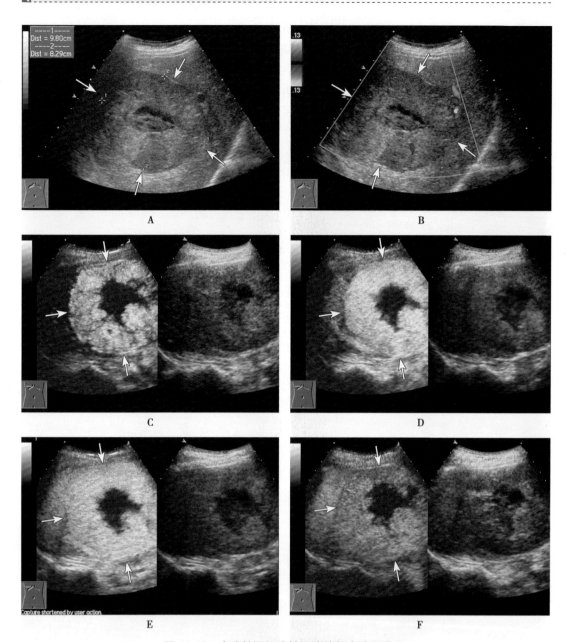

图 12-13 大病灶肝细胞性肝癌的超声造影表现

A. 灰阶超声:肝右叶可见一个低回声肿块,最大径为 98mm,病灶内部回声不均匀(箭),中心可见不规则液性暗区;B. 彩超:病灶内部可探及条状血流信号(箭);C、D. 动脉相显示病灶呈不均匀高增强,内部可见无增强区域(箭);E. 门脉相(64s)病灶增强部分轻度消退,内部可见始终无增强区域(箭);F. 延迟相(229s)病灶呈不均匀低增强(箭)

→小肝癌→进展期肝癌,期间伴随着结节微血供和灌注的变化,即肝动脉血供及门脉血供的比例变化,正确理解这个血供变化,有助于提高早期 HCC 检出率。RN 血供与周围肝组织基本一致,内部无明显异常血供,超声造影(contrast enhanced ultrasound ,CEUS)动脉相无异常早增强,动脉相、门脉相及延迟相均与周围肝实质同步增强,即呈等增强。DN 在动脉相、门脉相呈延迟或与肝同步等增强,延迟相可显示轻度消退呈低增强,提示结节内门静脉供血减少。异型增生结节癌变是异型区域内出现高分化 HCC,CEUS 表现为结节出现动脉相高增强,延迟相出现低增强,提示结节动脉血供增加、门静脉血供减少。小肝癌通常指≤3cm

HCC,肝癌的新生血管开始形成,门脉供血逐渐减少,因此动脉相高增强是重要的征象,超声造影检查可显著提高小肝癌检出率。研究证实增强达到峰值强度后,流出的快慢不同对肝癌分化程度判断有参考意义。中低分化 HCC 动脉相高增强,门脉相快速退出,呈"快进快出"模式,在小肝癌中占多数(图 12-14、图 12-15)。高分化 HCC 中,95% 表现为动脉相高

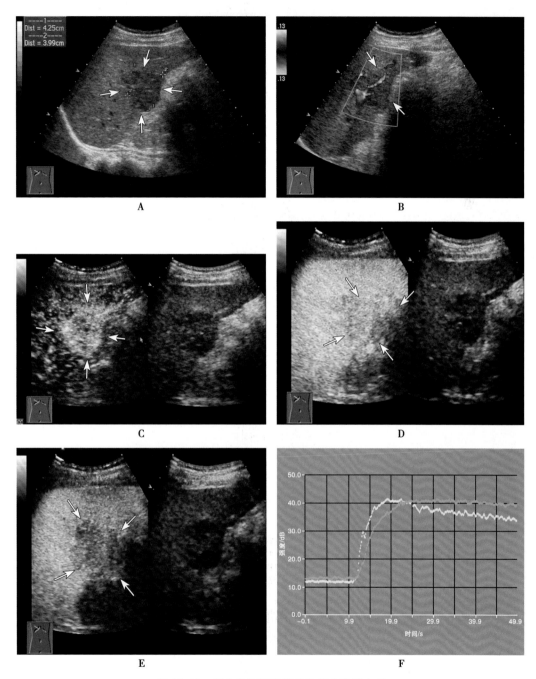

图 12-14 低分化肝细胞肝癌的超声造影表现

A. 灰阶显示肝 S6 低回声病灶(箭);B. 彩超显示内部可探及条状血流信号(箭);C. 动脉相(16s)显示病灶呈不均匀高增强(箭);D. 门脉相早期(42s)病灶消退呈低增强(箭);E. 延迟相(94s)病灶进一步消退,呈更低增强(箭);F. 定量分析软件显示病灶内造影剂于 23.5s 即开始流出。注:黄线为病灶超声造影的时间-强度曲线,绿线为相同水平正常肝实质超声造影的时间-强度曲线,图 12-15、图 12-16 同此处

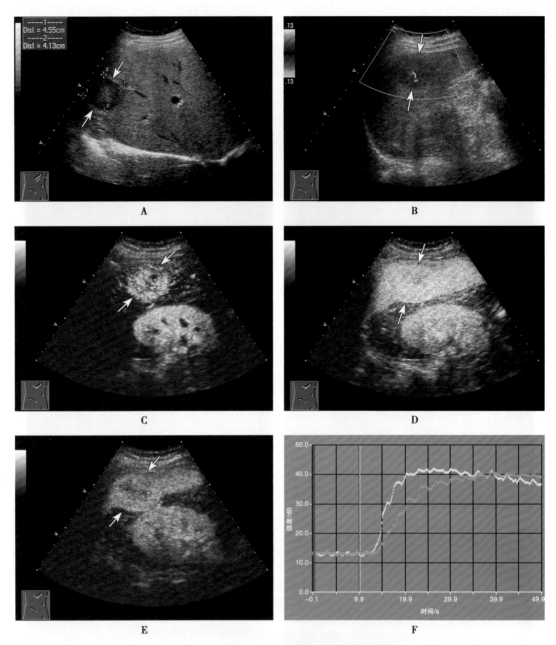

图 12-15　中分化肝细胞肝癌的超声造影表现

A. 灰阶显示肝 S6 低回声病灶 (箭)；B. 彩超显示内部可探及短棒状血流信号 (箭)；C. 动脉相 (16s)
显示病灶呈不均匀高增强 (箭)；D. 门脉相早期 (40s) 病灶消退呈低增强 (箭)；E. 延迟相 (97s) 病灶
进一步消退 (箭)；F. 定量分析软件显示病灶内造影剂于 38s 开始流出 (黄色线)

增强，5% 为门脉相高增强，其中，约 11% 在延迟相缓慢退出，呈"快进慢出"的增强模式 (图
12-16)，可能与高分化癌内仍存在网状内皮细胞以及门脉供血相关。高分化 HCC 中约 4%
病灶在延迟相呈等增强。对于肝硬化背景下发现的实性结节，当动脉相呈高增强，无论门脉
相、延迟相造影剂消退是否显著，均应该怀疑 HCC。定性诊断可结合增强 MR，也可根据临
床需求积极随访。

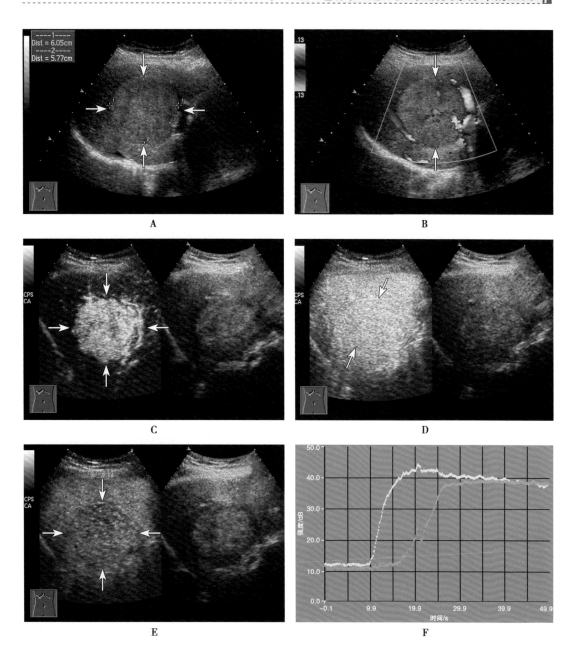

图 12-16　高分化肝细胞肝癌的超声造影表现

A. 灰阶超声显示肝 S8 内可见一稍低回声病灶（箭）；B. 彩超显示内部可探及条状血流信号（箭）；
C~E. 超声造影：动脉相显示病灶呈均匀高增强（箭）（C）；门脉相病灶内造影剂无明显消退，呈等增
强（箭）（D）；延迟相使用 180s~3min 病灶逐渐消退，呈低增强（箭）（E）；F. 定量分析软件显示病灶
内造影剂于 46.5s 开始流出。黄线为病灶超声造影的时间-强度曲线，绿线为相同水平正常肝实质
超声造影的时间-强度曲线

二、肝内胆管细胞癌超声造影表现

　　肝内胆管细胞癌（intrahepatic cholangiocellular carcinoma，ICC）特征性的增强模式为动脉
相周边不规则环状高增强，并呈网格样由周边向病灶内部延伸（图 12-17），此种模式约占
50%。当肿块较小的时候或在部分具有肝硬化背景的患者中，ICC 常常表现为动脉相均匀高
增强，不易与 HCC 鉴别。最近的研究指出 ICC 增强的持续时间较短，造影剂的消退速度较

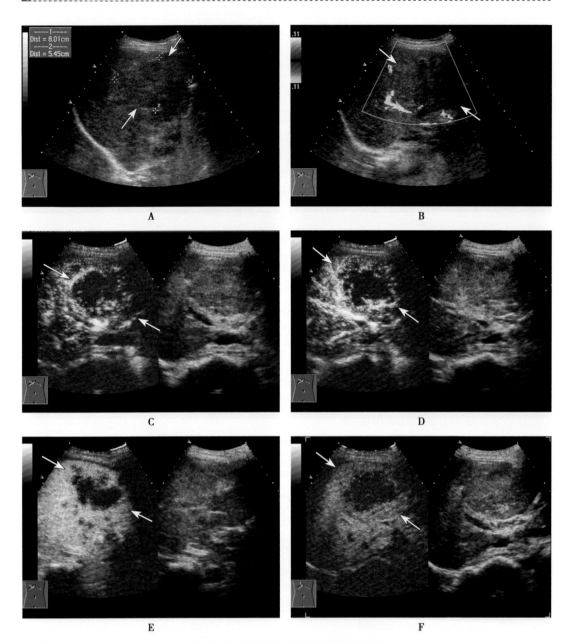

图 12-17　胆管细胞癌的超声造影表现

A. 灰阶显示肝 S5 低回声病灶（箭）；B. 彩超显示边缘环绕血流信号（箭）；C、D. 动脉相显示病灶呈周边环状强化，并呈网格样向内部延伸（箭）；E. 门脉相病灶消退呈低回声（箭）；F. 延迟相造影剂进一步清除，病灶呈"黑洞征"（箭）

HCC 更快，通常在门脉相早期甚至动脉相晚期即呈低增强，消退的程度也更彻底，延迟期呈无增强，即"黑洞征"。这种增强模式有助于鉴别 ICC 和 HCC。同时由于病灶内含有较多的纤维间质，血管成分相对肝细胞癌为少，故增强峰值常较 HCC 低且呈不均匀增强。

　　与肝内胆管细胞癌在 CT 和 MRI 的门脉期出现延迟增强表现不同的是，在超声造影门脉相和延迟相均呈明显的低增强，与两者使用的造影剂不同有关，超声造影剂是一种纯血池造影剂，仅停留在血管内，而 CT 和 MRI 造影剂能通过毛细血管进入组织间隙，因而出现延迟增强的表现。

三、肝细胞和胆管细胞混合型肝癌超声造影表现

肝细胞和胆管细胞混合型肝癌(combined hepatocellular and cholangio-carcinoma,CHC)指包含肝细胞癌与胆管细胞癌两种成分,并且两种成分混杂在一起。超声造影的增强模式取决于肿瘤的成分及分布,以肝细胞为主的混合型肝癌表现类似于肝细胞性肝癌,动脉相以整体均匀增强多见;以胆管细胞来源为主者表现则接近于胆管细胞性肝癌,动脉相整体不均匀增强或周边增强,消退更早更彻底,可呈"黑洞征"(图12-18)。

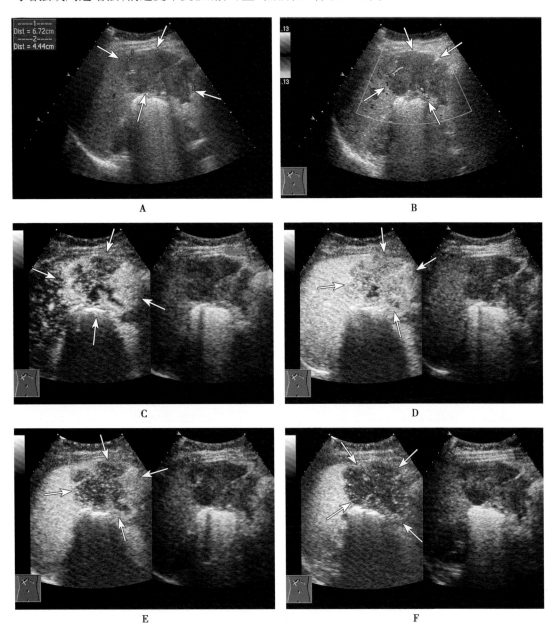

图 12-18　肝细胞和胆管细胞混合型肝癌的超声造影表现

A. 常规超声显示肝 S6 低回声病灶(箭);B. 彩超显示病灶内可见条状血流信号(箭);C. 动脉相显示病灶从周边开始不均匀高增强,病灶内部可见无增强区(箭);D. 门脉相病灶开始消退(箭);E、F. 延迟相病灶进一步消退,呈显著低增强(箭)

四、肝转移瘤的超声造影表现

肝脏最常见的恶性肿瘤是来自肝以外器官的转移瘤,肝脏也是多数恶性肿瘤最常见的转移器官,肿瘤细胞多数通过肝动脉或门静脉血行转移而来。肝转移瘤的检出对于已患恶性肿瘤患者来说至关重要,因为这决定了治疗方式的选择,是影响患者预后的重要因素。肝脏转移瘤因原发病灶不一样,血供程度亦不一致。乏血供的转移瘤,常见于结直肠癌、胃癌、胰腺癌、卵巢癌等腺癌、鳞癌,富血供的转移瘤常见于神经内分泌肿瘤、恶性黑色素瘤、肉瘤以及肾癌、乳腺癌、甲状腺癌等。

肝转移瘤的超声造影表现具有一定的特征性。病灶常在动脉相呈快速环状增强或整体均匀增强,峰值时常呈高增强。病灶是否出现整体增强或环状增强取决于原发灶的种类,富血供肿瘤表现为整体高增强(图 12-19),乏血供肿瘤表现为边缘环状高增强(图 12-20)。在门脉相及延迟相,无论是富血供转移瘤或乏血供转移瘤,均表现为 60s 内快速消退,与肝实质相比呈低增强。肝转移瘤整体呈"快进快退"的表现,但是开始增强的时间较肝细胞癌更早,消退的时间也较之更早,大部分病灶在动脉相晚期即出现消退呈低增强,病灶消退的程度亦更彻底,在延迟相呈"黑洞征"(图 12-19D、图 12-20C),这可能与肝转移瘤较正常肝组织的血管容量更小相关。此外,有学者指出,肝转移瘤患者的肝动-静脉渡越时间较正常肝脏明显降低,可能的机制是肝转移瘤主要是动脉血供以及动静脉瘘的存在,造成了肝转移瘤动脉早期高增强及快速彻底消退。

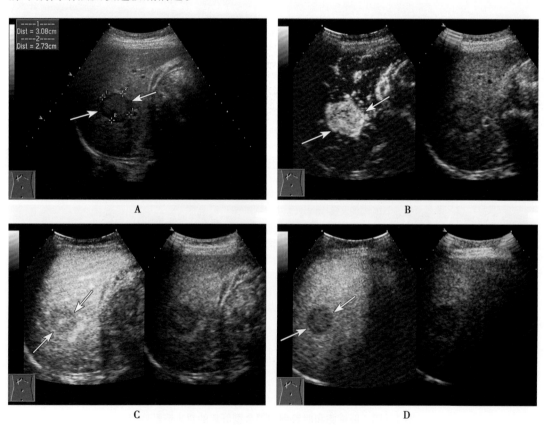

图 12-19　富血供肝转移瘤的超声造影表现

A.常规超声显示肝 S6 低回声病灶(箭);B.动脉相病灶呈整体均匀高增强(箭);C.动脉相晚期(37s)即呈低回声改变(箭);D.延迟相病灶消退彻底,呈"黑洞征"(箭)

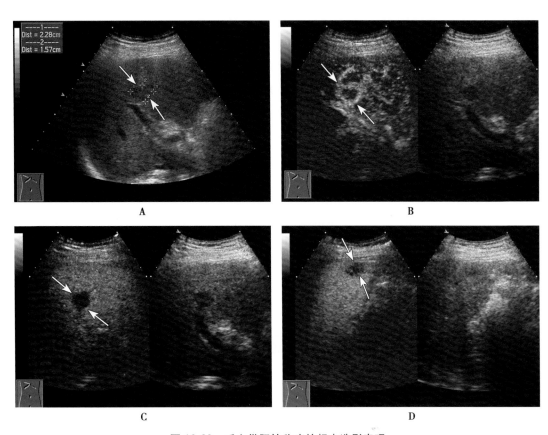

图 12-20　乏血供肝转移瘤的超声造影表现
A.常规超声显示肝 S8 低回声病灶(箭);B.动脉相显示病灶呈环状强化,中心无增强(箭);C.延迟相病灶消退,呈"黑洞征"(箭);D.延迟相全肝扫查发现肝内多发流出灶(箭)

常规超声目前仍作为检出肝转移瘤的首选手段,但是其灵敏度较低,为 53%~77%,主要原因是高回声的病灶容易被误诊为肝血管瘤,而一些等回声的转移灶容易漏诊。自从超声造影广泛应用之后,较常规超声对肝转移瘤检出的灵敏度提高了 50%,尤其是对<1cm 的肝转移瘤的检出具有显著的优势,可以媲美 CT 检查。CEUS 时,肝转移瘤延迟相特征性的表现使我们对肝转移瘤的检出率大大提高,因此需要非常重视延迟期肝内的全面的扫查。

第五节　肝脏局灶性病变的诊断思路

超声造影技术在肝内局灶性病灶的良、恶性诊断效能与 CT/MRI 相媲美,显著提高肝脏局灶性病变的诊断准确率,中国的《原发性肝癌诊疗规范(2017 年版)》和 2018 年《欧洲肝脏研究学会临床实践指南:肝细胞癌管理》(2018 版)均推荐 CEUS 作为肝细胞癌的诊断方法。肝内良恶性病变的超声造影表现是基于其病变自身血供情况,因此,对于常见肝内局灶性病变的血供特点我们应重点掌握。近十几年来国内外学者对大量超声造影病例进行了分析总结,已经在肝脏局灶性病变的诊断和鉴别诊断中积累了非常丰富的经验。

首先应该强调的是,在进行超声造影操作以及图像的判别诊断之前,应对患者的临床

资料以及所有影像学的检查有全面的了解,尤其是患者是否具有肝硬化的背景,这是
WFUMB 及 EFSUMB 肝脏超声造影指南中特别强调的一点。肝硬化背景下,发现肝内一
个动脉相高增强、门脉相及延迟相等增强的结节,首先考虑 HCC,如果发生在非肝硬化背
景的患者,通常考虑良性结节。另外要注意的是,HCC 的风险随结节的大小而增加,当结
节<1cm,HCC 的风险很低,美国肝病研究学会(AASLD)指南提出超声短期随访(每 3 个
月一次),进行追踪。当结节增大超过 1cm 时,应当进行进一步检查。当结节为 1～2cm
时,HCC 风险为 66%,大小为 2～3cm 时增加至约 80%,对于>3cm 的结节,HCC 风险高达
92%～95%。因此,对我们来说最具挑战性的情况是直径 1～3cm 的结节,我们应加强对这
类结节的警惕。

其次应熟悉肝脏局灶性病变常见的超声造影表现及变化规律。门脉相及延迟相的持续
增强几乎可以在所有的良性病变中观察到,这些病变的进一步鉴别主要依靠其动脉相的增
强模式(比如血管瘤的结节状向心增强,FNH 的离心性的整体强化)。肝脏良性病变的增强
模式见表 12-1。

表 12-1 肝脏良性局灶性病变的超声造影增强模式

病变类型	动脉相	门脉相	延迟相
A.非肝硬化背景			
血管瘤	周边结节状增强;小病灶可呈快速、向心性的整体增强	部分/整体向心性充填	整体增强
局灶性结节增生	早期离心性的整体高增强;轮辐状的滋养动脉	高增强;中央瘢痕呈低增强	等/高增强;中央瘢痕呈低增强
肝腺瘤	整体高增强;可伴无增强区	等增强/高增强伴无增强区	等增强/轻度低增强伴无增强区
局灶性脂肪浸润	等增强	等增强	等增强
局灶性脂肪缺失	等增强	等增强	等增强
肝脓肿	环状增强,中央无增强,可伴内部分隔增强	环状高增强/等/低增强,中央无增强	环状低增强,中央无增强
单纯性囊肿	无增强	无增强	无增强
B.肝硬化背景			
再生结节(伴或不伴异型增生)	等增强/高增强	等增强	等增强

注:在肝硬化背景下,单纯性囊、血管瘤、肝脓肿等亦表现为非肝硬化背景下的增强模式。

肝脏恶性病变的 CEUS 表现共性是延迟相的低增强,相对于周围肝实质呈低回声。各
类型的肝脏恶性病变的超声造影表现见表 12-2。

表 12-2 肝脏恶性局灶性病变的超声造影增强模式

病变类型	动脉相	门脉相	延迟相
A. 非肝硬化背景			
乏血供型肝转移瘤	环状增强,见无增强区	低增强,见无增强区	低/无增强
富血供型肝转移瘤	整体增强	低增强	低/无增强
肝细胞性肝癌	高增强,伴或不伴无增强区	等增强,伴或不伴无增强区	低/无增强
胆管细胞性肝癌	环状不均匀增强,中央低增强	低增强	低/无增强
B. 肝硬化背景			
肝细胞性肝癌	整体高增强,杂乱扭曲的血管网,门静脉或肝静脉内有增强的癌栓	等增强	低增强(轻-中度)

注:在肝硬化背景下的其他恶性病灶的增强模式与非肝硬化背景下类似。

对于肝硬化背景下的肝内局灶性病变,可参考图 12-21 的诊断流程图。

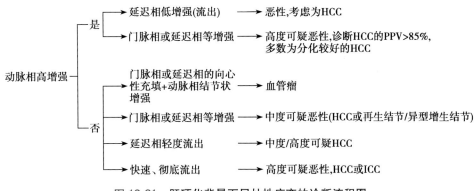

图 12-21 肝硬化背景下局灶性病变的诊断流程图

当然,我们也要重视动脉相的表现,对于有肝炎病史的患者,采用 CEUS 来筛查恶性病灶,在动脉相寻找整个肝脏内高增强的病灶是不合适的,一定要在 CEUS 检查前,灰阶超声下先明确目标病灶。参考 CT/MRI 检查,对于多病灶者甚至要进行二次注射造影剂。

第六节 超声造影在肝脏恶性肿瘤治疗评价中的应用

得益于医学的进步,肝脏恶性肿瘤的治疗,呈现出百家争鸣、百舸争流的欣欣向荣之势。外科手术、微创介入、放射治疗、化学药物治疗,均在攻克肝脏恶性肿瘤的长征路上扮演重要角色,呈现出多模式联合、多学科交错的整体治疗理念。

肝脏恶性肿瘤的治疗评估,主要依赖于血清学检查、影像学检查和病理学检查。血清学检查主要指原发性肝细胞癌的特异性肿瘤标志物甲胎蛋白(AFP),可以作为肝细胞癌预后的动态观察指标,然而 AFP 升高的肝细胞癌比例仅约 30%,对于治疗前 AFP 无升高的患者,观察治疗前后 AFP 变化无参考价值。病理学检查较前者更为直观、准确,但取材较局限,不能反映治疗后病灶整体情况,且为有创检查,受检者存在一定的出血、感染风险,不宜广泛采用。影像学检查主要包括增强 CT、增强 MRI 和 CEUS 检查,通过影像学上病灶大小、形态和血供变化情况,反映肿瘤活性,评估治疗效果,较病理学检查更能反映病灶整体,且无创,患者依从性更好。

肝脏恶性肿瘤治疗的影像学评估中,增强 CT、增强 MRI 常常作为"金标准"。二者的优势在于扫查切面固定,利于同一层面下前后对比;与放射介入等治疗手段契合良好,利于治疗过程中评估;受肠气、肺气影响较小,几乎不存在观察盲区。但二者在实际应用中,仍存在一些不足。如增强 CT 易受经动脉化疗栓塞(transcatheter arterial chemoembolization, TACE)术后碘油沉积影响,出现假阴性;存在放射性,不易短期内反复检查等。而增强 MRI 耗时较长,患者耐受性差,呼吸易形成伪像,不适用于有磁性金属植入物的患者等。

CEUS 作为重要的对比影像学手段,在肝脏恶性肿瘤治疗评估中具有举足轻重的作用。其采用内含惰性气体的微泡造影剂,仅灌注于血池,未进入细胞间隙,患者发生药物过敏反应概率低,使用安全;利用微泡在声波作用下振动形成的谐波成像,有效减少 TACE 治疗后碘油沉积对观察视野的影响,能在治疗中和治疗后即刻进行疗效评估;无放射性,减少患者多次复查的暴露风险;检查时间较短,无噪声,患者无须长时间保持固定体位,耐受性好;成像时间短,时间分辨力高,实时观察,不易形成伪像。因此,CEUS 在一定程度上弥补了增强 CT、增强 MRI 的不足,在肝脏恶性肿瘤的治疗评估中,展现出独特的优势。

以下,将从原发性肝癌、肝脏转移瘤、脉管癌栓三个方向,结合不同治疗方法,阐述 CEUS 在治疗评估中的相关应用。

一、超声造影在原发性肝癌治疗评估中的应用

最常见的肝脏原发性恶性肿瘤包括原发性肝细胞癌和肝内胆管细胞癌。治疗手段主要包括①外科治疗:肿瘤切除术、肝移植术;②局部治疗:消融、动脉栓塞治疗、外照射放疗;③全身治疗:化疗、靶向治疗。

(一) 超声造影在原发性肝癌外科治疗中的应用

由于原发性肝细胞癌最常见的复发转移部位为肝脏,因此,CEUS 可用于外科手术的术区和切缘的评估,以及术后其他肝段出现异常回声灶时的良恶性诊断。肝内复发灶通常表现为与原发灶相似的增强模式,即:动脉相呈均匀或不均匀高增强,门脉相或延迟相造影剂逐渐消退,病灶呈低增强,整体表现为"快进快出",病灶轮廓较灰阶超声检查更清晰(图 12-22)。

同样,对于肝移植患者,亦存在移植肝内肿瘤复发的风险,超声造影可用于移植肝内出现异常回声灶时的良恶性诊断(图 12-23)。

(二) 超声造影在原发性肝癌消融治疗中的应用

肝细胞癌的局部消融治疗,对于肝脏深部或中央型小肝癌(<3cm),局部消融可以达到与手术切除媲美的疗效,可以优先选择,当然应在避免损伤重要结构基础上,消融范围力求包括 5mm 的癌旁组织作为"安全边缘",如此方能达到理论上的微创下根治性消融。小肝癌的消融方法有很多,包括:射频、微波、冷冻、经皮无水酒精注射和电凝等,射频与微波是目前小肝癌消融的主要方法。对于直径 3~5cm 的肝癌也可采用多针消融或联合动脉介入治疗。超声造影适用于消融治疗中和治疗后的病灶评估。

消融完全的病灶,于动脉相、门脉相及延迟相多切面扫查均未见造影剂流入,病灶呈无增强(图 12-24)。

消融不完全的病灶,常表现为:边缘部分区域结节状、月牙状、楔形或不规则形的动脉相高增强区,门脉相及延迟相造影剂消退(图 12-25)。

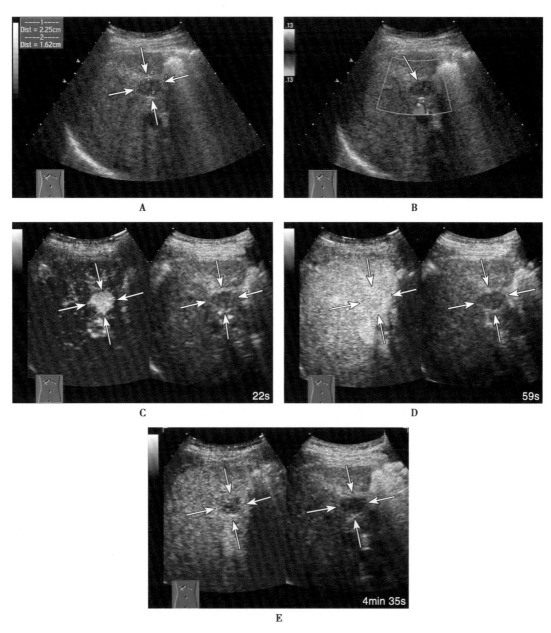

图 12-22　肝癌切除术后肝内复发灶造影声像

A~E.肝癌切除术后,局部切缘旁可见一个低回声结节(箭),22s 时病灶动脉相呈高增强,4min 35s 时门脉相及延迟相呈低增强

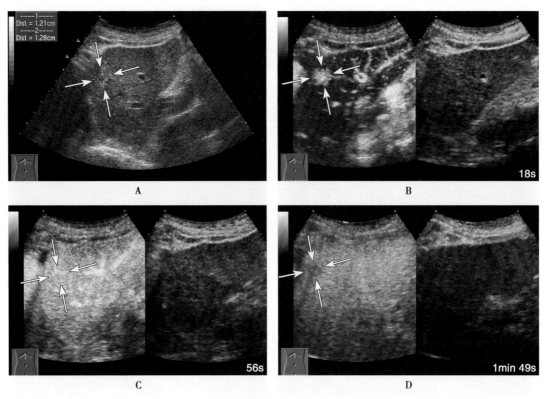

图 12-23 肝移植术后,肝内新发肝癌造影声像

A~D. 肝内可见一个低回声结节(箭),动脉相呈高增强,门脉及延迟相呈低增强

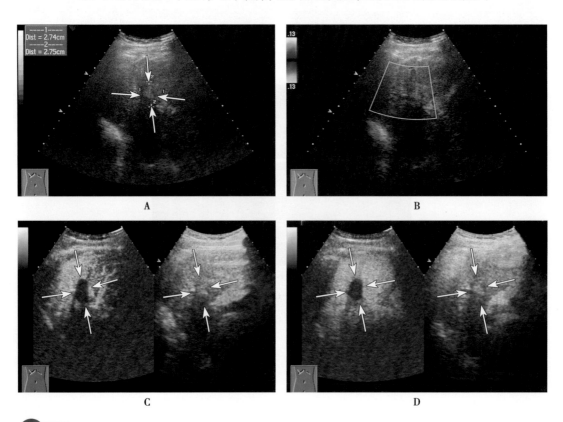

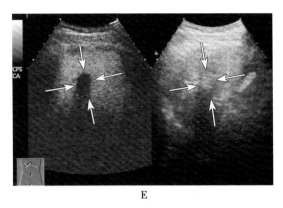

E

图 12-24 肝癌消融术后完全灭活造影声像
A~E. 消融灶动脉相、门脉相及延迟相均呈无增强(箭)

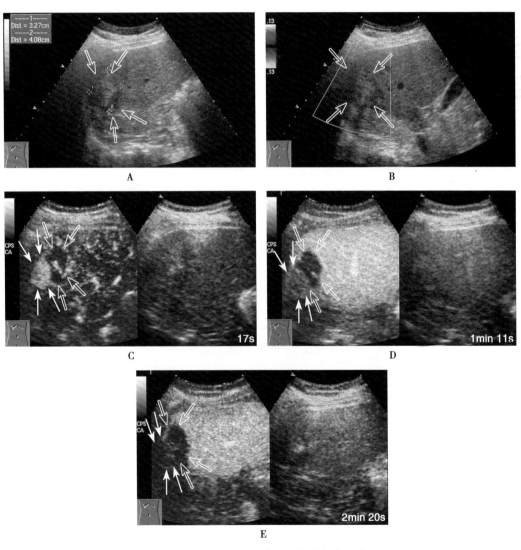

图 12-25 肝癌消融术后局部残留造影声
A~E. 消融灶(空心箭)旁可见一个低回声结节,动脉相呈高增强,门脉相呈低增强,延迟相呈无增强,提示消融术后局部残留灶(箭)

值得注意的是,消融治疗后的病灶,瘤周常出现炎性充血反应带,表现为:病灶周边薄而均一的动脉相增强环,需与肿瘤残留相鉴别(图12-26)。

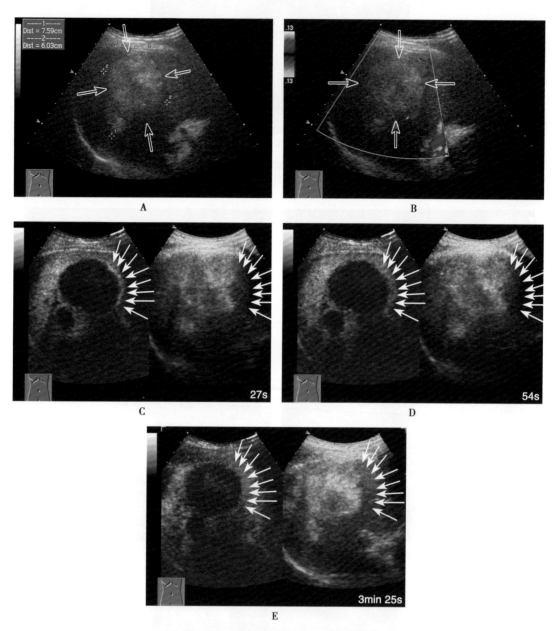

图 12-26　肝癌消融术后病灶炎性反应带造影声像

A~E. 消融灶边缘光滑(空心箭),动脉相消融灶周边可见高增强条带,薄而光滑,门脉相及延迟相该条带均呈等增强(箭)

(三) 超声造影在原发性肝癌经动脉介入治疗中的应用

经动脉介入治疗常作为存在无法切除或无法手术的直径超过5cm的病灶局部治疗手段。其主要包括:经动脉单纯栓塞术(transcatheter arterial embolization, TAE)、化疗栓塞术[经动脉化疗栓塞术(transcatheter arterial chemoembolization, TACE)和合并药物洗脱珠的TACE(drug eluting beads-TACE, DEB-TACE)]、经动脉灌注化疗及钇-90微球放射栓塞术(radioembolization,RE）。CEUS 同样适用于此类治疗后病灶的评估,并能为患者可能实施的降期手术提供依据。

经动脉介入治疗完全的病灶,常表现为:边缘清晰的无增强区域,于任何时相多切面扫差均未见造影剂流入（图 12-27）。

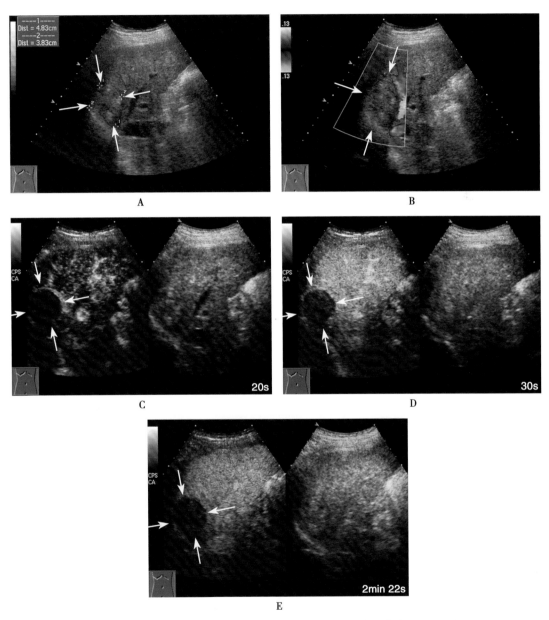

图 12-27　肝癌 TACE 术后病灶完全灭活造影声像
A~E. 原病灶呈动脉相、门脉相及延迟相均呈无增强（箭）

动脉介入治疗不完全的病灶,常表现为:动脉相或门脉相病灶内部或边缘出现结节状、团块状高增强或等增强区域,其余坏死区域呈无增强（图 12-28）。

经动脉介入治疗有效的病灶,也可表现为:病灶体积缩小,内部出现坏死区域或坏死区域较前增大（图 12-29、图 12-30）。

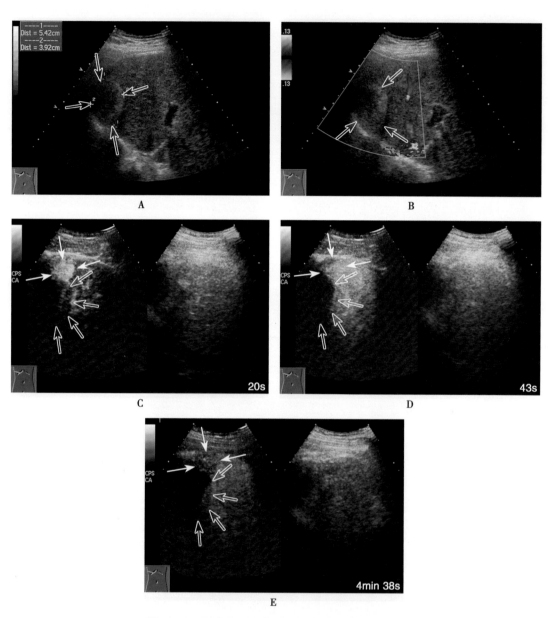

图 12-28 肝癌 TACE 术后病灶局部残留造影声像

A～E. 病灶边缘出现团块状动脉相高增强区域 (箭), 余坏死区域 (空心箭) 呈三相无增强

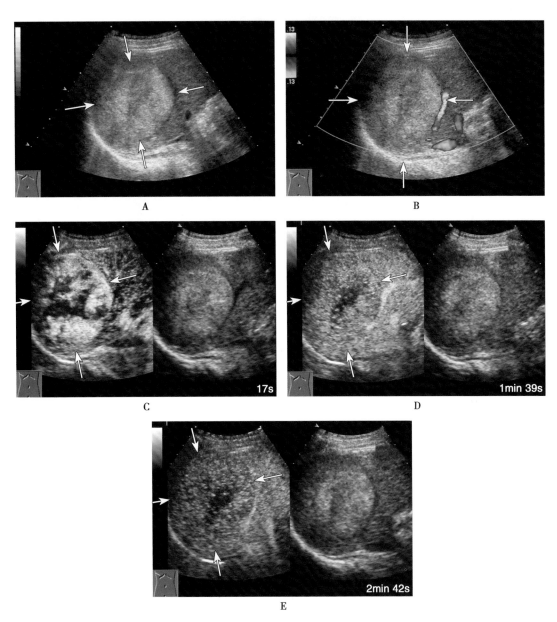

图 12-29　TACE 治疗前

A.肝右叶可见一个巨大高回声肿物(箭),大小为 105mm×98mm,内部回声不均匀,边界清楚;B.彩色多普勒超声显示病灶(箭)内可见稀疏的条状血流信号;C~E.超声造影,动脉相病灶(箭)呈不均匀高增强(C),门脉相呈不均匀等增强(箭)(D)和延迟相呈不均匀低增强(箭)(E),病灶中心呈无增强

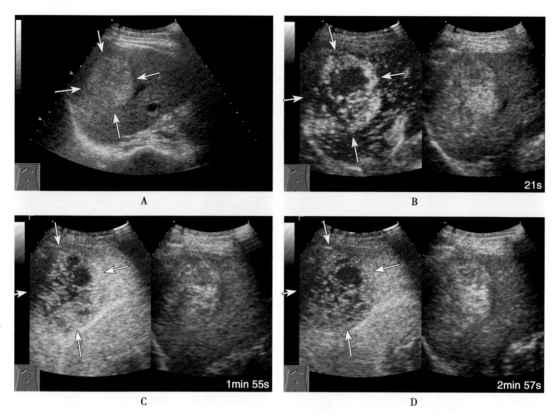

图 12-30 TACE 术后一个月

A. 肝右叶病灶较治疗前显著缩小,大小为 55mm×47mm,内部回声不均匀,边界清楚(箭);B~D. 超声造影,动脉相病灶(箭)呈不均匀高增强,范围较治疗前缩小(B),门脉相呈不均匀等增强(C)和延迟相呈不均匀低增强(D),病灶内无增强范围比治疗前扩大

(四) 超声造影在原发性肝癌放射治疗中的应用

原发性肝癌的放射治疗(external beam radiotherapy,EBRT)可作为病变无法切除的患者或由于疾病进展引起伴随症状而无法手术的患者的可选治疗方案。通常被认为是手术、消融、动脉介入等技术的补充手段,以及上述治疗失败或禁忌时的替代治疗。包括三维适形放疗、调强放疗(intensity modulated radiation therapy,IMRT)、体部立体定向放疗(stereotactic body radiation therapy,SBRT)、光子或质子的大剂量分隔放疗等。临床上,尚无 CEUS 应用于此类治疗评估的指南或共识支持,仅有少量研究涉及(图 12-31)。

(五) 超声造影在原发性肝癌化疗或靶向治疗中的应用

原发性肝癌的全身化疗或靶向治疗多用于中晚期肿瘤患者。随着化疗药物、靶向药物的推陈出新,越来越多方案开始进入人们视野。虽然原发性肝细胞癌的主流化疗方案仍是经动脉局部栓塞化疗,但已有学者提出采用 FOLFOX4 方案的全身化疗适用于部分患者,且疗效相当。而靶向药物如索拉菲尼、仑伐替尼等已写入美国国立综合癌症网络(National Comprehensive Cancer Network,NCCN)指南,成为晚期肝细胞癌的一线全身用药。CEUS 评估全身化疗或靶向治疗疗效,通常需要于治疗前后分别进行检查,留取基线数据及治疗后数据。

全身靶向治疗有效的病灶,常表现为病灶缩小、血流灌注减少,由于组织坏死可出现病

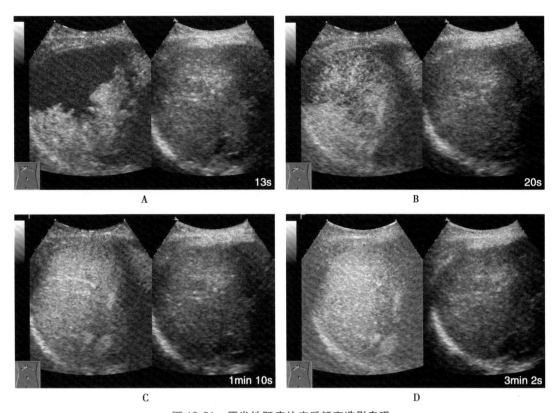

图 12-31　原发性肝癌放疗后超声造影表现

肝 S7、8 段稍晚于周围肝实质增强,A、B. 动脉相增强晚于周围肝实质;C、D. 门脉相、延迟相呈等增强,考虑局部肝段放疗后改变

灶内无增强区域,时间-强度曲线分析提示峰值强度(peak intensity,PI)和曲线下面积(AUC)减低(图 12-32)。

二、超声造影在肝脏转移瘤治疗评估中的应用

肝脏血供丰富,是几乎所有恶性肿瘤转移的靶器官,其中结直肠癌出现肝转移最为多见,据统计,20%~34%的结直肠癌患者就诊时已经出现了肝转移,因此,本节将重点围绕结直肠癌肝转移,阐述超声造影在其治疗评估中的应用。

(一) 超声造影诊断肝转移瘤

NCCN 指南指出,接受手术切除结直肠癌肝转移瘤的患者有治愈的机会,因此,绝大多数仅出现肝转移瘤的结直肠癌患者,应选用外科手术为其主要治疗手段。此时超声造影主要用于①术后常规超声检查发现肝内局灶性病灶进行定性诊断;②术中灰阶超声未能明确肿瘤边界采取超声造影评估,或者采用术中超声造影检出肝包膜下微小转移瘤。

残留或新发的肝转移瘤,超声造影常表现为:动脉相早期呈快速均匀强化或环形强化,动脉相晚期或门脉相造影剂快速消退,延迟相病灶呈极低或无增强,即"黑洞征"(图 12-33)。

(二) 超声造影评价肝转移消融治疗的效果

外科手术是可切除肝转移瘤的标准局部治疗方法,但对不适宜手术的患者,经过肝切除术后肿瘤复发的患者,以及小转移瘤,消融治疗是合理的选择。类似于原发性肝癌的局部消

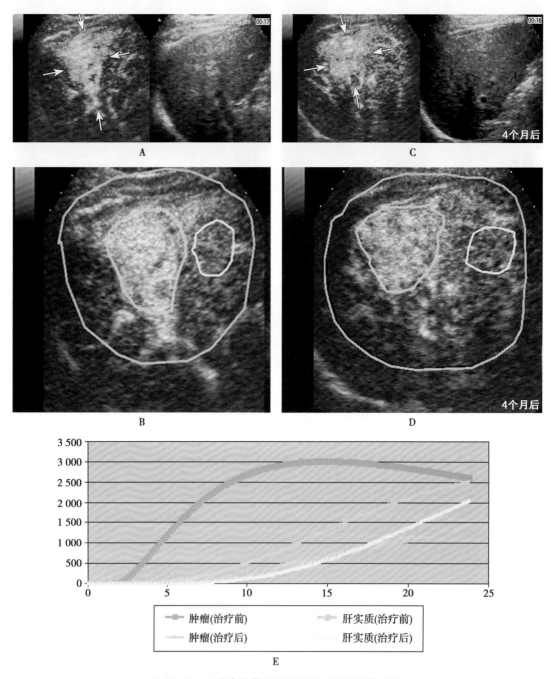

图 12-32 肝癌索拉菲尼治疗前后对照超声造影图

4个月后,CEUS提示病灶(箭)体积缩小,时间强度曲线显示病灶治疗后的峰值强度及曲线下面积均小于治疗前,提示病灶内血流灌注减低

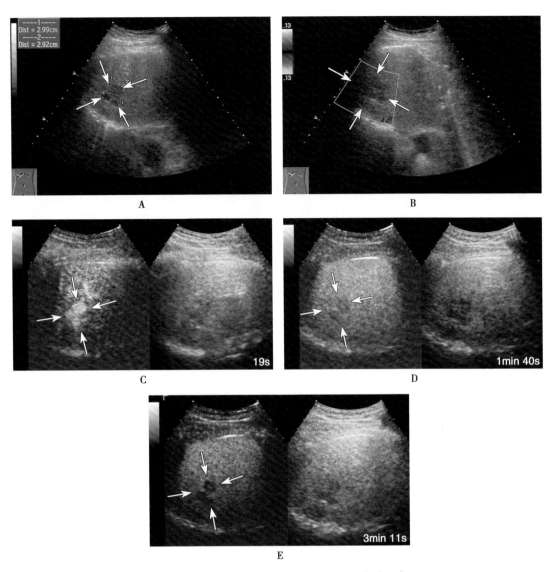

图 12-33　肝转移瘤术后肝内新发转移瘤超声造影表现

A. 肠癌肝转移术后,肝右叶 S7 可见一个低回声结节(箭);B. 彩色多普勒超声病灶内部未探及明确血流信号;C~E. 超声造影,动脉相病灶呈均匀高增强(C),门脉相造影剂缓慢消退,呈不均匀稍低增强(D),延迟相呈不均匀低增强(E)

融治疗,可用于肝转移瘤的消融技术包括:射频、微波、冷冻、经皮无水酒精注射和电凝等。超声造影同样适用于此类治疗后的评估。

消融完全的肝转移瘤,常表现为:边缘清晰的无增强区域,于任何时相多切面扫差均未见增强(图 12-34)。

消融不完全的肝转移瘤,常表现为:边缘部分区域结节状、月牙状、楔形或不规则形的动脉相增强区域,并于动脉相晚期或门脉相出现造影剂快速消退,至延迟相呈低或无增强,无增强范围较动脉相增大(图 12-35)。

原病灶消融后无活性,其他肝段出现复发灶时,表现为:原病灶呈边缘清晰的无增强区域,于任何时相多切面扫差均未见造影剂流入。其他肝段延迟相扫查发现低增强灶,重复注

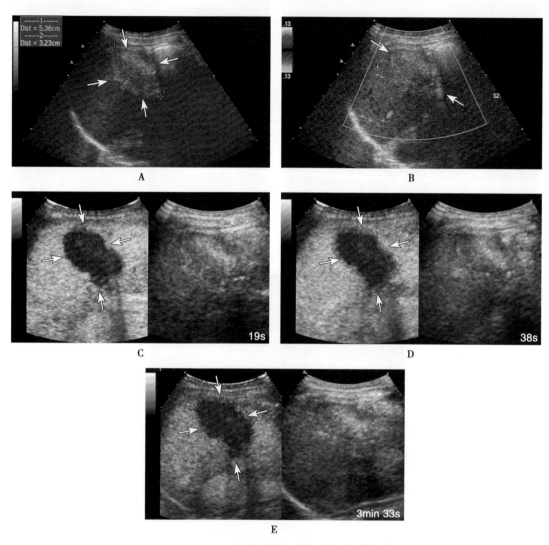

图 12-34　肠癌肝转移瘤消融术后超声造影表现

A. 肝 S5 转移瘤消融术后,病灶(箭)呈高回声,大小为 54mm×32mm,内部回声不均匀,边界不清楚;
B. 彩色多普勒超声显示病灶内未见明确血流信号(箭);C~E. 超声造影:动脉相(C)、门脉相(D)和
延迟相(E)该病灶均呈无增强(箭)

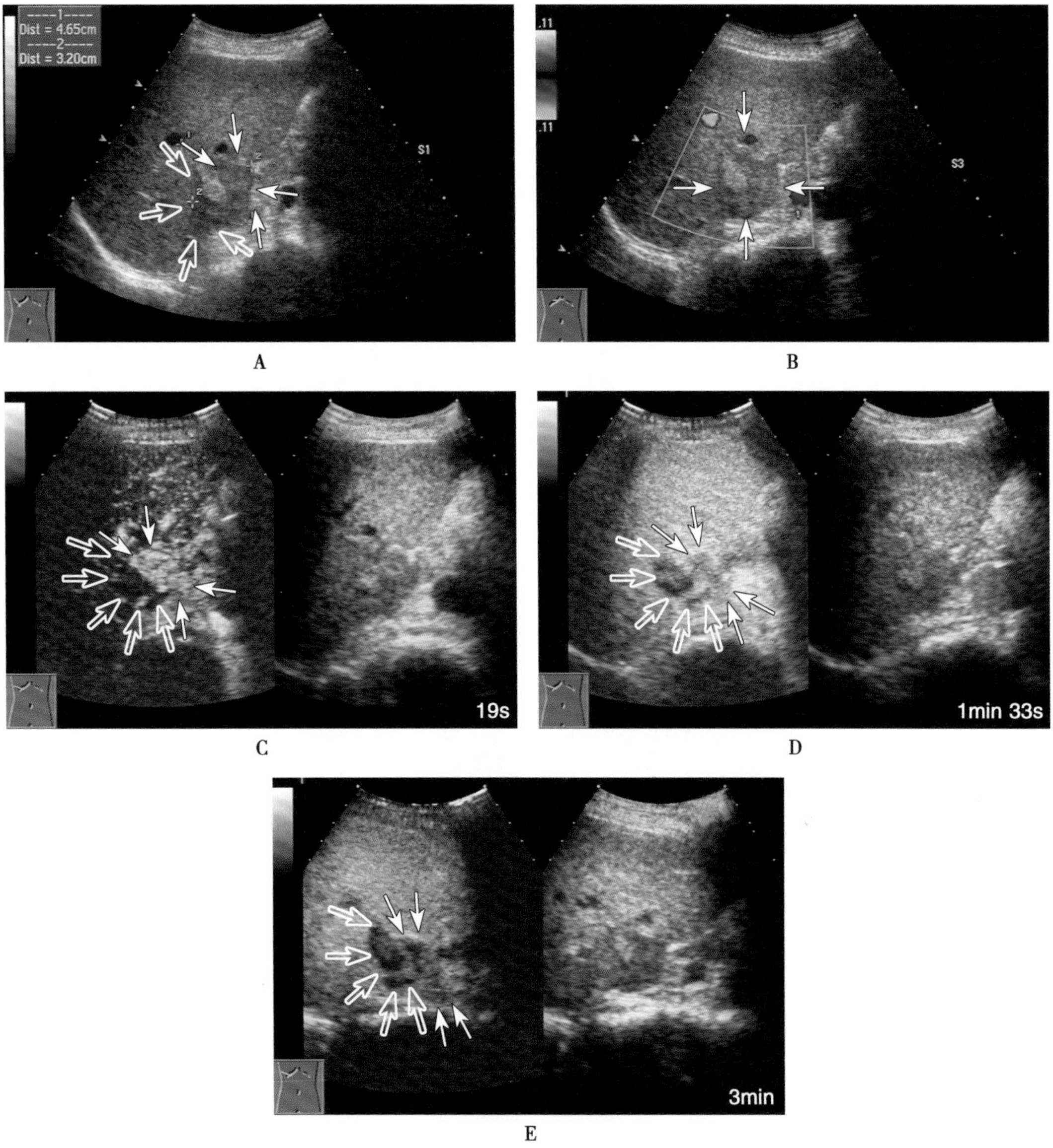

图 12-35 肠癌肝转移局部消融术后

A. 肝转移瘤消融术后,病灶呈低回声,不均匀,大小为 47mm×32mm,内部回声不均匀,边界不清楚,白箭所示区域回声稍高;B. 彩色多普勒超声显示病灶内未见明确血流信号;C~E. 超声造影,动脉相病灶局部于动脉相呈均匀高增强(C),门脉相逐渐消退,呈低增强(D)和延迟相呈更低增强(E)(白箭),提示肝转移瘤病灶局部存活。病灶的右后方区域于动脉相、门脉相及延迟相均呈无增强(白箭)

射造影剂观察该病灶的整体灌注情况。

(三)超声造影评价肝转移瘤化疗的效果

当直肠癌出现肝转移时,大多数病例的肝转移瘤无法完全切除,然而,对于转移瘤局限于肝脏的患者,目前的治疗方案多考虑进行全身化疗,以减小肝转移瘤,并将其转换为可切除状态。NCCN 指南指出,可以使用任何对肝转移有效的化疗方案以尝试将不可切除转移灶转化为可切除状态。因此,CEUS 可用于评估全身化疗后肝转移瘤大小、形态、边界及血供情况等。

　　同样,对于广泛播散转移的晚期结直肠癌患者,全身化疗有助于肿瘤缓解或疾病特征稳定,延长患者生存期。通过超声造影评估肝转移瘤化疗后反应,来间接评估其他转移瘤的化疗效果。

三、超声造影在脉管癌栓治疗评估中的应用

　　当原发性肝癌进展,侵犯门静脉、肝静脉或肝内胆管时,可出现脉管内癌栓。此时外科手术已不适宜,通常采用局部灌注化疗(HAI)或放射性栓塞术(RE)等局部治疗手段处理癌栓。超声造影不仅可以鉴别血栓与癌栓,而且能够准确评估局部治疗后癌栓活性,亦可对患者预后进行一定程度上的预测。脉管癌栓表现为与肝内原发肿瘤相似的增强模式,即"快进快退"。当局部治疗有效时,癌栓可表现为动脉相无增强。(图12-36、图12-37)

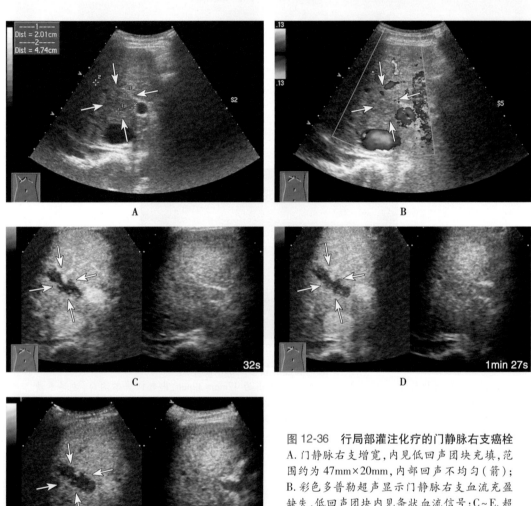

图12-36　行局部灌注化疗的门静脉右支癌栓

A.门静脉右支增宽,内见低回声团块充填,范围约为47mm×20mm,内部回声不均匀(箭);B.彩色多普勒超声显示门静脉右支血流充盈缺失,低回声团块内见条状血流信号;C~E.超声造影,动脉相(C)、门脉相(D)及延迟相(E)门静脉右支团块均呈无增强,提示门静脉癌栓局部治疗效果显著

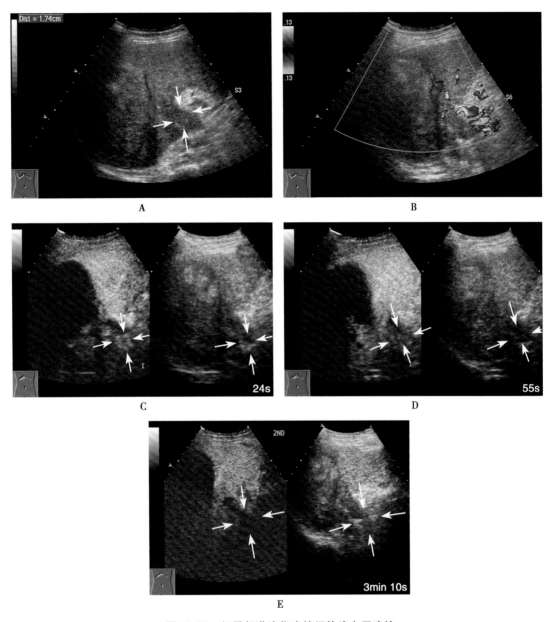

图 12-37　行局部灌注化疗的门静脉主干癌栓

A. 门静脉主干增宽，内径 17mm，内见低回声团块充填（箭）；B. 彩色多普勒超声显示门静脉主干血流充盈缺失，低回声团块内可见条状血流信号；C~E. 超声造影，动脉相门静脉内团块呈不均匀等增强（C）、门脉相呈低增强（D）及延迟相接近无增强（E），提示门静脉癌栓有活性（箭）

　　综上，超声造影可以准确评价肝脏恶性肿瘤治疗的效果，并具以下优势：

　　1. 敏感而直观地显示治疗后肿瘤内残存的血流信号，识别并实时引导进一步的局部热凝固治疗。

　　2. 即时评估肿瘤的治疗效果，创伤小，操作简便，可多次重复，便于临床推广应用。

　　3. 与常规彩色多普勒相比，显示的血流信号不受呼吸、心脏搏动等影响，无溢出伪像，在肝左叶肿瘤的疗效评价中更具有优势。

4. 由于超声的声像图不易受碘油沉积的影响,超声造影可用于 TACE 术后肝癌的疗效评价,在某种程度上弥补了 CT 的不足,及时发现 TACE 术后肿瘤内的残存血流信号。

与增强 CT、增强 MRI 相比,超声造影也存在一些技术上的不足:

1. 受解剖结构的限制,经腹超声检查肝脏存在一定的盲区。

2. 评价肿瘤治疗效果基于检出肿瘤内的血流灌注,适于多血管型肿瘤,对少血管型肝肿瘤的疗效评价存在一定困难。

(李 擎 林庆光 邹学彬 裴小青 李安华)

参考文献

[1] 彭裕文.局部解剖学.第 7 版.北京:人民卫生出版社,2008

[2] 邹仲之,李继承.组织学与胚胎学.第 7 版.北京:人民卫生出版社,2008

[3] Yamashita Y,Ogata I,Urata J,et al. Cavernous hemangioma of the liver:pathologic correlation with dynamic CT findings. Radiology,1997,203(1):121-125

[4] Pei XQ,Liu LZ,Xiong YH,et al. Quantitative analysis of contrast-enhanced ultrasonography:differentiating focal nodular hyperplasia from hepatocellular carcinoma. Br J Radiol,2013,86(1023):20120536

[5] von Herbay A,Vogt C,Häussinger D. Pulse inversion sonography in the early phase of the sonographic contrast agent Levovist:differentiation between benign and malignant focal liver lesions. J Ultrasound Med,2002,21(11):1191-1200

[6] Xu HX,Liu GJ,Lu MD,et al. Characterization of focal liver lesions using contrast-enhanced sonography with a low mechanical index mode and a sulfur hexafluoride-filled microbubble contrast agent. J Clin Ultrasound,2006,34(6):261-272

[7] Celli N,Gaiani S,Piscaglia F,et al. Characterization of liver lesions by real-time contrast-enhanced ultrasonography. Eur J Gastroenterol Hepatol,2007,19(1):3-14

[8] Dill-Macky MJ,Burns PN,Khalili K,et al. Focal hepatic masses:enhancement patterns with SH U 508A and pulse-inversion US. Radiology,2002,222(1):95-102

[9] Garcovich M,Faccia M,Meloni F,et al. Contrast-enhanced ultrasound patterns of hepatocellular adenoma:an Italian multicenter experience. J Ultrasound,2019,22(2):157-165

[10] Dietrich CF,Schuessler G,Trojan J,et al. Differentiation of focal nodular hyperplasia and hepatocellular adenoma by contrast-enhanced ultrasound. Br J Radiol,2005,78(932):704-707

[11] Liu GJ,Lu MD,Xie XY,et al. Real-time contrast-enhanced ultrasound imaging of infected focal liver lesions. J Ultrasound Med,2008,27(4):657-666

[12] Catalano O,Sandomenico F,Raso MM,et al. Low mechanical index contrast-enhanced sonographic findings of pyogenic hepatic abscesses. AJR Am J Roentgenol,2004,182(2):447-450

[13] Claudon M,Dietrich CF,Choi BI,et al. Guidelines and good clinical practice recommendations for Contrast Enhanced Ultrasound(CEUS) in the liver-update 2012:A WFUMB-EFSUMB initiative in cooperation with representatives of AFSUMB,AIUM,ASUM,FLAUS and ICUS. Ultrasound Med Biol,2013,39(2):187-210

[14] Horiuchi R,Uchida T,Kojima T,et al. Inflammatory pseudotumor of the liver. Clinicopathologic study and review of the literature. Cancer,1990,65(7):1583-1590

[15] 周建华,李安华,操隆辉,等.肝脏局灶性炎性病变超声造影分析.中华医学超声杂志(电子版),2008,5(1):33-40

[16] 何德华,詹镕洲.肝脏病理学.上海:第二军医大学出版社,1997

[17] Petrolla AA,Xin W. Hepatic angiomyolipoma. Arch Pathol Lab Med,2008,132(10):1679-1682

[18] 陈瑶,王建伟,郑玮,等.肝脏血管平滑肌脂肪瘤的超声及造影表现.中国超声医学杂志,2013,29(5):

467-470

［19］张溢,李锐,张晓航,等.肝血管平滑肌脂肪瘤超声造影、增强 CT 特点及其与病理分型的关系.中华医学超声杂志(电子版),2013(11):929-934

［20］Koea J,Taylor G,Miller M,et al. Solitary necrotic nodule of the liver:a riddle that is difficult to answer. J Gastrointest Surg,2003,7(5):627-630

［21］Chen MH,Dai Y,Yan K,et al. The role of contrast-enhanced ultrasound on the diagnosis of small hepatocellular carcinoma in patients with cirrhosis. Hepatol Res,2006,35(4):281-288

［22］Pei XQ,Liu LZ,Liu M,et al. Contrast-enhanced ultrasonography of hepatocellular carcinoma:correlation between quantitative parameters and histological grading. Br J Radiol,2012,85(1017):740-747

［23］Chen LD,Xu HX,Xie XY,et al. Intrahepatic cholangiocarcinoma and hepatocellular carcinoma:differential diagnosis with contrast-enhanced ultrasound. Eur Radiol,2010,20(3):743-753

［24］Li R,Zhang X,Ma KS,et al. Dynamic enhancing vascular pattern of intrahepatic peripheral cholangiocarcinoma on contrast-enhanced ultrasound:the influence of chronic hepatitis and cirrhosis. Abdom Imaging,2013,38(1):112-119

［25］Han J,Liu Y,Han F,et al. The Degree of Contrast Washout on Contrast-Enhanced Ultrasound in Distinguishing Intrahepatic Cholangiocarcinoma from Hepatocellular Carcinoma. Ultrasound Med Biol,2015,41(12):3088-3095

［26］Li F,Han J,Han F,et al. Combined Hepatocellular Cholangiocarcinoma(Biphenotypic)Tumors:Potential Role of Contrast-Enhanced Ultrasound in Diagnosis. AJR Am J Roentgenol,2017,209(4):767-774

［27］Zhou JH,Li AH,Cao LH,et al. Haemodynamic parameters of the hepatic artery and vein can detect liver metastases:assessment using contrast-enhanced ultrasound. Br J Radiol,2008,81(962):113-119

［28］Konopke R,Kersting S,Bergert H,et al. Contrast-enhanced ultrasonography to detect liver metastases:a prospective trial to compare transcutaneous unenhanced and contrast-enhanced ultrasonography in patients undergoing laparotomy. Int J Colorectal Dis,2007,22(2):01-07

［29］Kinkel K,Lu Y,Both M,et al. Detection of hepatic metastases from cancers of the gastrointestinal tract by using noninvasive imaging methods(US,CT,MR imaging,PET):a meta-analysis. Radiology,2002,224(3):748-756

［30］中华人民共和国卫生和计划生育委员会医政医管局.原发性肝癌诊疗规范(2017 年版).中华肝脏病杂志,2017,25(12):886-895

［31］EASL Clinical Practice Guidelines:Management of hepatocellular carcinoma. J Hepatol,2018,69(1):182-236

［32］Claudon M,Dietrich CF,Choi BI,et al. Guidelines and good clinical practice recommendations for contrast enhanced ultrasound(CEUS)in the liver--update 2012:a WFUMB-EFSUMB initiative in cooperation with representatives of AFSUMB,AIUM,ASUM,FLAUS and ICUS. Ultraschall Med,2013,34(1):11-29

［33］Iavarone M,Sangiovanni A,Forzenigo LV,et al. Diagnosis of hepatocellular carcinoma in cirrhosis by dynamic contrast imaging:the importance of tumor cell differentiation. Hepatology,2010,52(5):1723-1730

第十三章

超声造影在肾脏疾病诊断中的应用

　　肾脏是人体器官中血流量较为丰富的器官,其血流量约占心输出量的22%。足够的血流灌注及合理的血液灌注分布是肾脏发挥排泄与分泌功能、维持机体内环境稳定的基础。因而,准确地评估肾脏不同区域的灌注变化,能为临床研究肾脏功能的改变提供直接的客观依据。肾脏总血流量的测定是非常重要的,然而相对于总的肾血流量的测定,肾内血流分布的意义更加重要。因为它们和肾脏功能之间有着最直接的联系。例如,髓质血流增加,有利于钠的重吸收;皮质血流增加,有利于钠的排泄,而肾脏的功能易受肾血流灌注的影响。同时,肾脏很多疾病的发生、发展及预后与肾血流灌注密切相关。准确评估肾血流灌注能为临床评价肾功能提供重要信息。

　　目前,临床上超声(US)通常是肾脏疾病评估的首选成像方式。灰阶超声在肾脏病学中具有重要的诊断作用,无电离辐射和肾毒性,执行速度快,重复性好,可在患者床旁进行操作,而且成本低,这些都是这项技术的重要优点。常规超声和多普勒超声(Doppler ultrasound)相结合,减少了与计算机断层扫描(CT)和磁共振(MRI)的诊断差距,是临床超声发展的重要一步。但是这种常规超声+多普勒超声的双相超声模式并不能替代CT和MRI,这种双相超声进行成像检查时,当成像结果不是十分明确时,通常需要使用CT和MRI进行进一步的检查,以确认或修正超声检查得出的结果,但CT和MRI存在放射性、高成本以及患者耐受性和安全性的相关问题。另外,由于肾脏结构和功能的复杂性,例如肾脏微循环具有两套毛细血管网,肾脏同时具有分泌和排泄的功能,而CT或MRI所使用的造影剂不是红细胞示踪剂,并不能有效定量肾脏血流灌注,因此有必要寻找一个相对安全的替代检查方案,而超声造影可能是一种可行的替代方法。在过去十年中,超声造影(contrast enhanced ultrasound,CEUS)已经成为一种有价值的成像模式,其可补充和增强标准的血管超声成像。与传统的超声相比,CEUS能在临床上及实验中动态评估和量化微循环灌注。造影剂中微泡形态均一,大小和变形性类似红细胞,具有和红细胞相似的血流流变学特征,可以作为红细胞流动的示踪剂;同时它不受肾小球滤过和肾小管转运的影响,因此从理论上讲,超声造影可以准确地定量所有实质器官的血流灌注。虽然最初的临床应用主要集中在肝脏,但现在已经变得更加多样化。在肾脏灌注血流评价中,相关研究者已经进行了大量的研究,Wei K等在动物身上评价了CEUS定量肾脏皮质血流灌注的准确性,其结果是令人满意的。CEUS对于回答肾脏的许多临床问题有参考意义,其可根据病变部位的血流灌注差异来鉴别相关疾病或者评价肾脏大体血流灌注情况。

超声造影已越来越多地用于不确定的肾脏病变的诊断工作。超声造影无肾毒性，无电离辐射，能快速、实时评价肾脏病变，与传统的成像方式相比具有独特的优势。超声造影剂在世界大部分地区已经获得了临床使用许可，欧洲医学和生物学超声学会联合会（EFSUMB）已经发表了关于超声造影的指南，并于 2018 年更新，而在 EFSUMB 的指南中，也对超声造影剂在肾脏上的应用适应证进行了详细的描述，见表 13-1。

此外，靶向超声微泡作为一种不同于常规的超声微泡，能特异结合相关疾病表达的分子从而特异的成像，现在也越来越多的受到关注和研究，相关研究者利用相关特异性抗体或分子修饰的微泡进行了大量的研究，其研究结果证实了这类靶向微泡的靶向成像和治疗能力是值得肯定的。

本章节将对超声造影在肾脏中的相关应用进行一一阐述。

表 13-1　EFSUMB 关于超声造影剂在肾脏应用的指南

假性肾肿瘤的解剖变异的评估
复杂囊性病变和疑似肾细胞癌的特征
肾静脉和下腔静脉血栓的特征
疑似血管疾病，包括肾梗死和皮质坏死
肾创伤及随访
有 CT 或 MRI 使用造影剂禁忌的患者
监测局部消融治疗和术后情况

第一节　超声造影在肾脏中的应用优势及成像原理

一、造影剂在肾脏中的应用优势

在肾脏方面，微泡造影剂有一个显著优势，由于不被肾脏排泄，所以造影剂并不会影响肾功能。因此它们可安全用于肾衰竭患者，而在注射前也并不需要进行血液检测以评估肾功能，同时它们也不引起肾病、肾源性系统性纤维化或造影剂在器官内积聚的危险。与任何其他药物或造影剂一样，过敏反应的风险仍然存在（0.014%），但是与 CT 使用的造影剂（0.035%~0.095%）相比，过敏风险显著降低。

二、超声造影在肾脏中的成像原理

超声造影剂是一种含气微泡，大小与红细胞相仿，能通过肺毛细血管床，进入全身组织。造影剂通过外周静脉注入血液循环系统，微气泡到达并可在毛细血管内停留较长时间，形成许多血液气泡界面，其存在增加了超声波与组织间的反射和散射，使微气泡造影剂所在部位的回声信号增强，从而使肾脏等富含毛细血管的实质性脏器及其肿瘤病灶得以充分、清晰地显示，拓展了超声对微小、低流速血管及迂曲、畸形血管的探测。

CEUS 定量评价组织血流灌注的基本原理是造影微泡在一定浓度内，CEUS 信号强度和微泡含量呈线性相关，而微泡含量和组织血流灌注量相关。CEUS 评价肾血流灌注的造影方式主要有两种：第一种是团注造影剂，在低 MI 模式下接受微泡振动产生的非线性谐波信号获得造影序列，并用特定的分析软件定量分析灌注信号强度变化得到时间-强度（time-intensity curve，TIC）曲线；第二种是连续注射造影剂，待造影增强达到稳定后于较高的 MI 下破坏微泡，后立即于低 MI 下获得再灌注序列，并用相关软件分析获取 TIC 曲线。团注法操作相对简单，而持续滴注法需要专用的注射泵，操作过程较复杂。

第二节 超声造影在肾脏疾病中的相关应用

一、正常肾脏超声造影特征

由于肾脏只有一个动脉血供,其造影强化模式与肝脏不同,后者有双重血供,因此在肾脏方面,超声造影剂可用于研究肾脏不同阶段的造影增强信号强度。此外,由于不像 CT 和 MRI 所用的造影剂一样,能存在于血管外,微泡只能存在于血管内,而且不被肾脏排出,因此超声造影成像时并没有肾排泄期。在通过外周静脉弹丸式注射造影剂后血液很快经肾动脉到达肾实质。首先显示为皮质增强期,时间较短(起始于团注后 9~12s),呈均匀高回声,髓质无明显增强,整个肾脏表现为高回声皮质内镶嵌放射状弱回声髓质,集合区为弱回声,内可见穿行的段动脉。其后 20~40s 肾髓质自周边向中央逐渐增强,40~50s 后皮质和髓质增强水平相当,40~120s 整个肾实质呈均匀的高回声。造影剂流出相的表现为肾髓质增强减弱,然后出现肾皮质的缓慢减弱,约 3min 后实质内造影剂接近全部消退。因此造影剂微泡注射后,可获得肾脏皮、髓质分界清晰的皮质、髓质增强期及皮髓质造影剂微泡消退期。肾实质增强的持续时间长短同时受患者血管状态、年龄、肾血流以及超声设备灵敏度等因素影响。

二、肾占位性病变诊断

(一)肾真性肿瘤和假性肿瘤的鉴别

肾脏假性肿瘤,如明显的 Bertin 柱、持续的胎儿分叶、单峰驼峰以及邻近皮质瘢痕的肾实质区域,病变区域显示代偿性肥大,在 US 成像中可被误判断为肾脏肿瘤。传统的超声模式可以在假性肿瘤中发现髓锥体,并且彩色多普勒超声在显示肾实质正常结构的分支时,同时能显示出假性肿瘤的血管。然而,在极少数情况下,传统超声模式下,假性肿瘤外观模棱两可,不能和真正的肾肿瘤区分开来,需要其他的成像模式予以鉴别。

CEUS 是一种被认为能有效鉴别出假性肿瘤和真性肿瘤的成像方法。一般来说,肾肿瘤的血管化是和正常的实质组织不同的,超声造影时,不管声学信号怎样,至少在一个血管期表现不同,而肾组织任何位置的差异化增强都应该被认为是可疑的。而假性肿瘤在造影成像表现为所有血管期造影增强和邻近正常肾组织一致。需要注意的是,在造影模式下,与周围组织同等增强的真性肿瘤也是有的。在这些病例中,通过观察常规超声特征和血管结构也是有可能区分出假性病变的。真性肾肿瘤的回声往往与周围实质不同,而假性肿瘤的回声与周围实质相同或仅略有不同。同质强化的真性肿瘤通常较小,而假性肿瘤则较大。假性病变不仅在两个血管期表现为与肾实质一样的显影增强,而且显示与正常肾实质完全相同的强化模式:造影增强时间和血管结构。特别是在 70% 和 45% 的假性肿瘤中,可分别发现肾髓质和正常实质血管分支,而在常规多普勒模式下则表现不明显。

(二)肾实性肿瘤特征

肾肿瘤是泌尿系统最常见的肿瘤,绝大多数为恶性,其临床症状出现晚,多预后不良,因此及时准确地鉴别诊断其良恶性具有重要的临床意义。肾脏恶性肿瘤以肾透明细胞癌为主,良性肿瘤以肾血管平滑肌脂肪瘤为主。超声造影模式下,以肾皮质为参照,肿块显影早于或同步肾皮质称为"快进",消退早于或同步于肾皮质称为"快出",肿块增强程度和正常肾皮质对比分为低增强、等增强、高增强。在肾脏恶性肿瘤患者中,超声造影多表现为高增强、快进快出、包膜征等,在肾脏良性肿瘤患者中,多表现为低增强甚至是无增强、慢进慢出等。超声造影成像并记录后通过 TIC 曲线分析,定性或定量评估肾包块超声信号增强特性。Wei 等人指出,在鉴别肾小肿块的良恶性方面,超声造影和增强 CT 诊断灵敏度分别为93.5%和89.2%,特异度分别为68%和76%,具有良好的诊断性能。在肾实性占位性病变的诊断上,CEUS 对乏血供的占位性病变的诊断灵敏度要高于增强 CT,CEUS 能更好地显示1cm 以下的细小低速血流的肿瘤的灌注情况及缺血坏死区域,为肾癌早期诊断提供更为丰富的信息。而增强 CT 或 MRI 在较小的肾占位性病变诊断上存在困难,因为其存在容积效应,几毫米的肾占位病变可能没有明显的强化征,无法提供足够的相关信息,从而无法做出准确诊断。

在利用 CEUS 诊断肿瘤分型时,Li 等人发现 TIC 曲线的定量分析是确定血管平滑肌脂肪瘤和肾透明细胞癌亚型分化的一种有效方式。不同病理类型肾癌的 CEUS 表现也有不同。肾透明细胞癌多为富血供肿瘤,造影显示为皮质期造影剂快速充填灶,呈高增强,并在延迟期快速消退,呈低增强;肾乳头状癌和嫌色细胞癌较肾透明细胞癌恶性程度低,多为乏血供者,一般表现为低增强,可能与其内含有较少的微小血管有关。但是在临床应用中,人们发现超声造影并不能很好用于鉴别肿瘤相关亚型,不同类型肿瘤的超声造影成像特点是有很多类似的地方。许等人发现在血管平滑肌脂肪瘤和肾细胞癌间的造影增强程度和速度是没有显著差异的。同时由于 CEUS 会受到患者体型、肠气、肋骨、呼吸运动、解剖位置差异等的影响,从而加大了 CEUS 对肿瘤分型的鉴别诊断难度。因此,从目前情况上看,CEUS 并不能作为肿瘤分型的成像手段。而增强 CT 不受上述因素的影响,同时CT 的成像范围广,在诊断有无肾静脉或下腔静脉癌栓、有无邻近器官的转移和侵犯以及进行肿瘤分期等方面要优于 CEUS,CEUS 只能作为 CT 在肾占位病变诊断时的辅助手段,不能替代 CT。

(三) 复杂性肾囊肿病变诊断

复杂性肾囊肿是良恶性囊性肾脏肿物的统称,常见的类型包括肾囊肿合并出血、感染、多房囊性肾癌和肾细胞癌囊性变等。

在灰阶超声上检测到的简单肾囊肿不需要进一步的影像学评估或外科手术,但是具有回声成分、内部间隔、厚壁、壁结节和钙化的复杂囊性肿块可能在恶性潜在可能性上有所不同。这里必须回答的主要问题是区分需要手术的复杂囊性肾肿块和不需要手术的囊性肾肿块。根据 Israel 和 Bosniak 的报道,常规 US 并不能完全区分需外科和非外科手术的复杂囊性肾肿块,需要增强 CT 或磁共振(MRI)进行确认。Bosniak 分类法是在 20 世纪 80 年代引入的,该方法根据肾囊肿的 CT 特征对其进行分类,该方法虽然不是绝对特异的,但却是决定手术治疗和随访的关键标准。Bosniak 系统能准确评估恶性肿瘤,对结节或间隔强化的诊断准确度极高。Bosniak 标准应用在 MRI 上,能使病变、间隔和囊壁厚度及增强得到更好的评估。

Bosniak 分级基于增强 CT(contrast-enhanced CT,CECT)提出,一般不用于常规超声,但

随着超声造影技术的发展及成熟,有较多研究表明,Bosniak 分级也可用于超声造影。Bosniak 分级认为,Ⅰ级与Ⅱ级为良性;ⅡF 级可随访;Ⅲ级与Ⅳ级有可能为恶性,应手术治疗,故一般将Ⅲ级与Ⅳ级定为评估肾脏恶性肿瘤的标准。

CEUS 能有效反映肾脏正常组织和病变组织不同的血流灌注、造影剂分布和影像动态变化,从而明显提高超声诊断肾脏肿瘤的能力。CEUS 可诊断许多 US 无法确诊的病变,如合并出血及感染的囊肿,此类囊肿 US 发现囊内有实性成分,无彩色血流信号,无法鉴别性质,而 CEUS 显示囊内实性成分无增强,可诊断为良性囊肿。良性复杂性囊性肾肿物中的大多数 CEUS 表现为囊壁及分隔薄,囊壁及分隔可有强化,无局限性增厚。恶性复杂性囊性肾肿物的典型表现为囊内出现增强的实性结节,伴或不伴不规则增厚的囊壁、囊内分隔。徐勇等人回顾性分析了 2007 年 1 月—2011 年 12 月经常规超声(US)和 CEUS 检查的 43 例患者的 43 个囊性肾肿物。43 个病灶中良性 13 例,恶性 30 例。CEUS 与 US 诊断恶性囊性肾脏肿物的 ROC 曲线下面积分别为 0.950、0.806,差异有统计学意义($p = 0.034$)。

在使用 Bosniak 系统对囊肿进行分类时,CEUS 显示出与 CT 相当甚至优于 CT 的诊断准确性,而 CEUS 和 CECT 在以这种方式鉴别需外科手术和非外科手术病变方面甚至完全一致。CEUS 还改善了复杂肾囊肿的 CT 特征,这可能是由于 CT 和 CEUS 在描述间隔血管方面存在差异,后者在检测病变周围壁或囊内间隔时,微泡具有较高的灵敏度,并且能显示 CT 未充分成像的固体增强成分。因此,CEUS 一直被建议用于评估 US 检查中出现复杂囊性外观的肾肿块而 CT 可用于 CEUS 上恶性强化的复杂囊性肾肿块的分期。对于复杂囊肿的随访,超声造影也应被视为 CT 的替代方案,以减少辐射剂量。在 CEUS 上没有任何增强显像时意味着没有必要做进一步的检查。

而使用 Bosniak 分类系统的主要困难在于区分Ⅱ级和Ⅲ级病变。这是很重要的,因为这种差异决定了是否进行干预治疗。ⅡF 级有助于发现那些可能最终伴随恶性病程的Ⅱ级病变,并减少最初被定性为Ⅲ级病变的过度治疗。在恶性和非恶性囊性病变中这种重叠是常见的,因为大约 10% 的肾细胞癌表现为复杂的囊性病变。另一方面,良性肾囊肿可能由于出血、感染、炎症或缺血而显得复杂。

当然 CT 和 CEUS 两者都有相应的局限性,其共有的局限性是在区分Ⅱ级、ⅡF 级和Ⅲ级病变时,检查者观察时存在差异。由于病变体积的原因,CT 也难以显示薄的囊内分隔。而 CEUS 的局限性包括病变的深部位置、肠内气体和弥漫性壁钙化的存在阻碍了超声束的穿透。

(四) CT 上可疑强化病灶

随着 CT 的使用增加,在和正常肾脏组织之间具有 10~20HU 密度差异的肾病变的检测已经变得相对常见。这些病变不能明确地表征为实性增强肿瘤,因为囊肿可能呈现假增强。呈现模棱两可的 CT 增强的病变通常是乳头状或嗜铬性恶性肿瘤,通常比透明细胞肿瘤血管化程度更低,并且很少有更具侵袭性的病变,例如血管化不足的透明细胞肿瘤或肉瘤样肿瘤。在这些情况下,灰度和彩色多普勒超声不能提供辅助有用的诊断信息,而 CEUS 可以区分实性低增强肿瘤和囊性病变。

(五) 监测肿瘤消融疗效

肿瘤消融的临床适应证越来越多,特别是在老年人和不适合切除或有多种肿瘤的患者中。射频消融术、微波消融术和冷冻治疗是目前常用的方法。尤其是冷冻消融,在临床上越来越被广泛接受。由于无法获得组织学证据来证实该手术的成功,因此影像学对术后的评估具有至关重要的作用。

增强 CT 和 MRI 常常用于肾肿瘤患者治疗前及治疗后不同时间点随访的评估,但是 CT 和 MRI 具有辐射放射性、成本高等缺点,重复多次的应用 CT/MRI 会损害肾功能,因此并不是很适合应用于治疗的随访。对于常规超声而言,尽管其在消融治疗过程中可能起到指导的作用,但是在消融治疗效果评估上并不有效。相关研究已经显示,CEUS 可提高肿瘤消融治疗后的成像效果,其精确性是和 CT/MRI 大体一致的。

肿瘤消融术成功的标志是病变区域内无造影增强,因为病变部位造影增强通常被认为是肿瘤持续存在的特征。消融术后,肿瘤周围组织边缘常常有造影增强现象,有时被误解为肿瘤外围残存的活组织。事实上,这是一种正常的生理现象。早期行超声造影检查,发现肿瘤内增强并不意味着有活性的肿瘤的持续存在。组织学研究表明,冷冻消融后肿瘤血管可保持几天的通畅,即使肿瘤细胞不再存活,血流仍能持续。在成功治疗肿瘤数周后,可以观察到持续的血流存在。因此,建议随访以证明冷冻消融治疗肿瘤是否成功,而 CEUS 可在此随访过程中多次使用,以监测治疗后肿瘤的进展情况。

三、肾创伤评估

在临床应用中,常规超声是在紧急情况下广泛应用于创伤患者检查的常用手段。肾脏是易受到伤害的实质性脏器之一,肾脏外伤占所有腹部外伤的 8%～10%,严重者可以威胁患者生命,因此对肾脏损伤进行及时诊断并对损伤严重程度作出准确评估是选择合理治疗的基础。常规超声影像正常肾实质为低回声,创伤病灶也多为低回声,主要通过对肾周及腹腔内游离液体的观察来进行间接评估,但是其灵敏度较低,而且对肾脏实质内的裂伤部位、程度、有无活动性出血等难以作出准确判断,以致超声检查常常低估肾脏损伤情况。常规超声检查的局限性还在于不能了解伤肾和健肾的功能状况。彩色多普勒超声能为肾血管损伤提供更加丰富的信息,但是对实质内的低速、细小血流的检查是有困难的。CT、MRI 作为一种较准确的肾脏损伤评估方法广为临床接受,但是这两种方法检查耗费时间长、便携性差,在患者血流动力学不稳定的情况下应用受限。静脉尿路造影(intravenous urography)是诊断肾损伤程度和健肾功能的重要检查方法,但是常规造影剂量对轻度肾损伤几乎不能显示,重度损伤肾脏常不显影,加之该检查需要腹部加压,可能会导致损伤加重等弊端,现在已基本弃用。

超声造影检查作为一种实时、无创、高效、准确的检查,可以显示常规超声及彩色多普勒检查无异常的轻度肾损伤,在急性肾损伤的诊断中起到越来越重要的作用。肾损伤时,病灶处血流灌注消失,造影后病灶表现为边界不清的无增强,与周围肾实质形成鲜明对比。罗渝昆等对 18 只新西兰大白兔的肾脏分别实施不同程度锐器及钝器损伤,应用超声造影与术后病理诊断对照分析,结果显示,超声造影有助于清楚准确地显示肾损害的部位和程度,为其提供可靠依据。Hochmuth 等运用宽带谐波技术观察造影后的肾脏损伤动物模型,能够发现直径小至 1~1.8mm 的肾实质内小血肿。

CEUS 与常规超声相比,检测外伤性病变的灵敏度从 46% 提高到 91%。尽管 CEUS 能检测出 80%~81% 已经被增强 CT 证实的创伤性肾实质损伤(包括Ⅲ~Ⅴ级损伤),但由于创伤往往影响腹部和胸部区域的其他脏器,超声造影在多发性创伤评估中永远不能取代 CT,但 CEUS 可能会减少 CT 作为筛查方法的使用频率。在患者生命体征稳定的情况下,单侧的创伤可以首先接受 CEUS 进行检查,避免紧急的 CT 扫描;严重的创伤病例不应首先接受 CEUS 进行扫描,如果血流动力学稳定,应使用 CECT 进行检查;如果患者生命体征不稳定,则应立即将其送至手术室;最后,接受初步 CT 检查并保守治疗的患者可以在不进行额外 CT 检查的情况下接受 CEUS 检查。在局部肾损伤最小且没有镜下或肉眼血尿的情况下,CEUS 是一种有用的检测方法。超声造影还能排除血管并发症,如假性动脉瘤。除此之外,超声造影可用于肾外伤病理保守治疗的随访,减少外伤性的辐射暴露。肾实质损伤在超声造影成像的特征是肾周围健康实质造影增强而损伤处强化缺陷,而活动性出血可以通过微泡外渗显露出来。然而,由于微泡不能通过肾小球过滤,也不能在肾小管中分泌,因此超声造影对肾外伤患者的尿路评估没有帮助。

四、肾感染

传统的 US 并不能准确检查急性肾盂肾炎。弥漫性肾盂肾炎可导致肾脏扩大,并随着皮质髓质之间差异的丧失而变成低回声。局灶性肾盂肾炎(局灶性肾病)超声造影下可表现为局灶性低回声区,可产生类似肿瘤的肿块样病变,与邻近的正常肾脏相比,该区域可能为少血管区。

在一项研究中,CEUS 对肾盂肾炎的灵敏度为 82%,而 CECT 的灵敏度为 84%。另外 Mitterberger 等人报道了 CEUS 和 CT 在检测弥漫性肾盂肾炎结果上高度吻合。这提示肾盂肾炎的超声造影成像主要表现为楔形灌注缺损和异质强化,与 CT 表现相似,但无辐射暴露。在一项回顾性研究中,Fontanilla 等研究了 48 例并发急性肾盂肾炎患者。他们评估患者在皮质期(注射造影剂后 15~30s)、早期实质期(25s~1min)和晚期实质期(1~4min)的造影灌注情况,发现局灶性肾盂肾炎表现为一个楔形或圆形的低强化区,并于实质晚期表现最典型。然而这些结果并不能完全反映实际情况。CEUS 在诊断急性肾盂肾炎上的缺陷可能很微妙,并不像 CT 或 MRI 那样有明确的定义,其在非复杂性肾盂肾炎患者中的作用仍是一个有争论的问题。相反,超声造影对检测和监测肾脓肿是非常有效的,表现为不增强的圆形病灶,偶尔可见周围强化边缘。

根据欧洲泌尿外科协会的指导方针,急性单纯性肾盂肾炎的诊断是根据临床病史、体格检查和实验室结果确定的,不需要进行进一步的影像学检查;B 型超声可能只需要排除结石和尿路梗阻。如果患者治疗 72h 后仍发热,则需要进一步的影像检查。对于单纯性肾盂肾炎的病例,CEUS 和其他影像学检查是有争议的,没有明确的临床应用指征。

五、肾缺血

临床上怀疑肾梗死时,常规多普勒模式是鉴别灌注异常的首选方式,但是多普勒诊断准确性低,且在肾极处的超声角度不佳。超声造影则没有这些限制,能够在所有临床情况下评估肾灌注。超声造影显示肾梗死区域无增强,常呈楔形。CEUS 拥有很高的空间分辨率,可以区分肾梗死和皮质缺血,虽然两者在多普勒超声上都表现为无血流,但是只有梗死区在超声造影剂注射后表现为完全造影缺损,在这种情况下,超声造影可以识别节段性、叶间性和弓状动脉的增强,以及肾皮质小叶间血管的增强缺失。CEUS 的诊断灵敏度与血管造影和 CT 相似。最后,有必要考虑的是,虽然肾实质浸润性恶性肿瘤是罕见的疾病,但使用传统的超声技术可能会与梗死相混淆,这些疾病的超声造影鉴别诊断尚无资料。

六、肾动脉狭窄

彩色多普勒超声被认为是诊断肾动脉狭窄的首选影像学方法。该技术在慢性肾功能衰竭患者中具有明显优势,因为它不需要肾毒性造影剂。超声造影剂可使动脉多普勒信号强度增加 30 倍,改善肾动脉的可视化,缩短检查时间和非诊断检查次数。然而,超声造影在诊断肾动脉狭窄时,其诊断效能相比彩色多普勒超声,并没有提高很多,相反的还增加了操作过程的复杂性,因此其在肾动脉狭窄患者中的应用仍存在争议。

七、膀胱输尿管反流

传统上,膀胱输尿管反流(vesicoureteral reflux,VUR)诊断和随访的"金标准"是排尿性膀胱尿道造影。然而,由于该技术所需的高辐射剂量和对性腺及造血骨髓的照射,在儿童患者中禁止使用。而使用 CEUS 评估 VUR 则没有这些限制。利用超声造影诊断膀胱输尿管反流时,其大体过程是:在患者排尿前和排尿后于平卧位往膀胱内注入微泡,并对膀胱的进行性扩张实时观察,当在输尿管和肾盂-肾盏系统水平检测到微气泡时,就可以诊断为反流。在 VUR 存在的情况下,与传统膀胱尿道造影术相比较,对比增强尿路超声提供的图像,弥补了视角相对小的缺点,从而可以进行多平面扫描和记录整个排泄过程;同时还可利用微泡长期重复观察,从而增加发现间歇性反流的机会。与传统尿路造影相比,超声造影具有较好的灵敏度(57% ~ 100%)、特异度(85% ~ 100%)、阳性预测值(58% ~ 100%)、阴性预测值(87%~100%)和准确性(78%~96%)。而超声造影在膀胱尿道造影术中有 19% 的假阴性,而在传统放射学技术中有 10% 的假阴性。在评估反流的严重程度上,研究者发现两种技术在 74% 的病例中是一致的,而尿路超声在 20% 的病例中高估了其反流情况,特别是在存在Ⅰ~Ⅱ级反流的情况下。总之,尿路超声是一种非常可靠和可重复的技术,有可能取代传统的尿路膀胱逆行造影,特别是在 VUR 患者的随访中,在患有下尿路炎症的年轻女孩中和在筛查患有 VUR 的儿童中。

八、肾移植

临床实践表明,肾移植术后并发症的及时发现和正确处理,尤其是急性排斥反应等严重合并症的发现和处理,关系到移植肾脏的存活。目前对于肾移植术后的监测,主要采用灰阶超声和多普勒超声成像,并测定肾血流阻力指数。这些方法在临床的采用使肾移植术后合并症的监测得到了很大的进展,大大提高了移植肾的存活率和存活质量,同时也促进了器官移植学的发展。然而,由于多普勒技术对低速血流的敏感度差,对因肾外压迫引起肾血管阻力增加而引发的低肾血流灌注的准确诊断受到限制。故需要寻找新的有效的肾血流灌注的评价方法。利用超声造影可以很容易地研究移植肾,因为移植肾位置相对较浅,位置固定,受呼吸活动影响小。在移植早期,一旦排除肾积水和感染后,其最常见的造成功能延迟的原因是急性肾小管坏死(acute tubular necrosis,ATN)或急性排斥反应(acute rejection,AR)。这些诊断在临床上是很难做出的,因为症状是非特异性的。常规的术后频谱多普勒测量允许对移植肾进行一定程度的监测,如果出现持续异常则需要活检进行确诊。而对移植肾的参数化超声造影研究可以评估移植肾实质血流情况。利用第二代造影剂进行的研究表明,超声造影可用于检测实质异常灌注的情况,包括宏观和微观循环的改变。

(一)肾移植急性排斥反应

在肾移植医学中,由于包膜下毛细血管主要参与急性排斥反应,因此对其血流进行详细评估是非常必要的。急性肾移植排斥反应患者常出现肾实质内造影剂充填稀疏,包膜下皮质及髓质内有不同程度低灌注区,且灌注时间及排空时间延长,不同原因引起的急性肾功能不全和大的肾周血肿均可观察到这一现象。

我们采用经静脉二次谐波造影(second harmonic contrast ultrasound imaging,SHCI)和声学定量(acoustic densitometry,AD)技术与脉冲多普勒测量阻力指数(resistance index,RI)检测实验室移植肾,对比分析两种方法对实验性肾移植急性排斥的诊断价值。共建立了15例犬异体移植肾模型,其中8例为移植肾急性排斥(急排组),7例为移植肾正常(正常组)(表13-2~表13-4,图13-1~图13-5)。

表 13-2　实验性移植肾正常组和急排组 RI 和 AD 测值比较

	TIC 参数		RI
	PI	AUC	
正常组(8 例)	90.18±8.40**	1 614.17±335.40**	0.61±0.04**
急排组(7 例)	55.23±5.42**	895.37±123.35**	0.78±0.47**

注:TIC 参数. 超声造影定量分析所得的时间-强度曲线参数;PI. 时间-强度曲线上的峰值强度;AUC. 时间-强度曲线上的曲线下面积;RI. 脉冲多普勒测得的阻力指数;** $p<0.01$。

表 13-3　实验性移植肾正常组和急排组肾功能比较

组别	Cr/(mmol·L^{-1})	BUN/(mmol·L^{-1})
正常组(8 例)	195.35±5.88**	21.94±1.56**
急排组(7 例)	264.20±87.10**	66.48±18.27**

注. Cr. 血肌酐值;BUN. 血尿素氮值;** $p<0.01$。

表 13-4　实验性移植肾正常组和急排组 PI、AUC 及 RI 与 Cr 的相关分析

	相关系数	检验 t 值	p
RI-Cr	0.87**	4.43**	0.004 9
PI-Cr	0.94**	6.46**	0.000 6
AUC-Cr	0.98**	11.2**	2.939 2

注:RI. 脉冲多普勒测得的阻力指数;Cr. 血肌酐值;** $p<0.01$;PI. 时间-强度曲线上的峰值强度,脉冲多普勒测量的阻力指数;AUC. 时间-强度曲线上的曲线下面积。

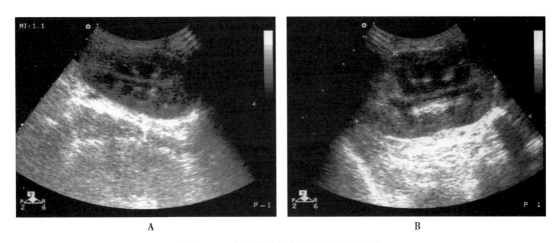

图 13-1　实验性移植肾的灰阶超声图像

A.正常移植肾灰阶超声图像,肾形态大小正常,皮髓分界清晰;B.移植肾急性排斥灰阶超声图像,肾及其锥体肿大,皮髓质分界欠清

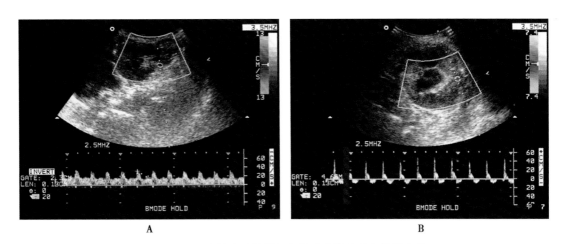

图 13-2　实验性移植肾肾门部肾动脉的脉冲多普勒表现

A.正常移植肾,频谱呈连续型,阻力指数正常;B.移植肾急性排斥,频谱呈高阻型,阻力指数增高

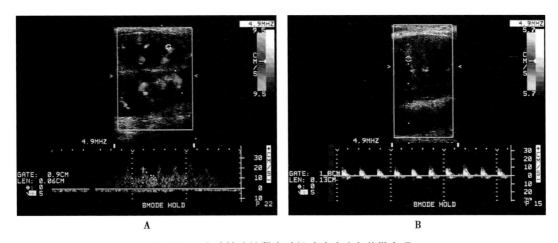

图 13-3　实验性移植肾小叶间动脉脉冲多普勒表现

A.正常移植肾,彩色血流信号丰富;B.移植肾急性排斥,降低速度标尺,彩色血流信号仍然稀少

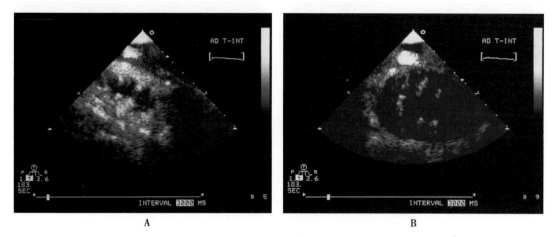

图 13-4　静脉注射造影剂后,实验性移植肾的灌注图像
A.正常移植肾,灌注良好,造影剂回声致密;B.移植肾急性排斥,灌注不好,造影剂回声稀少

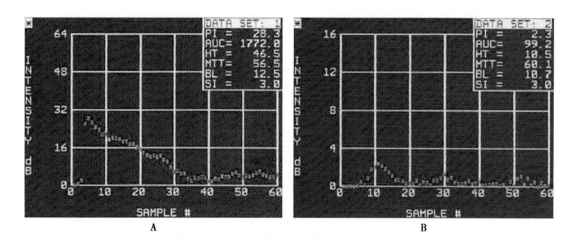

图 13-5　实验性移植肾静脉注射造影剂后的 AD 曲线
A.正常移植肾,灌注良好,曲线很快升至高峰然后下降;B.移植肾急性排斥,灌注不好,曲线无高峰,较平直

研究者之间对以上指标测量的相关性以 AUC 值最好(r=0.98,$p<0.0001$,配对 t 检验 $p<0.01$),其次为 PI(r=0.94,$p<0.0001$,配对 t 检验 $p<0.01$)及 RI(r=0.871,$p<0.0001$,配对 t 检验 $p<0.01$)。

以上结果表明:AD 分析所得的时间-强度曲线(TIC)参数、灌注曲线下面积(AUC)、峰值强度(PI)和 RI 与血清肌酐(Cr)值明显相关,R 值分别为 0.977、0.935 和 0.871。由此,我们认为经静脉 SHCI 和 AD 技术获取的 TIC 参数 PI 和 AUC 是观测异体移植肾血流灌注的有效、可靠手段,与阻力指数相比,它们是诊断移植肾急性排斥的更为敏感的指标。

此外,我们还利用超声造影进行了移植肾急性排斥反应的初步临床研究,我们对 18 例肾移植患者进行移植肾超声造影,测量并计算 PI、AUC 等参数,按病理和临床诊断结果将其分为正常、轻度、中重度急性排斥反应 3 组进行对比研究,结果显示:PI 值比较,正常组(9

例)与轻度急性排斥反应组(4例)之间无显著差异,正常组与中重度急性排斥反应组(5例)之间有显著差异;而 AUC 值,轻度和中重度急性排斥反应组与正常组之间均有显著差异;将轻度急性排斥反应组和中重度急性排斥反应组合为一组,与正常组比较,则 PI 无显著差异,而 AUC 仍有显著差异。

因此,可以看出移植肾超声造影的血流灌注参数 AUC 与肾血流量密切相关,为临床诊断移植肾急性排斥反应提供了新的方法。

在移植肾慢性排斥反应方面,早期表现为微循环异常,功能正常的移植肾实质呈现均匀增强,包膜下整个肾脏切面被造影剂强回声充填;发生慢性排斥反应的移植肾则表现为灌注时间延长,达峰时间延迟,肾脏增强明显不均匀。超声造影对慢性同种异体肾病的早期诊断效果优于多普勒超声(灵敏度 91% vs 82%;特异度 82% vs 64%;准确性分别为 85% vs 73%),并提供了移植物微血管和灌注完整性的定量信息。

此外,CEUS 也可以在监测抗移植排斥反应治疗效果上起作用。Kihm LP 等人在一项前瞻性随机临床试验中,利用 CEUS 对 24 例稳定的同种异体肾移植受者的肾实质组织灌注进行了评估,11 例患者连续服用环孢霉素 A(cyclosporine A,CsA),13 例中途转用为依维莫司(everolimus,EVR)。分别在 CsA 向 EVR 转换时、移植后 8.21~6.36 个月和 21.2~6.57 个月进行测量。除了实验室和临床参数外,还测量了多普勒指标和估计肾小球滤过率(estimated glomerular filtration rate,eGFR)。结果显示:从 CsA 切换到 EVR 后,EVR 治疗患者的微血管灌注[基线时的 $A \times \beta$ 值为 (9.23 ± 7.44) dB/s,随访时的 $A \times \beta$ 值为 (19.6 ± 13.0) dB/s,$p = 0.03$]和估计的 GFR[(81.2 ± 20.3) ml/min 和 (96.9 ± 22.6) ml/min,$p < 0.001$]显著改善。微血管灌注[$A \times \beta$ (7.04 ± 5.32) dB/s 和 $A \times \beta$ (8.66 ± 9.01) dB/s,$p = 0.34$]和持续 CsA 治疗组的 eGFR 保持稳定[(78.5 ± 25.9) ml/min 和 (73.2 ± 37.3) ml/min,$p = 0.1$]。该研究表明,基于微泡造影剂的 CEUS 的肾微灌注显像提示肾功能从 CsA 向 EVR 转换后显著改善。

(二) 急性肾小管坏死

急性肾小管坏死(acute tubular necrosis,ATN)主要由移植肾的缺血性损伤引起,一般在术后 1 周内出现。常规超声显示:肾脏体积增大,肾锥体肿大明显。急性肾小管坏死时,利用超声造影可以准确地检测皮髓质血流变化,皮质/髓质血流比降低。我们选取了健康杂种犬 12 只,雌雄不限,重量 10~15kg,按常规行同种异体移植术。肾移植成功 8 例,通过延长热缺血时间加大灌注压力等方法使移植肾灌注不良,术后未做治疗干预,经活检病理证实获得 ATN 3 例。采用自身对照方法,对急性肾小管坏死发生前后进行常规灰阶超声和多普勒测定。用南方药学院基地生产的造影剂全氟丙烷白蛋白微泡,经外周静脉行弹丸式注射,然后获取时间-强度曲线并测定相关参数。结果显示:ATN 前后,移植肾大小无明显改变。ATN 发生后,声学造影时间-强度曲线峰值前移,PI 下降 2.1%,AUC 下降 42.9%,MTT 下降 31.6%。活检病理结果显示:ATN 发生前,光镜下肾小管上皮细胞正常,移植肾正常,ATN 发生后,光镜下肾小管上皮细胞空泡样变性,符合肾小管坏死改变。根据以上结果,作者得出结论:在常规二维及多普勒超声检查的基础上,声学造影作 TIC 定量分析,可客观显示移植肾 ATN 血流灌注变化,为移植肾 ATN 的诊断提供了新方法(表 13-5、表 13-6、图 13-6~图 13-9)。

表 13-5　ATN 前后移植肾皮质二维及多普勒测值

检测时间	例数	移植肾大小/cm	肾动脉		段动脉		小叶间动脉	
			S/D	RI	S/D	RI	S/D	RI
发生 ATN 前	3	6.1×3.5×3.6	59.1/14.6	0.76	20.3/6.1	0.70	10.3/2.9	0.71
发生 ATN 后	3	6.2×3.7×3.5	57.6/16.2	0.73	22.4/6.5	0.70	10.6/4.8	0.65

表 13-6　ATN 前后移植肾皮质声学造影定量资料

指标	例数	移植肾发生 ATN 前		移植肾发生 ATN 前后	
		皮质部	皮髓质交界部	皮质部	皮髓质交界部
PI/db	3	28.7	29.6	28.1	30.8
AUC/dbs	3	2 946.7	3 562	1 697	2 836.1
HT/s	3	73.5	70.5	40.5	46.5
MTT/s	3	76.8	78.2	52.5	64.5

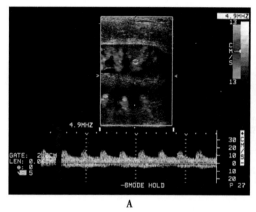
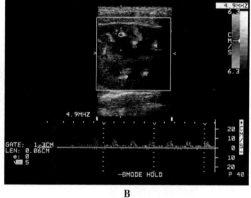

图 13-6　实验性移植肾肾小管坏死(ATN)二维及 CDFI 图像

A. ATN 发生前,彩色多普勒血流信号丰富,频谱呈连续型;B. ATN 发生后,彩色多普勒血流信号稀少,频谱呈间断

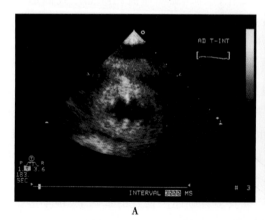
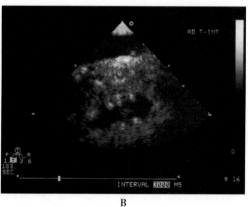

图 13-7　实验性移植肾超声造影

A. ATN 发生前,移植肾大小正常,灌注好回声浓密;B. ATN 发生后,移植肾增大,灌注欠佳回声较稀

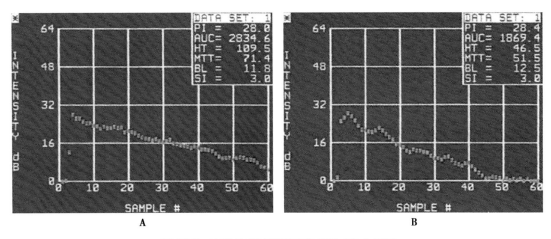

图 13-8　实验性移植肾超声造影的 AD 曲线图

A. ATN 发生前,曲线较平缓,无峰值;B. ATN 发生后,曲线较陡峻,峰值明显

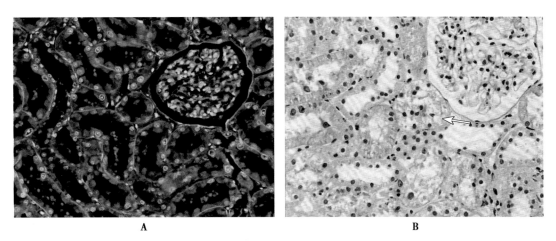

图 13-9　实验性移植肾病理结果

A. ATN 发生前:肾小管上皮细胞正常;B. ATN 发生后,肾小管上皮细胞空泡样变性

(三) 移植肾动脉狭窄和肾血栓

肾移植后,早期的急性血管事件是移植性动脉狭窄(transplant renal artery stenosis, TRAS)和移植静脉血栓形成。TRAS 是肾移植术后的常见并发症,其发生率为 1.5% ~ 12.5%。目前,彩色多普勒是 TRAS 最常用的筛查手段,但彩色多普勒诊断 TRAS 受到多种因素的干扰,准确性不高。声学造影是超声领域的一项新技术,其产生的宽频谐波信号所获取的二维图像质量好。张艳等人对 8 例彩色多普勒发现的 TRAS(经数字减影血管造影确诊)患者行移植肾超声造影定量分析,将其开始增强时间(time to beginning enhancing, BT)、达峰时间(time to peak intensity, PT)、上升支斜率(base-to-peak ascending slope, BPAS)、降支减半时间(half time of descending, HT)、峰值强度(peak intensity, PI)及曲线下面积(area under the cure, AUC)与 20 例正常移植肾比较。结果表明:TRAS 组移植肾皮质增强程度弱于正常组;BT($p<0.005$)、PT($p<0.001$)大于正常组,BPAS、HT、PI、AUC 小于正常组(p 均$<$

0.001）。从结果说明了移植肾超声造影定量分析是诊断 TRAS 的有效手段。马穗红等人对经数字减影血管造影（digital subtraction angiography，DSA）确诊的 25 例 TRAS 患者，先后使用彩色多普勒超声（CDFI）及超声造影技术进行观察，另随机抽取在临床症状、实验室指标及超声检查确诊移植肾动脉均未见异常的 25 例正常移植肾患者作为对照组，比较两组移植肾动脉的血流动力学指标，着重观察了注入造影剂后移植肾动脉主干及移植肾全貌的灌注情况，并与 DSA 结果进行比较分析。结果显示：彩色多普勒超声在移植肾动脉狭窄处均可探及五彩镶嵌的高速血流，与超声造影检查显示的狭窄部位及 DSA 检查结果相符；CDFI 显示移植肾动脉管腔狭窄长度及狭窄内径均大于超声造影所见；两组比较差异有统计学意义（$p<0.01$）；超声造影所示狭窄长度及狭窄内径与 DSA 检查两组结果相符（$p=0.072$），超声造影诊断中重度狭窄与 DSA 结果的诊断一致性好（Kappa＝0.850）；超声造影下移植肾的显像程度随着血流量及灌注压力的递减而同步递减。这说明彩色多普勒超声结合超声造影技术能够直观完整地显示移植肾动脉及移植肾内的血流分布情况，对诊断中重度移植肾动脉狭窄具有较大的临床价值。

移植肾静脉血栓形成是肾移植早期的一种需要立即手术治疗的血管事件。由于该事件有潜在危害生命的特性及迅速诊断的重要性，因此建议将彩色多普勒超声检查后进行 MRI 或 CT 作为诊断的"金标准"。CEUS 在这种情况下，并不能提供任何额外的诊断证据。

（四）移植肾梗死

CEUS 在评估移植肾微血流灌注上，较常规的 US 具有很好的优势，常规超声并不能准确显示微血管灌注。当移植肾功能延迟时，常规的彩色多普勒超声无法发现移植肾的灌注紊乱迹象，而 CEUS 能通过定性评估发现小范围的灌注不良，同时发现移植肾薄壁组织的梗死，这可能解释了移植肾功能延迟恢复的原因。当移植肾位于髂窝深处时，彩色多普勒对肾灌注缺损的诊断效果是有限的，而 CEUS 能很好地诊断灌注缺损，无须 MRI 或 CT 进一步检查。

（五）移植肾功能的预后评价

一般地，移植肾组织灌注的降低会影响肾功能，导致肾小球滤过率和尿量出现减少。一些研究小组已经研究了移植肾灌注和肾功能相关的实验室指标之间的关系。Lebkowska 等发现微泡可视化的肾灌注是和移植后 5～10 天的估算肾小球滤过率（eGFR）相关的，这种相关性在肾移植 3 个月后的肾小球滤过率变化上得到进一步验证。Schwenger 及其同事在 26 名移植患者中发现，由 CEUS 估计的肾血流量和血清肌酐之间存在着显著相关性（$p=0.0004$）。Benozzi 及其同事在肾移植后 5 天、25 天和 30 天对 39 名肾脏受者进行了 CEUS，证实了相同的结果。

慢性肾病可发生于肾移植后，其特征是间质纤维化和肾小管萎缩（interstitial fibrosis and tubular atrophy，IF/TA）。因此，IF/TA 的早期诊断在长期同种异体移植物存活中起着至关重要的作用。由于非侵入性方法的技术限制，IF/TA 经常被低估。在这种情况下，CEUS 是一种合理且易于操作的诊断方法。相关研究已经表明，CEUS 可通过定量评估方法反映移植物接受者的 IF/TA，并且能在血清肌酐升高之前和不可逆损伤发生前指示 IF/TA；因此，与彩色多普勒超声相比，CEUS 具有更高的诊断准确性。Markus Zeisbrich 等考察了 CEUS 对长期移植肾功能的预测能力，肾移植后 1 周，用 CEUS 和彩色多普勒超声对肾移植受者进行研究。

通过 CEUS 定量估计的肾血流量显示,与肾血流量较低的患者相比,肾血流高于 12dB/s 的患者在移植后 1 年有着明显更好的肾功能。

九、疗效评估

肾脏 CEUS 不仅可以用于疾病的诊断和病情的监测,还可以用于药物、手术治疗后的疗效评价。在以上阐述的各个方面中,我们也提到了一部分,在这里,我们再列举并阐述其他相关疗效评价的超声造影应用。

血管紧张素 II 是调节水盐代谢及血压的激素,对心血管、肾病、内分泌疾病的诊断和治疗有重要意义。血管紧张素 II 是肾素-血管紧张素系统的主要活性物质。它不仅在全身动脉血压的急性和慢性调节中起着关键作用,而且也是心血管功能的重要调节剂。而卡托普利(Captopril)是一种血管紧张素转换酶抑制剂(ACE inhibitor 或 ACEI),被应用于治疗高血压和某些类型的充血性心力衰竭。因此研究这两种药物服用后对肾脏灌注的影响是对临床应用有帮助的。Schneider 等研究发现,对于健康人静脉注入血管紧张素 II 或口服卡托普利后,随着药物剂量的增加,被研究者肾血流灌注指数出现剂量依赖性下降。谢晋国等用超声造影方法定量分析卡托普利引起的犬急性心功能不全的肾脏血流、微循环变化。相关方法是:对 13 条杂种犬进行相关手术后,在肾动脉主干上安置多普勒血流仪探头测单侧血流量(renal blood flow,RBF),在心输出量(cardiac output,CO)降至 50% 后,将卡托普利注射剂以 1mg/kg 静脉注射,1h 后以 2mg/kg 重复注射。分别于注射卡托普利前及 1h 后记录 CO、RBF、平均肺毛细血管契压(mean pulmonary capillary wedge pressure,mPCWP)、平均右房压(mean right atrial pressure,mRAP)、平均动脉压(mean arterial pressure,MAP)、体循环阻力(systemic vascular resistance,SVR)、动脉血压饱和度(arterial oxygen saturation,SaO_2)及肾脏 CEUS 检查,测定肾微血管血流速度(β)、微血管容积(A)和微血管血流量(A×β)。结果显示:急性心功能不全实验犬注射卡托普利后,CO、RBF、SaO_2 显著增加,MAP、SVR、mPWCP、mRAP 显著下降。急性心功能不全实验犬注射卡托普利后肾血流量增加比值显著地大于心输出量增加比值。急性心功不全实验犬注射卡托普利后肾皮质微循环的血管容积(A)、血流速度 β 及血流量(A×β)明显增加,肾髓质微循环的血管容积(A)无明显增加而血流速度 β 及血流量(A×β)明显增加。这说明卡托普利对急性心功能不全的肾灌注是非常有益的。

肾结石是晶体物质在肾脏的异常积聚所致,为泌尿系统的常见病、多发病,多发生于青壮年,40%~75% 的肾结石患者有不同程度的腰痛。超声波碎石是临床上常用的治疗方法之一,超声造影可用于超声波碎石后肾损伤的评估。王丹郁等利用超声造影评价了体外冲击波碎石后靶区与非靶区肾皮质的血流灌注,其大体方法是:32 例肾结石患者行体外冲击波碎石(extracorporeal shock wave lithotripsy,ESWL),于 ESWL 后即时行超声造影检查,运用 ACQ 软件定量测量碎石靶区与非靶区肾皮质血流灌注参数值,比较两组造影剂到达时间(AT)、达峰时间(TTP)、达峰强度(PI)及曲线斜率(β)变化情况。结果显示:靶区的 β、PI 值均小于非靶区,且二者间比较差异有统计学意义($p<0.05$);靶区与非靶区的 AT、TTP 值比较,差异无统计学意义($p>0.05$)。这说明超声造影结合 TIC 能有效地观察肾血流灌注特征,反映肾的微小损伤。因此,可考虑将其作为一种监测 ESWL 致肾损伤的新手段。

血压对于机体生理功能的维持具有非常重要的意义,一定的血压水平是保持肾脏血流灌注、维持肾脏排泄废物、调节体内酸碱平衡以及调节水盐代谢的重要基础。多巴胺(Dopamine,DA)和去甲肾上腺素(Norepinephrine,NE)在临床中较广泛的应用于各种严重低血压的救治,目前其应用越来越受到人们的重视。在这里我们将阐述超声造影评价两种药物对肾脏血流灌注的影响。我们将 10 只实验犬分别在基础状态以及三种不同剂量 DA[(3μg/(kg·min)、6μg/(kg·min)、8μg/(kg·min)]和 NE[(0.2μg/(kg·min)、0.6μg/(kg·min)、1.0μg/(kg·min)]作用下,进行 CEUS 检查,并测量左肾动脉血流量采用经静脉微泡连续输注法进行 CEUS,观察肾皮质的平台声强度(A),造影剂再充填速率(β)和 A 与 β 的乘积(A×β)。结果:在低中剂量 DA 作用时,肾皮质的 β 值和 A×β 值与静息相比明显增加,且随剂量的增加而增加($p<0.05$);在高剂量 DA 作用时,β 值和 A×β 值与静息相比也有明显增加($p<0.05$),但与低中剂量 DA 相比,增加的程度减少($p<0.05$);而肾皮质的 A 值仅在中等剂量 DA 作用时,与静息相比有明显增加($p<0.05$);三种剂量 DA 作用下,肾皮质的 β 值与 A×β 值之间有良好的正相关($p<0.05$,$r=0.85$)。在三种剂量 NE 作用下,肾皮质的 A 值、β 值和 A×β 值与静息相比均明显减少($p<0.05$),且随剂量的增加而减少幅度增大($p<0.05$)。三种剂量 NE 作用下,肾皮质的 A 值和 β 值与 A×β 值之间均有良好的正相关($p<0.05$,r 值分别为 0.83 和 0.71),DA 和 NE 对肾血流灌注影响见表13-7、表13-8 和图13-10。从以上结果我们可以看出:CEUS 可作为定量评价多巴胺(DA)和去甲肾上腺素(NE)对肾脏皮质血流灌注影响的一种较佳方式。从本实验结果看,无论是 DA 抑或 NE 作用下,CEUS 测得的肾皮质血流量(A×β 值)与同步多普勒血流测得的标准化肾动脉血流量的变化特征相同,表明 CEUS 可以准确地定量肾脏皮质血流灌注。CEUS 还可以同时评价实质组织和器官毛细血管内微泡的 β 和 A,反映红细胞在毛细血管中的流动速度和组织的血流容积。本研究也显示:DA 作用下肾皮质血流量增加主要是由于红细胞在毛细血管中流动速度的增加;在 NE 作用下肾皮质血流量减少,则是源于毛细血管容积和血流速度两者的降低。表明 CEUS 可以从血流量、血流容积和血流速度三个不同的侧面同步评价肾皮质血流灌注,它较其他影像技术只能单独的从血流量这一个角度评价血流灌注更全面、更科学。

　　本研究虽然没有应用"放射性微球"做对比来证实 CEUS 评价肾脏皮质血流灌注的准确性,但是由于肾动脉血流量的 90% 以上供应的是肾脏的皮质区。因此,在正常生理条件下,肾动脉的血流量反映的是肾皮质的血流。同时,标准化的肾动脉血量排除肾脏重量的影响,它可以代表皮质的"绝对"血流量,因此可作为评价肾脏皮质血流灌注测定技术准确性的"金标准"。

表 13-7　DA 前犬肾皮质血流灌注各参数和标准化肾动脉血流量(RAF)

状态	标准化 RAF/(ml·min⁻¹·g⁻¹)	A	β	A×β
静息	1.26±0.17	106.2±6.3	0.88±0.07	94.0±10.7
低剂量 DA	2.00±0.17*	107.9±7.0	1.11±0.09*	119.3±10.9*
中剂量 DA	2.45±0.21*§	115.6±5.6*	1.28±0.10*§	147.9±9.5*§
高剂量 DA	1.63±0.26*#	102.7±8.1	1.06±0.10*#	108.4±10.4*#

注:与静息状态比较,*$p<0.05$;与低剂量 DA 组比较,§$p<0.05$;与低剂量或中等剂量 DA 组比较,#$p<0.05$。

表 13-8　NE 前犬肾皮质血流灌注各参数和标准化肾动脉血流量(RAF)

状态	标准化 RAF/ $(ml \cdot min^{-1} \cdot g^{-1})$	A	β	A×β
静息	1.26±0.13	105.35±9.16	0.96±0.09	101.87±13.64
低剂量 NE	1.15±0.11[*]	99.36±10.09[*]	0.89±0.07[*]	89.04±12.50[*]
中剂量 NE	1.00±0.14[*§]	91.64±7.29[*§]	0.86±0.09[*§]	78.31±7.93[*§]
高剂量 NE	0.87±0.12[#§]	81.44±8.26[#§]	0.82±0.09[#§]	67.11±9.68[#§]

注:与静息状态比较,[*]$p<0.05$;与低剂量 DA 组比较,[§]$p<0.05$;与低剂量或中等剂量 NE 组比较,[#]$p<0.05$。

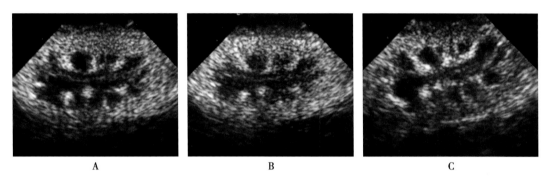

图 13-10　基础状态(A)、中等量多巴胺(B)和去甲肾上腺素(C)负荷时犬肾的超声造影声像图(成像间隔时间 3s)

多巴胺负荷时肾皮质灌注较基础状态好,A 值较基础状态时高;去甲肾上腺素负荷时较基础状态差,A 值较基础状态时低

　　肾脏缺血再灌注损伤是临床上手术及大量失血治疗后常常遇到的问题,而肾缺血再灌注往往会导致急性肾损伤(acute kidney injury,AKI)。AKI 越来越被认为是导致慢性肾病(chronic kidney disease,CKD)进展的主要危险因素。然而,预测 AKI 到 CKD 进展的诊断工具尤其缺乏。CEUS 能安全、快速、无创和反复地应用于肾脏功能评价。我们对小鼠双侧肾动脉进行不同时间长度的缺血再灌注处理后,比较各个时间段缺血再灌注处理后肾灌注及相关病理变化,并将缺血 20min 后再灌注规定为轻度 AKI,缺血 45min 后再灌注规定为重度 AKI,通过轻度再灌注肾损伤和重度再灌注肾损伤小鼠模型,探讨 CEUS 预测 AKI-CKD 进展的有效性。结果发现:在轻度和重度 AKI 血流恢复 1h 后,超声造影测量的肾灌注分别降低至缺血前水平的 25%±7% 和 14%±6%($p<0.05$)。轻度 AKI 在 1 天后肾灌注恢复到缺血前水平,肾功能恢复。然而,重度 AKI 可导致持续性肾灌注损伤(基线水平的 60%±9%),并伴有进行性肾纤维化和肾功能持续下降(图 13-11、图 13-12)。不同时间段缺血再灌注处理的小鼠 1 天后肾皮质灌注水平是和其 42 天后肾纤维化及损伤相关的(图 13-13),对于预测第 42 天肾纤维化,CKI 第 1 天肾灌注损害者曲线下面积为 0.84。该结果表明了 CEUS 可以评估缺血性 AKI 后 CKD 相关的肾灌注损伤,可作为评估 AKI-CKD 进展的无创性手段。因此,在相关大手术及大量失血治疗后,CEUS 是一种潜在的可评价肾缺血再灌注损伤并预测肾损伤后进展情况的手段,从而为之后的干预治疗提供指导。

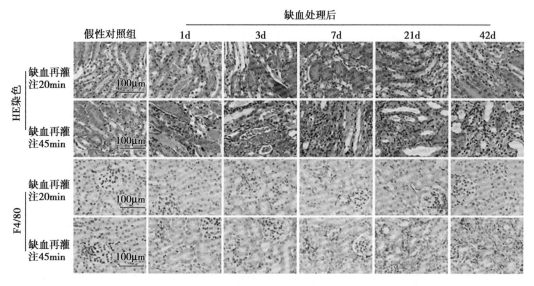

图 13-11　小鼠轻度和重度缺血,各个时间段的肾脏纤维化情况

F4/80 阳性代表肾小管间质炎症浸润

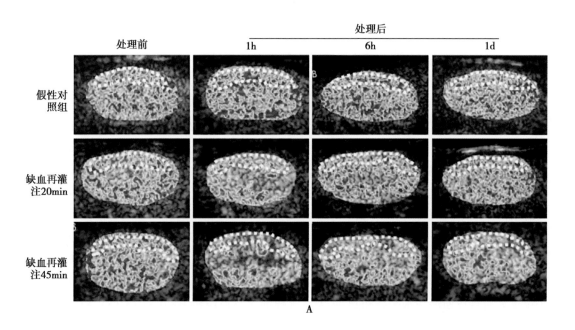

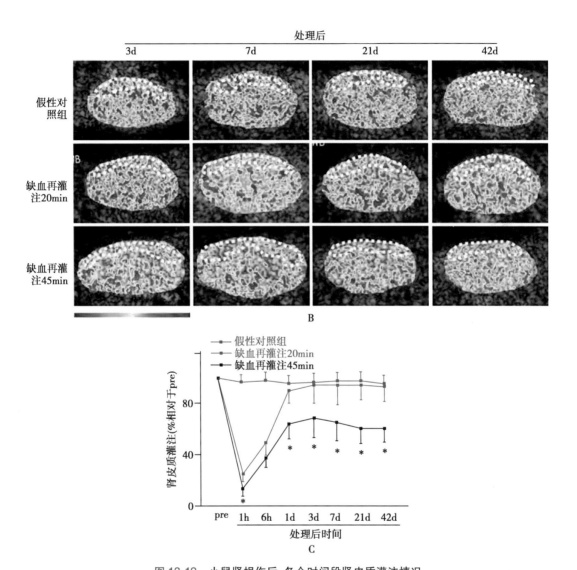

图 13-12 小鼠肾损伤后,各个时间段肾皮质灌注情况

A、B. 小鼠轻度和重度肾损伤后,各个时间段肾皮质灌注的 CEUS(白色虚线框内代表肾皮质);C. 肾皮质灌注统计图

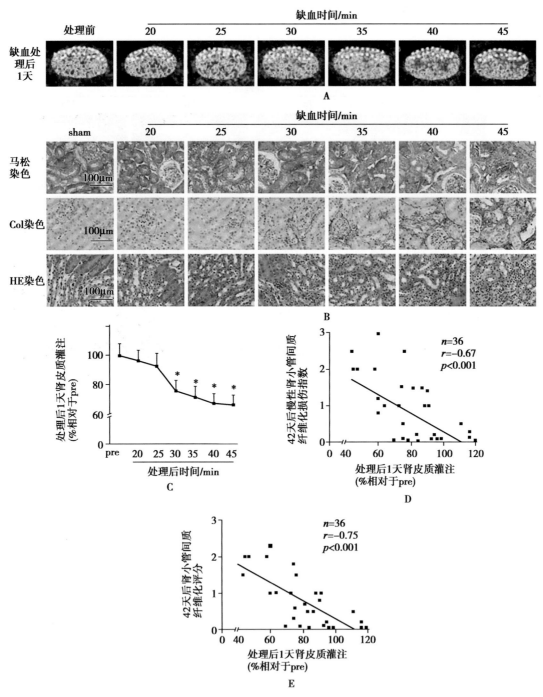

图 13-13　肾灌注与肾纤维化相关性

A. 不同时间长度肾缺血再灌注损伤（C 统计图）1 天后肾皮质灌注情况；B. 不同时间长度肾缺血灌注损伤 42 天后肾脏病理情况；D 和 E. 肾损伤 1 天后肾灌注与 42 天后肾慢性损伤病理情况相关性分析［Col：对胶原 I（collegen I）的免疫组化检测］

第三节　肾脏靶向超声造影

近年来,国内外已经进行了大量关于靶向超声造影剂分子显像的研究,主要是通过在超声微泡的表面携带能够与靶分子特异性相结合的抗体或配体,形成靶向超声微泡,可以使造影剂有选择性地在靶器官内达到更高的显影浓度。靶向超声造影剂与普通超声造影剂相比应具备的特点是:对靶组织有特别的亲和力,能够到达靶目标,并在结合部位聚集;应迅速达到高的显影对比率;在超声监测期间微泡须具有足够的稳定性,靶界应保持清晰;微泡与靶的结合须牢固,流动血液不能使之与靶分离;造影剂的用量要少;在检查或治疗结束后微泡能够从有机体逐步清除;如有必要,造影剂可在靶点改善治疗效果;与其他的影像学造影剂相比具有副作用小、安全性高的特点。目前,靶向超声造影在肾脏方面的应用大致有以下几方面:

一、肾排斥反应监测

随着技术的进步,器官移植技术也获得了巨大的发展,临床上器官的移植例数越来越多,其存活率也得到了大幅度的提高。目前开展最为广泛的是肾移植。尽管相关报道已证实了利用能量多普勒超声和普通 CEUS 能诊断移植肾的急慢性排斥反应和肾小管坏死,但是对于移植肾的非典型急性排斥反应和早期并发症的监测,普通 CEUS 还存在一定的困难。靶向 CEUS 很好地弥补了其不足,使得肾移植术后的检查手段更加完善,监测效果也得到了改善。

肾移植后,移植排斥反应很大程度上影响了移植肾的存活,约50%的移植排斥反应发生在亚临床阶段,肌酐或尿素氮等指标并未发生变化。在未出现器质性病变前,常规的非侵袭性影像学方法监测是有困难的,目前已有相关研究利用靶向微泡超声成像对移植后肾脏发生的排斥反应进行监测。排斥反应的实质是一种复杂的免疫机制所致的炎症损伤过程,由细胞免疫和体液免疫共同参加。其中细胞毒性 T 细胞在这过程中占据着重要的作用,活化的 T 细胞通过趋化因子和细胞因子梯度迁移到同种异体移植物中,并在移植肾发生功能障碍前,浸润到实质中。A. Grabner 等人利用靶向 CD3$^+$、CD4$^+$、CD8$^+$ T 淋巴细胞的微泡对肾移植急性排斥反应进行了研究,结果发现:靶向 CD3$^+$ 淋巴细胞的微泡介导的超声可以在肾移植后 2 天内特异性检测到急性排斥反应相关的 T 淋巴细胞。此外,超声造影的信号强度是和移植肾中的炎症程度相关,靶向的 CEUS 也能够监测急性移植排斥反应免疫抑制治疗的成功率。

二、移植肾血管栓塞监测

器官移植后如果发生血栓栓塞,则可能对移植的器官造成不同程度的损害,甚至导致器官衰竭。目前对血栓靶向造影的研究已经有很多,如 Unger 等报道了 MRX408 脂质微泡能结合特异性寡肽,可用于鉴别新鲜血栓和陈旧性血栓。因此,利用血栓靶向造影剂不仅能够增强显影,还可以显著提高对微小血栓和血栓早期的诊断水平。结合线性精氨酸-甘氨酸-天冬氨酸(Arg-Gly-Asp),RGD 肽的微泡已经被成功应用于评估静脉、心房和动脉血栓,而环状的 RGD 相较于线性的 RGD,对血栓拥有更强的选择性。我们实验室应用结合环状 RGD 的微泡检测了其结合血栓的能力,分为普通微泡(MB-CON)和环状 RGD 微泡(MB-cyclic RGD)

两组,结果发现这种结合环状 RGD 的微泡拥有更高的结合血栓能力。同样的,在肾动脉血栓时,我们也可以应用靶向微泡造影来更加敏感、准确地检测血栓。

三、肾脏炎症检测

炎症是肾脏疾病常发生的并发症之一,肾移植、肾感染、肾缺血再灌注等疾病发生时,炎症性病变是常见的病理表现。越早发现并评估炎症可越早行相对应的治疗,从而阻止病情的进展。炎症产生时,局部活化的血管内皮细胞和白细胞都可以表达一些特异性产物,利用这些特异性产物作为抗原,可以制备具有靶向作用的超声微泡从而达到早期发现炎症的目的。在肾外器官中,Wu J 等人利用靶向血管细胞黏附因子-1(VCAM-1)的微泡结合磁场提高了动脉粥样硬化分子超声的对比增强效果。在心肌缺血再灌注后,常常会表达一些炎症黏附因子,这些黏附因子可以作为检测炎症发生情况的靶标。Yan Y 等人利用靶向内皮细胞黏附因子-1(ICAM-1)的靶向微泡分子成像成功识别了心脏近期缺血事件。而在肾脏方面,Lindner 等人在 2000 年首次尝试构建了可靶向特定肾靶点的微泡。微泡外壳中加入磷脂酰丝氨酸(phosphatidyl serine,PS)基团可增强微泡与白细胞的补体介导结合,在小鼠肾脏炎症模型中对这些微泡的评估显示,与传统微泡相比,肾脏中保留的微泡数量增加了两倍。保留的 PS-微泡超声信号与肾脏炎症程度有较好的相关性。靶向 ICAM-1 的微泡也已经用于移植排斥反应和自身免疫性脑炎的超声造影成像。在肾脏缺血再灌注损伤方面,Lindner JR 等证明了靶向 P-选择素的微泡在炎症组织的微血管内的停留从而使超声造影信号明显增强。这些结果表明,靶向微泡可用于超声无创评估炎症、组织损伤和其他内皮反应。陈少敏等利用携带抗 P-选择素单抗靶向微泡和超声造影评价肾缺血再灌注损伤的可行性,方法是:将 12 只实验小鼠随机均分为 2 组:缺血再灌注(ischemia-reperfusion,IR)组和假手术(Sham,SH)组,所有小鼠分别随机(间隔 30min)经静脉弹丸注射给予普通泡(microbubbles,MB)和靶向 P 选择素微泡(microbubbles targeted to P-selectin,MB$_P$),10min 后行肾 CEUS 检查,测量肾显影的声强度(VI),最后进行肾组织免疫组化检测。结果显示:MB$_P$ 及 MB 在 IR 组缺血再灌注肾分别可见显著及轻度的超声显影,而两者在 SH 组中肾无明显的超声显影。VI 值在 IR 组 MB$_P$ 较 IR 组 MB 及 SH 组 MB$_P$ 均明显增大($p<0.05$);而在 IR 组 MB 较 SH 组 MB 轻度增大($p<0.05$)(图 13-14)。免疫组化显示缺血再灌注肾血管内皮 P-选择素表达较手术肾明显增加(图 13-15、图 13-16)。这说明应用 MB$_P$ 行 CEUS 检查可有效评价小鼠肾缺血再灌注损伤,将可用于评价微血管炎症或相关的血管内皮反应。

四、肾脏肿瘤靶向超声造影

已有研究报道,超声成像可以在各种实体肿瘤动物模型中成功检测到血管生成分子标志物靶向配体的微泡。血管生成(新生血管形成和补充的过程)与许多类型癌症的早期进展和转移潜能密切相关,人们已经发现了多种血管生成的特异性分子标记物,它们在肿瘤内皮细胞上过度表达,包括血管内皮生长因子受体 2(VEGFR2)等。

肾细胞癌占所有成人恶性肿瘤的 2%~3%,是排在前列腺癌和膀胱癌之后泌尿系统最常见的恶性肿瘤。已有大量研究利用肿瘤表达的特异性分子标志物作为靶点,制造出了多种类型的靶向递送药物到肿瘤位置的靶向微泡,可以在增强对肿瘤杀伤作用的同时减少化疗药物对机体的副作用。有关对肿瘤的靶向分子造影成像的研究也有很多。随着分子成像

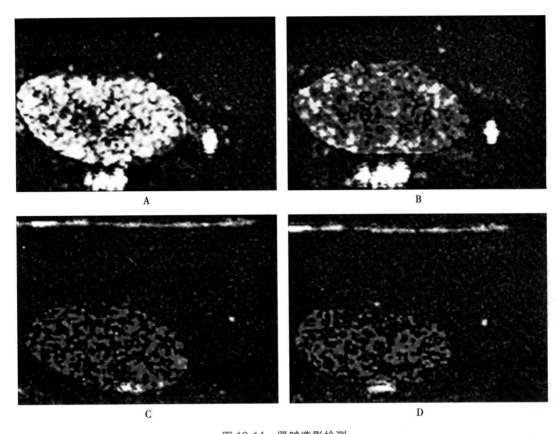

图 13-14　肾脏造影检测

A. MB_p 在 IR 组 CEUS 检查呈显著造影增强;B. MB 在同一肾呈轻度超声显影,其显影强度明显弱于前者;C、D. MB_p 及 MB 在 SH 组同一小鼠假手术肾 CEUS 检查均无明显超声显影

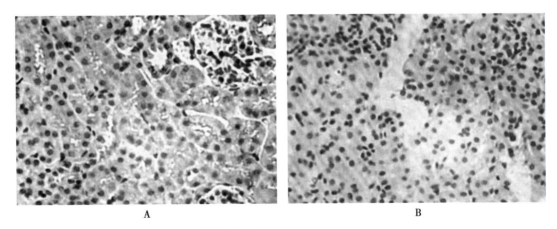

图 13-15　病理学检查(HE 染色)

A. IR 组缺血再灌注肾组织中可见肾小管上皮细胞肿胀、变性,肾间质水肿,中性粒细胞增多;B. SH 组假手术肾中肾小管排列整齐,形态正常,间质无水肿、充血

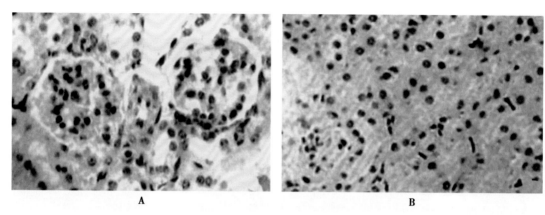

图 13-16　免疫组化检查（DAB 显色）

A. IR 组缺血再灌注肾组织内皮 P-选择素表达增加，呈棕黄色显色；B. SH 组假手术肾组织血管内皮
为见明显的 P-选择素表达

技术的发展，微气泡靶向特定分子标记物的超声造影（CEUS）以其耐受性、低成本、可重复性和实时成像能力而成为一种独特有效的成像方式。通过将靶向配体（如抗体、多肽或小分子）耦联到其表面，可以使微泡靶向相关的病灶，后续的超声成像可以定量检测靶位置结合的微泡数量。这种造影成像技术的方法是，在弹丸式注入微泡 5～15min 后再进行扫描成像，以确保非靶向的微泡已在血液循环中被清除。微泡是一种纯粹的血管内药物，因此特别适合于检测和跟踪血管内皮细胞的生物过程，如肿瘤血管生成。VEGFR2 作为血管生成生理学的关键角色和药物靶点，是分子成像潜在的强大靶点。Wei 等比较了结合抗 VEGFR2 抗体的微泡（microbubbles binding to anti-VEGFR2 antibody，MBV）与结合同型对照抗体的微泡（microbubbles binding to control antibodies，MBC）或空白微泡（blank microbubbles，MBN）在肾细胞癌模型中的成像特性。作者采用手术方法在小鼠肾包膜内植入肿瘤，建立了人肾细胞癌的原位小鼠模型，并采用 B 超和彩色多普勒超声证实肿瘤生长和血流同时免疫组织化学检测 VEGFR2 在肿瘤和肾实质内的表达。结果显示 MBV 造影增强时间明显长于 MBN 和 MBC 增强时间，且肿瘤内造影强度大于 MBC 和 MBN（$p<0.01$）。此外，肿瘤区域 MBV 的造影强度明显高于正常实质（$p<0.01$）。这说明靶向 VEGFR2 的微泡在肾细胞癌原位模型成像中具有良好的特性，在生命科学研究和临床医学中具有潜在的应用价值。

总体而言，靶向微泡的潜力是巨大的，因为微泡可以针对肾脏疾病的特定标记物，例如血管炎症标志物、生长因子、受体都可用于靶向微泡对肾的成像。利用常规超声成像设备，靶向微泡可以很容易地可视化，同时实现诊断成像和局部给药，这是其他靶向给药系统无法做到的。

第四节　肾脏超声造影展望

超声造影是一种很有前途的新成像技术，相对于传统的成像方式具有独特的优势，由于其不通过肾脏排泄，因此对肾脏并无明显的毒副作用，在进行成像检查时，相较于 CT、MRI 等检查手段，能够很好地应用于有相关肾脏疾病的患者。

目前，在肾脏方面，超声造影已经进行了相当多的实验和临床研究，靶向超声造影作为一个新的超声造影研究方向，在肾脏方面研究相对较少，利用肾脏相关疾病表达的相关特异性分子进行靶向成像是肾脏靶向造影的主要原理,因此在进行肾脏靶向造影研究时,了解肾脏相关疾病的病理生理特点显得尤为重要。此外,由于靶向的超声微泡还能特异地将相关治疗药物、基因等输送到特定位置,从而起到治疗作用,因此超声微泡在诊断及治疗上有很大的应用价值,相信未来微泡诊断治疗会在临床上得到广泛的应用。

但是超声造影也有一些缺点,例如由于在体内循环时间短等,无法对患者进行大范围的检查,因此超声造影的应用要与 CT、MRI 等相结合应用,才能发挥各自的优点。此外,由于缺少有经验的超声造影技术工作人员,造影技术并不能很好地大范围应用,因此在未来的一段时间内有必要加大对超声造影技术人员的培训。

(陈晓强　宾建平)

参考文献

[1] Wei K,Le E,Bin JP,et al. Quantification of renal blood flow with contrast-enhanced ultrasound. J Am Coll Cardiol,2001,37(4):1135-1140

[2] Piscaglia F,Nolsoe C,Dietrich CF,et al. The EFSUMB Guidelines and Recommendations on the Clinical Practice of Contrast Enhanced Ultrasound(CEUS):update 2011 on non-hepatic applications. Ultraschall Med, 2012,33(1):33-59

[3] Sidhu PS,Cantisani V,Dietrich CF,et al. The EFSUMB Guidelines and Recommendations for the Clinical Practice of Contrast-Enhanced Ultrasound(CEUS)in Non-Hepatic Applications:Update 2017(Long Version). Ultraschall Med,2018,39(2):e2-e44

[4] Abdelmoneim SS,Bernier M,Scott CG,et al. Safety of contrast agent use during stress echocardiography:a 4-year experience from a single-center cohort study of 26,774 patients. JACC Cardiovasc Imaging,2009,2(9): 1048-1056

[5] Correas JM,Claudon M,Tranquart F,et al. The kidney:imaging with microbubble contrast agents. Ultrasound Q,2006,22(1):53-66

[6] 陈菲,卢岷,冉海涛.超声造影定量评价肾血流灌注研究进展.中国介入影像与治疗学,2015,12(06): 383-386

[7] Bertolotto M,Bucci S,Valentino M,et al. Contrast-enhanced ultrasound for characterizing renal masses. Eur J Radiol,2018,105:41-48

[8] Bertolotto M,Cicero C,Catalano O,et al. Solid Renal Tumors Isoenhancing to Kidneys on Contrast-Enhanced Sonography:Differentiation From Pseudomasses. J Ultrasound Med,2018,37(1):233-242

[9] Wei SP,Xu CL,Zhang Q,et al. Contrast-enhanced ultrasound for differentiating benign from malignant solid small renal masses:comparison with contrast-enhanced CT. Abdom Radiol(NY),2017,42(8):2135-2145

[10] Li CX,Lu Q,Huang BJ,et al. Quantitative evaluation of contrast-enhanced ultrasound for differentiation of renal cell carcinoma subtypes and angiomyolipoma. Eur J Radiol,2016,85(4):795-802

[11] Cantisani V,Bertolotto M,Weskott HP,et al. Growing indications for CEUS:The kidney,testis,lymph nodes, thyroid,prostate,and small bowel. Eur J Radiol,2015,84(9):1675-1684

[12] Xu ZF,Xu HX,Xie XY,et al. Renal cell carcinoma and renal angiomyolipoma:differential diagnosis with real-time contrast-enhanced ultrasonography. J Ultrasound Med,2010,29(5):709-717

[13] Hoeffel C,Pousset M,Timsit MO,et al. Radiofrequency ablation of renal tumours:diagnostic accuracy of contrast-enhanced ultrasound for early detection of residual tumour. Eur Radiol,2010,20(8):1812

[14] Quaia E,Bertolotto M,Cioffi V,et al. Comparison of contrast-enhanced sonography with unenhanced sonography and contrast-enhanced CT in the diagnosis of malignancy in complex cystic renal masses. AJR Am J Roentgenol,2008,191(4):1239-1249

[15] Israel GM, Bosniak MA. An update of the Bosniak renal cyst classification system. Urology, 2005, 66(3): 484-488

[16] Benjaminov O, Atri M, O'Malley M, et al. Enhancing Component on CT to Predict Malignancy in Cystic Renal Masses and Interobserver Agreement of Different CT Features. AJR Am J Roentgenol, 2006, 186(3): 665

[17] Xue LY, Lu Q, Huang BJ, et al. Contrast-enhanced ultrasonography for evaluation of cystic renal mass: in comparison to contrast-enhanced CT and conventional ultrasound. Abdom Imaging, 2014, 39(6): 1274-1283

[18] 徐勇, 张晟, 魏玺, 等. 超声造影评估复杂性囊性肾脏肿物的作用. 临床泌尿外科杂志, 2013, 28(07): 484-488

[19] Ascenti G, Gaeta M, Magno C, et al. Contrast-enhanced second-harmonic sonography in the detection of pseudocapsule in renal cell carcinoma. AJR Am J Roentgenol, 2004, 182(6): 1525-1530

[20] Granata A, Zanoli L, Insalaco M, et al. Contrast-enhanced ultrasound (CEUS) in nephrology: Has the time come for its widespread use?. Clin Exp Nephrol, 2015, 19(4): 606-615

[21] 罗渝昆, 林倩, 唐杰, 等. 兔急性肾损伤灰阶超声造影与病理的对照研究. 中国超声医学杂志, 2006, (03): 168-170

[22] Valentino M, Serra C, Zironi G, et al. Blunt abdominal trauma: emergency contrast-enhanced sonography for detection of solid organ injuries. AJR Am J Roentgenol, 2006, 186(5): 1361-1367

[23] Valentino M, Ansaloni L, Catena F, et al. Contrast-enhanced ultrasonography in blunt abdominal trauma: considerations after 5 years of experience. Radiol Med, 2009, 114(7): 1080-1093

[24] Mitterberger M, Pinggera GM, Colleselli D, et al. Acute pyelonephritis: comparison of diagnosis with computed tomography and contrast-enhanced ultrasonography. BJU Int, 2008, 101(3): 341-344

[25] Fontanilla T, Minaya J, Cortes C, et al. Acute complicated pyelonephritis: contrast-enhanced ultrasound. Abdom Imaging, 2012, 37(4): 639-646

[26] Cokkinos DD, Antypa EG, Skilakaki M, et al. Contrast enhanced ultrasound of the kidneys: what is it capable of?. Biomed Res Int, 2013, 2013: 595873

[27] Ciccone MM, Cortese F, Fiorella A, et al. The clinical role of contrast-enhanced ultrasound in the evaluation of renal artery stenosis and diagnostic superiority as compared to traditional echo-color-Doppler flow imaging. Int Angiol, 2011, 30(2): 135-139

[28] McCarville MB. Contrast-enhanced sonography in pediatrics. Pediatr Radiol, 2011, 41 Suppl 1: S238-242

[29] Fischer T, Dieckhofer J, Muhler M, et al. The use of contrast-enhanced US in renal transplant: first results and potential clinical benefit. Eur Radiol, 2005, 15 Suppl 5: E109-116

[30] 龚渭冰, 罗国新, 王莎莎. 超声造影在移植肾急性排斥反应的初步临床研究. 临床超声医学杂志, 2008, (01): 7-9

[31] Kihm LP, Hinkel UP, Michael K, et al. Contrast enhanced sonography shows superior microvascular renal allograft perfusion in patients switched from cyclosporine A to everolimus. Transplantation, 2009, 88(2): 261-265

[32] 马穗红, 龚渭冰. 影像检查在肾移植术后并发症诊断中的应用. 临床超声医学杂志, 2006, (08): 486-489

[33] Benozzi L, Cappelli G, Granito M, et al. Contrast-enhanced sonography in early kidney graft dysfunction. Transplant Proc, 2009, 41(4): 1214-1215

[34] 叶艺, 龚渭冰, 侯连兵, 等. 超声造影诊断移植肾急性肾小管坏死的实验研究. 中华超声影像学杂志, 2004, (09): 63-66

[35] 张艳, 龚渭冰, 罗国新. 移植肾肾动脉狭窄的超声造影定量研究. 临床超声医学杂志, 2007, (04): 202-204

[36] Zeisbrich M, Kihm LP, Druschler F, et al. When is contrast-enhanced sonography preferable over convention-

al ultrasound combined with Doppler imaging in renal transplantation?. Clin Kidney J,2015,8(5):606-614

[37] Lebkowska U,Janica J,Lebkowski W,et al. Renal parenchyma perfusion spectrum and resistive index(RI)in ultrasound examinations with contrast medium in the early period after kidney transplantation. Transplant Proc,2009,41(8):3024-3027

[38] Schneider A,Johnson L,Goodwin M,et al. Bench-to-bedside review:contrast enhanced ultrasonography—a promising technique to assess renal perfusion in the ICU. Crit Care,2011,15(3):157

[39] 谢晋国,欧阳平,曾平,等.对比超声评价卡托普利对急性心功不全肾血流影响的实验研究.中国医学影像技术,2006,(03):325-328

[40] 王丹郁,龚渭冰,梁峭嵘,等.超声造影评价体外冲击波碎石后靶区与非靶区肾皮质血流灌注.临床超声医学杂志,2011,13(07):451-454

[41] 宾建平,肖文星,高方,等.多巴胺和去甲肾上腺素对肾皮质血流灌注影响的对比超声评价.临床超声医学杂志,2007,(05):257-260

[42] Cao W,Cui S,Yang L,et al. Contrast-Enhanced Ultrasound for Assessing Renal Perfusion Impairment and Predicting Acute Kidney Injury to Chronic Kidney Disease Progression. Antioxid Redox Signal,2017,27(17):1397-1411

[43] Grabner A,Kentrup D,Pawelski H,et al. Renal Contrast-Enhanced Sonography Findings in a Model of Acute Cellular Allograft Rejection. Am J Transplant,2016,16(5):1612-1619

[44] Hu G,Liu C,Liao Y,et al. Ultrasound molecular imaging of arterial thrombi with novel microbubbles modified by cyclic RGD in vitro and in vivo. Thromb Haemost,2012,107(1):172-183

[45] Wei S,Fu N,Sun Y,et al. Targeted contrast-enhanced ultrasound imaging of angiogenesis in an orthotopic mouse tumor model of renal carcinoma. Ultrasound Med Biol,2014,40(6):1250-1259

[46] Unger E,Metzger P 3rd,Krupinski E,et al. The use of a thrombus-specific ultrasound contrast agent to detect thrombus in arteriovenous fistulae. Invest Radiol,2000,35(1):86-89

[47] Wu J,Leongpoi H,Bin J,et al. Efficacy of contrast-enhanced US and magnetic microbubbles targeted to vascular cell adhesion molecule-1 for molecular imaging of atherosclerosis. Radiology,2011,260(2):463-471

[48] Yi Y,Yulin L,Li Y,et al. Late-phase detection of recent myocardial ischaemia using ultrasound molecular imaging targeted to intercellular adhesion molecule-1. Cardiovasc Res,2011,89(1):175-183

[49] Lindner JR,Song J,Xu F,et al. Noninvasive ultrasound imaging of inflammation using microbubbles targeted to activated leukocytes. Circulation,2000,102(22):2745-2750

[50] 陈少敏,杨莉,宾建平,等.携带抗P-选择素单抗靶向微泡和对比超声评价肾缺血再灌注损伤.中国医学影像技术,2008,(07):985-988

第十四章

超声造影在血管疾病中的应用

第一节　超声造影在颈动脉疾病诊断中的应用

颈动脉粥样硬化是当前备受关注的重要健康问题,颈动脉粥样斑块的进展会导致管腔狭窄,且常伴有溃疡。斑块进展过程中可出现栓塞、血栓形成及血流动力学改变,进而引发缺血性脑卒中或短暂性脑缺血发作(transient ischemic attack,TIA)。由颈动脉狭窄、斑块表面血栓形成或动脉栓塞导致中枢神经系统灌注不良而发生脑缺血,约占所有脑缺血病例的20%。颈动脉粥样硬化最常累及的部位是颈内动脉起始部及颈总动脉分叉处。颈动脉狭窄程度和有无症状是颈动脉疾病风险分层和患者管理的决定因素,研究已发现这些症状和狭窄程度与缺血性脑卒中的发生相关。颈动脉粥样硬化疾病症状是指局灶性神经系统症状,包括以局灶性神经功能障碍或一过性单眼盲(transient monocular blindness,TMB)为特征的一个或多个 TIA,或者一个或多个小的(非致残性)缺血性脑卒中,其次出现症状的区域必须是与出现显著粥样硬化性病理改变的颈动脉同侧,应注意眩晕和晕厥通常不是由颈动脉狭窄引起的症状。有部分患者存在颅外颈内动脉粥样硬化性狭窄,但是没有出现同侧颈动脉灌注区域缺血性脑卒中或 TIA 病史,这部分患者称为无症状型颈动脉粥样硬化疾病患者。在年龄大于等于 80 岁的男性和女性的无症状型颈动脉狭窄(≥50%管径)估计患病率分别为 7.5% 和 5.0%。虽然没有症状,但是这部分患者仍然存在较高的风险,文献报道称无症状型颈动脉粥样硬化(狭窄≥50%)患者的同侧脑卒中估计风险为每年 0.5%~1.0%。同时,无症状型颈动脉粥样硬化患者的心肌梗死(myocardial infarction,MI)和血管性死亡风险也会增加。因此,这部分无症状型颈动脉粥样硬化患者也需要严密监测颈动脉硬化狭窄及斑块情况。颈动脉狭窄程度的分级,准确区分完全闭塞的血管与接近闭塞的血管非常重要,因为这关系到临床治疗决策的问题。目前对于近期有临床症状、狭窄程度为 70%~99% 且预期寿命至少 5 年的患者,专家推荐进行颈动脉内膜切除术(carotid endarterectomy,CEA),而不是单纯内科治疗,但是 CEA 对症状型颈内动脉接近闭塞的患者没有益处。然而当狭窄远段血流速度很低时,常规彩色多普勒超声无法显示彩色血流信号,而将重度狭窄误判为闭塞,进而影响临床诊治。

除了狭窄程度之外,近年来越来越多的证据表明溃疡斑块、斑块血栓和炎症斑块都是颈动脉源性脑卒中发病机制中的重要危险因素,占脑卒中患者的 25%~50%,于是出现"易损斑块"的概念。在缺血性脑卒中症状发作后数月,斑块血栓可能仍有活动性并持续产生新的栓子,导致再次脑卒中发作。文献报道脑卒中患者同侧的斑块血栓检出率明显高于 TIA 患者或无症状患者(分别为 74%,35%和 14%)。鉴于上述事实,准确判断颈动脉硬化狭窄程度及斑块易损性对颈动脉硬化疾病的临床决策至关重要。

一、颈动脉疾病超声造影的使用方法

血管造影(angiography)是评价颈动脉狭窄程度的"金标准",其准确性高,可用以评估整个颈动脉系统。但是,血管造影是一种侵入性操作,具有发生脑卒中和其他并发症的风险。目前一些非侵入性检查如彩色多普勒超声(color Doppler ultrasound,CDU)磁共振血管造影(magnetic resonance angiography,MRA)和计算机断层血管造影(computed tomographic angiography,CTA)是临床常用的评价手段。

超声检查在识别和诊断颅外段颈动脉疾病中发挥非常重要的作用。灰阶超声可以很好地显示颈动脉管壁结构及管腔内、外情况,测量内、中膜厚度及斑块大小,再结合彩色多普勒技术及血流频谱分析技术,能提供更多颈动脉疾病诊断信息。然而,这种技术存在血流相关伪像的局限性,如多普勒角度依赖性和混叠伪像,可能影响对血管狭窄的精准评估。超声造影(contrast-enhanced ultrasound,CEUS)可以清晰显示内膜及斑块表面,不存在流动伪像和混叠伪像,从而能够准确地判断狭窄程度、识别斑块溃疡、颈动脉夹层,鉴别颈动脉闭塞与重度狭窄。此外,CEUS可用于斑块内新生血管的识别、动脉炎患者的颈动脉壁炎症判断、颈动脉介入术后以及辅助介入治疗后的随访。超声造影剂具有安全、可重复给药,患者耐受性好等优点。由于血管腔中微泡浓度过高时会引起较强的声衰减而影响血管后壁的观察,血管造影时造影剂剂量可以适当降低,实际应用中,可以根据造影仪器的不同适当调节。CEUS采用血管检查探头,启动造影模式,颈动脉应用的机械指数(MI)从 0.06 到 0.2 不等。在能满意显像的前提下,为防止微泡被破坏过多,一般 MI 应尽可能低。动脉腔内造影增强在造影剂注射后 10~30s 后开始,持续 2~5min。除了团注给药,超声造影剂还可以按每分钟 1~2ml 速率静脉滴注给药。静脉滴注的方法可以实现颈动脉稳定持续增强。灰阶超声检查时,声束经过血管外的软组织及管壁时可产生混响伪像;另外,灰阶超声显示管腔内血流无回声与内中膜低回声对比度低,降低了内中膜厚度的显示率,易漏诊低回声斑块。超声造影后可更清晰地显示颈动脉内中膜厚度,从而提高测量的准确性,同时也增加了低回声斑块的检出率。

二、颈动脉硬化疾病超声造影的研究及应用

彩色多普勒超声是评价颈动脉疾病的首选技术,但是其易受多普勒角度影响,出现假性充盈缺损,另外在评估缓慢血流方面存在明显局限性,特别是在严重的颈动脉狭窄、合并多段狭窄及对斑块内新生血管的显示受限。彩色多普勒超声对颈动脉狭窄的评价受彩色增益调节的影响,增益过低导致血管彩色充盈不全,容易过高估计狭窄程度,而高增益导致彩色信号溢出掩盖斑块部分。彩色多普勒血流显示的质量进一步受到混叠伪影的限制。

CEUS可以清晰显示狭窄血管腔及内中膜情况,早期的研究已证实 CEUS 能够成功地将血管闭塞和重度狭窄区分开来。一些研究表明在可疑近闭塞性狭窄的鉴别诊断中,超声造影能够替代 DSA。在一项前瞻性研究中,发现 CEUS 在诊断闭塞和严重狭窄方面优于磁共振血管造影[时间飞跃(Time-Of-Flight,TOF)序列]并等效于增强 MRI。我们的病例证实了

超声造影直观的图像可以增加颈动脉重度狭窄和颈动脉闭塞超声诊断的信心(图14-1)。但是要注意到,也有一些研究者发现彩色多普勒超声和超声造影在诊断效能方面没有显著差异,提示微泡仅用于提高严重狭窄、血流缓慢或灰阶超声上颈动脉显示不良的患者的诊断上。

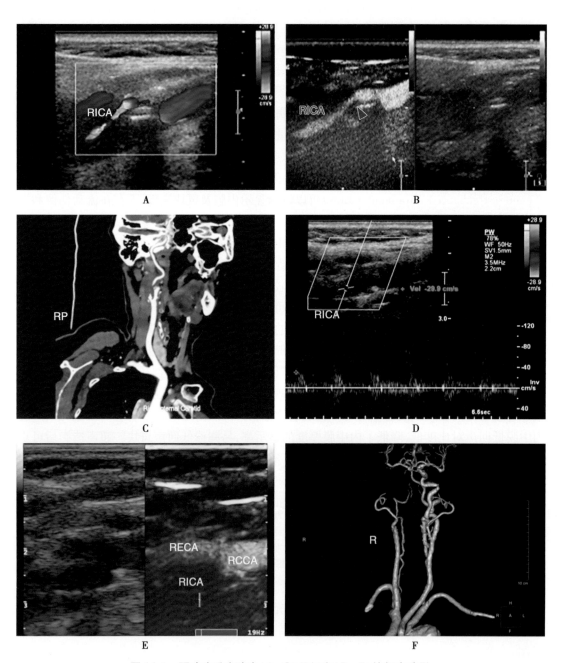

图14-1 颈动脉重度狭窄(A~C)及闭塞(D~F)的超声造影

A. 彩色多普勒显示颈内动脉彩色血流充盈缺损,起始段血流束细窄;B. CEUS 检测清晰显示狭窄段血流情况(红色三角),完整的残余腔和狭窄长度;C. CTA 显示右侧颈内动脉起始段管腔重度狭窄,狭窄远段纤细;D. 右侧颈内动脉起始段录得振荡型血流频谱;E. CEUS 检测右侧颈内动脉未见造影剂充填,提示血管完全闭塞;F. CTA 提示右侧颈内动脉闭塞。RICA. 右侧颈内动脉

　　除此之外,超声造影能清晰显示突出血管壁的不规则性斑块(图 14-2),提高狭窄前段、狭窄中段和狭窄后段管腔的显示率,在较长斑块和重度狭窄中显示效果要优于传统超声。Sirlin 和 Kono 等人的研究也证实超声造影在狭窄分级和斑块显示的准确性方面优于彩色多普勒成像,并且认为超声造影检查与 DSA 测量的颈内动脉直径狭窄和 MRI 测量的斑块面积狭窄率有很好的一致性。其他研究证实了超声造影可以提高对颈动脉疾病的诊断准确性,增加诊断信心。超声造影在鉴别常规超声所遗漏的血管内膜不规则增厚、溃疡斑块和颈动脉夹层方面具有临床应用潜力。在评估有心血管危险因素的无症状患者的研究中,CEUS 能成功地识别出亚临床动脉粥样硬化斑块,而这些斑块由于呈低回声不易被常规超声发现。

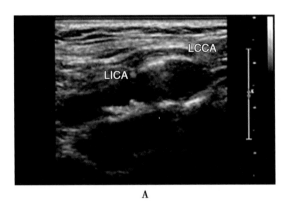
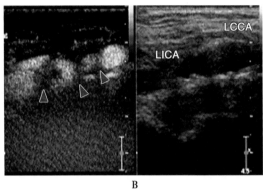

图 14-2　颈动脉多发粥样斑块

A. 颈动脉内中膜明显增厚、回声增强,沿内膜面有大小不等的不规则粥样斑块分布,部分斑块边界不清晰;B. 超声造影清楚显示迂曲狭窄的颈内动脉血流增强影像,从而识别斑块轮廓(红色三角显示)。LICA. 左侧颈内动脉;LCCA. 左侧颈总动脉

　　颈动脉斑块溃疡是易损斑块的显著特征,增加了卒中的风险,因此影像学诊断至关重要。溃疡性斑块是斑块纤维帽被破坏,斑块表面不规则,呈现局限凹陷,斑块内部出现无回声区并一直延续至斑块表面。常规超声受分辨率影响,容易遗漏溃疡性斑块。CEUS 在显示斑块表面轮廓及由血管腔直达溃疡内的血流情况方面较彩色多普勒超声有明显优势(图 14-3)。有研究将超声造影用于无症状糖尿病患者,其中 8% 的患者成功检测到颈动脉斑块溃疡从而有助于筛选出高风险患者。

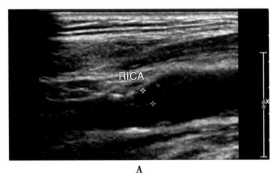
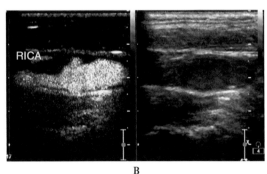

图 14-3　颈动脉斑块溃疡的检测

A. 二维灰阶图像上颈动脉分叉处前壁斑块回声较低,斑块表面显示不清;B.CEUS 检测斑块边界清晰,见造影剂从管腔向斑块内充填,呈"火山口"征

颈动脉斑块内新生血管的形成是一个由缺氧和炎症触发的过程,由于新生血管不成熟,容易破裂并继发斑块内出血,影响斑块稳定性。有颈血管疾病患者斑块内滋养血管密度高于无症状患者,内中膜出现的异常微血管与动脉粥样硬化患者晚期损害有关。冠状动脉造影可以评估复杂、广泛的冠状动脉病变,Deyama J 等人研究发现超声造影评估的斑块内新生血管与多支冠状动脉疾病(CAD)的高发病率相关。增强 CT 和 MRI 已经用于检测斑块内新生血管,同时 MRI 在鉴别斑块内成分(如脂质)方面具有优势,但是两者都受限于它们的低时间分辨率和造影剂渗透到血管外的特性。超声造影剂是严格的血池造影剂,可以作为精准的血管示踪剂,结合 CEUS 高空间和时间分辨率,使得该技术在研究斑块新生血管方面较具应用前景,甚至可能显示孤立的毛细血管(图 14-4)。

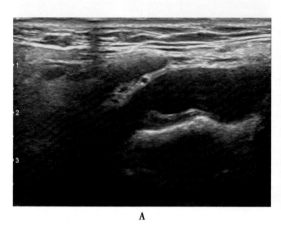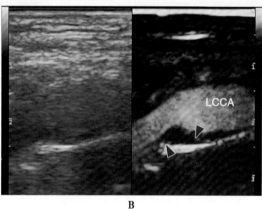

A　　　　　　　　　　　　　　　　　　B

图 14-4　颈动脉斑块新生血管的检测

A. 二维灰阶图像上斑块表面纤维帽较完整,内部回声较低;B. CEUS 检测斑块内见点条状穿通性造影剂增强信号,提示斑块内新生血管形成(红色三角显示)

通过内膜剥脱术后组织学检测证实,超声造影上的斑块增强与新生血管形成有关。随着微血管密度的增加,斑块增强程度增加,CD31 和血管性血友病因子(vWF)等血管标志物的染色增加。通过量化分析表明 CEUS 显示的斑块定量增强及主观半定量评价与斑块内新生血管的组织学检测结果之间存在显著的相关性。

超声造影评价斑块新生血管一般分为如下几级:Ⅰ级,斑块无增强;Ⅱ级,外膜或外膜周围组织内的滋养血管有增强;Ⅲ级,在斑块近外膜侧或斑块肩部的新生血管有增强;Ⅳ级,斑块中心部有广泛增强。还有部分学者采用 0~2 级分类方法。

此外可以通过造影剂灌注的时间-强度曲线来客观定量斑块增强程度和斑块内新生血管化程度,时间-强度曲线定量结果具有极好的观察者间和观察者内的一致性,并更能显示症状性斑块。许多研究表明,与钙化斑块相比,低回声斑块或混合型斑块内 CEUS 增强以及组织学新生血管化程度更高,这与低回声颈动脉斑块总体更大的风险结果相一致。已有研究验证了斑块增强与症状发生的相关性,认为在症状患者和同侧脑栓塞患者中,CT 显示的斑块增强明显增高,此外发现在破裂斑块和症状患者中斑块增强的量化值也更高。在 CEUS 上具有新生血管的斑块与经颅多普勒检测到的微栓塞信号有关,进一步提示斑块内新生血管与脑卒中高危结局的关联。

炎症斑块也是易损性斑块的重要特征之一。Owen 等人通过发现斑块 CEUS 延迟期(注射后 6min)的造影剂滞留现象与脑卒中、TIA 及一过性黑矇发作有相关性。Shalhoub 等人也证实 CEUS 延迟期造影剂增强是由于斑块内单核细胞吞噬微泡形成的,侧面反映了斑块炎症或活化状态。目前超声分子靶向造影剂具有良好的临床应用前景,常用的比如可以在微泡表面修饰特异性配体(如靶向炎症细胞或新生血管)。具有靶向 P-选择素和 VCAM-1 的微泡可用于 CEUS 检测炎症斑块,而结合 VEGF 受体的微泡可靶向结合于斑块内新生血管。该技术可以提高易损斑块检出的灵敏度及特异度,有助于预测动脉粥样硬化斑块破裂的风险。

在一项研究中,CEUS 被用于监测斑块对治疗的反应,结果显示阿托伐他汀能够抑制外膜滋养血管形成。

尽管 CEUS 在检测颈动脉斑块新生血管方面具有优势,有希望将其纳入颈动脉斑块患者的综合风险分层系统评价,特别是狭窄程度在 50%~69% 的患者可能获益,但是对于斑块内新生血管的量化评价、标准的确立和 CEUS 技术的规范等问题仍有待解决。

三、颈动脉支架术/颈动脉内膜剥脱术后随访

据估计,将近四分之一的血管内膜剥脱患者和 5% 的血管成形术患者存在术后再狭窄。颈动脉支架术(carotid artery stenting,CAS)和颈动脉内膜剥脱术(carotid endarterectomy,CEA)手术完成 3~6 周后应复查超声,结果作为日后比较的新基线。术后 6 个月时进行超声监测,以后每年一次,当观察到对侧狭窄时可能需要增加监测频率。与术前评估类似,CEUS 被认为在评估 CEA 或 CAS 术后可疑的再狭窄方面有价值。微泡有助于显示支架的管腔通畅情况、血栓和再狭窄情况,而不受传统超声的伪像干扰。超声造影剂最近也被应用于辅助血管成形术,以减少肾脏病患者碘化造影剂使用。一项相关的随机化临床研究表明,颈动脉血管成形术中的 CEUS 的使用使得碘造影剂的剂量减少了 61%,选择性脑血管造影注射的次数减少了 49%,同时超声造影操作简便、易行。

四、颈动脉夹层

颈动脉夹层少见,发病率为十万分之三,但却是年轻卒中患者的重要原因,约占 20%。它可以是创伤性的,也可以是特发性的,其临床表现没有特异性。颅外段颈内动脉夹层通常发生在颈动脉分叉远端 2cm 或更远处,接近或毗邻颅底。颅内段颈动脉夹层最常发生于床突上段。椎动脉夹层最常累及 $C_{1~2}$ 水平的 V3 段。颈动脉夹层超声的主要特征是壁内血肿和真假腔形成。假腔内部的血流缓慢,可能导致血栓形成、管腔完全闭塞和远端栓塞。超声微泡容易显示内膜瓣的存在,并很好显示假腔内的缓慢血流,判断假腔内有无血栓,从而辅助颈动脉夹层的诊断。MRI 是诊断颈动脉夹层的主要影像学检查方法,然而,对于具有 MRI 禁忌证的患者(即起搏器、人工关节材料或严重肾脏疾病的患者),CEUS 提供了一种替代方式,以提高超声诊断颈动脉夹层的准确性。

五、颈动脉其他疾病的应用

颈静脉置管术是造成颈动脉假性动脉瘤或瘘管的常见医源性因素。据报道,CEUS 能准确地显示假性动脉瘤内的缓慢血流和颈动静脉瘘的全长。CEUS 还被用于评估颈动脉体瘤介入栓塞的治疗效果。在治疗前,CEUS 显示肿瘤周围和内部血管增加,而在栓塞后瘤体无增强,表明治疗成功。CEUS 评价颈动脉体瘤血流灌注的灵敏度较彩色多普勒超声有所提高。

此外,CEUS 还用于颈动脉的其他疾病包括大动脉炎或巨细胞动脉炎的评估,显示血管壁增厚或管腔狭窄,同时通过评估颈动脉壁的血管化情况进一步评估疾病活动。

第二节　超声造影在肾动脉疾病诊断中的应用

一、肾动脉狭窄

肾动脉狭窄（renal artery stenosis，RAS）是一种慢性进展性疾病，可导致缺血性肾病及肾血管性高血压等，其常见病因有：①动脉粥样硬化，多发生于老年人，是一种全身性、进展性疾病，已成为我国肾动脉狭窄的首要原因。②多发性大动脉炎（takayasu arteritis，TA），青年人多见，是一种主动脉及其主要分支的慢性进行性非特异性炎症性疾病，可导致节段性动脉狭窄，甚至闭塞，亦可伴血栓形成，继而引起缺血性肾病及肾血管性高血压。③纤维肌发育不良（fibromuscular dysplasia，FMD），是一种节段性非动脉粥样硬化和非炎症性血管病，主要发生于青年女性，病变部位位于主肾动脉远段和肾内动脉，病变进展较慢，声像图上可观察到主肾动脉远段和肾内动脉呈串珠样改变、平滑管状或憩室状。

肾动脉狭窄占所有高血压患者的 1%～5%，是继发性高血压、难治性高血压的主要原因，而高血压是临床常见病和多发病，虽然大多数都是原发性高血压，但需要与继发性高血压相鉴别，长期的高血压可导致心、脑、肾血管并发症。血管造影（digital subtraction angiography，DSA）是诊断肾动脉狭窄的"金标准"，但其为有创检查。用于诊断肾动脉狭窄及闭塞的非侵入性方法有 CT 血管造影术（computed tomography angiography，CTA）、磁共振血管造影术（magnetic resonance angiography，MRA）和超声。每种方法各有其优缺点，超声检查因其无创、快速、安全、便宜等优点，已成为诊断肾动脉狭窄的首选成像方法。

（一）超声在肾动脉狭窄检查中的应用及局限性

超声诊断肾动脉狭窄需同时检测肾外动脉及肾内动脉血流。对于肾外动脉的检测，最主要包括收缩期峰值速度（peak systolic velocity，PSV）和肾动脉/腹主动脉流速比（renal aortic ratio，RAR）两个直接标准。目前超声诊断肾动脉狭窄的标准很多，肾动脉狭窄程度>60%最广泛接受的标准为：①狭窄处 PSV≥180～200cm/s；②RAR>3.3 或 3.5。肾动脉/腹主动脉流速比值为肾动脉狭窄收缩期峰值流速与肾动脉水平腹主动脉收缩期峰值流速比值。但 Soares 等报道老年人动脉易发生硬化及合并其他疾病，当腹主动脉广泛粥样硬化造成腹主动脉狭窄时，血流速增高，RAR 减小，此时不宜使用 RAR 来分析肾动脉的血流情况及狭窄程度。动脉粥样硬化性肾动脉狭窄通常影响肾动脉的近心端部分，由于肾动脉位于腹膜后，位置较深，常规超声检查过程中会受到肠道气体、皮下脂肪较厚等诸多因素影响，难以清晰显示肾动脉二维结构，彩色多普勒超声虽然可以显示肾动脉血流情况，但是由于血流外溢，通过彩色血流显像测量的管径并不准确，而采用频谱多普勒测量狭窄处 PSV 受到声束与血流夹角影响，诊断肾动脉狭窄的准确性亦会下降。

肾内动脉血流的检测，主要包括测量相关肾内动脉（段动脉或叶间动脉）的阻力指数（resistance index，RI）和加速时间（acceleration time，AT）两个间接标准，AT>0.07s 作为诊断狭窄程度>60%的标准。肾内动脉收缩期血流上升的加速时间延长是 RAS 时最重要的下游表现，即早期收缩峰消失，AT 延长。但由于肾内动脉血流频谱受多种因素影响，包括动脉弹性（顺应性）、微循环阻力及流入道病变（如：肾动脉狭窄、主动脉病变），如果患者有广泛动脉硬化和肾实质微循环阻力增高的疾病（如糖尿病肾病），肾动脉主干狭窄对肾内动脉频谱的影响就会减弱。如果是主动脉狭窄或闭塞的患者，即使无显著肾动脉狭窄，肾内动脉 AT 仍会延长，RI 降低，表现为低速低搏动性。肾内动脉 AT 对诊断重度 RAS 有一定的诊断价值，但是对于轻度、中度肾动脉狭窄灵敏度及特异度均不高。因此，不建议仅根据 AT、RI 的变化来诊断肾动脉狭窄。

（二）超声造影在肾动脉超声检查中的应用

RAS 最常见的病因为动脉粥样硬化,其引起的 RAS 主要累及肾动脉的起始段,而该节段的肾动脉走行平坦,往往难以将 θ 角校正到 60°以内,难以准确测量该部位的流速,不能得到明确的诊断,这一情况也出现在部分移植肾动脉的检查中。而肾动脉起始段恰恰是超声造影显示较好的肾动脉节段,不受声束-血流夹角的限制,可清晰显示主肾动脉和副肾动脉,直接观察双肾动脉起始处或肾内动脉有无造影剂充盈缺损。超声造影采用的市售超声造影剂 SonoVue® 由六氟化硫气体组成,该气体通过呼吸系统排出体外,而不是通过肾脏,避免了造影剂的肾毒性影响。

文献报道,对 120 例有收缩期腹部杂音和/或动脉粥样硬化的高血压患者对比分析常规超声和超声造影对肾动脉狭窄的诊断效能,结果显示超声造影诊断肾动脉狭窄的灵敏度、特异度和准确性高于常规超声。超声造影与传统的常规超声相比,肾动脉狭窄的检出率提高了 20%（从 63.9% 提高到 83.9%）,超声造影诊断或排除肾动脉狭窄的结果与肾血管造影结果一致（图 14-5）。超声造影能明显提高各级肾动脉狭窄的显示,更清晰显示肾动脉的走行,

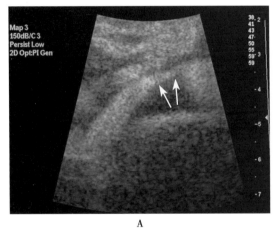

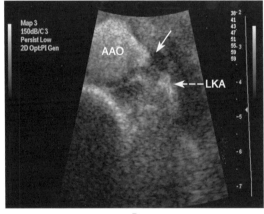

A   B

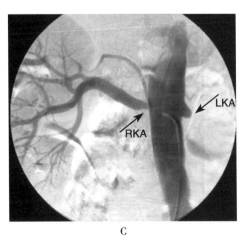

C

图 14-5 右肾动脉起始段狭窄,左肾动脉起始段闭塞

A. 超声造影显示右肾动脉起始段（箭）造影剂充盈缺损,狭窄的范围及程度清晰可见,中远段内径正常;B. 超声造影显示左肾动脉起始段（LKA,实箭）几乎无造影剂充填,远段（虚箭）有少量造影剂充填;C. DSA 显示右肾动脉（RKA）起始段狭窄,左肾动脉起始段闭塞。AAO. 升主动脉

造影条件下对肾动脉直径的测量更为准确,可用于肾动脉狭窄的初诊筛选(图 14-6)。以上研究均表明超声造影对于肾动脉狭窄患者是一种新型的、有前景的无创性检查方法,其对肾动脉狭窄的诊断优于传统的常规超声。

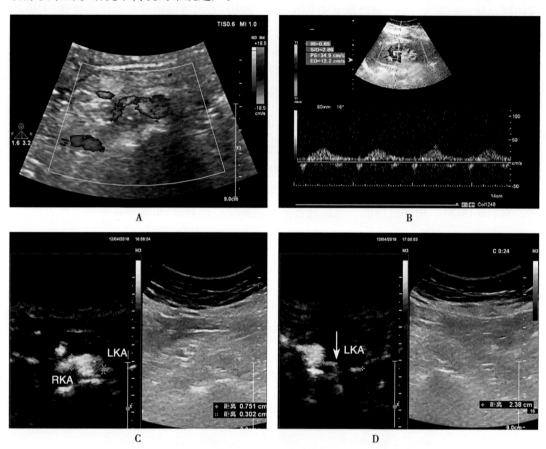

图 14-6　左肾动脉狭窄

A. 彩色多普勒显示右肾动脉起始段血流充盈,左肾动脉起始段管腔显示不清,未见明显血流信号;B. 左肾实质内动脉频谱峰值延迟,呈"小慢波"样改变;C. 注射造影剂后观察,右肾动脉(RKA)起始段内造影剂充填良好,内径为 0.75cm,左肾动脉(LKA)起始段造影剂充盈欠佳,左肾动脉内径 0.30cm,较右侧纤细;D. 超声造影显示左肾动脉内径纤细(白箭),走行弯曲,中段肾动脉内造影剂缺失

　　副肾动脉是肾动脉最常见的变异,在越来越多的难治性高血压患者中发现副肾动脉存在。凡不经过肾门入肾的肾动脉定义为副肾动脉,其入肾部位以肾上极或下极多见,供血范围与肾段动脉相同,只是起点、路径及入肾的部位不同。而常规超声对副肾动脉的显示率较低,特别是与主肾动脉相距较远时,更容易遗漏。超声造影技术能够弥补彩色多普勒超声的缺陷,加强对低速细微血流的检测,实时观察肾内微循环的血流灌注及血管走行情况,可以提高副肾动脉检出率及对副肾动脉狭窄的诊断。

　　RAS 也常见于移植肾患者术后早期,其发病率为 1%~23%,患病率为 1.5%~4%。由于缺乏特异的临床表现,早期诊断较为困难。有学者认为移植肾 RAS 与早期的排斥反应及远期移植物的存活有着密切的关系。Dietrich 等通过肾皮质造影剂的时间-强度曲线定量评价肾血流灌注,选择的参数包括造影剂进入肾皮质的流入时间、达峰时间、峰值强度、曲线上升斜率、曲线下面积,结果显示移植肾动脉重度狭窄致肾脏实质灌注减少,造影曲线上升斜率减低,平台期的增强强度下降。相对于无灌注障碍的患者,移植肾动脉狭窄患者肾皮质的造影剂流入时间较长,造影剂流入时间与狭窄严重程度相关。尽管移植肾动脉重度狭窄时才能在超声造影检查中发现肾内灌注异常,但是这一非侵入性技术具有潜在的应用价值(图14-7、图14-8)。

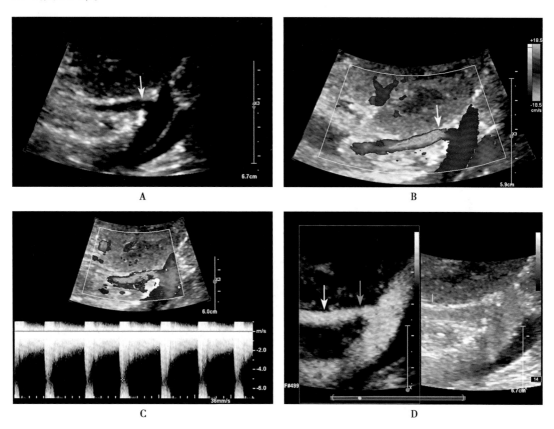

图14-7　移植肾动脉吻合口处狭窄

A.移植肾动脉吻合口处(白箭)管腔内透声欠佳,似可见弱回声;B.移植肾动脉吻合口处血流呈花色,未见明显细窄;C.频谱多普勒于移植肾动脉吻合口处探及高速血流频谱,收缩期血流速度为510cm/s;D.超声造影显示移植肾动脉吻合口处(绿箭)造影剂充盈缺损,管径变细,远心段管腔内造影剂充盈良好,管径正常(白箭)

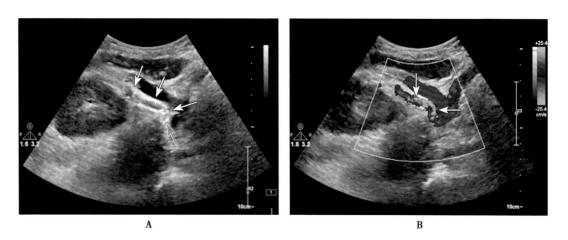

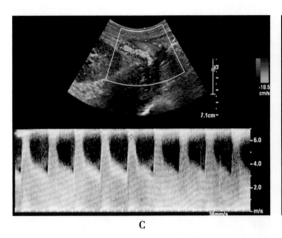
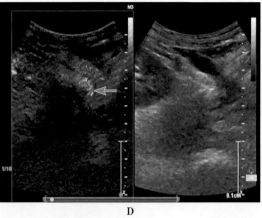

图 14-8　移植肾动脉支架植入后再狭窄

A.移植肾动脉狭窄支架植入术后,灰阶超声显示支架近心段(绿箭)内径变细,管腔显示欠清晰;
B.彩色多普勒显示支架内血流呈五彩花色;C.频谱多普勒显示支架近心段血流速度高达 636cm/s;
D.超声造影显示支架内造影剂充填,起始段(绿箭)管径狭窄,中远段管径正常

二、其他肾动脉疾病

其他肾动脉疾病包括肾动脉闭塞、肾动脉瘤等。肾动脉闭塞是肾动脉梗阻性病变的特殊阶段,是指肾动脉主干及其分支的血栓或栓塞,导致肾动脉管腔闭塞,从而导致肾缺血或缺血性坏死。因此准确评估梗死区域对于确定无功能肾实质的范围以及位置尤为重要。超声造影有很好的空间分辨率,可以鉴别无灌注的梗死组织和低灌注的肾实质,在多普勒超声可能都表现为无彩色血流信号,在超声造影检查时超声造影剂注射后缺乏对比增强的区域为完全梗死区。通过 CEUS 能清晰显示梗死范围,并精确地确定其边界。CEUS 增强了梗死区域与正常实质回声的差异,准确定位闭塞的肾动脉。此外,超声造影剂不经过肾排泄,可用于急慢性肾衰竭患者。

肾动脉瘤分为真性动脉瘤和假性动脉瘤。肾真性动脉瘤是一种罕见的肾血管性疾病,由于症状不典型,早期不易发现,其病因主要为动脉弹力纤维发育不良、动脉硬化、大动脉炎、妊娠、梅毒等。灰阶超声上表现为无回声的团块,容易误诊为单纯性囊肿,若伴有血栓形成,则表现为囊实性团块,容易误诊为肿瘤,彩色多普勒超声检查可显示瘤内特殊的血流动力学特征,脉冲多普勒显示瘤内双相动脉血流频谱,而囊肿内部无血流信号,因而能有效鉴别。动脉瘤合并瘤壁钙化时由于常出现后方声影,因此需与肾结石或复杂性囊肿鉴别,此时低机械指数下超声造影可以显示瘤体内部有造影剂增强,有助于诊断。超声造影显示动脉相瘤体内造影剂与肾动脉同步充盈,瘤体边界清晰。虽然 DSA 为诊断的"金标准",CTA 可清晰、直观地显示动脉瘤的三维空间解剖结构,为诊断肾动脉瘤的最佳影像学方法,但在某些情况下,超声造影在筛查中可以更好地鉴别肾动脉瘤。肾假性动脉瘤见于外伤后的血管并发症,超声造影可以增强假性动脉瘤轮廓识别,更精确测量假性动脉瘤的大小,准确观察假性动脉瘤栓塞术后残瘤情况。

第三节　超声造影在下肢动脉疾病中的应用

下肢动脉疾病中最常见的是动脉粥样硬化(atherosclerosis,AS)。AS病变源于血管内皮损伤,脂质和纤维性物质积聚于动脉壁各层之间,形成AS斑块。随后动脉硬化区组织缺血、缺氧,触发血管内皮细胞释放血管内皮生长因子,新生血管逐步形成。斑块内的新生血管密度与斑块稳定性呈负相关,易损型斑块及破裂型斑块内的新生血管密度分别是稳定性斑块的2倍和4倍。斑块内新生血管的形成在不稳定性斑块的发生、发展过程中起到了关键的作用,是AS进展的重要特征。

AS可引起下肢动脉发生不同程度的管腔狭窄,甚至闭塞,导致肢体组织缺血,患肢可表现为跛行、静息痛、溃疡或坏疽,称为下肢外周动脉疾病(peripheral artery disease,PAD)。研究证实,与发生PAD相关的危险因素有:年龄较大、糖尿病、高血压、高胆固醇血症等。在55岁以上的老年人中,下肢PAD的患病率大约为10%。下肢PAD是糖尿病最常见的并发症之一,且常发生在临床症状出现之前,是糖尿病患者致残的重要原因。我国PAD的发病率逐年上升,这可能与社会老龄化及糖尿病的发病率逐年上升有关。早期治疗PAD可降低截肢率,并减少日后心血管事件风险,因此,早期发现和早期诊断对众多的PAD患者至关重要。

一、常规超声在下肢外周动脉疾病的应用及局限

磁共振血管造影(magnetic resonance angiography,MRA)、计算机断层扫描血管造影术(computed tomography angiography,CTA)已被广泛应用于下肢动脉疾病的检查,数字减影血管造影(digital subtraction angiography,DSA)目前仍是评估下肢动脉缺血的"金标准",但上述检查方法价格昂贵、肝肾毒性大或有X线损伤。近年来,常规超声检查作为一种非侵入性、安全和低成本的方式,是临床上筛查下肢动脉疾病首选的检查方法,它与DSA对PAD的检查结果表现出了良好的一致性。

PAD患者下肢动脉的超声检查二维图像显示:动脉内中膜层增厚,凸向管腔,当内中膜厚度>1.5mm时即可认为AS斑块形成;管壁钙化,病变处可伴有附壁血栓;管腔不规则狭窄或闭塞。彩色多普勒显示:狭窄处血流信号充盈缺损,血流束细窄;管腔闭塞时,表现为彩色血流中断,闭塞远端有时可见侧支循环血流进入。脉冲多普勒显示:轻度动脉硬化时,频谱形态及血流速度无明显变化;管腔局限性狭窄时,狭窄部位峰值流速增快,舒张期反向频谱消失,频谱增宽;多处狭窄时,狭窄部位及其远侧血流速度均减慢,频谱为单向。

由于下肢动脉血管位置表浅,多数情况下超声图像能清楚显示血管结构及管腔内血流充盈情况,确定管腔有无病变、病变范围及程度,但也存在局限性:①肥胖、下肢肿胀等情况下,血管位置较深,不易获得满意的二维及彩色血流图像;②深部管径细小血管内的低速血流因彩色多普勒灵敏度的限制有时也难以显示;③AS斑块可引起声波衰减,尤其是钙化斑块的后方声影,影响了二维图像及彩色血流显像质量;④下肢动脉节段性闭塞时,闭塞的远段常有新生侧支血管形成,血流从侧支循环流入管腔,速度缓慢,常规彩色多普勒难以清晰显示侧支血流。而确定血管的狭窄程度、斑块的性质及斑块内新生血管形成等情况,对治疗方案的选择极为重要。CEUS可通过周围静脉注射超声造影剂,较常规超声更清晰地显示血管结构、斑块及斑块内新生血管血流灌注情况,可显著提高超声诊断的分辨力、灵敏度和特

异度,为 PAD 患者提供准确、可靠的诊断结果,为临床决策提供参考。

二、超声造影在下肢动脉疾病的应用

与常规超声相比,CEUS 能更清晰地显示 PAD 患者的下肢动脉,提高 AS 斑块及新生血管的检出率,准确评估 PAD 患者下肢动脉的狭窄程度,提高诊断的准确性(图 14-9)。当血管位置较深(肥胖、下肢肿胀等情况)、下肢动脉严重狭窄/闭塞时,下肢动脉的显示率降低,常规超声常常难以提供确定的诊断结果。CEUS 能增强下肢动脉血管的可视化程度,较好地显示斑块,能发现更细小血管或新生血管中的血流及点状或不连续细条状的血流窄束,以更好地评估下肢动脉管腔有无狭窄、狭窄范围及程度,并有助于血管重度狭窄与闭塞的鉴别。

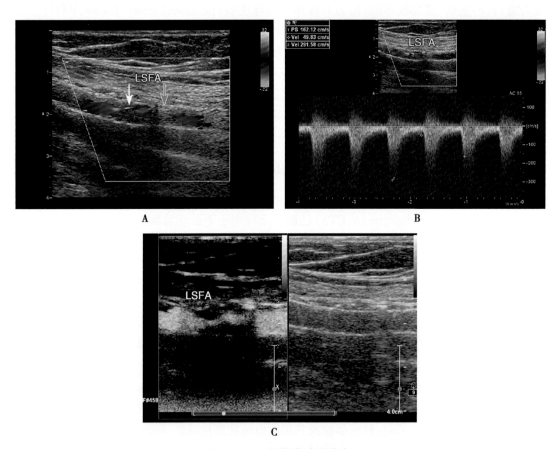

图 14-9　左侧股浅动脉狭窄
A. 左侧股浅动脉内-中膜不均匀增厚,回声增强,CDFI 显示管腔内彩色血流充盈缺损,局部血流细窄(白箭)及节段性彩色血流消失(绿箭);B. 频谱多普勒于血流细窄处探及高速湍流血流,流速为291cm/s;C. 超声造影显示左侧股浅动脉管腔内造影剂充盈缺损,局部造影剂充填细窄,显示更为清晰准确

CEUS 较常规超声可更精确地测量动脉的内-中膜厚度(intima-media thickness,IMT)。动脉粥样硬化性 PAD 患者下肢动脉的 IMT 明显较正常人的厚。当常规超声因血管位置深或严重狭窄等因素导致下肢动脉显示欠清时,CEUS 可更清晰地显示动脉的内-中膜结构,有助于早期发现 IMT 增厚。研究表明,颈总动脉 IMT 增厚对下肢 AS 的发生有提示作用,颈总

动脉 IMT 越厚,踝臂指数(踝部胫后动脉或胫前动脉收缩压与肱动脉收缩压比值,是检测 PAD 的敏感指标)越小。CEUS 可显著改善颈总动脉内-中膜结构的显像,更准确地测量 IMT,一定程度上可用于反映 PAD 患者的下肢动脉 AS 病变的情况。

CEUS 可用于评估 PAD 患者下肢骨骼肌的血流灌注情况。PAD 患者的下肢动脉血管内皮功能受损,骨骼肌表型改变可能导致严重的运动不耐受。有报道称 PAD 患者的骨骼肌毛细血管化程度降低,并且与这些患者的运动不耐受相关。研究表明,在闭塞后充血期间 PAD 患者的下肢肌肉灌注受损与疾病严重程度密切相关。评估下肢骨骼肌的血流灌注情况,对 PAD 的诊断和治疗有重要的临床价值。CEUS 可通过超声造影后获取的时间-强度曲线定量分析下肢骨骼肌的血流灌注情况。研究发现,与健康对照组相比,PDA 患者注射造影剂后小腿肌肉的造影剂达峰时间显著延长,与 PAD 的严重程度正相关。CEUS 技术是目前唯一一种能确定肌肉血流灌注情况的非侵入性、安全的方法,且可以多次用于评估缺血性肢体的活力及治疗的疗效。

部分 PAD 患者存在严重的肢体缺血(critical limb ischemia,CLI),生活质量显著降低,并伴有肢体截肢和死亡的高风险,缺血肢体的血运重建是治疗 CLI 的关键。与常规超声技术相比,CEUS 可增加 CLI 患者的手术计划和最终手术方法之间的一致性。CLI 患者通常具有多级疾病和低血流量灌注,并且经常表现出由糖尿病引起的血管壁钙化,研究显示,当常规超声联合 CEUS 应用于小腿动脉检查时,诊断准确性提高了 35%~70%。对于计划用于旁路手术的目标血管,常规超声无法确定诊断时,使用 CEUS 可显著减少这种不确定的情况的发生。Mestre XM 等人在 565 名 CLI 患者的大型研究中发现,基于常规超声对下肢动脉检查结果的手术决定与基于手术结果的最终决定之间的一致程度为 87.1%,而使用 CEUS 技术可改善至 95.2%。这表明 CEUS 提高了 CLI 患者的超声检查准确性,特别是对于常规超声检查不确定的患者,CEUS 更有助于制订最优的手术计划。

第四节　超声造影在主动脉夹层诊断中的应用

一、背景

主动脉夹层是一种发病急、死亡率高的严重大血管疾病。主动脉夹层常伴有高血压或遗传性结缔组织疾病,导致主动脉壁中膜退变,内膜撕裂并形成假腔,引发多脏器缺血,最终因为大量失血或心包填塞而导致休克和死亡。更为糟糕的是主动脉夹层的诊断一直颇具挑战性,误诊和漏诊常有,从而使得该病原本不佳的预后更加雪上加霜。

二、主动脉夹层的定义与分型

主动脉夹层是主动脉综合征中最为常见且最为危重的一种类型。它通常是由于主动脉内膜的撕裂使得血液进入主动脉壁中层,主动脉壁的分离最终导致真腔和假腔的形成。

依据主动脉夹层的解剖特征,目前主要有两套分类系统:Debakey 系统和 Stanford 系统。Debakey 系统是根据内膜撕裂的原发位点(升主动脉或降主动脉)和夹层累及的范围(局限于升主动脉、局限于降主动脉或二者均受累)来进行分型的。Ⅰ 型:破口起自升主动脉,升主动脉及降主动脉均受累;Ⅱ 型:破口起自升主动脉,仅累及升主动脉;Ⅲ 型:破口起自降主动脉,多累及降主动脉,极少数情况下逆行累及升主动脉。近期的指南推荐更为简化和实用的

Stanford 分类系统,即依据夹层是否累及升主动脉分为 2 型,A 型:夹层累及升主动脉(涵盖了 Debakey I 型和 II 型);B 型:夹层不累及升主动脉(涵盖了 Debakey ⅢA 型和ⅢB 型)。这一简化分类系统有助于临床治疗策略的选择,急诊心脏外科手术(A 型)还是主动脉腔内修复或药物治疗(B 型)。根据主动脉病变的类型还可分为五类:典型夹层(1 类)和局限性夹层(3 类),壁间血肿(2 类),穿透性溃疡(4 类)和医源性或创伤性夹层(5 类)。

三、主动脉夹层的临床表现及预后

主动脉夹层的高致命性使得早期诊断显得至关重要,因为及时恰当的治疗能明显减少严重并发症和死亡率。

最常见的典型首发症状是突发的严重而剧烈的胸痛(80%)或背痛(40%)。疼痛的部位往往反映了内膜撕裂的部位,且随着夹层沿着主动脉延展,疼痛也会随着发生移位,这是典型的主动脉性疼痛,除此以外还包括呼吸困难、低血压、充血性心力衰竭和神经系统的症状等。升主动脉近端夹层与急性冠脉综合征极易混淆,而误诊可能会由于错误的抗凝与溶栓治疗而致命。甚至有部分患者发病时根本没有胸背部痛,而是表现为呼吸困难、低血压以及神经系统的症状从而使得主动脉夹层的诊断更加困难。

升主动脉夹层是院内死亡最重要的危险因子之一。当合并严重主动脉瓣关闭不全,冠状动脉口堵塞,心包积血和填塞以及头颈部血管受累导致卒中和脑部缺血时死亡的风险会进一步增加。A 型夹层的死亡率在最初的 48h 内可达到每小时 1%～2%(48h 内的死亡率接近 50%)。及时的手术介入能明显改善预后,降低死亡率。

综上可见,迅速而准确的诊断和及时而恰当的治疗是主动脉夹层患者存活的决定性因素。最佳的诊断方法应该是无创、安全、准确,能筛选出高危患者进行急诊手术,且在急诊室和手术室均能应用。就目前心血管疾病的多种影像模式而言,超声心动图所具备的优点是最多的。

四、常规超声心动图在主动脉夹层诊断中的应用

主动脉夹层的准确诊断是需要对主动脉进行全面的影像学检查。主动脉夹层的影像学检查应该包括主动脉大小,是否存在夹层及夹层累及的范围,主动脉分支受累情况及是否存在并发症。CT 一直是公认的诊断主动脉夹层的"金标准",并且被指南强烈推荐。然而 CT 很难随时进行检查,更不可能推到床边,对于血流动力学不稳定的高危患者无能为力。而床边超声由于其迅速、便捷和可移动性已经成为了很好的成像选择,尤其是对于高危患者。除此以外,超声心动图还能提供整个心脏的瓣膜、心肌功能和心包情况的综合信息,这些都是CT 和 MRI 无法同时提供的。而且,在主动脉夹层的术中和术后经胸超声(transthoracic echocardiography,TTE)和经食管超声(transesophageal echocardiography,TEE)还能作为一种监测工具在围术期保驾护航。

TTE 是一项已经广泛普及的影像技术,对于所有怀疑主动脉夹层的患者均应即刻进行 TTE 检查。TTE 对主动脉根部及升主动脉近端的成像质量较好,除了左侧胸骨旁长轴,右侧胸骨旁长轴也能提供补充信息。主动脉弓的图像多数在胸骨上窝切面可以满意获得。TTE 对于降胸段主动脉只能部分成像。如果左侧胸腔有积液的话,可以从左侧胸壁或背部扫查获得部分降主动脉的满意图像。腹主动脉近段图像多数在剑突下切面可以满意获得。

超声心动图对主动脉夹层的诊断要点主要包括以下几个方面：①探查到撕裂的内膜片从而明确诊断（图 14-10）；②鉴别真腔和假腔；③探查并定位内膜的撕裂口，通过二维或彩色多普勒超声证实真假腔存在交通（图 14-11、图 14-12）；④确定夹层累及的范围，并鉴别夹层是否存在交通；⑤探查节段性室壁运动异常，明确是否存在既往冠心病，或由于内膜片、冠状动脉破裂和舒张期真腔塌陷导致的冠状动脉口堵塞而引起的心肌缺血；⑥是否存在主动脉瓣关闭不全

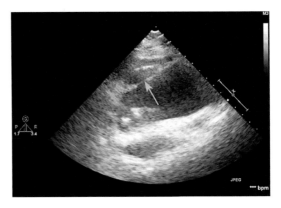

图 14-10　升主动脉夹层（Stanford A 型）
升主动脉根部内膜撕裂，箭示撕裂的内膜片

及其严重程度；⑦主动脉分支受累情况及相应脏器灌注情况；⑧探查心包及胸腔积液以及纵隔血肿，预示破裂可能。

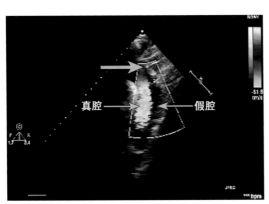

图 14-11　降主动脉夹层（Stanford B 型）
胸骨上窝切面显示主动脉弓降部长轴，彩色多普勒超声有助于鉴别真腔和假腔（真腔颜色亮丽，假腔暗淡），并定位内膜的撕裂口。粗箭示内膜撕裂口，位于左锁骨下动脉开口远端

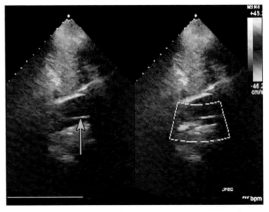

图 14-12　腹主动脉夹层（Stanford B 型）
腹主动脉长轴，主动脉腔内撕裂的内膜片线样强回声，彩色多普勒超声有助于鉴别真腔和假腔（真腔颜色亮丽，假腔暗淡）。箭示撕裂的内膜片

二维 TTE 对于升主动脉及主动脉弓部的内膜片比降主动脉更容易探查到，因此对 A 型夹层的灵敏度较高，可以达到 78%~90%，特异度 87%~96%。而对降主动脉夹层的诊断灵敏度就没有那么高了，尤其是肥胖和肺气肿的患者，灵敏度仅有 31%~55%，特异度 60%~83%，这主要归因于降主动脉位于图像的远场，我们很难获得清晰且准确的降主动脉图像。因此，尽管 TTE 在很多情况下对主动脉夹层具有诊断价值，但是其真正的定位主要是用于对可疑主动脉夹层患者进行初步筛查的成像工具。它的主要优势不在于内膜片的探查，而是对心脏并发症包括主动脉瓣关闭不全、心包积液和心肌功能的评价。

而 TEE 由于食管探头贴近主动脉，升主动脉尤其是降主动脉的二维图像质量高，故无论是对于 A 型还是 B 型夹层的诊断都具有极高的准确性，其灵敏度接近 100%。然而，TEE 是

一种半有创检查,在检查过程中可能会导致血压升高而诱发破裂。此外,由于气管和食管的部分遮挡使得升主动脉远端和主动脉弓近端探查不清。而且在多数医院 TEE 并不是常规检查,不能随时进行,且 TEE 对于操作者的专业素养要求较高,从而使得 TEE 很难在临床广泛应用。

综上可见,常规超声心动图中 TTE 虽然便利性和普及性较好,但诊断夹层的灵敏度和特异度均差强人意,而 TEE 虽然灵敏度和特异度均较高,但便利性和普及性差,很难在临床推广应用,这使得常规超声心动图在主动脉夹层的诊断上处于尴尬的境地。

而且总有那样一些患者或由于血流动力学不稳定只能接受床边的影像学检查,或由于对含碘造影剂过敏或者有严重的肾功能障碍等原因而不能做 CT 增强检查,那么我们能做的就是想办法提高常规超声心动图的灵敏度和特异度。

五、超声造影在主动脉夹层中的应用价值

在 CT 增强扫描成为主动脉综合征诊断的"金标准"之前,主动脉常规 CT 平扫的图像也是差强人意的。我们并不总能清楚地看到主动脉壁的结构异常,更不用说真假腔的鉴别。然而当增强扫描应用于主动脉成像后,CT 便在主动脉综合征诊断中独占鳌头(图 14-13)。那么超声造影剂的应用是否也能推动超声心动图对主动脉综合征,尤其是主动脉夹层诊断的灵敏度和特异度的提升?

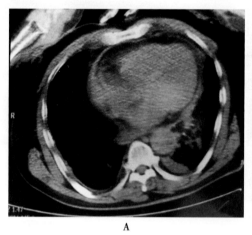
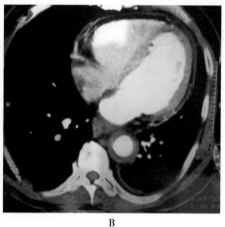

图 14-13 主动脉壁间血肿 CT 图像

A.常规胸部 CT 平扫,胸主动脉仅有一个大概的轮廓,其内部结构显示不清;B.胸部 CT 增强扫描,胸主动脉内结构清晰可见,主动脉壁增厚。CT 增强扫描可明确诊断而常规扫描无明显诊断价值

近几年,超声造影心动图在许多心血管疾病的诊断和评估中均提供了更加有价值的信息,其临床价值已经得到了众多临床医生的认可和指南推荐。超声造影心动图在主动脉夹层诊断中的应用最早是在几个病例报告中提出的。这些初步研究证实超声造影剂能明显增加真假腔之间的对比,清晰显示撕裂的内膜片,同时消除伪像。

2010 年 Evangelista 等人首次观察了 128 名可疑急性主动脉夹层的患者比较了常规和造影剂增强的 TTE 和 TEE 的诊断价值,并将结果与术中发现和 CT 结果进行比较。最终研究证实常规 TTE 在应用了超声造影剂后,其诊断夹层的灵敏度和特异度均显著增加,几乎与

TEE 的结果相当。TTE 造影尤其对于升主动脉远端的病变尤为有价值,因为这个位点是 TEE 的盲点。该研究的局限性是有约 5% 的患者因为声窗不佳被排除在研究外,而在实际的临床工作中这个比例可能会更高。

此外,该研究还报告了三例非增强 TEE 的假阳性诊断,并归因于腔内主动脉壁混响所致的伪像。在注入超声造影剂后,所谓的内膜片立即消失从而排除诊断。由此可见,TEE 操作者如果经验不足还是很有可能判断失误的,而超声造影剂能明确消除伪像,还图像的本来面目从而获得准确的诊断。Evangelista 还强调了超声造影剂在术中 TEE 的附加价值——辅助判定假腔内的血流方向,从而更快地判定破口的位置。

笔者所在单位心脏超声室在 2005 年底开始开展超声造影剂在心血管临床的应用。对于其在急性主动脉综合征,尤其是主动脉夹层中的应用价值也进行了初探。我们发现主动脉夹层的患者,尤其是 A 型夹层,通常升主动脉都是增宽的,而增宽的主动脉内常会见到一些线样的伪像,即使是调整探头的位置和角度有些伪像仍然很难鉴别,从而使得夹层的诊断陷入两难。超声造影剂的注入不仅能清楚地显示内膜片明确夹层的诊断,还能消除伪像,减少误诊的发生。(图 14-14、图 14-15)

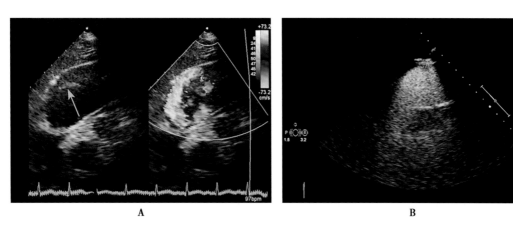

A   B

图 14-14 升主动脉超声造影

老年女性患者,高血压病,因胸痛就诊。A. 右侧胸骨旁观,升主动脉增宽,腔内可见线样强回声(箭),彩色多普勒显示主动脉腔内血流分层,提示可能存在夹层;B. 超声造影剂注入后主动脉腔内增强剂分布均匀,左图中的箭头所指的结构消失,证实是伪像

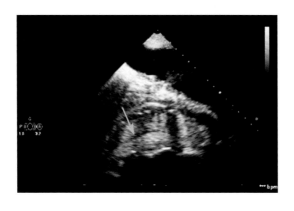

图 14-15 胸主动脉超声造影检查

左侧大量胸腔积液时,经左侧胸壁探查胸主动脉:胸主动脉内撕裂的内膜片(箭)在超声增强剂注入后清晰显示

对比经胸超声心动图不仅对于主动脉夹层诊断的灵敏度和特异度有明显提升,其实在主动脉夹层的进展过程中它还可以用来监测病情的变化并为预后提供重要信息。我们就曾经碰到这样一位患者,高血压病多年,控制不佳,在家里劳作时突发胸部及背部剧烈疼痛,于当地医院诊断为高血压病,急性主动脉夹层。在治疗过程中,血压突然下降,患者陷入休克状态,升压药也不能维持,迅速转入我院。床边经胸超声心动图检查发现患者为 A 型夹层,心包积液,考虑夹层破入心包腔导致休克(图 14-16A)。对于 A 型夹层而言一旦发生夹层破入心包腔患者的预后是极差的。然而这个患者在入院的第二天血压竟然开始逐步回升,于是我们做了经胸超声造影。

心动图检查,结果发现假腔及心包腔内没有造影剂填充,提示升主动脉真假腔之间没有交通,心包腔与主动脉之间也没有交通,这意味着主动脉夹层的入口及出口已经封闭(图 14-16B、C),仅一周后再复查超声发现真腔明显增大,假腔变小,假腔内血栓形成(图 14-16D),患者顺利出院。由此可以看出,虽然这个患者起病非常凶险,预后极差,但是发病第二天的超声造影却预示了其良好的预后,并给出了可能的原因,可见床边的超声造影检查对于血流动力学不稳定的急危重症患者不仅提供了重要的诊断价值,同时还对预后及潜在机制给予重要提示,而这些是 CTA 和 MRI 都无法给予的。

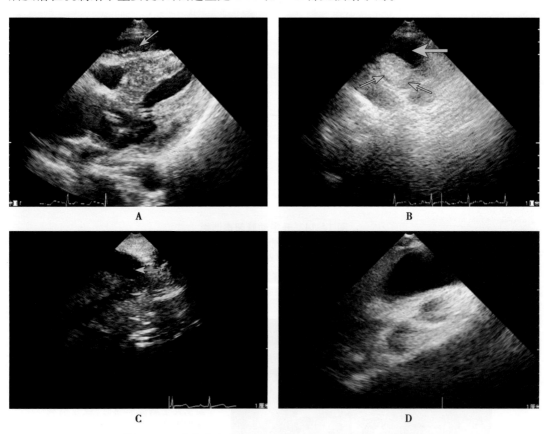

图 14-16　升主动脉夹层破入心包腔的经胸超声和超声造影

A. 胸骨旁切面显示右室流出道前方心包积液,其内探及新鲜血栓形成(箭),提示夹层破入心包腔;B. 为升主动脉短轴切面,注射超声造影剂后,真腔内造影剂填充饱满(箭),假腔内无造影剂填充(粗箭),提示真、假腔之间无血流交通;C. 心包腔内无造影剂出现(箭),提示主动脉与心包腔间没有交通;D. 右侧胸骨旁升主动脉长轴显示真腔增大,假腔变小,假腔内血栓形成

除此以外,在夹层的诊断当中,当 CTA 不能给予明确的诊断时,对比经胸超声能提供重要的参考信息。曾经有一位中年男患者,高血压病多年,骑摩托车时因突发胸痛、一过性意识障碍而摔倒后被路人送到我院,因发现心包积液收入院。床旁常规经胸超声发现右室流出道前方心包积液,同样也发现了新鲜的血栓(图 14-17A)。升主动脉内似乎有线样的内膜

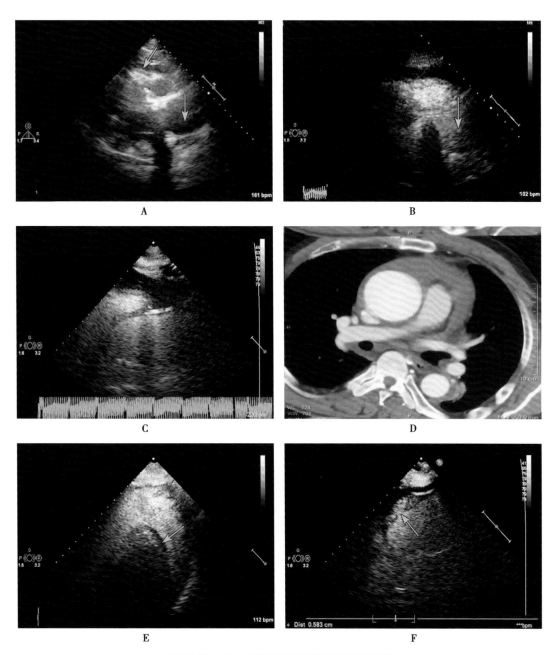

图 14-17　升主动脉夹层经胸超声及超声造影

A. 胸骨旁长轴,主动脉根部多发钙化伴声影,右室流出道前壁心包腔内积液伴新鲜血栓形成;升主动脉内线样回声;B、C. 经静脉注入超声造影剂后升主动脉内异常回声消失(箭),提示为伪像;D. CTA 显示升主动脉及降主动脉均未发现内膜片或壁间血肿;E. 主动脉弓部的主动脉壁局部有壁间血肿(箭示无造影剂灌注的无回声区);F. 升主动脉根部前壁夹层,超声造影剂明确显示破口位置(箭)

片,但不确定,经静脉注入造影剂后升主动脉内的异常回声消失,提示是伪像(图 14-17B、C)。CTA 除了发现心包积液,也没发现升主动脉及降主动脉的异常(图 14-17D)。但是分析患者的发病过程还是不能除外主动脉根部的急性病变。后来我们重新翻看超声造影的图像,发现主动脉弓部的动脉壁局部有壁间血肿(图 14-17E),提示临床医生不要因为 CTA 没有主动脉的阳性发现而掉以轻心。这个患者在转出监护室至普通病房的第二天中午吃饭时突发意识障碍,紧急转入监护室,床边超声造影显示升主动脉根部前壁内膜撕裂,破口清晰可见(图 14-17F)。

此时,心外科医生直接根据超声造影的诊断就提急诊手术了,没再补充其他的影像检查。从这个病例我们可以看出,类似主动脉夹层这种发病急、病情变化突然的急危重症,往往更需要能推到床边的影像手段,而超声造影进一步提高了常规经胸超声对夹层的诊断灵敏度和特异度,还能屏蔽伪像,减少误诊,从而使得这项影像学技术给急危重症床边影像学检查增添了一道新的曙光。

在急性主动脉综合征中,除了主动脉夹层,主动脉壁间血肿及主动脉溃疡也并不少见,超声造影在这些领域的应用也有一定的临床报道。我们在临床应用中也发现超声造影对主动脉壁间血肿更为敏感(图 14-18),甚至还能发现主动脉壁小溃疡(图 14-19),可见超声造影在急性主动脉综合征中还有很大的发展空间,有待我们进一步的研究和开发。

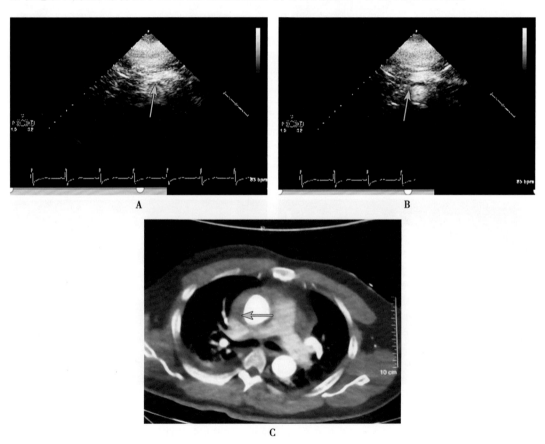

图 14-18　升主动脉壁间血肿

A. 胸骨旁大动脉短轴,升主动脉右侧壁局部增厚(箭),厚度约 7.81mm(>5mm),其内没有超声造影剂填充,诊断为壁间血肿;B. 升主动脉根部前壁明显增厚(箭);C. CTA 显示升主动脉右侧壁增厚(箭),其内无明显造影剂填充,提示壁间血肿

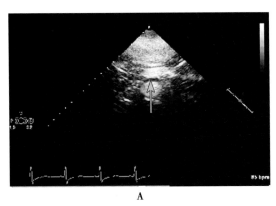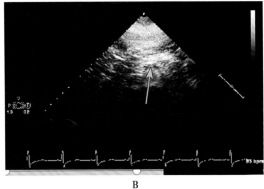

A   B

图 14-19 腹主动脉溃疡并发壁间血肿

A. 腹主动脉短轴显示前壁增厚,其内没有造影剂填充(箭),提示壁间血肿;B. 腹主动脉短轴,前壁探及小溃疡,局部有造影剂填充(箭)

(李颖嘉 张 丽 王宝平 马焕容 修春红)

参考文献

[1] North American Symptomatic Carotid Endarterectomy Trial C, Barnett HJM, Taylor DW, et al. Beneficial effect of carotid endarterectomy in symptomatic patients with high-grade carotid stenosis. N Engl J Med, 1991, 325(7):445-453

[2] de Weerd M, Greving JP, Hedblad B, et al. Prevalence of asymptomatic carotid artery stenosis in the general population: an individual participant data meta-analysis. Stroke, 2010, 41(6):1294-1297

[3] Spagnoli LG, Mauriello A, Sangiorgi G, et al. Extracranial thrombotically active carotid plaque as a risk factor for ischemic stroke. JAMA, 2004, 292(15):1845-1852

[4] Hammond CJ, McPherson SJ, Patel JV, et al. Assessment of apparent internal carotid occlusion on ultrasound: prospective comparison of contrast-enhanced ultrasound, magnetic resonance angiography and digital subtraction angiography. Eur J Vasc Endovasc Surg, 2008, 35(4):405-412

[5] Sirlin CB, Lee YZ, Girard MS, et al. Contrast-enhanced B-mode US angiography in the assessment of experimental in vivo and in vitro atherosclerotic disease. Acad Radiol, 2001, 8(2):162-172

[6] Kono Y, Pinnell SP, Sirlin CB, et al. Carotid arteries: contrast-enhanced US angiography—preliminary clinical experience. Radiology, 2004, 230(2):561-568

[7] van den Oord SC, Akkus Z, Renaud G, et al. Assessment of carotid atherosclerosis, intraplaque neovascularization, and plaque ulceration using quantitative contrast-enhanced ultrasound in asymptomatic patients with diabetes mellitus. Eur Heart J Cardiovasc Imaging, 2014, 15(11):1213-1218

[8] Staub D, Partovi S, Schinkel AF, et al. Correlation of carotid artery atherosclerotic lesion echogenicity and severity at standard US with intraplaque neovascularization detected at contrast-enhanced US. Radiology, 2011, 258(2):618-626

[9] Giannoni MF, Vicenzini E, Citone M, et al. Contrast carotid ultrasound for the detection of unstable plaques with neoangiogenesis: a pilot study. Eur J Vasc Endovasc Surg, 2009, 37(6):722-727

[10] Owen DR, Shalhoub J, Miller S, et al. Inflammation within carotid atherosclerotic plaque: assessment with late-phase contrast-enhanced US. Radiology, 2010, 255(2):638-644

[11] Shalhoub J, Monaco C, Owen DR, et al. Late-phase contrast-enhanced ultrasound reflects biological features of instability in human carotid atherosclerosis. Stroke, 2011, 42(12):3634-3636

［12］ Xu B,Xing J,Wu W,et al. Improved plaque neovascularization following 2-year atorvastatin therapy based on contrast-enhanced ultrasonography：A pilot study. Exp Ther Med,2018,15（5）:4491-4497

［13］ Clevert DA,Kubisch C,Meimarakis G,et al. Improved visualization of carotid-jugular arteriovenous fistula by contrast-enhanced ultrasound. Ultraschall Med,2010,31（6）:610-612

［14］ Clevert DA,Paprottka P,Sommer WH,et al. The role of contrast-enhanced ultrasound in imaging carotid arterial diseases. Semin Ultrasound CT MR,2013,34（3）:204-212

［15］ Olin JW,Gornik HL,Bacharach JM,et al. Fibromuscular dysplasia：state of the science and critical unanswered questions：a scientific statement from the American Heart Association. Circulation,2014,129（9）:1048-1078

［16］ Conkbayir I,Yucesoy C,Edguer T,et al. Doppler sonography in renal artery stenosis. An evaluation of intrarenal and extrarenal imaging parameters. Clin Imaging,2003,27（4）:256-260

［17］ （美）约翰·佩勒里托. 血管超声经典教程. 第6版. 温朝阳,童一砂,译. 北京:科学出版社,2017

［18］ Ciccone MM,Cortese F,Fiorella A,et al. The clinical role of contrast-enhanced ultrasound in the evaluation of renal artery stenosis and diagnostic superiority as compared to traditional echo-color-Doppler flow imaging. Int Angiol,2011,30（2）:135-139

［19］ Chu Y,Liu H,Xing P,et al. The morphology and haemodynamics of the rabbit renal artery：evaluation by conventional and contrast-enhanced ultrasonography. Lab Anim,2011,45（3）:204-208

［20］ Rodriguez Faba O,Boissier R,Budde K,et al. European Association of Urology Guidelines on Renal Transplantation：Update 2018. Eur Urol Focus,2018,4（2）:208-215

［21］ Grzelak P,Kurnatowska I,Nowicki M,et al. Detection of transplant renal artery stenosis in the early postoperative period with analysis of parenchymal perfusion with ultrasound contrast agent. Ann Transplant,2013,18:187-194

［22］ Osako Y,Tatarano S,Nishiyama K,et al. Unusual presentation of intraparenchymal renal artery aneurysm mimicking cystic renal cell carcinoma：a case report. Int J Urol,2011,18（7）:533-535

［23］ Helck A,Hoffmann RT,Sommer WH,et al. Diagnosis,therapy monitoring and follow up of renal artery pseudoaneurysm with contrast-enhanced ultrasound in three cases. Clin Hemorheol Microcirc,2010,46（2-3）:127-137

［24］ Kunte H,Schmidt C,Harms L,et al. Contrast-enhanced ultrasound and detection of carotid plaque neovascularization. Neurology,2012,79（20）:2081

［25］ Gallino A,Aboyans V,Diehm C,et al. Non-coronary atherosclerosis. Eur Heart J,2014,35（17）:1112-1119

［26］ Pande RL,Perlstein TS,Beckman JA,et al. Secondary prevention and mortality in peripheral artery disease：National Health and Nutrition Examination Study,1999 to 2004. Circulation,2011,124（1）:17-23

［27］ Cao P,Eckstein HH,De Rango P,et al. Chapter Ⅱ:Diagnostic methods. Eur J Vasc Endovasc Surg,2011,42 Suppl 2:S13-32

［28］ Iwamoto A,Kajikawa M,Maruhashi T,et al. Vascular Function and Intima-media Thickness of a Leg Artery in Peripheral Artery Disease：A Comparison of Buerger Disease and Atherosclerotic Peripheral Artery Disease. J Atheroscler Thromb,2016,23（11）:1261-1269

［29］ Meneses AL,Nam MCY,Bailey TG,et al. Leg blood flow and skeletal muscle microvascular perfusion responses to submaximal exercise in peripheral arterial disease. Am J Physiol Heart Circ Physiol,2018,315（5）:H1425-H1433

［30］ Duerschmied D,Maletzki P,Freund G,et al. Analysis of muscle microcirculation in advanced diabetes mellitus by contrast enhanced ultrasound. Diabetes Res Clin Pract,2008,81（1）:88-92

［31］ Mestre XM,Coll RV,Villegas AR,et al. Role of contrast-enhanced ultrasound arterial mapping in surgical planning for patients with critical limb ischemia. Ultrasound Med Biol,2015,41（6）:1570-1576

[32]　Coffi SB, Ubbink DT, Zwiers I, et al. Contrast-enhanced duplex scanning of crural arteries by means of continuous infusion of Levovist. J Vasc Surg, 2004, 39(3) :517-522

[33]　Xu J, Murphy SL, Kochanek KD, et al. Deaths: Final Data for 2013. Natl Vital Stat Rep, 2011, 59(10) :1

[34]　Erbel R, Aboyans V, Boileau C, et al. 2014 ESC Guidelines on the diagnosis and treatment of aortic diseases. Kardiol Pol, 2014, 72(12) :1169-1252

[35]　Sobczyk D, Nycz K, Andruszkiewicz P. Validity of a 5-minute focused echocardiography with A-F mnemonic performed by non-echocardiographers in the management of patients with acute chest pain. Cardiovasc Ultrasound, 2015, 13:16

[36]　Augoustides JG, Geirsson A, Szeto WY, et al. Observational study of mortality risk stratification by ischemic presentation in patients with acute type A aortic dissection: the Penn classification. Nat Clin Pract Cardiovasc Med, 2009, 6(2) :140-146

[37]　Goldstein SA, Evangelista A, Abbara S, et al. Multimodality imaging of diseases of the thoracic aorta in adults: from the American Society of Echocardiography and the European Association of Cardiovascular Imaging: endorsed by the Society of Cardiovascular Computed Tomography and Society for Cardiovascular Magnetic Resonance. J Am Soc Echocardiogr, 2015, 28(2) :119-182

[38]　Evangelista A, Avegliano G, Aguilar R, et al. Impact of contrast-enhanced echocardiography on the diagnostic algorithm of acute aortic dissection. Eur Heart J, 2010, 31(4) :472-479

[39]　Porter TR, Mulvagh SL, Abdelmoneim SS, et al. Clinical Applications of Ultrasonic Enhancing Agents in Echocardiography: 2018 American Society of Echocardiography Guidelines Update. J Am Soc Echocardiogr, 2018, 31(3) :241-274

[40]　Senior R, Becher H, Monaghan M, et al. Clinical practice of contrast echocardiography: recommendation by the European Association of Cardiovascular Imaging(EACVI) 2017. Eur Heart J Cardiovasc Imaging, 2017, 18(11) :1205-1205

[41]　Abdulmalik A, Cohen G. The use of echocardiographic contrast-enhanced rapid diagnosis of ruptured aortic dissection with transthoracic echocardiography. J Am Soc Echocardiogr, 2007, 20(11) :1317. e1315-1317

第十五章

超声造影在甲状腺、乳腺疾病中的应用

第一节 甲状腺疾病超声造影

一、甲状腺超声造影概述

甲状腺结节(thyroid nodule)是内分泌系统最常见的病变,其发生发展与基因、自身免疫、电离辐射、年龄、碘摄入量等多种因素相关。高分辨率超声对甲状腺结节的检出率为20%~76%,其中恶性结节占甲状腺结节的5%~15%。甲状腺良、恶性结节的临床处理方式不同,对患者生存质量的影响和涉及的医疗资源消耗也有显著差异。因此,甲状腺结节评估的要点是鉴别良恶性,临床上通常经过综合评估,决定结节的处理方式。

超声是目前甲状腺结节的首选影像学检查手段,高频超声可发现数毫米的微小甲状腺癌,此外,超声还可以引导甲状腺结节穿刺、评估甲状腺癌颈部淋巴结转移情况。虽然甲状腺超声检查已成为甲状腺结节的主要诊断方式,然而,一些结节的声像图在良恶性之间重叠,灰阶超声难以分辨。超声引导下甲状腺细针穿刺(fine-needle aspiration,FNA)是术前评估甲状腺结节敏感度和特异度最高的方法,但活检具有侵袭性,对患者有一定的风险。有研究表明,甲状腺穿刺的不必要活检率为59%~74%,FNA 的总体不满意率为10%~20%。尽可能减少不必要的活检是当前需要解决的问题。

超声造影(contrast enhanced ultrasoncraphy,CEUS)作为一种无创性影像诊断方式近年来得到飞速发展,目前已经广泛运用于腹部疾病尤其是肝脏占位性病变的性质判断,近年来陆续有学者将超声造影应用于甲状腺领域。2006 年 Bartolotta 等首次使用造影剂 SonoVue® 对甲状腺结节的良恶性进行评估,认为结节的增强模式与肿块大小及其良恶性有关。此后,关于甲状腺超声造影的文献报道越来越多,主要集中在超声造影对甲状腺良恶性肿瘤的鉴别诊断、评估甲状腺癌颈部淋巴结转移、引导穿刺活检、评价甲状腺病灶经皮微创消融的疗效等。

二、甲状腺超声造影的操作方法

(一) 甲状腺超声造影的检查前准备及条件设置

使用配有超声造影成像技术的超声诊断仪及其匹配的高频探头,嘱患者仰卧位,头稍后仰,充分暴露颈前及侧方。在常规超声上选择结节的最大切面,切换到 CEUS 模式,将焦点聚焦在结节底部,使用低机械指数(MI<0.10)。经外周静脉团注造影剂,文献推荐每次用量

为1.2~2.4ml。鉴于甲状腺血供相对丰富,造影后增强明显,实际应用中可适当减少造影剂使用剂量。

（二）甲状腺超声造影的局限性

对于具有粗大钙化灶,如蛋壳样钙化的结节,超声造影效果显示欠佳;此外对于甲状腺微小病灶,特别是直径<5mm的结节,受空间分辨率的制约以及血管搏动的影响,超声造影难以提供有价值的诊断信息。

三、甲状腺超声造影的临床应用

（一）结节性甲状腺肿

结节性甲状腺肿一般是由单纯性甲状腺肿演变而来的。病理组织学检查表现为甲状腺上皮细胞增生形成新的形态和功能各异的滤泡。既存在因滤泡上皮细胞反复增生形成的结节,也存在玻璃样变或纤维化形成的退化结节。

结节性甲状腺肿常规超声表现为甲状腺内部单个或多个大小不等的囊性、实性或混合性回声团,无包膜,结节内有时可见环状或不规则粗大钙化灶。结节内部及周边可见点状或环绕分布的血流信号。一般情况下,常规超声检查可对结节性甲状腺肿做出诊断。但部分结节性甲状腺肿表现不典型,可表现出诸如点状钙化等恶性征象。此外,囊性或混合性增生结节随着时间推移,囊液会逐渐吸收、胶质凝集,萎缩塌陷为一个较小的实性结节,其内部可以出现纤维化和钙化,在声像图上也可表现出恶性结节的特点。相较于灰阶超声及彩色多普勒,超声造影能够更加敏感地显示增生结节的血流灌注状态,提供有价值的诊断信息。

结节性甲状腺肿由于长期增生和退缩的交替变化,结节内可出现胶质堆积及纤维增生,因此不同病理变化阶段结节内部血供情况不同,造成超声造影表现各异。目前文献上一般认为实性为主的增生结节血供特点与周围正常甲状腺组织类似,超声造影时可与周围甲状腺组织同步增强,达峰时表现为均匀等增强,也可呈高增强(图15-1)。如果伴有囊性变或钙化,实性成分可表现为不均匀等增强,增强后结节边界清楚,结节内造影剂一般与甲状腺组织同步消退。而对于囊液或胶质吸收后萎缩塌陷的结节,超声造影一般表现为无增强,或者结节内部仅可见点状增强信号。

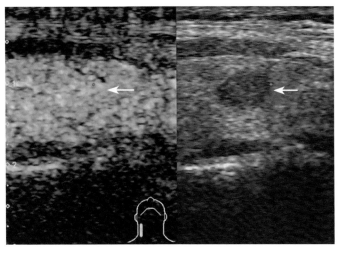

图15-1 结节性甲状腺肿超声造影图像

超声造影显示结节与周围正常甲状腺组织呈同步等增强(箭)

（二）甲状腺腺瘤

甲状腺腺瘤是起源于甲状腺滤泡细胞的良性肿瘤,是甲状腺最常见的良性肿瘤。临床分滤泡状和乳头状腺瘤两种。一般表现为甲状腺内的单发结节。圆形或椭圆形,边界清楚,有包膜,与周围组织无粘连,无压迫。

甲状腺腺瘤常规超声一般表现为甲状腺内单个结节,呈低回声或等回声,回声均匀,边界清,形态规则,包膜完整,结节内部可出现囊性变或钙化。腺瘤周边血供丰富,常规超声表现为低回声晕。但是部分声像图上需与恶性结节相重叠。虽然文献报道甲状腺腺瘤相较于恶性结节血供更丰富,但是仅依靠彩色多普勒或能量多普勒难以进行鉴别。目前文献上报道甲状腺腺瘤的超声造影增强模式包括均匀增强、周边环形高增强、周边持续高增强伴中心消退等。其中,以周边环形高增强诊断甲状腺腺瘤,具有较高的灵敏度(83.0%)和特异度(94.1%)。其主要原因是腺瘤包膜完整,与正常甲状腺组织相比,腺瘤周边血供丰富。也有文献报道,甲状腺腺瘤可以表现为均匀等/低/高增强伴或不伴周边高增强环(图15-2)。是否具有完整的增强环也被认为是腺瘤与恶性结节的鉴别点。超声造影定量分析方面,甲状腺腺瘤达峰时间(time to peak,TTP)、始增时间(rise time,RT)、平均渡越时间(mean transit time,MTT)较短,而峰值强度(PI)高于周边正常甲状腺组织,表现为快进快出高增强。

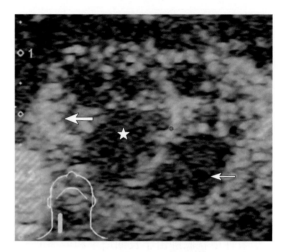

图 15-2　甲状腺腺瘤囊性变超声造影图像
超声造影后团块呈周边环形高增强(粗箭),团块内部呈不均匀低增强(星号),部分区域始终未见造影剂灌注(细箭)

（三）甲状腺癌

甲状腺癌是最常见的内分泌系统恶性肿瘤,近年来其发病率持续快速增长,甲状腺癌病理分型中最常见的为乳头状癌,约占甲状腺恶性肿瘤的70%。常规超声检查诊断甲状腺癌的征象包括结节边界不清、内部低回声、微钙化、纵横比≥1等。但是部分结节表现不典型,常规超声鉴别困难。相较于结节性甲状腺肿及腺瘤,虽然文献报道甲状腺恶性结节一般血供不丰富,但是彩色多普勒及能量多普勒不够敏感,难以从其血流灌注方面鉴别良恶性。

Bartolotta等首次使用造影剂SonoVue®鉴别甲状腺结节良恶性,认为甲状腺癌增强模式与其大小有关。之后多数文献认为甲状腺癌增强模式与肿块大小无明确相关性,包括微小乳头状癌在内的甲状腺恶性结节的主要增强模式为不均匀增强及低增强,通常结节内造影剂灌注晚于周围正常组织(图15-3、图15-4)。部分文献报道甲状腺癌也可表现为等增强、高增强或早期消退等模式。不均匀增强的可能原因是乳头癌中具有微钙化或沙砾体,导致肿瘤微血管的绝对密度降低,血供不良。此外,虽然在肿瘤组织中存在许多新生血管,但是新生血管的迂曲和不规则,以及肿瘤的生长破坏了包括血管在内的许多组织结构,血管坏死程度超过血管新生,恶性结节的增强程度显著降低,表现为不均匀低增强。在多元logistic回归分析中,不均匀低增强是预测恶性肿瘤的最佳指标。具有较高的灵敏度(88.2%)和特异度(92.5%)。

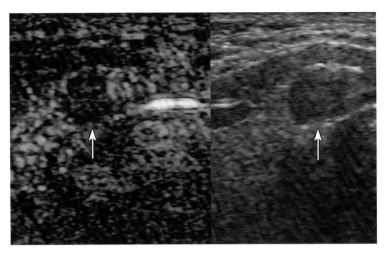

图 15-3 甲状腺峡部微小乳头状癌超声造影图像
超声造影团块呈不均匀低增强(箭)

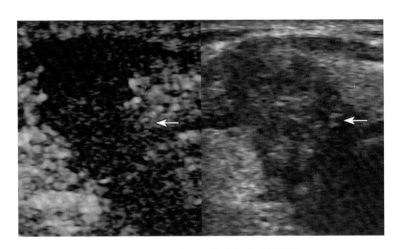

图 15-4 甲状腺乳头状癌超声造影图像
超声造影团块呈不均匀低增强(箭)

在超声造影定量分析方面,虽然定量分析具体数值受各种因素影响,但甲状腺癌相较于正常甲状腺组织,表现出达峰时间(TTP)长、平均渡越时间(MTT)长、最大上升斜率(the maximum slope coefficient of the wash-in curve,MSCWI)低、峰值强度(PI)低和曲线下面积(AUC)小等低灌注趋势。此外三维超声造影定量分析证实,甲状腺癌在血管扭曲度、血管分支数量等定量指标方面与良性结节存在显著性差异。超声造影定量分析结果联合剪切波弹性成像、甲状腺影像报告和数据系统(thyroid imaging-reporting and data system,TI-RADS)能够提高对甲状腺癌的诊断效能,具有较高的灵敏度及特异度。

(四) 超声造影在诊断甲状腺癌颈部淋巴结转移中的应用

甲状腺乳头状癌是甲状腺癌中最常见的病理类型,甲状腺乳头状癌伴颈部淋巴结转移较常见,甲状腺癌有无颈部淋巴结转移是临床医师选择手术方式的关键之一,并且对患者的预后评估有重要的意义。目前超声检查是判断甲状腺癌有无颈部淋巴结转移的首要方法,但是超声评估淋巴结有无转移特异度高,敏感度较低。而超声造影通过显示淋巴结的血流灌注,可以辅助评估颈部淋巴结有无转移。

经静脉注射超声造影剂后,转移性淋巴结的增强模式可表现为不均匀增强、低增强、向心性灌注、淋巴结内局部灌注缺损、局部结节状高增强等,而正常淋巴结表现为离心性灌注、均匀增强。部分文献观察到转移性淋巴结可表现为周边环形增强,但结果存在争议。部分文献提到对甲状腺癌病灶进行定量分析,认为病灶峰值强度越高,越有可能出现颈部淋巴结转移。此外,甲状腺癌病灶/外周正常甲状腺实质平均强度比值(mean intensity ratio of intra-tumoral/peripheral thyroid parenchyma,MIR)超过 0.86 也可以用来预测颈部淋巴结转移。

(五) 超声造影在甲状腺穿刺活检及微创消融中的应用

甲状腺细针穿刺活检(fine needle aspiration biopsy,FNAB)是术前诊断甲状腺结节敏感度和特异度最高的方法,被美国甲状腺协会(ATA)推荐作为甲状腺结节诊断中成本-效益最佳的方法,但是部分甲状腺结节囊性变或内部坏死,会造成 FNA 取材失败,病理无法诊断。超声造影引导 FNA 可避开无血供区域的坏死或出血囊性变区,提高穿刺取材成功率,FNA 与超声造影联合应用可明显提高直径≤10mm 的甲状腺结节诊断灵敏度和准确率。

射频、微波及激光消融是一种微创介入治疗技术,已初步用于甲状腺良性结节的治疗。术前对病灶进行超声造影能够精确评估治疗范围,确认结节位置、大小及滋养血管分布,文献报道结节周边高增强是消融不完全的预测因素之一。消融术中进行超声造影,若显示消融后充盈缺损区范围大于消融前的结节增强范围,则可适时结束消融。

第二节　乳腺疾病超声造影

一、乳腺超声造影概述

乳腺病变包括炎性疾病、乳腺增生、纤维腺瘤、囊肿、乳腺癌等,其中乳腺癌的发病率逐年上升,已成为我国女性最常见的恶性肿瘤,且发病年龄日趋年轻化。早期发现乳腺病变,及时鉴别病变的良恶性对于治疗措施的选择,改善患者预后及生存质量有重要意义。目前乳腺的常用检查方法有超声、乳腺 X 线摄影、磁共振成像等。乳腺 X 线摄影是国外乳腺癌常规筛查工具,对乳腺钙化灶显示的敏感度较高。但我国女性多为致密型腺体,且发病高峰年龄较西方女性年轻,乳腺 X 线摄影对年轻女性、致密型腺体的乳腺癌诊断灵敏度相对较低。MRI 具有较高的软组织分辨力,动态增强 MRI 检查对乳腺癌的诊断有较高的灵敏度和准确性,但 MRI 检查价格昂贵、操作复杂、易受呼吸及心脏搏动伪影的影响。目前超声作为乳腺肿瘤的常规检查方法已在临床上广泛应用。乳腺良恶性肿瘤血管形态结构及其分布方式存在差异,相较于良性病变,乳腺癌血管数量较多、走行紊乱,在灰阶超声的基础上结合彩色多普勒可以提高乳腺良恶性肿瘤鉴别诊断的准确性。乳腺癌彩色多普勒往往表现为肿块内部和/或周边丰富血流信号,且以穿入型血流多见,频谱多表现为高速、高阻,但良、恶性肿瘤的彩色多普勒表现存在一定重叠,且彩色多普勒对于低速细小血管的血流显示不敏感,仅适于显示较大的血管。

超声造影是一种纯血池显像技术,能显示出管径<200μm 的细小血管,可以实时动态地显示脏器及肿瘤内部的微循环血流灌注过程。文献报道乳腺超声造影已应用于乳腺良恶性病变鉴别诊断、乳腺癌术后复发与瘢痕的鉴别诊断、乳腺引流区淋巴结定性诊断、乳腺癌新辅助化疗疗效评估等。

二、乳腺超声造影的操作方法

选择配有超声造影功能的超声仪及其配备的具有造影功能的高频线阵探头,选择超声造影模式,调整仪器机械指数(MI≤0.10),焦点置于观察目标深部,调整增益抑制乳腺背景回声的显示,而韧带、筋膜等组织的回声维持在可见水平,经外周静脉团注超声造影剂"SonoVue®",推荐用量2.4~4.8ml/次。

三、乳腺超声造影的临床应用

(一) 纤维腺瘤

乳腺纤维腺瘤是最常见的乳腺良性肿瘤,好发于青年女性。临床主要表现为无痛的、可触及的肿块,边界清楚,活动性好。典型的超声图像表现为:边界光整的椭圆形或类圆形肿块,有包膜,形态规则,纵横比<1,均匀性低回声,部分可见侧方声影,彩色多普勒探及点条状彩色血流信号。根据患者年龄、临床特点以及典型超声声像图容易做出诊断。

对于绝经后女性的纤维腺瘤或病程较长者,纤维腺瘤可发生玻璃样变,瘤体内部血运障碍,进而组织坏死导致钙盐沉积,此时常规超声声像图不典型,表现为肿块形态欠规则,可呈分叶状,内部回声不均匀,伴细小或粗大钙化,后方回声衰减,内部可见无回声区,需与乳腺癌相鉴别,仅凭常规超声难以做出准确诊断。

纤维腺瘤的血管分布常为乳腺正常血管的增生、增粗,走行自然,分布均一。无明显扭曲,动静脉血流正常,造影剂能顺利平缓进入,超声造影表现为较为均匀一致的稍高增强或者等增强。当肿瘤血运发生障碍时,则表现为局限性低增强甚至无增强。纤维腺瘤一般与周围腺体组织同步增强,无周边放射状增强,造影前后肿块大小无变化(图15-5)。文献报道乳腺纤维腺瘤造影后时间-强度曲线表现为缓升速降型,与周围正常组织同步廓清或略早于周围正常组织。相较于恶性病变,纤维腺瘤时间-强度曲线的峰值强度、曲线下面积及上升斜率较小,肿块周边及内部的定量分析参数无显著性差异。

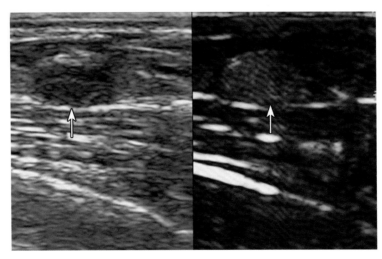

图 15-5　乳腺纤维腺瘤超声造影图像

注入造影剂后团块呈稍高增强,造影剂分布均匀,与周围腺体组织同步增强及消退(箭)

（二）乳腺癌

乳腺癌是发生于乳腺导管上皮及末梢导管上皮的恶性肿瘤,也是我国城市女性发病率最高的恶性肿瘤,乳腺癌的早期诊断对降低患者病死率至关重要。目前临床上最常用的检查乳腺癌的方法为X线摄影及超声检查。尽管X线摄影对乳腺病灶中的微钙化显示灵敏度高,但对于致密型乳腺,一些小病灶密度与腺体组织相等且腺体较薄,其应用受到限制;而超声检查具有简便、准确、无创及重复性好等优势,尤其对于致密型腺体中乳腺癌的诊断,相较X线摄影更具有重要价值。

相较于良性病变,乳腺恶性肿瘤血供丰富,且恶性肿瘤往往血管粗细不均、形态不规则,异常扩张、扭曲的血管穿行于肿瘤内,这是彩色多普勒超声诊断乳腺癌的基础。但部分肿块的声像图在良恶性之间重叠,灰阶超声与彩色多普勒图像难以分辨。而超声造影是一种纯血池显像技术,可安全、实时动态地显示脏器及肿瘤内部的灌注情况,方便观察肿瘤内部血管的分布和走行。

尽管已有很多文献报道超声造影在乳腺癌诊断方面的应用,但目前尚未有统一的乳腺癌超声造影诊断标准,还需大样本临床研究进一步验证。目前多数文献认为乳腺癌的超声造影征象主要包括高增强、不均匀增强、向心性增强、病灶周边蟹足样增强血管影、增强范围扩大等,现分别介绍如下:

1. **高增强** 多数研究认为,高增强可作为乳腺恶性肿瘤的诊断特点。其原因可能为恶性肿瘤在血管生长因子的作用下,新生微血管量较良性肿瘤多,造影剂进入肿块内的通路增多,使大量造影剂聚集于肿瘤内部,但高增强并不是乳腺癌特异性的增强模式,如富血供的纤维腺瘤、乳腺肌上皮瘤及炎性肿块等均可表现为高增强,而乏血供的恶性肿块(乳腺黏液腺癌、导管内癌等)可表现为低增强。

2. **不均匀增强** 肿瘤细胞常常分泌大量的血管生长因子,从而促进新生血管形成,尤其以肿瘤侵袭性边缘为著。但由于肿瘤细胞生长旺盛,新生血管血供不能满足肿瘤细胞旺盛的生长代谢,肿瘤内常常发生坏死。此外,肿瘤细胞的转移往往造成新生血管阻塞,进而引起肿瘤内缺血,因此造影后表现为不均匀增强,并常可见肿块内部灌注缺损或低灌注区。

3. **向心性强化** 向心性强化是乳腺恶性肿瘤的造影征象之一。恶性肿瘤生长至超过$100\sim200\mu m$时,病灶可产生大量血管生长因子促进新生血管形成,肿瘤的营养供应由周围组织弥散变为滋养血管灌注。由于肿瘤滋养血管的形成,恶性病灶造影后往往呈向心性增强方式,即从周边向中心填充。

4. **放射状增强** 根据病灶增强的形态,放射状增强可表现为病灶周边"蟹足样"增强或"毛刺样"增强。放射状增强与恶性肿瘤特有的浸润性生长方式一致,在病灶"蟹足状"浸润部分,肿瘤细胞分泌大量血管生长因子,诱导新生血管生成,侵袭性生长的肿瘤边缘在造影模式下呈放射状增强。

5. **增强病灶范围增大** 病灶增强后范围大于二维图像,其病理基础可能是恶性肿瘤分泌大量的血管生长因子,促使肿瘤内大量新生微血管形成,特别是肿瘤边缘。常规超声只能测量直径$>200\mu m$的小血管,而造影条件下可以显示更微小的血管,使得病灶范围较常规超声增大(图15-6)。

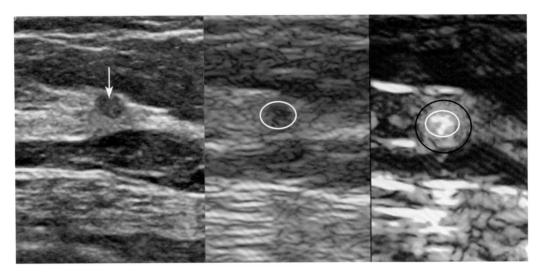

图 15-6　乳腺浸润性导管癌

二维图像(白箭),常规超声测量肿块大小约 0.4cm×0.3cm(白色圆圈),注入造影剂 15s 后团块呈高增强,增强范围(黑色圆圈,大小约 0.6cm×0.5cm)大于其二维图像范围

6. **定量分析**　在对病灶进行时间-强度曲线定量分析选择感兴趣区域(ROI)时,目前研究认为,若将整个肿瘤描记为 ROI 进行定量分析,恶性病变的不均匀增强或灌注缺损将降低诸如曲线上升支斜率、达峰时间、峰值强度等区分良恶性的效能。相对于肿瘤的中心区域及整个肿块,肿瘤边缘为肿瘤血流灌注最丰富区域,可较好地反映其灌注特性,因此建议定量分析时将 ROI 区域应设置在肿块周边区域。多数乳腺恶性肿瘤增强曲线为速升-缓降型或速升-速降型。恶性肿瘤的新生血管管壁肌层缺乏,容易形成动静脉瘘,从而使血流流速、流量相对增快、增大,因此曲线表现为上升支陡直,呈速升型,同时动静脉瘘的存在造成造影剂迅速廓清,因此下降支迅速,呈速降型;此外新生血管走行迂曲,若静脉内或淋巴管出现癌栓,可能造成静脉、淋巴管回流受阻,则曲线表现为下降支缓慢,呈缓降型(图 15-7)。乳腺癌一般达峰时间短,曲线上升支斜率陡峭,峰值强度较高。但时间-强度曲线定量参数会受超声设备、定量分析软件、造影剂剂量、注射速度、受检者自身因素和所选取的感兴趣区域等因素影响,同时由于缺乏标准化的判别标准,因此时间-强度曲线定量参数尚不能作为超声造影诊断乳腺癌的独立指标。

7. **超声造影与生物学标志物的关系**　乳腺癌的生物学标志物包括雌激素受体(oestrogen receptor,ER)、孕激素受体(progesterone receptor,PR)、人表皮生长因子受体-2(human epidermal growth factor receptor-2,HER2)、增殖性抗原 Ki-67 等,明确乳腺癌的分子分型可以预测化疗的反应,评估预后。研究表明乳腺超声造影增强模式及定量分析结果与其生物学标志物存在一定相关性。病变边缘模糊、局部灌注缺损、向心性增强及较高的峰值强度(PI)提示 ER 阴性的乳腺癌可能性大,其中向心性增强也可见于 HER-2 阳性及 Ki-67 阳性的病灶。而 Ki-67 阳性的肿瘤常表现为周边高增强为主,定量分析表现为结节周边较高的峰值强度(PI)与较高的周围/中央曲线上升斜率(WIR)且与较高的组织学分级相关。

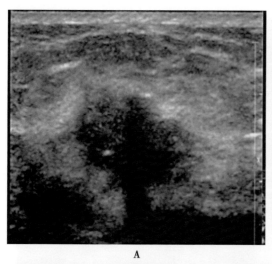
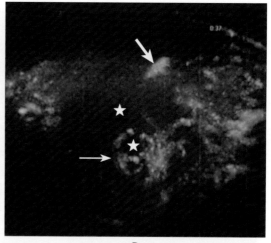

A　　　　　　　　　　　　　　　　B

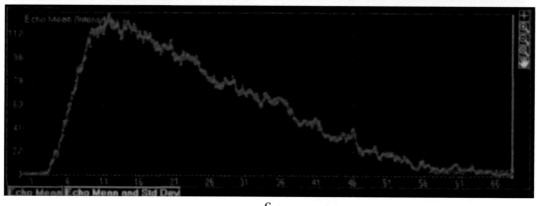

C

图 15-7　乳腺癌超声造影定量分析

A. 二维声像图；B. 造影后病灶呈不均匀增强，周边可见异常增粗的血管（粗箭），病灶内部可见迂曲紊乱的血管网（细箭），部分区域内造影剂充盈缺损（星号）；C. 时间-强度曲线呈速升缓降型，上升段陡直，下降段平缓，曲线峰值前移

（三）乳腺癌术后复发与瘢痕的鉴别诊断

乳腺癌术后胸壁复发率为 5%～27%，相较于正常瘢痕组织，乳腺癌术后复发病灶一般血供稍丰富，但是受彩色多普勒及能量多普勒对血流显示的灵敏度影响，瘢痕组织及术后复发病灶在彩色多普勒或能量多普勒均可表现为无血流或少量血流信号，因而常常鉴别困难。文献报道应用超声造影对乳腺癌患者术后瘢痕进行研究，在造影模式下，乳腺癌术后复发病灶增强模式上多表现为早期高增强，复发病灶达峰时间（TTP）相对较短，多因素相关分析，超声造影观察到穿入血流信号或不规则扭曲血管诊断乳腺癌术后复发的效能最高（灵敏度 90%，特异度 81%）。而正常瘢痕组织可表现为低增强或无增强。术后 18 个月后，瘢痕组织一般表现为无增强。

（四）超声造影在乳腺引流区淋巴结定性诊断中的应用

腋窝淋巴结（axillary lymph node，ALN）是否转移是临床评估乳腺癌预后的重要因素。传统的乳腺癌手术方式除了对患侧乳房进行手术切除外，还主张进行腋窝淋巴结清扫（axillary lymph node dissection，ALND）。而腋窝淋巴结清扫术后患者易发生上臂水肿、疼痛、麻木等并发症。乳腺前哨淋巴结（sentinel lymph node，SLN）是指乳腺淋巴引流中的第一站淋巴结,前哨淋巴结活检(sentinel lymph node biopsy,SLNB)的临床应用使得前哨淋巴结无转移的患者可以避免腋窝淋巴结清扫。目前主要是通过染料和/或放射性核素示踪进行 SLN 活检,但染料法存在术野浸染、辨识不清的缺点,且可能会出现过敏反应、注射部位坏死等;放射性核素检查具有放射性污染、费用较贵,由于粒径小易进入第二级淋巴结,标记淋巴结数量多于实际 SLN 数。染料法与放射性核素法均不能对 SLN 进行术前定性诊断。

目前常用的超声造影剂六氟化硫微泡,与染料和放射性核素相比粒径较大,一旦进入淋巴系统很容易滞留在 SLN 中,所以使用超声造影检测出 SLN 的灵敏度较高。Sever 和 Omoto 等人在乳腺癌患者中应用超声微泡进行 SLN 检测,证实了皮下注射微泡造影剂显像 SLN 的可行性。造影剂注射方式包括乳晕皮下注射与肿瘤周围注射,相较于肿瘤周围注射,乳晕皮下注射对 SLN 的检出率稍高(图 15-8、图 15-9),但两者并无显著差异。皮下注射造影剂后 SLN 的增强模式可分为三种类型:均匀增强型、不均匀增强型和无增强型。许多文献认为良性淋巴结一般表现为均匀增强,而转移淋巴结表现为不均匀增强或无增强。除了观察淋巴结的增强模式外,还可以在超声引导下对可疑转移性淋巴结进行粗针或细针穿刺活检。其中造影增强模式下前哨淋巴结细针穿刺(FNA)具有与同位素结合染料法相当的准确率。对于影像检查已发现腋窝异常淋巴结的乳腺癌患者,可能存在肿瘤细胞转移阻塞淋巴管道的可能,这种情况下不建议进行 SLN 造影及造影引导下 SLN 活检。

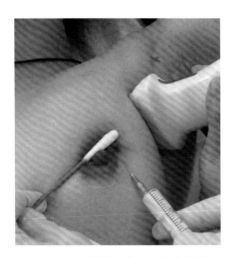

图 15-8 乳晕周围皮下注射造影剂

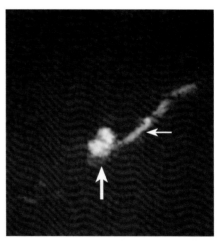

图 15-9 前哨淋巴结(粗箭)及引流淋巴管(细箭)

(五)超声造影在乳腺癌新辅助化疗中的应用

新辅助化疗(neoadjuvant chemotherapy,NAC)主要指实施手术、放疗等治疗手段前进行的全身化疗手段,能有效缩小原发病灶,降低肿瘤临床分期,增加手术切除机会,提高保乳手术成功率。多数乳腺癌患者能从新辅助化疗中获益,但有 10%~35% 的患者并不能从新辅助化疗中获益,甚至在化疗期间出现疾病进展。因此,早期评估新辅助化疗的疗效有助于及时调整化疗方案,使患者更有可能获得病理完全缓解(pathologic complete response,pCR)。目前对于乳腺癌 NAC 疗效的影像学评估方法主要包括超声、MRI、PET-CT 等。其中 PET-CT 和 MRI 评价 NAC 疗效的准确率较高。评价 NAC 疗效最准确的方法为增强 MRI,与病理结果比较具有较高的一致性,但其易受呼吸运动的干扰,且设备要求较高,同时存在费用较高问题等;而 PET-CT 检查费用也较高,较常用于肿瘤的分期,少用于乳腺癌的 NAC 疗效评估。常规超声虽然可以确定病灶位置、形态和治疗前后体积的变化,但当 NAC 治疗后导致肿瘤体积减小,轮廓模糊时,往往难以准确测量病灶范围。NAC 治疗过程中肿瘤微血管的变化往往先于形态学的改变,相较于常规超声及彩色多普勒,超声造影可以更加敏感地显示 NAC 治疗后肿块内微循环改变。Corcioni 等利用超声造影和 MRI 评估乳腺癌患者 NAC 后反应,根据超声造影结果证实超声造影获取的时间-强度曲线,与 MRI 的时间-强度曲线形态之间有良好的相关性。化疗前对病灶进行超声造影评估,若部分病灶内出现灌注缺损区,是化疗疗效差的预测因素之一,推测灌注缺损的区域血流灌注差,可能影响化疗药物向肿瘤的输送,且肿瘤坏死区常为乏氧状态,代谢程度低,对化疗药物的灵敏度较差。化疗后对乳腺癌病灶进行超声造影,病灶增强方式较治疗前表现为增强强度减低、灌注区域缩小,提示治疗后肿瘤病灶内微血管灌注减低;部分病灶在造影后表现为无增强,提示新辅助化疗后完全缓解。对造影后病灶时间-强度曲线的研究,发现 NCA 后病灶达峰时间(TTP)延长、峰值强度(PI)减低、曲线下面积(AUC)减小等。有研究认为峰值强度(PI)及曲线上升支斜率(WIR)的组合是早期预测 NAC 疗效有价值的指标。Saracco 等的临床试验认为达峰时间(TTP)在乳腺癌 NAC 第一疗程内不可作为预测化疗疗效的有效指标,但在 NAC 第二疗程以后,对于 NAC 有效的患者峰值强度(PI)较治疗前明显减小,达峰时间(TTP)明显增加。四个 NAC 疗程后,多元 logistic 回归分析显示峰值强度(PI)和达峰时间(TTP)是病理完全缓解的显著独立预测因子。

除了评估新辅助化疗的疗效,超声辐照联合微泡还可以增强化疗效果。当声能达到一定强度时,微泡发生破裂,在冲击波、微射流等机械作用下,周围细胞膜表面形成可逆或不可逆的小孔,细胞膜通透性发生改变,导致细胞对药物的摄取增强,增加细胞内化疗药物浓度,增强化疗药物对肿瘤细胞的杀伤作用。在不使用化疗药物的情况下,超声辐照微泡产生的空化效应也可能通过机械作用破坏肿瘤血管,从而抑制肿瘤生长。

(六) 超声分子影像学在乳腺癌中的应用

乳腺癌的超声分子显像诊断是近年来乳腺癌影像学的重要发展方向。超声分子显像的分子探针主要通过在微泡表面修饰肿瘤特异性配体,其可与乳腺癌组织中靶分子结合,实现靶向显像和治疗。乳腺癌细胞表面特异性高表达分子(如 HER-2、ER、PR 等),以及血管内皮上的血管内皮生长因子受体-2(VEGFR2)、整合素 $\alpha_v\beta_3$、血管细胞黏附分子(VCAM-1)、激酶插入区受体(kinase insert domain receptor,KDR)等常作为分子靶向药物及造影剂靶向结合的靶点。BR55 是首个进入Ⅲ期临床试验的靶向超声造影剂,Jurgen 等人使用 KDR 靶向超声造影剂 BR55 对乳腺占位患者进行了超声分子成像。结果发现 93% 的恶性结节出现显著靶向造影信号。该造影剂通过在微泡表面修饰肿瘤新生血管形成的关键调节因子 KDR 的配体,实现了乳腺癌新生血管靶向显像功能。

靶向微泡不仅具有良好的显像功能,还可作为基因/药物肿瘤靶向递送载体实现诊疗一体化。超声靶向微泡破坏技术(ultrasound-targeted microbubble mestruction,UTMD)利用靶向微泡作为药物或基因载体,携带药物或基因到达靶组织后,通过局部超声辐照破坏微泡,释放出目的基因或药物,同时超声空化作用及声辐射力可以增强基因/药物的递送效率,实现精准投药。李颖嘉课题组通过构建酸敏双配体-阿霉素前药复合物联合超声靶向破坏技术,在乳腺癌移植瘤模型中实现肿瘤靶向显像的同时显著增强了阿霉素的化疗效果。

(李颖嘉　刘　昊)

参考文献

［1］ Haugen BR, Alexander EK, Bible KC, et al. 2015 American Thyroid Association Management Guidelines for Adult Patients with Thyroid Nodules and Differentiated Thyroid Cancer: The American Thyroid Association Guidelines Task Force on Thyroid Nodules and Differentiated Thyroid Cancer. Thyroid, 2016, 26(1): 1-133

［2］ Bartolotta TV, Midiri M, Galia M, et al. Qualitative and quantitative evaluation of solitary thyroid nodules with contrast-enhanced ultrasound: initial results. Eur Radiol, 2006, 16(10): 2234-2241

［3］ Jin L, Xu C, Xie X, et al. An Algorithm of Image Heterogeneity with Contrast-Enhanced Ultrasound in Differential Diagnosis of Solid Thyroid Nodules. Ultrasound Med Biol, 2017, 43(1): 104-110

［4］ Ma JJ, Ding H, Xu BH, et al. Diagnostic performances of various gray-scale, color Doppler, and contrast-enhanced ultrasonography findings in predicting malignant thyroid nodules. Thyroid, 2014, 24(2): 355-363

［5］ Wang Y, Nie F, Liu T, et al. Revised Value of Contrast-Enhanced Ultrasound for Solid Hypo-Echoic Thyroid Nodules Graded with the Thyroid Imaging Reporting and Data System. Ultrasound Med Biol, 2018, 44(5): 930-940

［6］ Schleder S, Janke M, Agha A, et al. Preoperative differentiation of thyroid adenomas and thyroid carcinomas using high resolution contrast-enhanced ultrasound(CEUS). Clin Hemorheol Microcirc, 2015, 61(1): 13-22

［7］ Zhang B, Jiang YX, Liu JB, et al. Utility of contrast-enhanced ultrasound for evaluation of thyroid nodules. Thyroid, 2010, 20(1): 51-57

［8］ Hornung M, Jung EM, Georgieva M, et al. Detection of microvascularization of thyroid carcinomas using linear high resolution contrast-enhanced ultrasonography(CEUS). Clin Hemorheol Microcirc, 2012, 52(4): 197-203

［9］ Ma X, Zhang B, Ling W, et al. Contrast-enhanced sonography for the identification of benign and malignant thyroid nodules: Systematic review and meta-analysis. J Clin Ultrasound, 2016, 44(4): 199-209

［10］ Wiesinger I, Kroiss E, Zausig N, et al. Analysis of arterial dynamic micro-vascularization with contrast-enhanced ultrasound(CEUS) in thyroid lesions using external perfusion software: First results. Clin Hemorheol Microcirc, 2016, 64(4): 747-755

［11］ Caresio C, Caballo M, Deandrea M, et al. Quantitative analysis of thyroid tumors vascularity: A comparison between 3-D contrast-enhanced ultrasound and 3-D Power Doppler on benign and malignant thyroid nodules. Medical Physics, 2018, 45(7): 3173-3184

［12］ Ying L, Hong Z, Peng Y, et al. Contrast-enhanced ultrasonography features of papillary thyroid carcinoma for predicting cervical lymph node metastasis. Exp Ther Med, 2017, 14(5): 4321-4327

［13］ Ma S, Ping Z, Wu X, et al. Detection of the Single-Session Complete Ablation Rate by Contrast-Enhanced Ultrasound during Ultrasound-Guided Laser Ablation for Benign Thyroid Nodules: A Prospective Study. BioMed Research International, 2016, 2016: 9565364

［14］ Park AY, Seo BK. Up-to-date Doppler techniques for breast tumor vascularity: superb microvascular imaging and contrast-enhanced ultrasound. Ultrasonography, 2018, 37(2): 98-106

［15］ Li YJ, Wen G, Wang Y, et al. Perfusion heterogeneity in breast tumors for assessment of angiogenesis. J Ultrasound Med, 2013, 32(7): 1145

［16］ Wubulihasimu M, Maimaitusun M. The added value of contrast-enhanced ultrasound to conventional ultrasound in differentiating benign and malignant solid breast lesions: a systematic review and meta-analysis. Clin Radiol, 2018, 73(11): 936-943

［17］ Drudi FM, Cantisani V, Gnecchi M, et al. Contrast-enhanced ultrasound examination of the breast: a literature review. Ultraschall Med, 2012, 33(07): E1-E7

［18］ Panet-Raymond V, Truong PT, Mcdonald RE, et al. True Recurrence Versus New Primary: An Analysis of Ipsilateral Breast Tumor Recurrences After Breast-Conserving Therapy. Int J Radiat Biol, 2011, 81(2): 409-417

［19］ Nielsen MA, Bull J, Culpan AM, et al. Preoperative sentinel lymph node identification, biopsy and localisation using contrast enhanced ultrasound (CEUS) in patients with breast cancer: a systematic review and meta-analysis. Clin Radiol, 2017: S0009926017303562

［20］ Zhao J, Zhang J, Zhu QL, et al. The value of contrast-enhanced ultrasound for sentinel lymph node identification and characterisation in pre-operative breast cancer patients: A prospective study. Eur Radiol, 2018, 28 (4): 1654-1661

［21］ Zhong J, Sun DS, Wei W, et al. Contrast-Enhanced Ultrasound-Guided Fine-Needle Aspiration for Sentinel Lymph Node Biopsy in Early-Stage Breast Cancer. Ultrasound Med Biol, 2018: S0301562918300917

［22］ Corcioni B, Santilli L, Quercia S, et al. Contrast-enhanced US and MRI for assessing the response of breast cancer to neoadjuvant chemotherapy. J Ultrasound, 2008, 11(4): 143-150

［23］ Saracco A, Szabó BK, Tánczos E, et al. Contrast-enhanced ultrasound (CEUS) in assessing early response among patients with invasive breast cancer undergoing neoadjuvant chemotherapy. Acta Radiologica, 2016, 58 (4): 0284185116658322

［24］ Wang TY, Wilson KE, Steven M, et al. Ultrasound and microbubble guided drug delivery: mechanistic understanding and clinical implications. Curr Pharm Biotechnol, 2013, 14(8): 743-752

［25］ Willmann JK, Bonomo L, Testa AC, et al. Ultrasound Molecular Imaging With BR55 in Patients With Breast and Ovarian Lesions: First-in-Human Results. J Clin Oncol, 2017, 35(19): 2133-2140

［26］ Luo W, Wen G, Yang L, et al. Dual-targeted and pH-sensitive Doxorubicin Prodrug-Microbubble Complex with Ultrasound for Tumor Treatment. Theranostics, 2017, 7(2): 452-465

第十六章

超声造影在妇科疾病中的应用

　　超声影像技术是妇产科临床不可缺少及首选的影像检查方法,最早始于 20 世纪 90 年代 Suren 等应用能量多普勒技术与超声造影技术联合诊断卵巢小肿物,至今超声造影成像技术已经从基波显像发展至谐波显像,成像方式不仅有经腹、经阴道二维显像,也有经腹、经阴道三维显像,临床应用有经血管途径和非血管途径的超声造影。因此,妇产领域超声造影在肿瘤性病变鉴别诊断、产后胎盘或组织物残留识别、疾病治疗后的疗效评估以及输卵管通畅度检验等方面已逐步并广泛的展开,大量的临床应用研究也正在深入的进行。超声造影在妇产科领域已经或正在发挥着重要的作用,也必将成为临床疾病诊断与疗效评估的不可或缺的影像手段之一。

第一节　经血管途径超声造影

一、检查适应证与检查前准备

（一）适应证

1. 附件囊实性包块鉴别。

2. 子宫附件包块的良恶性鉴别诊断。

3. 残留组织物活性判断以及与血凝块鉴别。

4. 判断附件区包块的组织来源。

5. 判断附件及其肿物扭转程度。

6. 介入诊疗中的应用如消融和药物治疗后疗效评估、引导穿刺活检。

（二）检查前准备

1. 详细询问病史、药物或食物过敏史。

2. 告知患者超声造影检查对疾病诊断的作用和必要性,以及造影过程可能的并发症和相应的处理方法。

3. 患者或授权亲属签署知情同意书。

4. 经腹超声造影适度充盈膀胱;经阴道超声造影无须特殊准备。

二、超声造影检查方法

（一）超声造影检查仪器与造影剂

1. 检查仪器 具备特异性造影成像技术的彩色多普勒超声成像仪，具有经阴道和经腹超声造影探头，经血管途径超声造影条件设置。

2. 配制超声造影剂 超声造影剂以 Sonovue（声诺维）为例，声诺维为冻干粉剂，使用前注入 5ml 生理盐水配制成乳白色微泡混悬液备用。造影前建立肘静脉通道，造影时摇匀并根据不同脏器造影抽取一定量微泡混悬液经静脉通道团注。

（二）超声造影检查步骤

1. 常规超声观察子宫、附件及其病灶的位置、大小、周围组织关系，规范存储二维灰阶、多普勒超声标准图像和病灶特征性图像。

2. 选择靶目标和参照组织器官的造影部位，尽量将二者置于同一造影区域内，造影时探头固定于目标区域。

3. 选择妇科造影模式，调节增益至二维灰阶背景噪声刚刚消失，或膀胱后壁、盆腔组织结构隐约可见。抽取超声造影剂 1.5~2.4ml 经静脉团注，随后即刻尾推 5ml 生理盐水；注入造影剂的同时启动时间计时。

4. 造影剂接近目标区域时，启动仪器动态存储键，观察造影剂灌注情况，根据需要可缓慢扫查整个靶目标区域进行观察。建议连续动态存储至少 120s 或以上。

（三）超声造影观察内容

观察方法主要采用定性分析法，也可结合时间-强度曲线定量分析。

1. 增强时相 分为增强早期及增强晚期。增强早期指子宫动脉开始增强并达峰值的时间；增强晚期指子宫动脉灌注达峰值强度后开始消退的整个过程。

2. 增强指标 定性分析法以子宫肌层为参照，观察病灶开始增强时间与消退时间、增强水平和增强形态等特征。病灶开始增强时间分为早于子宫肌层、等于子宫肌层、晚于子宫肌层，以此类推造影剂开始消退时间分为早于、等于或晚于子宫肌层。增强水平与子宫肌层对比，高于子宫肌层为高增强、等于子宫肌层为等增强、低于子宫肌层为低增强，无造影剂灌注为无增强；病灶增强水平不一致时以最高增强为准。增强形态分为均匀增强和不均匀增强，或某些特定形态增强如环状增强等。

定量分析采用时间-强度曲线分析病灶内感兴趣区造影剂开始增强时间、达峰时间、峰值强度、廓清时间、曲线下面积等参数。

（四）超声造影注意事项

1. 靶目标应清晰显示，囊实性包块应选择实性区域，实性区域选择血流丰富区域造影观察；靶目标和参照目标尽量同时显示，如不能同时显示，可采取二次造影先观察靶目标，再观察参照目标。两次造影间隔 10~20min，即造影模式下观察前次造影后血管或目标区域无微气泡显影时再进行二次造影。

2. 造影结束后询问患者无不适后再拔针，拔针后嘱患者在诊室或休息室有家属或医护人员环境中观察 20~30min 方可离开。

3. 尽量使用超声造影剂（如声诺维）配备的专用注射针，若使用其他静脉注射针，则直径应>20G,过细的注射针头,可能因机械性冲击导致部分微气泡破裂,影响增强显影效果。

4. 团注超声造影剂和尾推生理盐水速度、静脉通道与心脏的距离远近、循环时间长短以及配置造影剂混悬液静置时间长短等,对造影剂增强强度均有一定影响,二次造影时应注意前后两次造影条件尽量保持一致。

三、妇产科疾病超声造影临床应用

(一)正常子宫卵巢超声造影特征

正常子宫超声造影显示造影剂从子宫浆膜面至内膜顺序快速充盈,即沿子宫动脉、弓形动脉、放射状动脉、螺旋小动脉顺序显影,从子宫内膜向浆膜面顺序逐渐消退(图16-1)。卵巢与子宫肌层同时或稍晚于肌层显影,卵巢中央髓质向周围皮质逐渐增强,壁环状增强,皮质内见"多囊状"无增强区,绝经后"多囊状"结构不明显;消退从皮质至髓质逐渐消退。

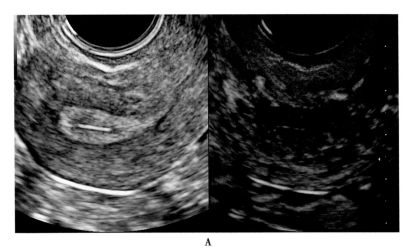

A

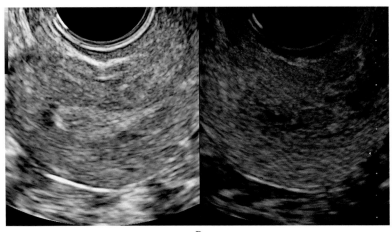

B

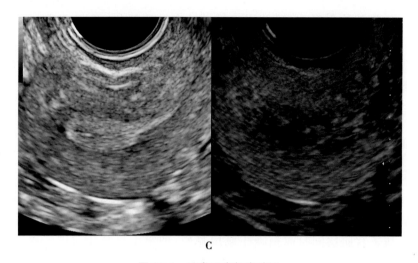

C

图 16-1　正常子宫超声造影

A. 正常子宫注射造影剂 20s 后, 造影剂从浆膜面开始向肌层灌注; B. 超声造影显示肌层及内膜灌注; C. 超声造影显示从内膜向肌层开始消退

(二) 子宫病变超声造影特征

1. **子宫肌瘤**　常规超声显示子宫肌层、黏膜下或浆膜下见类圆形低或中等回声团块, 边界较清晰, 内部回声均匀, 合并变性者内回声可不均匀或稍增强; 彩色多普勒成像 (color Doppler flow imaging, CDFI) 显示瘤体周边半环状或环状血流信号。声像图特征典型的子宫肌瘤超声诊断并不困难, 但有时二维及多普勒声像图特征不典型以及位置特殊的肌瘤诊断困难, 甚至导致误诊 (图 16-2A), 如部分肌壁间肌瘤与子宫腺肌症合并腺肌瘤、浆膜下或阔韧带肌瘤与实性卵巢肿瘤的鉴别存在一定困难; 宫腔镜治疗前需明确凸入宫腔内程度以及肌壁间肌瘤边缘至浆膜层的距离, 超声造影可提供帮助。子宫肌瘤超声造影显示瘤体开始增强时间早于或等于正常子宫肌层, 周围呈环状或半环状增强, 随后造影剂向肌瘤内部快速充盈至内部均匀增强, 整体增强水平稍高于或等于子宫肌层 (图 16-2B)。肌瘤内部消退时间早于正常肌层呈低增强, 而周边消退时间晚于正常肌层呈持续的稍高环状或半环状增强, 与正常肌层形成较明显的界线 (图 16-2C)。子宫肌瘤环状或半环状增强表现与肌瘤周围假包膜内有丰富血管分布的病理特点有关, 从而使其呈现出高于子宫肌层的灌注特征。带蒂的浆膜下肌瘤, 晚期消退为低增强, 包膜及蒂部血管呈现持续高增强特征, 由此观察蒂部血管来源可与卵巢肿瘤鉴别 (图 16-2D、E)。子宫肌瘤变性时, 超声造影也有特征性改变, 如肌瘤玻璃样变性, 肌瘤低回声团块呈现无增强 (图 16-2F、G); 囊性变或脂肪变等则呈现不均匀或均匀等增强。

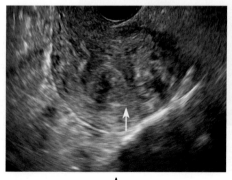

A

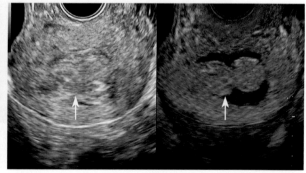

B

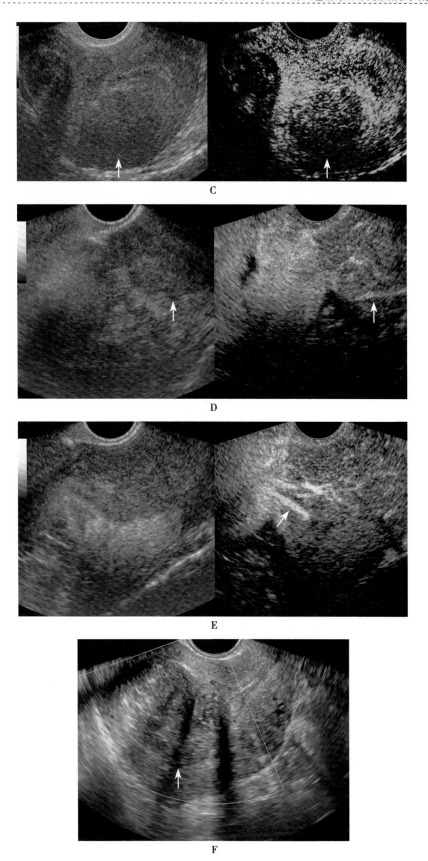

C

D

E

F

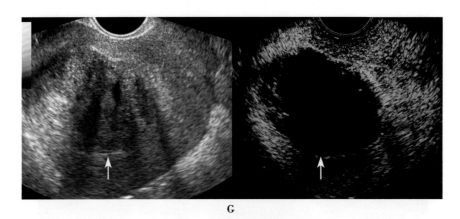

G

图 16-2 子宫肌瘤超声造影

A.常规超声显示黏膜下肌瘤呈边界轮廓不清实性稍低回声团块(箭);B.超声造影显示黏膜下肌瘤早期与子宫肌层同步增强,呈均匀等增强,轮廓清晰,凸入宫腔>50%(箭);C.超声造影显示肌壁间肌瘤消退早于子宫肌层呈稍低增强,周边呈稍高增强环(箭);D.超声造影显示浆膜下肌瘤消退早于子宫肌层,呈均匀低增强,包膜消退晚于肌瘤,呈周边高增强表现(箭);E.超声造影显示晚期蒂部血管来源于子宫动脉,与子宫肌层相延续(箭);F.肌壁间肌瘤玻璃样变性,常规超声显示低回声团块,CDFI显示无明显血流信号(箭);G.超声造影显示全程无增强(箭)

2.**子宫腺肌瘤** 子宫腺肌瘤有弥漫型和局灶型,声像图表现为子宫呈球形增大,肌层回声不均匀,回声稍增强,肌壁间有时可见小无回声暗区,肌壁可呈对称性或非对称性增厚。子宫腺肌瘤病灶呈局限性分布,子宫肌层见不均匀团块,边界不清。CDFI显示血流分布紊乱,团块周围无环状血流(图 16-3A)。子宫腺肌瘤有时声像图类似于肌壁间肌瘤,或子宫腺肌病合并子宫肌瘤时,常规超声肌瘤与腺肌瘤二者难于鉴别,超声造影对鉴别诊断有帮助。

超声造影显示腺肌瘤瘤体开始增强时间与正常肌层同步,早期呈散在线状、点状增强,进而整个瘤体不均匀增强,常可见散在不规则无增强区;瘤体增强水平与周围子宫肌层相似或稍高增强,晚期消退为不均匀稍低增强,与正常肌层无明显边界。子宫腺肌瘤超声造影表现与其病理改变(子宫腺肌瘤呈局限性生长,形成结节或团块,似肌壁间肌瘤,此类型因局部反复出血导致病灶周围纤维组织增生所致,故与周围肌层往往无明显界限)有关,即子宫内膜侵入子宫肌层,腺肌瘤周围无假包膜样增强特征。子宫腺肌症超声造影表现与子宫腺肌瘤类似(图 16-3B、C)。

3.**子宫内膜息肉** 子宫内膜息肉声像图表现为子宫大小正常,内膜变形,宫腔内见单个或多个高回声团块,形态多呈椭圆形,边界较清晰,内回声均匀,基底部子宫内膜连续。息肉较大时,内回声不均匀,可见散在点状无回声区。息肉基底部探及血流信号,为低速高阻型动脉血流频谱。超声造影显示宫腔内病灶开始增强时间晚于或等于子宫肌层,大多呈均匀稍低增强,有时可显示基底部分支样条状高增强;消退略早于子宫肌层(图 16-4)。

4.**子宫内膜增生症** 子宫内膜增厚见于子宫内膜增生症、子宫内膜息肉、子宫内膜癌、分泌晚期子宫内膜、无排卵性子宫内膜增生过长、异位妊娠时子宫内膜分泌反应等。子宫内膜增生症声像图表现为子宫内膜均匀性、对称性增厚,回声稍增强,与肌层边界清晰。部分内膜可呈局部或非对称性增厚,囊腺性增生其内可见多个小无回声区。子宫大小、形态正常,肌层回声正常。CDFI显示周边及内部少许点状血流信号(图 16-5A)。超声造影显示增厚的子宫内膜开始增强时间、增强强度、廓清顺序均与正常子宫类似(图 16-5B)。

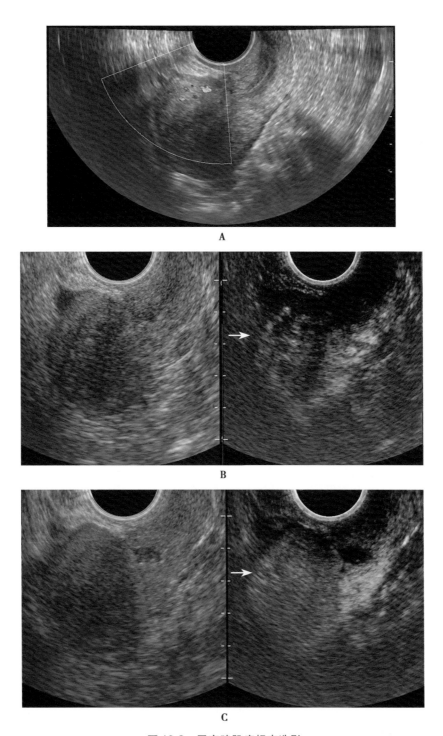

图 16-3 子宫腺肌瘤超声造影

A.子宫前壁见边界不清高回声团块,CDFI 显示血流紊乱;B.超声造影显示早期病灶内呈不连续线状等增强(箭);C.超声造影显示晚期呈稍低增强,与正常肌层界限不清(箭)

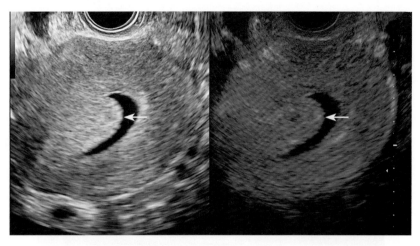

图 16-4　超声造影显示宫腔内稍高回声团块早期开始增强时间与子宫肌层同步,呈等增强(箭)

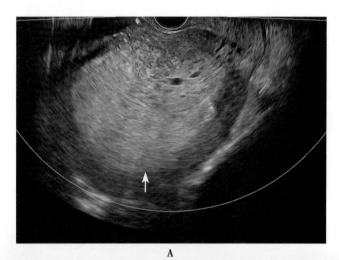

A

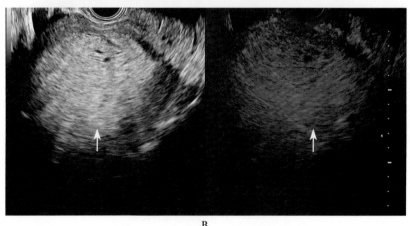

B

图 16-5　子宫内膜增生症超声造影

A.常规超声显示子宫内膜明显增厚,回声欠均匀,内见小囊状无回声暗区,CDFI显示周边及内部点状血流信号(箭);B.超声造影显示增厚的子宫内膜早期、晚期均呈等增强(箭)

5. **子宫内膜癌**　子宫内膜癌分为弥漫型和局灶型。早期病变局限于子宫内膜内时,内膜增厚不明显,与肌层分界清晰。随着癌灶发展,内膜呈不规则增厚,边界欠清晰、形态不规则,内部回声不均匀,内膜与肌层间界限可清晰或不清晰(图 16-6A)。无肌层浸润时,肌层

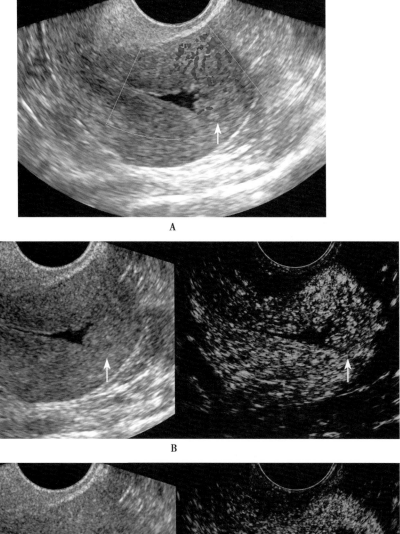

图 16-6　**子宫内膜癌超声造影**

A. 常规超声显示宫底部宫腔内见等回声团块,与子宫肌壁界限不清,CDFI 显示内部点状血流信号(箭);B. 超声造影早期病灶开始增强时间与子宫肌层同步,呈等增强(箭);C. 超声造影晚期病灶消退早于子宫肌层,呈低增强,与正常肌层界线清晰(箭)

回声均匀,病灶侵蚀肌层后,肌层回声不均匀。弥漫型子宫内膜癌与子宫内膜增厚性病变难以鉴别,息肉型癌灶与子宫内膜息肉亦难以鉴别,超声造影可提供一定的帮助。

子宫内膜癌超声造影显示病灶区域开始增强时间早于或等于正常子宫肌层,呈均匀增强,整体增强水平稍高于或等于子宫肌层,与正常肌层分界不清(图 16-6B)。增强晚期病灶消退时间早于正常肌层呈低增强,与正常肌层形成较明显的界线,这有助于子宫内膜癌肌层浸润深度和范围的评估(图 16-6C)。

6. **宫颈癌** 宫颈癌早期宫颈形态正常,超声难以发现病变。当肿瘤病灶形成瘤结节时,宫颈形态失常,超声可见宫颈内低或中等回声团块,边界欠清晰,形态不规则。CDFI 显示病灶内丰富血流信号,脉冲多普勒(PW)显示血流频谱呈高速低阻型。超声造影显示病灶开始增强时间早于子宫肌层,呈不均匀或均匀高增强(图 16-7A)。晚期病灶消退时间早于子宫肌层呈低增强,病灶周边呈稍高增强,这有助于观察病灶浸润范围,为临床分期及治疗方案选择提供帮助(图 16-7B)。

(三) 卵巢病变超声造影特征

1. 卵巢良性病变

(1) 子宫内膜异位囊肿:子宫内膜异位囊肿好发于卵巢,依据病程长短不同,内膜异位

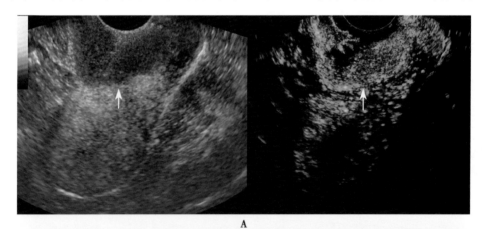

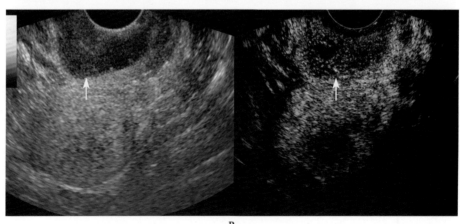

图 16-7 宫颈癌超声造影

A.常规超声显示宫颈低回声团块,边界尚清,形态不规则(箭);超声造影早期病灶灌注时间早于子宫肌层,呈不均匀高增强(箭);B.超声造影晚期病灶消退早于子宫肌层,呈低增强(箭)

囊肿的形态、囊内容物声像图特征分为单纯囊肿型、多囊型、混合型和实性团块型。典型病变超声表现为附件区圆形或不规则形无回声区,壁厚或厚薄不均匀,内壁欠光滑,多为单房,也可见有分隔形成或不规则实性团块,囊肿无回声暗区内呈细密点状回声。CDFI 显示囊壁或分隔上少许血流信号,PW 显示血流频谱呈中等阻力(图 16-8A)。病史较长的卵巢内膜异位囊肿,囊内陈旧性黏稠血液沉积或纤维化,部分呈实性低回声团块或分隔,有时与卵巢肿瘤性病变难以鉴别。超声造影显示实性低回声团块呈无增强,囊壁或分隔可呈不连续稍等增强(图 16-8B)。

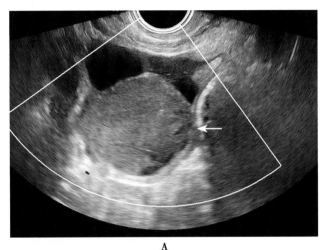

A

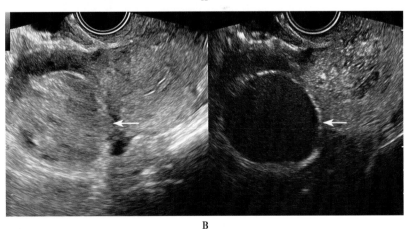

B

图 16-8　子宫内膜异位囊肿超声造影

A. 常规超声显示右侧卵巢内圆形低回声团块,边界清晰,薄膜较厚;CDFI 显示内部及周边均无明显血流信号(箭);B. 超声造影显示病灶内部全程无增强,囊壁等增强(箭)

　(2) 卵巢出血性囊肿:当囊肿内出血较多时,声像图可表现为囊内实性不均匀低回声或细网状回声,CDFI 显示囊肿周边血流信号。这类囊肿声像图表现为实性低回声团块,尤其是发生在围绝经期妇女中的出血囊肿,应与卵巢实性肿物相鉴别。卵巢出血囊肿超声造影显示囊内低回声或细网格状回声呈无增强,囊壁呈环状等增强。(图 16-9)

　(3) 卵巢及卵巢囊肿蒂扭转:完全性扭转时,囊壁水肿显示欠清晰,有时囊内因出血坏

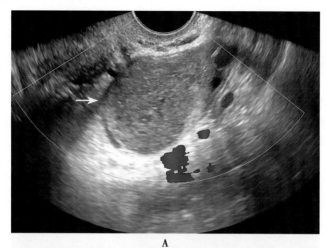

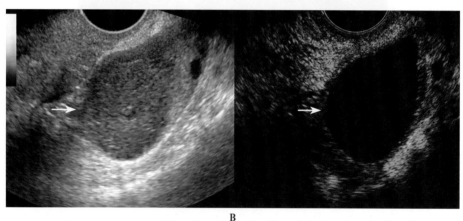

图 16-9　卵巢出血性囊肿超声造影

A.常规超声显示左侧卵巢内椭圆形低回声团块,内部似可见细网格状回声,CDFI显示周边
及内部均无明显血流信号(箭);B.超声造影显示病灶全程无增强,囊壁呈等增强(箭)

死可见细密光点或杂乱回声,蒂部结构紊乱。CDFI 显示囊壁或卵巢内无血流信号(图 16-10A)。超声造影显示病灶区域及卵巢均无增强(图 16-10B)。不完全性扭转时,囊壁无增厚或稍增厚,CDFI 囊壁或卵巢内可探及血流信号。超声造影显示整个病灶或卵巢早期呈不均匀低增强,部分区域呈小片状无增强,开始增强时间稍晚于子宫肌层;晚期消退为明显不均匀低增强。对于不完全性扭转病灶,超声造影应注意观察造影剂灌注量的多少,判断扭转导致血供阻断的程度,可为临床治疗时机的选择提供依据。

（4）成熟畸胎瘤:成熟畸胎瘤典型声像图特征有面团征、冰峰征、星花征、壁立结节征、杂乱结构征、短线征、团状强回声等,有时瘤内有多个乳头状突起或实性团块时,类似卵巢囊腺瘤(图 16-11A)。超声造影显示病灶内乳头状突起或实性团块灌注早期、晚期均无增强,这对二者的鉴别诊断提供有价值的信息(图 16-11B)。

（5）卵巢纤维瘤:卵巢纤维瘤是来源于原始性腺中的性索及间质组织的卵巢性索间质肿瘤。声像图表现为圆形、椭圆形或多个结节状实性团块,边缘常较规则,内部呈低回声,后方伴有声衰减。CDFI 显示肿瘤内无明显血流信号(图 16-12A)。超声造影显示病灶开始增强时间晚于子宫肌层,早期呈均匀低增强(图 16-12B),多呈周围向中央的向心性增强;消退则早于子宫肌层,可见包膜环状增强。部分病灶内可见不规则形无增强区。

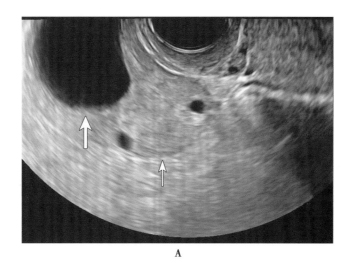

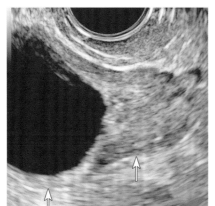
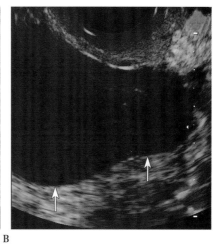

图 16-10 卵巢及卵巢囊肿蒂扭转超声造影
A. 常规超声显示右侧卵巢内囊肿呈圆形无回声暗区(粗箭),其旁可见部分卵巢组织(细箭);B. 超声造影显示囊肿与卵巢均无增强(箭)

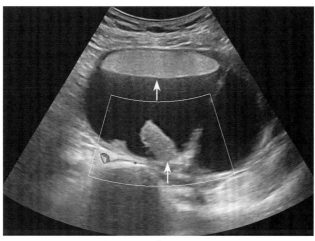

A

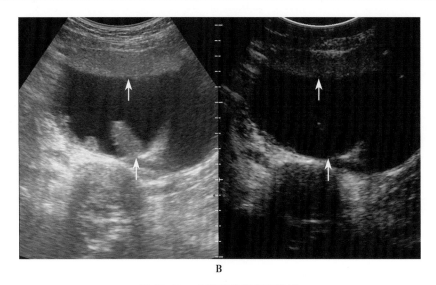

B

图 16-11　成熟畸胎瘤超声造影

A. 常规超声显示右侧附件区椭圆形混合回声团块,内部可见光带、实性等回声团块及乳头状突起(箭),CDFI 显示病灶无明显血流信号;B. 超声造影显示病灶内部乳头状突起或实性团块均呈无增强(箭),包膜及光带呈等增强

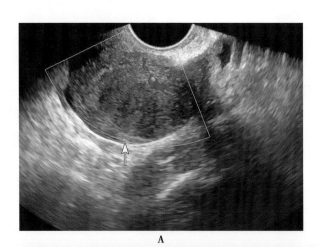

A

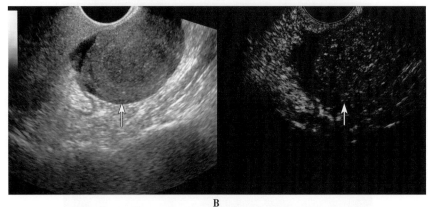

B

图 16-12　卵巢纤维瘤超声造影

A. 常规超声显示左侧附件区探及低回声团块,内部回声均匀,CDFI 显示病灶内少许血流信号(箭);B. 超声造影显示病灶全程呈均匀性低增强(箭)

（6）盆腔炎性病变：盆腔炎性病变在病程的不同阶段，超声表现不同。常因附件区充血、水肿、渗出，与周围组织粘连，形成炎性肿块、盆腔脓肿或输卵管积脓。超声表现为边界不清、内部回声杂乱的混合性包块，CDFI 显示周边及分隔较丰富血流信号，PW 显示低速高阻型（图 16-13A）。临床检查时应注意与其他附件肿块鉴别。盆腔炎性病变超声造影显示病灶早期周边或囊壁及分隔呈环状、粗条状高增强，脓液、粘连带部分无增强或呈蜂窝状增强，晚期呈低增强或无增强区。超声造影有助于与其他附件包块鉴别，为指导临床治疗和疗效评估提供了依据（图 16-13B）。

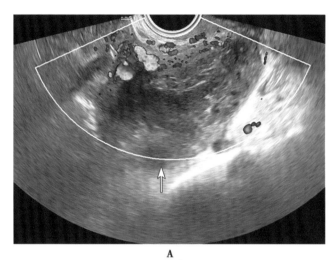

A

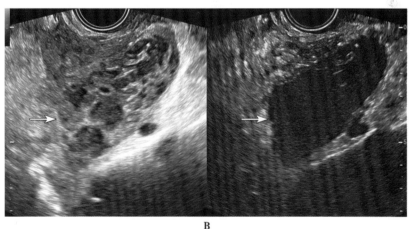

B

图 16-13　盆腔炎性病变超声造影

A. 常规超声显示左侧附件区探及不规则混合回声团块，内部可见多条光带及实性等回声团块，CDFI 显示病灶周边血流信号（箭）；B. 超声造影显示病灶内部光带及实性等回声团块呈无增强，周边呈等增强（箭）

2. **卵巢恶性病变**　卵巢肿瘤病理类型复杂，有些良性肿瘤与恶性肿瘤有相似的声像图特征，但卵巢恶性肿瘤内部新生血管数量明显增多，且分布不规则、紊乱。恶性肿瘤组织内新生血管改变构成了与卵巢良性肿瘤不同的微血管特征，这为超声造影鉴别卵巢肿瘤的良恶性提供了病理学依据。

（1）卵巢癌：卵巢癌常规超声显示附件区的包块多为实性和囊实混合性，实性病灶形态不规则，内部回声不均匀；囊实性病灶囊壁厚薄不均，分隔厚而不规则，囊壁或隔上多发不规则团块状或乳头样突起。CDFI 显示实性团块周边及内部较丰富血流信号,PW 显示呈高速低阻型(图 16-14A)。超声造影显示囊壁、囊内分隔及囊内实性团块早期呈均匀或不均匀高增强(图 16-14B),开始增强时间常早于子宫肌层,晚期消退为低增强。瘤体内有坏死液化时可见不规则无增强区。有时可见粗大、走行紊乱的血管进入,瘤体包膜不清晰(图 16-14C)。

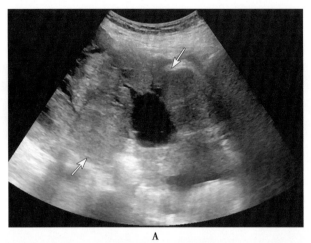

A

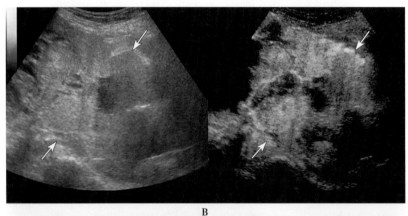

B

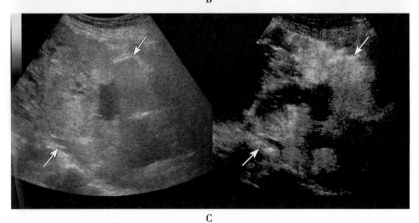

C

图 16-14 卵巢癌超声造影

A. 右侧附件区实性不均匀团块,CDFI 显示内部点条状血流信号;B. 超声造影显示病灶开始增强时间早于子宫肌层,呈不均匀高增强(箭);C. 超声造影显示病灶消退早于子宫肌层,呈不均匀低增强,坏死液化区无增强(箭)

　　（2）颗粒细胞瘤：颗粒细胞瘤是功能性肿瘤，有雌激素活性，临床常有不规则阴道流血。常规超声显示附件区实性不均匀肿块，内部回声不均匀，可见小囊性无回声暗区；可伴有宫腔积血（图 16-15A）。CDFI 显示病灶周边及内部可见血流信号，PW 显示呈高速低阻型（图

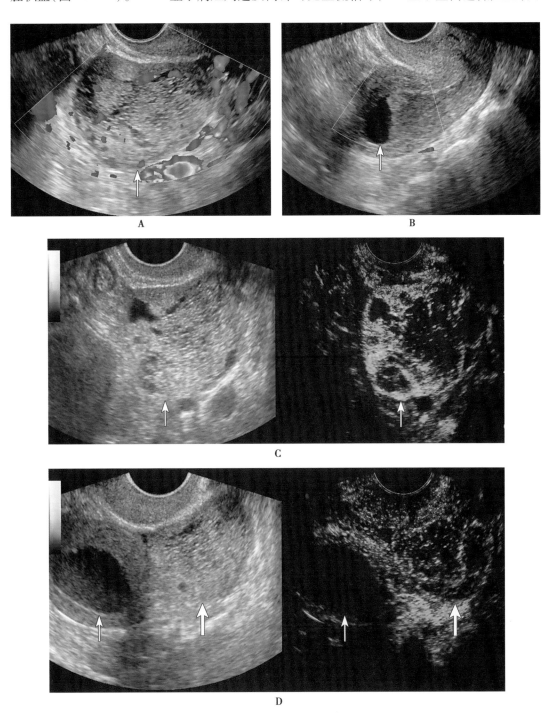

图 16-15　颗粒细胞瘤超声造影

A. 左侧附件区低回声团块，内部可见小囊状无回声结构，CDFI 显示内部及周边血流丰富（箭）；B. 常规超声显示宫腔内积血（箭）；C. 超声造影显示病灶开始增强时间早于子宫肌层，呈不均匀高增强（箭）；D. 超声造影显示病灶消退早于子宫肌层，呈不均匀低增强（粗箭）宫腔积血无增强（细箭）

16-15B）。超声造影显示实性团块早期不均匀高增强,可见粗大血管进入,开始增强时间常早于宫肌层(图 16-15C),晚期消退为低增强。宫腔积血全程无增强(图 16-15D)。

（3）卵巢无性细胞瘤:卵巢无性细胞瘤是一种少见的来源于原始生殖细胞的卵巢恶性肿瘤,占卵巢恶性肿瘤的 0.9%~2.0%。常规超声显示附件区实性回声团块,有薄层较粗糙包膜回声,边界清晰,形态呈微分叶状,内回声不均匀,以大片低回声区为主,可有部分无回声区。CDFI 显示周边及内部条状及分支状丰富血流信号,多呈高速中阻型(图 16-16A)。

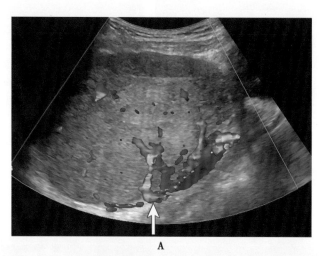

A

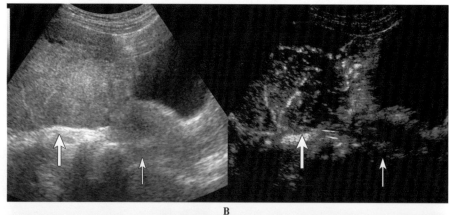

B

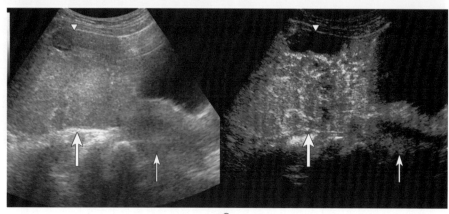

C

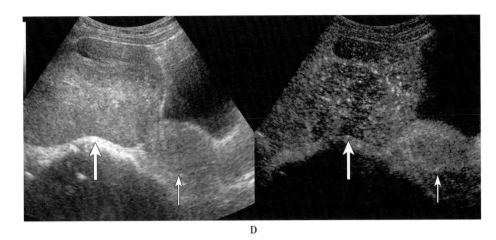

D

图 16-16　卵巢无性细胞瘤超声造影

A.常规超声显示附件区实性团块,边界清,内部回声欠均匀,CDFI显示内部及周边树枝状条状血流信号(箭);B.超声造影显示病灶开始增强时间早于子宫肌层,内部可见高增强粗大血管进入瘤体(粗箭示瘤体内血管,细箭示子宫);C.超声造影显示病灶呈不均匀高增强(箭),部分区域无增强(三角),子宫肌层增强强度低于瘤体(细箭);D.超声造影显示病灶消退早于子宫肌层,呈不均匀低增强(粗箭),子宫肌层增强强度高于瘤体(细箭)

超声造影显示实性团块开始增强时间常早于子宫肌层,早期呈均匀或不均匀高增强,包膜清晰,病灶内可见粗大、紊乱的血管进入瘤体内,并可见无增强区(图16-16B、C)。病灶消退早于子宫肌层,呈低增强(图16-16D)。

(4) 卵巢及盆腔转移癌:双侧卵巢或双侧附件区盆腔内探及实性低回声或高回声团块,呈肾形或卵圆形,与周围组织多无粘连,内部回声均匀或有无回声区,CDFI于实性部分常显示丰富血流信号。超声造影表现则依据原发肿瘤组织的不同而有不同的灌注特征,但大多具有卵巢恶性肿瘤的早期高增强特征,肿瘤组织内有坏死时整个病灶呈现不均匀高增强,卵巢恶性肿瘤伴盆壁转移时,增厚腹膜同样具有恶性肿瘤增强特点。(图16-17)

(四) 病理产科超声造影应用

1. 胎盘残留与植入　胎盘绒毛侵入或穿透子宫肌层并植入肌层内时,胎儿娩出后胎盘难以剥离,胎盘、胎膜部分残留在宫腔内,导致产后出血。产后残留于宫腔内的胎盘组织常规超声显示等回声或稍高回声团块,回声均匀或不均匀,与子宫肌层分界不清;CDFI显示周边少许或无明显血流信号。

超声造影显示残留胎盘组织活性区域早期呈高增强,形态多不规则;晚期呈持续性高增强,消退晚于子宫肌层,而胎盘无活性区域早期、晚期均呈无增强(图16-18B)。单纯胎盘残留和胎盘粘连时残留胎盘高增强区域与子宫肌层界限尚清晰,局部肌壁厚度正常(图16-18C)。胎盘植入时残留胎盘灌注早期有活性部分呈持续高增强,与邻接的子宫肌层间界限不清晰且不规整,胎盘附着处肌壁变薄,甚至达子宫浆膜层,无活性部分呈无增强(图16-18A、D)。胎盘穿透时残留胎盘附着处子宫肌层和浆膜层连续性中断,造影剂灌注区域可凸出于子宫浆膜层外或局部有造影剂的灌注缺失。超声造影能清晰地显示残留胎盘的范围、植入肌层的部位和深度。

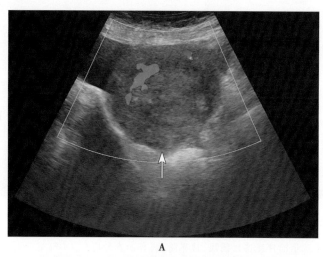

A

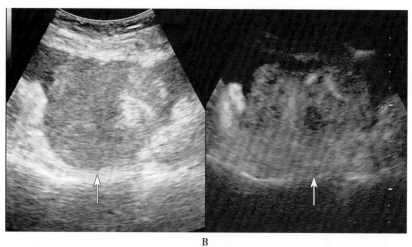

B

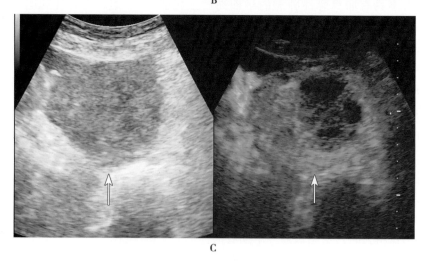

C

图 16-17　卵巢及盆腔转移癌超声造影

A. 盆腔右侧附件区见低回声团块, CDFI 显示血流信号; B. 超声造影病灶早期呈
不均匀高增强; C. 超声造影显示晚期迅速消退为不均匀低增强

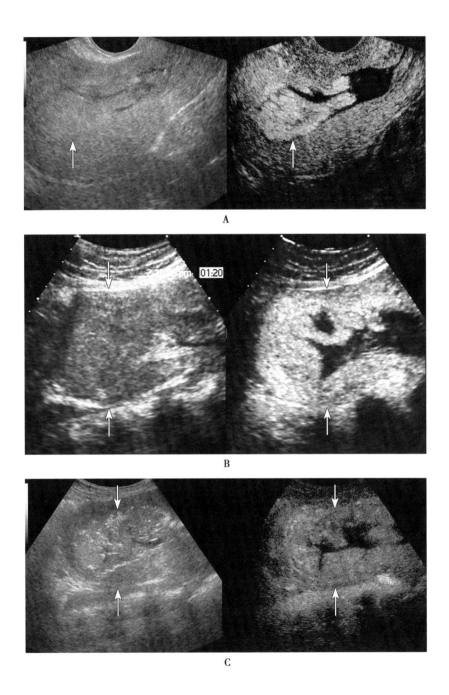

A

B

C

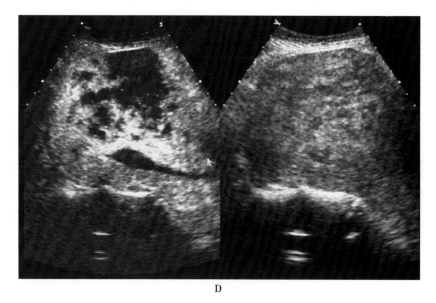

图 16-18　胎盘残留与植入超声造影

A. 超声造影显示宫腔等回声团块呈局限性高增强,与子宫肌壁界限清晰(箭),子宫肌层厚度正常;B. 超声造影显示宫腔内不均匀团块呈局限性高增强,形态不规则,部分区域无增强(箭),子宫肌层厚度变薄;C. 超声造影显示滞留胎盘呈不均匀高增强,肌壁回声明显变薄,宫腔内积血呈形态不规则条带样无增强(箭);D. 超声造影显示胎盘植入子宫肌层,部分植入达浆膜层,无活性部分无增强

2. **流产后组织物残留**　药物流产或人工流产后绒毛及幼胎盘组织排出不完全,部分绒毛或幼胎盘组织残留于子宫腔内。存活的绒毛或可继续生长,甚至侵入子宫肌壁,引起不规则阴道流血,随着病情拖延或可导致发热、子宫、输卵管及盆腔感染等。宫腔内的残留组织物常规超声表现为宫腔内稍高回声或等回声团块,回声不均匀,与子宫肌层分界不清。CDFI显示部分宫腔内病灶血流信号丰富,呈低阻力滋养血管血流频谱,部分病灶血流信号不明显与宫腔内血凝块以及变性坏死组织难以区分(图 16-19A)。超声造影显示宫腔内病灶早期呈不均匀或均匀高增强,形态多不规则;消退晚于子宫肌层,呈持续性高增强,与周围宫腔内的积血界限清晰(图 16-19B)。宫腔内残留的组织物与血凝块二维灰阶声像图特征相似,难以区分;对药物流产或人工流产后,宫腔内探及低或等回声团块,CDFI 未探及明显血流信号的病灶,超声造影可明确判断宫腔内残留物是否有组织活性或是否为血凝块、机化物等,为临床治疗提供有价值的信息(图 16-19C、D)。

3. **异位妊娠**　输卵管妊娠孕囊型灰阶超声显示有典型的 Donut 结构,内可见卵黄囊或胚胎回声。超声造影显示 Donut 结构呈厚环状均匀增强,其内胚胎组织无增强(图 16-20A)。流产型血块积聚在输卵管腔、伞端和盆腔内,灰阶超声显示实性低回声团块,Donut 结构常常显示不清(图 16-20B)。输卵管短轴切面超声造影显示输卵管壁呈环状增强,长轴切面输卵管壁呈管状增强,管腔内血凝块呈无增强,输卵管腔内的无增强区域内孕囊多呈片状、半环状、短条带状增强,一端与输卵管管壁相连接(图 16-20C)。有活动性出血时,可显示微气泡从增强的孕囊部位缓慢向输卵管腔伞端方向流动(图 16-20D)。破裂型伴有活动性出血时可见环状高增强一侧出血形成的增强条带进入腹腔(图 16-20E),有时可见输卵管壁连续性中断。超声造影诊断异位妊娠的灵敏度、特异度、准确性高于彩色多普勒超声。注意妊娠黄体亦可呈环状增强,与孕囊型声像图类似,但妊娠黄体环状增强形态完整、规则、均匀,环内圈

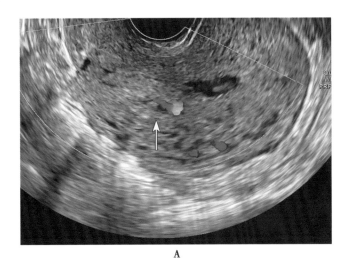

A

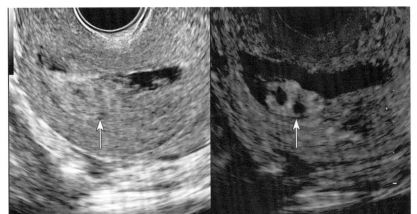

B

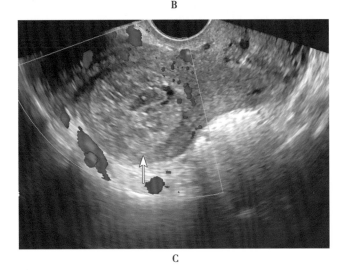

C

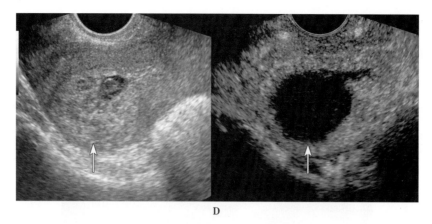

D

图 16-19　流产后组织物残留超声造影

A. 常规超声显示药流后宫腔内等回声团块,与子宫肌壁分界不清,CDFI 显示局部条状血流信号(箭);B. 超声造影显示宫腔内残留组织物呈不均匀高增强(箭),部分组织物或宫腔内血凝块呈无增强(箭);C. 常规超声显示药流后宫腔内高回声团块,内部回声不均匀,CDFI 显示周边少许血流信号;D. 超声造影显示宫腔内病灶无血流灌注,呈无增强

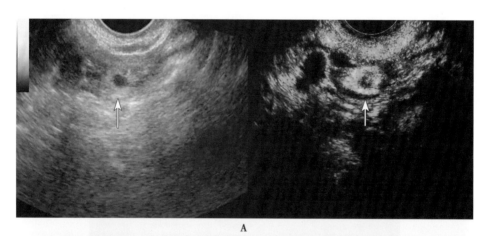

A

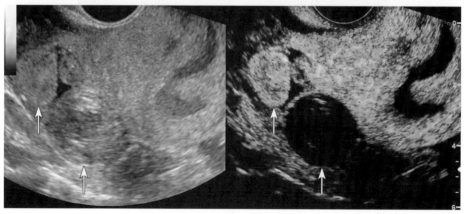

B

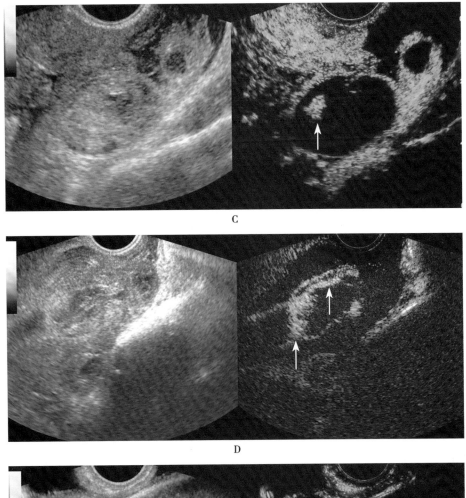

C

D

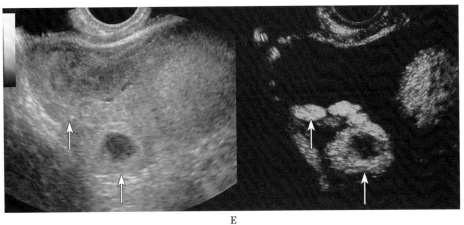

E

图 16-20 异位妊娠超声造影

A. 超声造影显示右侧附件区孕囊样回声呈厚环状均匀增强（箭）；B. 超声造影显示黄体呈椭圆形高增强，输卵管积血呈无增强（箭）；C. 超声造影显示病灶周边增强（输卵管壁），其内大部分无增强区域内见小片状高增强（箭）；D. 超声造影显示输卵管腔内孕囊呈小片状增强，一端连于输卵管壁，一端朝向输卵管伞端呈条带状缓慢流动（箭），管腔内积血无增强；E. 输卵管妊娠破裂伴有活动性出血超声造影显示妊娠囊环状高增强一侧出血形成条带状增强表现（箭）

回声低于环外圈回声,且与环内无增强区域界线欠清晰。而异位妊娠环状增强厚度不均匀,形态多不规则,环内圈回声高于环外圈回声,且与环内无增强区域界线清晰。

剖宫产术后瘢痕妊娠常规超声显示前次剖宫产瘢痕处探及孕囊样团块状回声,其内常可见卵黄囊,CDFI 显示绒毛种植部位常可见血流信号,PW 显示为低阻力滋养血管血流频谱。有时孕囊与周围结构或血凝块难以鉴别(图 16-21A),超声造影可显示绒毛种植部位呈早期高增强,并可清晰显示绒毛种植的深度及与浆膜层关系,明确区分坏死组织或血凝块(图 16-21B)。

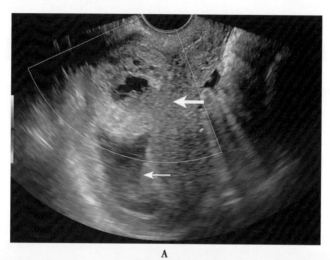

A

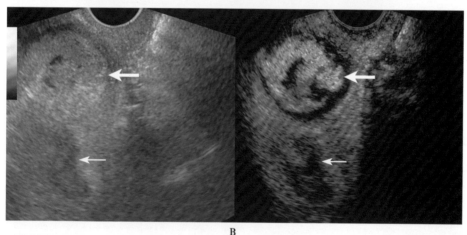

B

图 16-21　剖宫产术后瘢痕妊娠超声造影
A.常规超声显示前次剖宫产瘢痕处妊娠囊回声(粗箭),CDFI 显示绒毛种植部位血流信号,
宫腔内积血(细箭);B.超声造影显示妊娠囊环状高增强(粗箭),周边积血无增强(细箭)

4. **滋养细胞肿瘤**　妊娠滋养细胞疾病是一组来源于胎盘绒毛滋养细胞的疾病,包括葡萄胎、侵蚀性葡萄胎、绒毛膜癌和少见的胎盘部位滋养细胞肿瘤。滋养细胞肿瘤最常见的有侵蚀性葡萄胎和绒癌,前者继发于葡萄胎,后者常发生于流产或分娩后。二者声像图特征相似,表现为宫腔及子宫肌壁回声杂乱或呈不均匀蜂窝状回声,CDFI 显示病灶区域血流丰富,呈片状或"湖泊样"五彩色血流信号,PW 显示低阻力动静脉瘘样血流频谱(图 16-22A)。超声造影显示早期开始增强时间等于或早于子宫肌层,呈快速高增强,消退晚于子宫肌层,呈

持续高增强,与正常子宫肌层界限较清晰(图 16-22B、C)。葡萄胎超声造影显示开始增强时间晚于子宫肌层,且呈网状低增强或无增强表现。良、恶性滋养细胞疾病具有不同的增强特点,超声造影有助于两者鉴别(图 16-22D~F)。

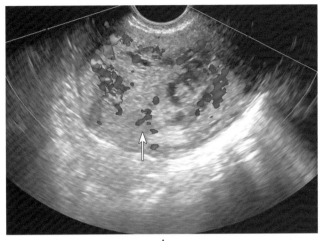

A

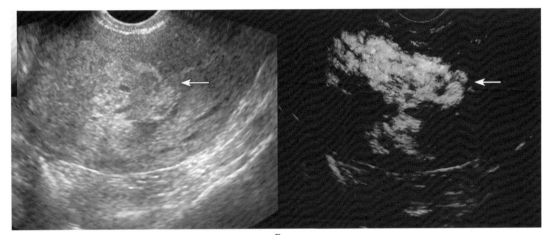

B

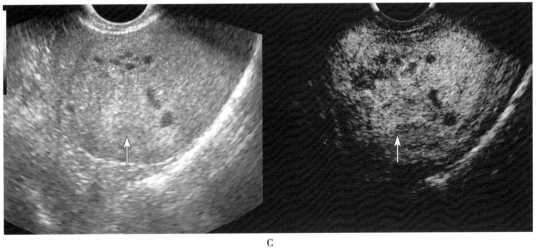

C

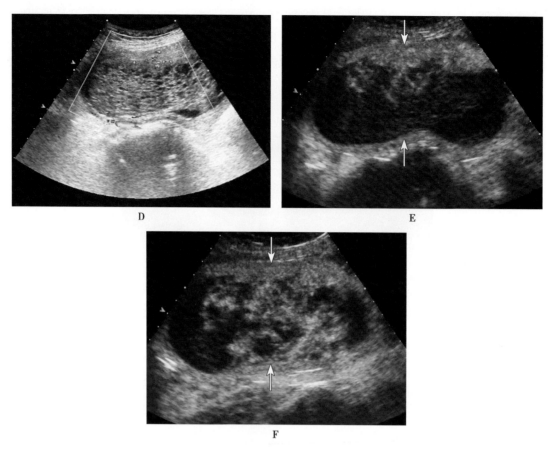

图 16-22 滋养细胞肿瘤超声造影

A.常规超声显示宫腔内及子宫肌壁见回声杂乱不均匀团块,CDFI 显示丰富血流信号(箭);B.超声造影早期子宫前壁病灶局限性高增强,形态不规则(箭);C.超声造影晚期病灶呈持续高增强,内见散在无增强区(箭);D.常规超声显示宫腔内蜂窝状团块,CDFI 显示周边血流信号;E.超声造影早期病灶前壁局限性稀疏网状等增强;F.超声造影晚期病灶呈持续网状等增强,内见大片无增强区

（五）介入诊疗中超声造影的应用

1. **热消融及药物治疗后疗效评估** 无论热消融治疗还是药物治疗后,常规超声均难以准确判断病灶灭活程度和灭活范围,CDFI 对病灶血流灌注评价亦有限。超声造影作为有效的微血管显像方法,能有效地显示肿瘤或病变组织内部血流灌注量的变化,因而在热消融治疗(图 16-23A、B)、高强度聚焦超声治疗、子宫动脉栓塞术、瘢痕妊娠药物治疗、恶性病变新辅助化疗等疾病治疗前后均可采用超声造影监测及评价治疗效果(图 16-23C、D)。超声造影根据超声造影剂灌注的形态和增强强度,能更为准确地评估治疗效果,清晰地显示病灶治疗后的血流灌注改变。灭活完全时,病灶呈边缘清晰的无增强区;灭活有效时,病灶增强强度较治疗前减低,呈不均匀低增强或中心部分无增强等改变;治疗无效时,病灶治疗前后增强强度、增强形态等无变化。超声造影为妇产疾病治疗前后观察微循环改变提供了更多的有价值的诊断信息。

2. **超声造影引导下穿刺活检** 常规超声可显示肿瘤大小、形态和位置等,穿刺定位准确,但对实性肿块内细小血管内低速血流显示存在一定的局限性,常难以辨别实体肿瘤组织中活性组织成分与坏死组织,临床超声引导穿刺活检时,如引导至坏死组织内,则影响穿刺取

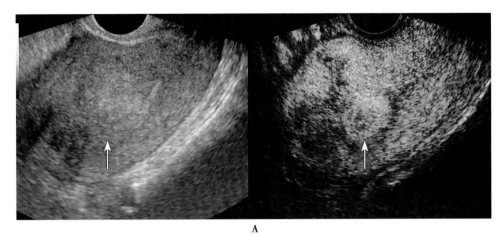

A

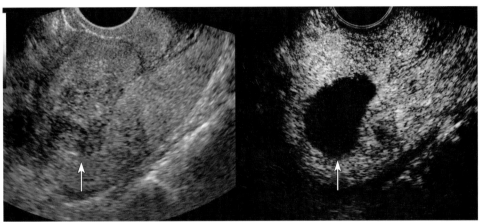

B

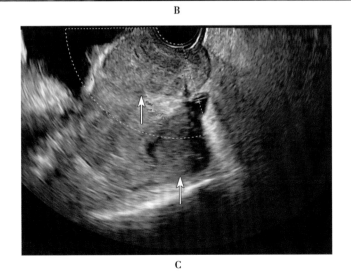

C

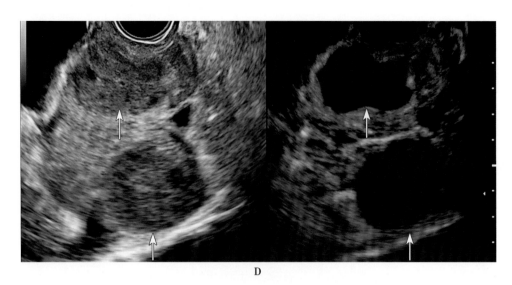

图 16-23　治疗后肿瘤超声造影

A. 超声造影显示子宫肌壁间及黏膜下肌瘤呈稍高增强(箭);B. 超声造影显示热消融治疗后,病灶区域无增强(箭);C. 化疗后常规超声显示绒癌宫颈多发转移病灶呈低回声团块,病灶内未探及明显血流信号;D. 超声造影显示病灶内全程无灌注

材的成功率。超声造影显示的增强程度与血流灌注丰富程度成正比,造影显示为高增强区域,也就是有血流灌注的组织,即活性肿瘤组织。采用超声造影引导下穿刺活检,在造影状态下选择、设定穿刺靶目标即肿块增强区域,引导穿刺在该区域取材,可提高肿瘤穿刺活检取材的满意率,减少穿刺次数,从而提高病理诊断的准确性。

四、经血管途径妇产超声造影临床应用价值

(一) 临床应用优势

妇产领域超声造影的应用,为妇产科疾病的诊断提供了新的检查手段和更加丰富的信息。虽然多普勒超声成像广泛用于观察病灶或肿瘤内血管的分布,并通过检测血流阻力指数、搏动指数等,评价病变区域内的血供状态,但多普勒超声对病灶内细小血管、低速血流或毛细血管灌注显示有一定局限性。而经血管途径的超声造影为超声观察组织器官或病变区域的微循环提供了条件,能显示常规超声不能显示的血流灌注特征,克服了 CDFI 难以或不能获得的组织器官或病灶微血管血流信号的局限性,显著提高了附件区实性包块内血供情况的识别与判断。有研究显示超声造影在囊实性包块的鉴别,血凝块与胚胎组织物残留的鉴别,实性肿块或实性组织成分是否有活性的识别以及消融或药物治疗后效果评估等方面有明确的诊断价值。

超声造影剂在正常子宫和卵巢内的充盈和廓清时间序列有一定规律,不同疾病状态下,造影剂的充盈和廓清时间序列以及增强强度会发生变化,产生与正常子宫、卵巢超声造影灌注表现不同或相同的影像特征。对于子宫和卵巢的良恶性病变的评价、动态观察良性病变和恶性病变血流灌注状态,可获得不同时相、不同程度的增强强度、增强形态以及增强随时间变化的特征性表现,从而为一些常规超声检查难以区分的良恶性病灶提供有价值的诊断信息。恶性病变与良性病变组织病理学基础不同构成了超声造影微血管灌注的差异性,恶性肿瘤内的新生血管呈现出病理状态的生长方式,血管数目多、迂曲、动静脉瘘以及血管分

支形态异常等,因而超声造影开始增强时间早于子宫肌层,增强早期呈快速高增强,开始消退时间早,呈"快进快出"的增强特征。良性病变内血管稀疏、分支走行规则,超声造影显示开始增强时间大多等于子宫肌层,增强早期呈等或低增强,开始消退时间多等于子宫肌层。恶性肿瘤中的囊壁、光带、乳头或实性团块呈快速不均匀高增强;良性肿瘤中的囊壁、光带、乳头或实性团块呈稀疏逐渐均匀低增强。Dutta 等应用超声造影联合血清蛋白肿瘤标志物对患卵巢癌的风险进行评估,提高了卵巢癌的早期诊断率。超声造影 TIC 参数定量分析显示,恶性病变的增强强度、到达与廓清时间均高于或快于良性病变,TIC 参数中曲线下面积对早期卵巢癌诊断的敏感度(100.0%)及特异度(96.2%)较高。超声造影显示良性肿瘤呈逐渐低灌注、TIC 波峰低平,恶性肿瘤呈快速高灌注、TIC 波峰高尖。TIC 参数量化分析,可为良恶性病变的诊断提供有价值的信息。

有时肌壁间子宫肌瘤假包膜及环状血流不明显,声像图表现与子宫腺肌瘤相似,常规超声常难以鉴别。由于子宫肌瘤与腺肌瘤两种病变的治疗方法不同,因此,两种疾病之间的鉴别诊断对于有生育要求的患者意义重大。而超声造影显示子宫肌瘤灌注与子宫腺肌瘤明显不同,肌瘤假包膜早期呈环状高增强,瘤体边界清晰,随后整个瘤体均匀或不均匀高增强,晚期假包膜可持续增强;腺肌瘤则表现为瘤体内多条血管以放射状进入,无包膜样环状增强,且呈不均匀高增强。

总之,超声造影通过观察造影剂在正常组织器官与病灶中的灌注特征,为妇科肿瘤的良恶性鉴别、同影异病的良性病变之间的鉴别、一些疑难的附件区包块准确诊断,提供了有价值的微血管灌注信息,进一步提高了妇科疾病的诊断与鉴别诊断能力。

(二) 临床应用局限性

超声造影在妇产疾病的临床应用中显示出诸多优势,对附件区良恶性病变的鉴别诊断亦取得一定的效果,但大多子宫、卵巢良恶性病变声像图表现典型,常规超声已能做出准确地诊断,常不需做超声造影检查。而且超声造影仍然存在一些局限性,如超声造影评价卵巢肿瘤良恶性是根据肿块的增强强度和增强形态不同判断,良性病变超声造影呈晚于或等于子宫肌层的低增强,恶性病变呈早于子宫肌层的快速高增强,但部分良性病变与恶性病变的超声造影表现有重叠。对于一些早期的子宫内膜癌、宫颈癌超声造影表现与正常组织无明显区别,难以做出准确诊断。有研究表明,宫颈原位癌和ⅠA 期早期浸润癌的造影表现不能显示出异常血管,因而对Ⅰ期宫颈癌不能做出诊断。Testa 等对 33 例带有乳头状突起的附件包块进行了造影形态学分析,结果显示超声造影对其定性诊断的价值不大,认为应用造影后并不一定能增加诊断准确性。

考虑到造影剂应用的安全性,妊娠期超声造影应用仍未开展,虽然造影剂不能通过胎盘循环经母体进入胎儿血循环,但造影剂本身是否对胎儿有影响目前还没有定论,因此,应十分谨慎超声造影技术在产前疾病中的应用。

(三) 临床应用前景

随着超声造影技术的不断发展,超声造影将会在妇产科疾病的诊断及治疗中发挥着越来越重要的作用。人们不仅应用超声造影对妇产疾病的早期、准确诊断方面继续深入研究,而且在无创的超声分子显像领域不断探索。超声分子成像技术和生物纳米技术的发展,超声造影剂从微米级到纳米级的发展,使超声造影剂有更强的血管穿透力和聚集显像特点。有研究显示纳米级微泡可通过靶向分子水平超声显像为卵巢癌的早期定性、定位诊断提供可能性,也可携带治疗基因、药物至靶部位释放,达到治疗效果。

总之,超声造影在妇产疾病的诊断、治疗方案的制订及疗效评价等方面将发挥越来越重要的作用,为疾病的诊断和治疗提供新的策略,值得临床推广应用并深入研究。

第二节　非血管途径超声造影

妇产领域的非血管途径超声造影临床主要用于子宫输卵管超声造影(hysterosalpingo-contrast sonography,HyCoSy),这一技术是将造影剂经置入宫腔的导管注入子宫腔和输卵管,显示子宫腔和输卵管腔的形态、位置,发现宫腔和输卵管内病变、畸形以及评估输卵管通畅性,临床上应用了30余年。近年来,随着新型超声造影剂和特异性谐波成像技术的发展,以及经阴道二维和三维超声造影成像方式的临床应用,使子宫输卵管超声造影在评估输卵管通畅性方面获得了快速的发展,已经成为临床评估输卵管通畅度的常用筛查方法之一。

一、检查前准备

(一) 检查适应证

1. 男方精液正常,女方疑有输卵管阻塞的不孕症患者。

2. 下腹部手术史(阑尾、剖宫产等)、盆腔炎史、内膜异位等不孕症患者。

3. 绝育术、再通术或其他术后和药物治疗后疗效评估。

4. 腹腔镜发现宫腔外粘连者。

5. 子宫畸形或宫腔病变。

6. 对碘过敏的患者。

(二) 检查禁忌证

1. 内外生殖器官急、慢性炎症,严重滴虫性或念珠菌性阴道炎者;盆腔活动性结核。

2. 宫颈重度糜烂或分泌物较多者;宫颈或宫腔疑有恶性病变者。

3. 月经期或子宫出血性疾病。

4. 造影剂过敏史。

(三) 宫腔置管

1. 应在月经干净后3~7天内,检查前3天禁止性生活。

2. 检查阴道洁净度正常范围。

3. 告知患者子宫输卵管超声造影的作用以及造影过程可能的并发症和相应的处理方法,患者或授权亲属签署知情同意书。

4. 检查前半小时肌内注射阿托品0.5mg。

5. 排空膀胱。

6. 了解病史、既往检查结果,食物或药物过敏史。

7. 常规消毒外阴及阴道,宫腔内置管。

二、检查方法

(一) 操作步骤

1. **检查仪器**　具备特异性造影成像技术的彩色多普勒超声成像仪,具有经阴道和经腹超声造影探头,非血管超声造影条件设置。

2. **超声造影剂配制**　用于子宫输卵管超声造影的造影剂有阳性造影剂和阴性造影剂,阳性造影剂种类较多,但目前国内应用较为广泛的为进口超声造影剂声诺维(SonoVue),国产造影剂雪瑞欣也逐步应用于临床。阴性造影剂多应用生理盐水。

造影剂配制:如声诺维为冻干粉剂,首先注入 5ml 生理盐水配制成乳白色微泡混悬液,造影前抽取 2.5ml 混悬液与18ml 生理盐水混合摇匀(图 16-24)。造影时经宫腔置管匀速注入,注入剂量依据输卵管通畅情况 5~20ml 不等。

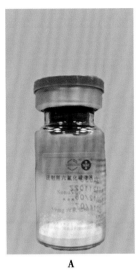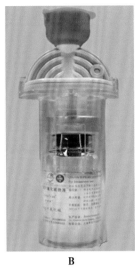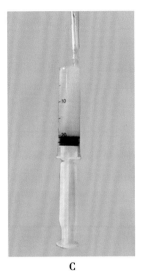

图 16-24　造影剂
A. 声诺维冻干粉剂;B. 声诺维混悬液;C. 输卵管造影剂

3. **常规超声检查**　观察子宫附件有无常见病变,如子宫畸形、子宫肌瘤、子宫腺肌症、子宫内膜息肉、宫腔粘连及瘢痕憩室等,双侧卵巢有无囊肿、输卵管、盆腔有无积液和粘连带、钙化灶等。观察子宫卵巢在盆腔中的空间位置。

4. **超声造影检查**

(1) 经阴道二维子宫输卵管超声造影:子宫横切面显示两侧宫角处,调节扫查扇角至最大,启动造影模式键(contrast)进入造影模式,调节总增益键使盆壁、子宫浆膜层或膀胱壁背景回声刚刚接近消失。经宫腔置管向宫腔内持续匀速推注造影剂,每侧约 10ml,分别顺序追踪扫查造影剂在一侧输卵管内从间质部向伞端的流动轨迹。随后观察造影剂包绕同侧卵巢情况,盆腔内造影剂弥散均匀度,子宫肌层和宫旁静脉丛有无造影剂逆流。造影全程仪器硬盘存储,并记录注入造影剂压力大小、注入造影剂量、有无造影剂反流以及注入造影剂时患者的疼痛程度等。

(2) 经阴道三维子宫输卵管超声造影:选择经阴道三维容积探头,进入仪器设置的输卵管造影条件。显示子宫横切面,启动 3D 模式键,将容积采集框调节至最大,进行 3D 预扫查,当确定感兴趣区即双侧卵巢和子宫位于三维扫查容积框内时,启动造影模式键(contrast)进入造影模式,调节总增益键至合适状态。激活 4D 或 3D 键并向宫腔内持续匀速推注造影剂的同时,观察造影剂在宫腔、输卵管、伞端和盆腔内流动过程,造影全程动态存储以备后期图像分析。随后观察造影剂包绕双侧卵巢情况,盆腔内造影剂弥散均匀度,子宫肌层和宫旁静脉丛有无逆流。必要时可采用灰阶超声造影补充追踪扫查。造影时记录注入造影剂压力大小,注入造影剂量,造影剂反流量以及注入造影剂时患者的疼痛程度等。

(二) 子宫输卵管超声造影观察内容

1. **宫腔显影相**　观察宫腔充盈大小,形态,宫腔内有无充盈凹陷、凸起或充盈缺损。

2. **输卵管显影相**　观察输卵管走行是否柔顺、光滑或是僵硬、纤细等,输卵管形态有无过度扭曲、反折、盘旋和局部膨大等,输卵管内造影剂流动连续性,两侧显影时间是否一致或存在同步性差异。

3. **盆腔显影相**　观察造影剂从伞端溢出的形态,溢出的方向及溢出量的多少;卵巢周围造影剂包绕的形态,如环状、半环状等,子宫周围造影剂包绕的连续性;盆腔内造影剂分布的均匀性、对称性。

4. **逆流观察**　子宫肌层和子宫周围静脉丛内有无造影剂强回声影像。

(三) 子宫输卵管超声造影注意事项

1. **造影前**

(1) 详细了解病情,掌握适应证,严格宫腔置管前妇科检查和实验室检查。

(2) 调节宫腔置管后水囊大小,如水囊过大,患者常有人流反应综合征的症状,症状较重时,应适度缩小水囊,待症状减轻后再行造影检查。

(3) 告知患者子宫输卵管造影检查过程,以消除患者的紧张情绪。

2. **造影中**

(1) 实时三维造影过程中探头始终保持不动,注入造影剂的同时旋转仪器 x 轴从子宫冠状面观察显影图像,并根据双侧输卵管显影状态适度微调 x、y、z 轴,便于实时观察输卵管显影全程影像。

(2) 如果需要补充进行二维造影,应首先观察卵巢周围造影剂包绕和盆腔造影剂弥散情况,并存储图像后在进行二维造影。

(3) 造影时推注造影剂阻力较大,不要强行加压推注以免引起输卵管损伤,输卵管积液时,注入造影剂的总量不应过多,避免积液的输卵管过度膨大,造成患者持续性明显疼痛或输卵管损伤。

(4) 进行宫腔造影时,建议采用生理盐水,并将水囊缩小并尽量多的显露子宫腔。

3. **造影后**

(1) 患者应留观 15~30min,观察有无与造影相关的副反应或不适,以便及时处理。

(2) 预防性应用抗生素 3 天,嘱咐患者 2 周内禁止性生活。

三、子宫输卵管超声造影临床应用

(一) 输卵管通畅度的评价

1. **输卵管通畅**　注入造影剂后输卵管管腔内造影剂持续快速流动,输卵管全程呈连续条带状高增强,走行自然、柔顺,管径粗细均匀、光滑,伞端大量造影剂溢出。卵巢周围呈环状强回声带,子宫周围及盆腔内造影剂微气泡弥散连续、均匀。注入造影剂无阻力、无反流,患者轻度或无明显疼痛(图 16-25)。

2. **输卵管阻塞**　输卵管近端阻塞者,注入造影剂后宫腔膨胀,宫角圆钝,输卵管全程不显影或近宫角部输卵管部分显影。远端阻塞者宫腔膨胀,输卵管近端或中远端部分显影,输卵管走行形态异常,如管径纤细、明显扭曲、盘旋、角状反折或远端膨大等,伞端未见造影剂溢出。卵巢周围无环状强回声带,子宫周围及盆腔内未见造影剂弥散。注入造影剂阻力较大、反流量多,患者疼痛明显(图 16-26)。

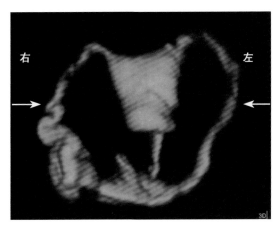

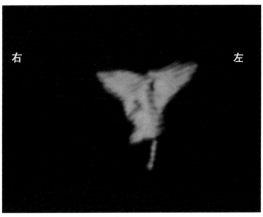

图 16-25　超声造影显示两侧输卵管走行柔顺,粗细均匀,伞端见造影剂溢出(箭)

图 16-26　超声造影显示宫腔呈倒三角形,两侧输卵管未显影

3. 输卵管通而不畅　注入造影剂后输卵管管腔内造影剂流动缓慢,输卵管可全程呈连续性或不连续性条带状显影,走行形态局部或全程纤细、僵硬、结节状、明显扭曲、角状反折或远端逐渐膨大,伞端见少量造影剂溢出。卵巢周围见半环状或不连续半环状强回声带,子宫周围及盆腔内见少量造影剂回声,弥散不均匀或不对称。注入造影剂时有阻力,有反流,患者疼痛(图16-27)。

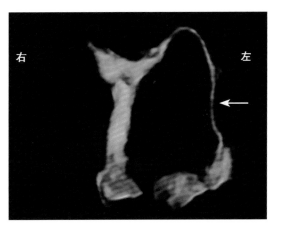

(二) 子宫腔病变超声造影应用

1. 子宫内膜息肉、子宫黏膜下肌瘤　阳性造影剂显示内膜不光整,凹陷或凸起,较大的息肉或肌瘤显示充盈缺损。阴性造影剂如生理盐水造影子宫内膜息肉显示宫腔内单个或多个等回声团块,蒂部可窄或宽

图 16-27　超声造影显示左侧输卵管全程纤细(箭),伞端少量造影剂溢出,右侧输卵管近端阻塞未显影

(图 16-28A);子宫黏膜下肌瘤在阴性造影剂应用后显示宫腔内单个或多个低回声团块,基底较宽,深入子宫肌层,局部内膜连续性中断(图 16-28B)。

2. 宫腔粘连　宫腔粘连按照粘连程度不同分为轻度宫腔粘连,中度宫腔粘连和重度宫腔粘连。轻度宫腔粘连面积累计少于 25%,粘连部分比较薄而且比较纤细,中度宫腔粘连面积累计达到宫腔的 25% ~ 75%,重度宫腔粘连面积累计 >75%,粘连带较厚。重度宫腔粘连阳性造影剂显示宫腔充盈缺损或宫腔仅少部分显影,轻度宫腔粘连大多难以清晰显示。生理盐水造影轻度宫腔粘连则显示宫腔内细条状、膜状或网状光带,两端与宫壁相连,重度宫腔粘连注入生理盐水宫腔膨胀受限,内壁不光整(图 16-29)。

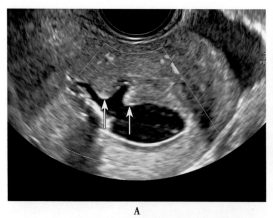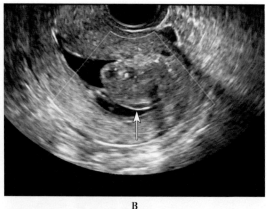

A　　　　　　　　　　　　　B

图 16-28　子宫内膜息肉、子宫黏膜下肌瘤超声造影

A. 宫腔水造影显示凸入宫腔内呈等回声的息肉,基底较宽(箭);B. 宫腔水造影显示宫腔内黏膜下肌瘤,凸入宫腔>50%(箭)

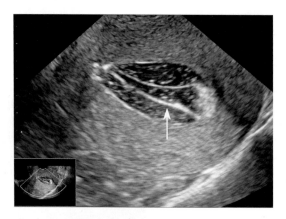

图 16-29　宫腔水造影显示宫腔粘连带呈条带状强回声连接于两侧宫壁间(箭)

四、子宫输卵管超声造影临床应用价值

(一) 临床应用优势

采用新型微泡型造影剂进行子宫输卵管超声造影,有经腹超声造影和经阴道超声造影两种方式。由于经腹部超声造影需充盈膀胱,且受肠道气体干扰,影响输卵管显影效果,中国医师学会超声医师分会《中国超声造影临床应用指南》推荐尽量采用经阴道方式检查。经阴道超声造影有二维或三维两种方式,经阴道二维子宫输卵管超声造影可分段追踪观察到输卵管各段,清晰地显示宫腔和输卵管各段在盆腔内的走行,以及卵巢周围造影剂包绕情况和盆腔内造影剂弥散的均匀程度,评估输卵管通畅度与"金标准"的腹腔镜检查具有良好的一致性。而经阴道三维子宫输卵管超声造影可获得清晰的输卵管全程空间立体走行图像,通过对存储的造影图像多角度任意旋转、剪切,获得的输卵管造影图像直观、逼真,便于观察,提高输卵管显示率,尤其是明显扭曲或盘曲,甚至成角反折的输卵管的显示率;降低了对操作者的依赖性,减少了检查时间。经阴道实时三维输卵管超声造影可动态观察到造影剂进入宫腔、在双侧输卵管内流动并从伞端流出,继而包绕卵巢和弥散至盆腔的顺序。

总之,应用新型微泡超声造影剂进行输卵管通畅度检查大大提高了判断的准确性,尤其是经阴道容积超声造影评估输卵管通畅性可多视野地观察输卵管在盆腔内的空间走行和立体形态,根据显影时相的不同实时观察造影剂显影过程,进一步提高了分析、判断输卵管通畅度的准确度。同时容积超声造影可获得异常输卵管显影形态如僵硬、扭曲、纤细、膨胀、角状反折和盘曲等。输卵管伞端造影剂溢出的异常形态为研究输卵管输送和拾卵功能提供了新的手段,已经成为一种新的筛查不孕症患者输卵管通畅性的检查方法。

(二) 临床应用局限性

虽然经阴道二维子宫输卵管超声造影可清晰地显示宫腔、输卵管、卵巢周围造影剂包绕情况和盆腔内造影剂弥散的情况,但由于输卵管走行常不在同一水平面上,追踪扫查需要一定操作技巧和经验,当输卵管明显扭曲或盘曲,甚至成角反折时,灰阶超声难以完整追踪显示和分辨其扭曲状态,而且当造影显示的输卵管强回声带与宫旁静脉丛逆流影像重叠或与流入盆腔的造影剂影像重叠以及输卵管自身反折、盘曲的影像重叠时,为观察输卵管走行方向和扭曲形态、判断梗阻部位、评估其通畅性带来一定难度。而经阴道三维子宫输卵管超声造影对检查仪器设备要求较高,需配备具有超声造影功能的腔内容积探头,检查操作与注入造影剂二者需良好配合,图像处理技术要求较高。另外在部分造影中输卵管远端发生快速移动的患者,受帧频影响,输卵管显影不连续,目前三维输卵管超声造影对输卵管狭窄程度,伞端造影剂溢出范围尚不能定量分析。对于剖宫产术后粘连导致子宫受牵拉位置较高的患者,经阴道超声造影时由于输卵管间质部位置较高,远场图像显影受影响,影响图像质量。

(三) 临床应用前景

随着微泡型造影剂、造影谐波成像和经阴道三维技术的进展和临床应用,子宫输卵管超声造影有了快速的发展。经阴道三维超声造影评估输卵管通畅度,提高了信噪比,大大改善了造影剂与组织之间的对比,不仅清晰地显示子宫输卵管的影像,还可实时立体再现输卵管在盆腔内的走行形态。因此,输卵管超声造影不再是简单地评估输卵管是否通畅,还可通过对子宫和输卵管显影形态观察,卵巢和盆腔造影剂分布状态,伞端造影剂溢出速度的快慢,溢出造影剂量的多少等观察,客观而全面地估测子宫、输卵管以及盆腔病变状态。在筛查输卵管源性不孕、判断不孕症患者预后、研究输卵管功能改变在不孕症中起到的作用等方面,受到越来越多研究者的关注,也为早期诊断和正确处理输卵管源性不孕提供了有价值的信息。总之,子宫输卵管超声造影在不孕症患者输卵管病变的诊断、治疗方案的制订等方面将发挥越来越重要的作用,值得临床广泛推广应用。

(王莎莎)

参考文献

[1] Suren A Q, Kulenkampff D. Visualization of blood flow in small ovarian tumor vessels by transvaginal color Doppler sonography after echoenhancement with injection of Levovist. Gynecol Obstet Invest, 1994, 38: 210-212

[2] 中国医师协会超声医师分会. 中国超声造影临床应用指南. 北京:人民卫生出版社,2017

[3] 管玲,杜润家,王丽云,等. 常规超声与超声造影诊断宫颈癌的对比分析. 中华医学超声杂志,2001, 8(4):863-867

[4] Darcy T J, Jayaram V, Lynch M, et al. Ovarian cancer detectednon-invasively by contrast-enhanced power Doppler ultrasound. Br J Obstet Gynecol,2004,111(6):619

[5] Duttad S, Wang F Q, Fleischer A C, et al. New frontiers for ovarian cancer risk evaluation:proteomics and con-

trast-enhanced ultrasound. Am J Roentgenol,2010,194(2):349-354

［6］赵密,陈欣林,杨小红,等.超声造影鉴别诊断附件区包块的良恶性.中国医学影像技术,2011,27(6):1251-1255

［7］王英变,王燕杰,王秀芬,等.经阴道超声造影在宫颈癌术前诊断中的临床应用价值研究.中华临床医师杂志,2013,7(13):5844-5849

［8］Testa A C,Timmerman D,Exacoustos C,et al. The role of CnTI-SonoVue in the diagnosis of ovarian masses with papillary projections:apreliminary study. Ultrasound Obstet Gynecol,2007,29(5):512-516

［9］张劲宜,朱元方.靶向超声微泡在卵巢癌诊断治疗中的研究进展.国际妇产科学杂志,2013,12(40):551-554

［10］Glassberg H,Kirkatrick J,Farrari V A,et al. Imaging studies in patients with heart failure:Current and evolving technologies. Crit Care Med,2008,36(1 Suppl):S28-S39

［11］张新玲,贺需旗,毛永江,等.超声造影评估宫颈癌化疗疗效.中国医学影像技术,2013,29(6):998-1001

［12］罗丽兰.不孕与不育.北京:人民卫生出版社,2013

［13］Sharif K,Coomarasamy A. Assisted reproduction techniques:challenges and management options. New jersey:Wiley-Blackwell Press,2012

［14］Richman T S,Viscomi G N,DeCherney A,et al. Fallopian tubal patency assessed by ultrasound following fluid injection. Work in progress. Radiology,1984,152(2):507-510

［15］Campbell S,Bourne T H,Tan S L,et al. Hysterosalpingo contrast sonography(HyCoSy)and its future role within the investigation of infertility in Europe. Ultrasound Obstet Gynecol,1994,4:245-253

［16］王莎莎,李叶阔,程琦,等.经阴道三维超声造影重建技术评价输卵管通畅性的初步探讨.中国超声医学杂志,2010,26:932-934

［17］王莎莎,程琦,朱贤胜,等.经阴道实时三维子宫输卵管超声造影的临床应用.中华超声影像学杂志,2013,5:51-54

［18］Zhou L,Zhang X,Chen X,et al. Value of three-dimensional hysterosalpingo-contrast sonography with SonoVue in the assessment of tuba lpatency. Ultrasound in Obstet Gynecol,2012,40(1):93-98

［19］王莎莎.子宫输卵管超声造影.北京:军事医学出版社,2012

［20］石一复.输卵管疾病.北京:人民军医出版社,2009

［21］杨敬英,周重英,孙雪芳,等.实时灰阶超声造影对输卵管阻塞的诊断价值.中华超声影像学杂志,2008,17:330-332

［22］张艳玲,张新玲,郑荣琴,等.经阴道子宫输卵管三维超声造影评价输卵管通畅性.中华超声影像学杂志,2011,20(4):318-320

［23］古淑芳,程琦,朱贤胜,等.低压推注造影剂在子宫输卵管超声造影中的应用.中国医学影像学杂志,2017,25(1):34-36

［24］范丽,王莎莎,程琦,等.子宫输卵管超声造影中负性造影剂对宫腔病变的诊断价值.中国医学物理学杂志,2015,32(3):347-351

［25］秦伟芳,刘慧,向红,等.靶向与非靶向超声造影对卵巢癌血管生成拟态的对比研究.中国超声医学杂志,2017,33(12):1123-1126

［26］林小娜,黄国宁,孙海翔,等.输卵管性不孕诊治的中国专家共识.生殖医学杂志,2018,27(11):1048-1056

第五篇

超声造影在溶栓治疗中的应用

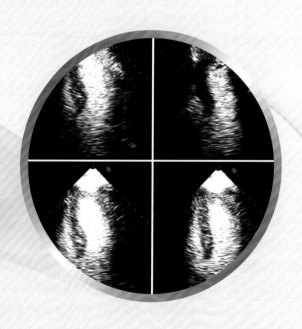

第十七章

超声造影的溶栓原理

自 1976 年 Trubenstein 最早使用超声溶解血栓至今已经 40 多年了,期间各国进行了一系列基础和临床研究,随着研究的不断深入进行,取得了一系列喜人的成果。临床研究主要集中在冠心病和脑卒中领域。最新研究表明,从诊断性探头发放的高机械指数脉冲和声学微泡联用,可以预防急性心肌梗死患者的微循环栓塞、改善心功能,成为 PCI 治疗的补充手段。脑卒中领域著名的 CLOTBUST 试验发现,重组组织型纤溶酶原激活剂(rt-PA)和超声造影联用时,血管的再通率达到 83%,远远高于单用 rt-PA 的 50%。相信未来会开展更多相关多中心的随机对照临床试验,为超声造影在临床的应用奠定更多的实践基础,同时也为心脏和脑组织微循环障碍的治疗提供新的治疗方法。

超声造影介导的溶栓作用既往在不同的实验室、不同的实验条件都得到了验证,无论是联合 rt-PA 还是不联用 rt-PA,无论是低频($40\sim500kHz$)还是高频($1\sim5MHz$)超声,无论是靶向微泡还是非靶向微泡,无论是短脉冲还是长脉冲,无论是低机械指数还是高机械指数。目前,超声造影产生溶栓的生物学作用认为与空化效应等机制有关,以下就对相关机制做一综合回顾。

一、早期的超声造影溶栓实验

体外的实验显示声学造影剂和超声、溶栓药物一起使用时,展示了额外的促纤溶作用,这种作用不能仅仅用酶活性的增强解释还与微泡的机械作用相关,由其形成的降解产物大小和酶溶是基本相同的。超声造影促进溶栓的疗效也在动物模型上得到证实,包括兔股动脉闭塞、犬冠状动脉、猪颅内动脉闭塞的模型。然而,实验也显示由热效应产生的一些副作用,例如皮肤的损伤、皮下组织的变化等。因此,超声造影剂很可能作为促进溶栓效果的手段来使用,而且有望用于局部药物和基因释放。(表 17-1)

第一个描述超声增强血管内血栓溶解的实验是 1976 年在犬的股静脉和髂静脉开展的。Pfaffenberger 回顾了一系列超声在体外和体内外周血管都增强纤溶疗效的实验。体内严控的实验也显示高频率导管或者经皮超声能完美地溶解血栓。成功的参数包括:频率从 27Hz 到 1.0MHz、强度从 $0.13W/cm^2$ 至 $160W/cm^2$、占空比从脉冲到连续多普勒。

表 17-1　超声造影早期的溶栓实验

作者	频率	强度	模式	治疗时间	药物	设计	结果
				体外实验			
Tachibana 等(1995)	170kHz	$0.5W/cm^2$	PW	3min	Albunex;UK	微泡扩散;15个血块/每组	US + ABX + UK 组溶栓效果最好
Porter 等 (1996)	20kHz	$40W/cm^2$	CW	2min	PESDA, RASDA; UK	微泡扩散;8~25个血块/每组	US+PESDA+UK 组溶栓效果最好
Nishioka 等 (1997)	24.8kHz	$2.9W/cm^2$	CW	3min	DDFP;无溶栓药	微泡扩散;8个血块/每组	US+DDFP 组溶栓效果最好
Wu 等 (1999)	20kHz, 1MHz	0.9,5.0, 420kPa	PW	5/30min	MRX-408(GP Ⅱb/Ⅲa);UK	微泡扩散;6个血块/每组	US + MRX-408+/-UK组溶栓效果最好
Mizushige 等 (1999)	10MHz	$1.02W/cm^2$	CW	10min	DDFP,SH-U508A; Tisokinase	导管-探头;微泡扩散;组织学检测	US + DDFP + tPA 组溶栓效果最好
Kondo 等 (1999)	10MHz	$0.5W/cm^2$	CW+PW	5/10min	SH-U508A;tPA	导管-探头;微泡扩散;5~10个血块/每组	US+SH-U508A+tPA 组溶栓效果最好
Atar 等 (2001)	27kHz	高强度	CW	5min	Optison; tPA, Heparin, Tirofiban	微泡扩散	超声能增强药物溶栓效果
				动物模型			
Nishioka 等(1997)	20kHz	$1.5W/cm^2$	CW	最高 4× 10min	DDFP;无溶栓药	髂股动脉(17只兔);经皮超声;组织学检测	US + DDFP 组溶栓效果最好
Birnbaum 等(1998)	37kHz	—	PW	最高 4× 15min	PESDA;无溶栓药	髂股动脉(10只兔);经皮超声;组织学检测	只有 US + PESDA组溶栓治疗成功
Siegel 等 (2001)	20~37kHz	1.5~160W/cm²	PW	最高 4× 15min; 20/90/180min	DDFP, PESDA; SK,tPA,Heparin	髂股动脉(74只兔)/冠状动脉-前降支(24只犬);组织学检测	US+微泡组溶栓效果显著增强
Culp 等 (2003)	1MHz	$2.2W/cm^2$	PW	24min	Optison;无溶栓药	7只猪;US + Optison vs US+盐水	US + Optison 组溶栓效果最好

注:CW. 连续多普勒;PW. 脉冲多普勒;US. 超声;UK. 尿激酶;PESDA.氟碳气体声振右旋白蛋白微泡;ABX. 白蛋白微泡;RASDA. 空气声振右旋白蛋白微泡;DDFP. 十二氟戊烷微泡;tPA.组织型纤溶酶原激活物;Heparin. 肝素;Tirofiban.替洛非班。

二、空化效应机制的探讨

超声造影溶栓的主要机制之一是空化效应。空化效应定义为微泡的迅速伸展和塌陷，通常分为稳定空化和惯性空化两种类型，顾名思义，稳定空化通常是在较低的声压时产生的。在低声场作用下，微泡发生均衡的压缩和膨胀，产生稳定空化（stable cavitation）。在高声场作用下，微泡的压缩膨胀变得不均衡，甚至破裂，产生的切应力和流束（fluid microjet）能够穿透甚至瓦解血栓，此过程称为惯性空化（inertial cavitation）。空化效应在血栓表面产生轴向加速度、声流和高流速压力阶差，从而形成微射流。微射流现在被认为是超声溶栓最主要的机制之一，体外实验证实了微射流中发放的流束可以穿透血栓并且促进纤溶药物的渗透。

因为微泡可以作为空化核来使用，因此产生空化效应的声压阈值在微泡存在时是明显降低的。既往实验证明超声造影能够粉碎血栓，即使没有纤溶药物也能溶解血栓。此外，通过对微泡黏附配体，可以增加微泡对血栓的亲和力，增加超声造影对血栓的显影及进一步发挥溶栓效果。在间断高机械指数触发下，GpⅡb/Ⅲa 受体靶向微泡比一般的普通微泡更能可以改善急性 ST 段抬高型心肌梗死猪模型的微循环灌注。这种靶向技术也被用于治疗急性卒中和颈动脉血栓的动物模型。

Xie 等发现在猪前降支发生持续性闭塞模型上，超声造影通过微泡的空化效应可以成功产生溶解微血栓、改善心肌微循环灌注的效果（图 17-1）。Porter 等在犬的 AMI 模型上，进一

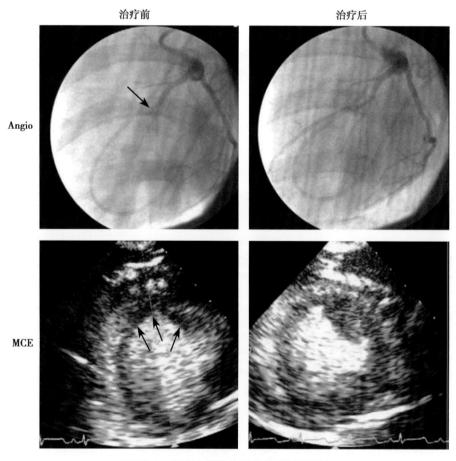

图 17-1　超声介导微泡治疗急性冠脉闭塞

显示治疗后心外冠脉得到开通，伴随着对应心肌微循环灌注的恢复

步地头对头比较短脉冲超声和长脉冲超声对开通前降支急性闭塞冠脉的疗效。结果发现，和对照组相比，短脉冲超声组和长脉冲超声组均改善急性心梗动物的室壁运动，降低心电图胸前导联 ST 段下降的程度。但是只有长脉冲超声能提高治疗后 30min 的罪犯血管的开通率。长脉冲超声优于短脉冲超声的主要原因可能在于长脉冲使得微泡的空化效应更长、更持久，从而可能更强有力地溶解大血管的血栓和心肌微循环的微栓塞。

超声造影增强血栓溶解的过程也包括了惯性空化效应以外的其他机制。有研究证实50% 以上的血栓溶解来源于惯性空化以外的其他作用。Datta S 证实了 1MHz 超声增加 rt-PA溶栓主要依赖于稳定空化，而非惯性空化（图 17-2）。在这个实验中，血栓被给予四种不同方式的超声治疗：无空化效应（0.15MPa），单纯 rt-PA，单纯稳定空化（0.24MPa），稳定和惯性空化联合（0.36MPa）。同时使用被动空化信号监测 120kHz 的空化阈值（80% 占空比，1667Hz 脉冲重复频率），血栓融化比例最高的是单纯稳定空化（0.24MPa）组，其次为稳定和惯性空化联合（0.36MPa）组，这些研究都提示高声压作用时超声没有进一步额外的溶栓作用。

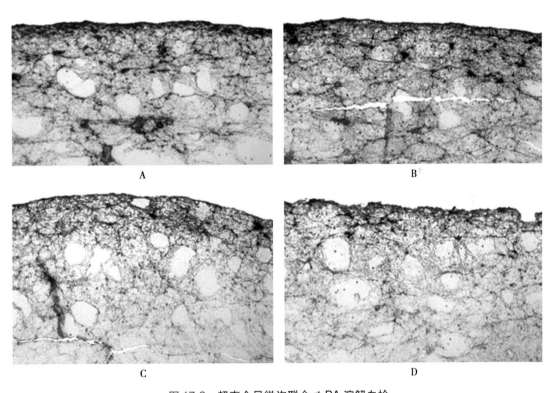

图 17-2　超声介导微泡联合 rt-PA 溶解血栓

A. 对照组；B. 单纯超声组；C. 单纯 rt-PA 组；D. rt-PA+超声（0.24MPa）治疗组，血栓表面变得不规则

在低能量状态下，超声可以通过微流促进流体运动，超声的能量激发血栓附近的血液，促进 rt-PA 和血栓的接触，产生的压力波增加 rt-PA 向纤维蛋白网的渗透。在高能量状态下，超声波可以把 rt-PA 直接和纤维蛋白网相连接，因为 rt-PA 和纤维蛋白的连接增强了，所以纤维蛋白的十字交叉连接减弱了，反过来又促进 rt-PA 的连接。进一步研究证明，用120kHz 超声产生了持续的空化效应溶解血栓，此过程中检测到大量提示稳定空化的超谐波信号，表明稳定空化在溶栓过程中发挥了重要作用。如图 17-3，经不同治疗后，利用带绿色

荧光的抗 rt-PA 抗体和带红色荧光的抗纤溶酶原（plasminogen）抗体检测血栓 rt-PA 和 plasminogen，可以看出 rt-PA+微泡+超声组，两种荧光对血栓的渗透最深，表明微泡+超声增强了 rt-PA 在血栓上的渗透作用。

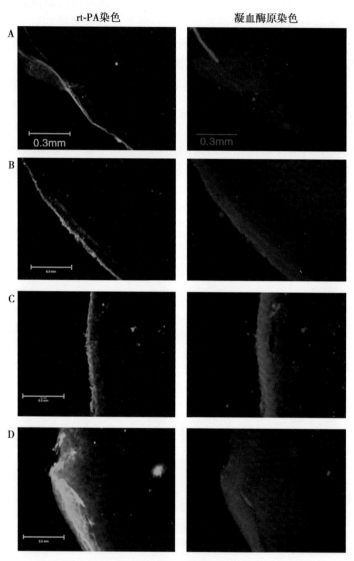

图 17-3　超声介导微泡联合 rt-PA 溶解血栓后的荧光图

A. 单纯超声组；B. 单纯 rt-PA 组；C. rt-PA 加超声（0.32MPa）组；
D. rt-PA+微泡+超声（0.32MPa）组，最显著的 rt-PA 和纤溶酶原穿透见于 D 组

　　迄今为止，产生最佳溶栓效果的超声参数例如声压、频率、脉冲长度等仍未得知。一般认为，对经胸超声而言，较低频率的超声应该会增加血栓的溶解，因为低频时产生空化效应的阈值会低一点。此外，低频会减少经胸的超声衰减，对深部的血管内栓子会更为合适。使用较高频率（>1MHz）的超声如果治疗性的负声压和占空比过高时会出现潜在性的问题。Nilsson 等把人体血栓暴露于 1MHz 或 170kHz 的超声中，当输出功率<2W/cm^2 时，两个频率产生的溶栓效果没有差别。在 1MHz 连续脉冲时若使用较高的功率输出，会

矛盾性地发生血栓增加的现象(图17-4)。事实上在较高声压时使用连续多普勒可能会通过血小板激活增加血栓形成。Riggs等发现使用1MHz、2W/cm² 的连续多普勒会增加急性股动脉血栓的血小板激活,进一步的体内实验也确认了这一点,1MHz、6.3W/cm² 的连续多普勒会造成更快的血管堵塞。值得注意的是同样的频率和功率输出在低占空比时仍然是能够增加溶栓的。

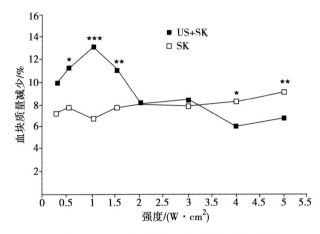

图 17-4 在使用(■)或不使用(□)1MHz 超声照射 30min 后,超声对血凝块重量的影响

0.5W/cm² 和 1.5W/cm² 之间的强度使溶解显著增加,而在使用 4W/cm² 和 5W/cm² 时,超声的作用相反。($^*p<0.05$, $^{**}p<0.01$, $^{***}p<0.001$)

从临床的角度看,使用较高频率进行溶栓是有较多优点的。如果高频(1~2MHz)和低频一样是同等有效的,诊断性的成像频率就可以使用。在使用高声压造成血栓溶解之前,可以先使用成像频率观察微泡是否到达感兴趣区域。这种成像指引的方法和常规无成像指引的方法相比,被证明可以使血管内血栓达到更高的溶解率。使用诊断性的 1.5MHz 探头观察到心腔内的血栓时,同步使用高机械指数的脉冲进行治疗,疗效和开通急性血栓的1MHz 探头是一样的。

三、超高速成像系统的进一步探讨

我们知道,当外来驱动压力是1MPa、频率1MHz 时,微泡此时是以每秒钟100万次的频率做反复的压缩和膨胀运动,那每个压缩-膨胀的周期时间为1μs。美国匹兹堡大学 Villan-uevaFS 教授建立全美第一台 Brandaris 超高速成像系统(Brandaris Ultra-high-speed Imaging System),具有 64 Digital CCD cameras(1 392×1 040 像素),能够实现每秒钟拍摄多达 2 500 万帧(25 million frames per second,25MFPS)的图像,能够在短至 40ns 的时间间隔内观察微泡的变化。无疑,这种超速成像系统成为研究各种声学参数对微泡形态及性能影响的强大武器。其团队采用长脉冲(≥100cycle)的超声新参数,发现微泡首先发生惯性空化,然后形成大小不等的气体为核心的聚合物,而且继续发生震荡、分解,又有新的聚合物形成,如此循环反复,这个过程被称为"瀑布空化"。

同时通过 Brandaris 超速成像系统发现,微泡发生空化效应时会在血栓的表面发生反复的压缩和回塑,发挥类似"虫蚀样"的效果,最终在血栓表面形成大小不等的凹陷孔(invagination），为长脉冲超声微泡溶解微血栓提供了有力证据。而超高速成像系统的时间观察量程可短至 0.04μs，由此能直接观察到震荡的微泡对其周围的血栓所产生的直接机械作用是超声造影产生血栓溶解、破裂的原因。如图 17-5 所示，原始的 Bjerknes 导致微泡震荡向血栓侵入，新生成的微泡在超声作用下发生持续的伸展和回缩，最终导致血栓表面的溶解和变形。

血栓边缘

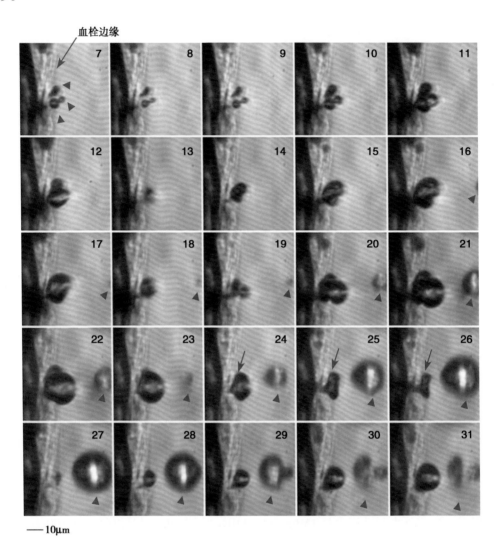

——10μm

图 17-5　1MHz, 1.5MPa 治疗超声条件下的微泡形态变化
第 7 帧图显示，血栓旁边（长箭）为微泡（短箭），拍摄速度为 500 万帧/s；成功的帧图像之间的时间间隔为 200ns；原始的 Bjerknes 导致微泡震荡向血栓侵入，第 16 帧图显示，有新微泡生成；第 17~31 帧图显示，该新生微泡发生持续的伸展和回缩，最终导致血栓表面的变形

　　Leeman 等进一步在活体动物上探索了长脉冲超声联合微泡溶解微血栓的效果，其使用频率为 1MHz，声压为 0.6~1.5MPa，脉冲重复频率 0.33Hz 的超声，发现在同等声压的情况下，微血栓的溶解程度越随着脉冲长度的增加而增加。Pacella 等通过造成急性大鼠的下肢缺血，制备下肢骨骼肌微循环栓塞的模型，然后给予脂质微泡和长脉冲超声照射，也得到了类似的结果，和超速成像系统得到的结果相互印证。

至今，我们对产生体内最佳溶栓效果的超声频率、功率、占空比、脉冲类型仍然不得而知，而且在实际中也难以测试以上的所有参数和众多组合。我们亦不知道对缺血组织产生保护作用的最佳超声参数，它们和溶栓参数是不是相同也不得而知。超声造影产生溶栓效果的确切机制，仍是一个尚未被完全了解的领域。不过我们相信，随着影像学技术的不断进步，影像设备的日新月异，对超声溶栓机制的探索将会永不止步，一个全面治疗心脏和脑组织缺血的时代已经到来。

（陈向辉）

参考文献

[1] Trübestein G, Engel C, Etzel F, et al. Thrombolysis by ultrasound. Clin Sci Mol Med, 1976, 3(s3):697s

[2] Jr MW, Tsutsui JM, Tavares BG, et al. Diagnostic Ultrasound Impulses Improve Microvascular Flow in Patients With STEMI Receiving Intravenous Microbubbles. J Am Coll Cardiol, 2016, 67(21):2506-2515

[3] Nishioka T, Luo H, Fishbein MC, et al. Dissolution of thrombotic arterial occlusion by high intensity, low frequency ultrasound and dodecafluoropentane emulsion: an in vitro and in vivo study. J Am Coll Cardiol, 1997, 30(2):561-568

[4] Birnbaum Y, Luo H, Nagai T, et al. Noninvasive In Vivo Clot Dissolution Without a Thrombolytic Drug. Circulation, 1998, 97(2):130

[5] Siegel RJ, Atar S, Fishbein MC, et al. Noninvasive Transcutaneous Low Frequency Ultrasound Enhances Thrombolysis in Peripheral and Coronary Arteries. Echocardiography, 2010, 18(3):247-257

[6] Culp WC, Erdem E, Roberson PK, et al. Microbubble potentiated ultrasound as a method of stroke therapy in a pig model: preliminary findings. J Vasc Interv Radiol, 2003, 14(11):1433-1436

[7] Rosenschein U, Gaul G, Erbel R, et al. Percutaneous Transluminal Therapy of Occluded Saphenous Vein Grafts: Can the Challenge Be Met With Ultrasound Thrombolysis?. Circulation, 1999, 99(1):26-29

[8] Riggs PN, Francis CW, Bartos SR, et al. Ultrasound enhancement of rabbit femoral artery thrombolysis. Cardiovasc Surg, 1997, 5(2):201-207

[9] Pfaffenberger S, Devcic-Kuhar B, Kastl SP, et al. Ultrasound thrombolysis. Thromb Haemost, 2005, 94(01):26-36

[10] Datta S, Coussios CC, Mcadory LE, et al. Correlation of cavitation with ultrasound enhancement of thrombolysis. Ultrasound Med Biol, 2006, 32(8):1257-1267

[11] Porter TR, Leveen RF, Fox R, et al. Thrombolytic enhancement with perfluorocarbon-exposed sonicated dextrose albumin microbubbles. Am Heart J, 1996, 132(5):964-968

[12] Everbach E, Francis C. Cavitational mechanisms in ultrasound-accelerated thrombolysis at 1 MHz. Ultrasound Med Biol, 2000, 26(7):1153-1160

[13] Prokop AF, Azita S, Roy RA. Cavitational mechanisms in ultrasound-accelerated fibrinolysis. Ultrasound Med Biol, 2007, 33(6):924-933

[14] Holland CK, Apfel RE. Thresholds for transient cavitation produced by pulsed ultrasound in a controlled nuclei environment. J Acoust Soc Am, 1990, 88(5):2059-2069

[15] Datta S, Coussios CC, Ammi AY, et al. Ultrasound-Enhanced Thrombolysis Using Definity as a Cavitation Nucleation Agent. Ultrasound Med Biol, 2008, 34(9):1421-1433

[16] Feng X, Lof J, Matsunaga T, et al. Diagnostic Ultrasound Combined With Glycoprotein Ⅱb/Ⅲa-Targeted Microbubbles Improves Microvascular Recovery After Acute Coronary Thrombotic Occlusions. Circulation, 2009, 119(10):1378-1385

[17] Culp WC, Porter TR, John L, et al. Intracranial clot lysis with intravenous microbubbles and transcranial ul-

trasound in swine. Stroke：a journal of cerebral circulation，2004，35(10)：2407-2411

［18］ Bing W，Li W，Xiao-Bo Z，et al. Thrombolysis effect of a novel targeted microbubble with low-frequency ultra-sound in vivo. Thromb Haemost，2008，99(02)：356-361

［19］ Feng X，Jeroen S，Shunji G，et al. Coronary and microvascular thrombolysis with guided diagnostic ultrasound and microbubbles in acute ST segment elevation myocardial infarction. J Am Soc Echocardiogr，2011，24(12)：1400-1408

［20］ Feng X，Shunji G，Juefei W，et al. Diagnostic ultrasound induced inertial cavitation to non-invasively restore coronary and microvascular flow in acute myocardial infarction. Plos One，2013，8(7)：e69780

［21］ Nilsson AM，Odselius R，Roijer A，et al. Pro- and antifibrinolytic effects of ultrasound on streptokinase-in-duced thrombolysis. Ultrasound Med Biol，1995，21(6)：833-840

［22］ Porter TR. The utilization of ultrasound and microbubbles for therapy in acute coronary syndromes. Cardio-vasc Res，2009，83(4)：636-642

［23］ Waxman S，Mittleman MA，Zarich SW，et al. Angioscopic Assessment of Coronary Lesions Underlying Thrombus. Am J Cardiol，1997，79(8)：1106-1109

［24］ Kornowski R，Meltzer RS，Chernine A，et al. Does external ultrasound accelerate thrombolysis？Results from a rabbit model. Circulation，1994，89(1)：339-344

［25］ Tsutsui JM，Xie FM，Johanning Jason MD，et al. Treatment of Deeply Located Acute Intravascular Thrombi With Therapeutic Ultrasound Guided by Diagnostic Ultrasound and Intravenous Microbubbles. J Ultrasound Med，2006，25(9)：1161-1168

［26］ Xie F，Lof J，Everbach C，et al. Treatment of acute intravascular thrombi with diagnostic ultrasound and intra-venous microbubbles. JACC Cardiovasc Imaging，2009，2(4)：511-518

［27］ Chen X，Leeman JE，Wang J，et al. New Insights into Mechanisms of Sonothrombolysis Using Ultra-High-Speed Imaging. Ultrasound Med Biol，2014，40(1)：258-262

［28］ Leeman JE，Kim JS，Yu FTH，et al. Effect of Acoustic Conditions on Microbubble-Mediated Microvascular Sonothrombolysis. Ultrasound Med Biol，2012，38(9)：1589-1598

［29］ Pacella JJ，Brands J，Schnatz FG，et al. Treatment of Microvascular Micro-embolization Using Microbubbles and Long-Tone-Burst Ultrasound：An inVivo Study. Ultrasound Med Biol，2015，41(2)：456-464

第十八章

超声造影剂微泡在溶栓治疗中的应用

除常规作为造影剂用于诊断之外,人们愈发关注超声造影剂在治疗领域的作用。在既往治疗领域的应用中,造影剂微泡可帮助药物或基因在体内进行传递。研究发现微泡在超声照射下发生空化效应时,可以诱导细胞膜发生渗透性变化,促使药物或基因转移至细胞质。同时,超声联合微泡还可以改变血管壁的通透性并促使药物外渗到周围组织,如帮助肿瘤药物扩散至血管外增强其抗肿瘤效果。目前在临床治疗中主要关注超声造影剂在溶栓治疗领域中的应用,特别是在缺血性卒中的应用。

第一节　超声造影剂微泡在血管再通中的作用

研究显示造影剂微泡在超声溶栓治疗过程中主要有两方面作用:一方面增强超声空化效应或增强内外源性组织型纤溶酶原激活物(tPA)活性来直接溶解血栓;另一方面通过直接的机械作用溶解微血管血栓,克服血流再灌后因微循环栓塞导致的无复流,从而改善缺血组织或器官的再灌注预后。

一、减小血栓体积

目前,大量的研究证明造影剂微泡能增强超声的溶栓作用。在体外有不同定量的方法用来评估溶栓治疗的效果,其中与临床最相关的评价指标是血栓质量改变。早期在体外的溶栓实验,科研人员常常用血栓质量变化多少作为结局来评价微泡促溶作用的效果。在溶栓过程中,人们发现不管使用高频还是低频超声,超声微泡联合 tPA 都比超声联合 tPA 或单用 tPA 溶解血栓的质量更多。例如,陈向辉等人观察了应用长脉冲超声条件下,脂质体微泡协同 tPA 的溶栓效果。结果表明长脉冲超声联合造影剂微泡辅助 tPA 溶栓效果良好。在凝块质量称量过程中,人们常将血栓凝块暂时吸干并置于刻度尺上进行测量。虽然操作上较为简单,但确保测量的可靠性及可重复性却极为困难,因为凝块质量很大程度取决于凝块中水含量,而短暂吸干难以确保凝块中的水含量在各组间保持一致。此外,凝块模型本身变异性较大,如有研究发现血栓回缩才是决定溶栓治疗效果的主要因素。除了使用凝块质量变化作为溶栓效果比较的指标,还有研究人员将诊断性超声在溶栓治疗期间测量到的凝块横截面变化大小作为结局指标。两种测量指标均显示造影剂微泡能增强超声的空化溶栓作用。还有研究将血栓置于光学透明管中通过光学测量凝块直径变化作为结局。例如 Petit 等人的一项研究在超声溶栓时使用光学透明管测量凝块直径发现有微泡存在时凝块直径显著减少,而且其大小取决于声压强度并且减少部位仅局限于超声照射区域。尽管单用超声微泡而无溶栓药物时凝块直径变化相对较小,但达到相同溶栓效果时造影剂微泡可显著降低所需的tPA剂量。

　　总体而言,超声联合微泡的溶栓效果在体外有 tPA 情况下已得到有力证实,但在没有溶栓药物的前提下超声联合微泡溶栓效果尚不清楚。通常来说超声联合微泡两者溶栓治疗效果比单用超声溶栓治疗更佳,但低于溶栓药物、微泡和超声三者的联合治疗。然而,根据实验条件的不同,溶栓治疗效果也存在显著差异。事实上,虽有研究使用超声微泡而无 tPA 作为对照组进行溶栓,但少有研究将此策略单独作为溶栓治疗方式在体外进行实验。这可能是因为药物溶栓依然是临床溶栓治疗的"金标准",并且超声联合微泡通常认为是辅助溶栓的治疗方式。虽然联合治疗能显著减少药物溶栓剂量但仍然不能替代溶栓药物。另外,超声联合微泡在体内溶栓治疗时,有内源性 tPA 参与溶解小凝块,这使得体外模型不加 tPA 难以与体内模型进行比较。

二、改善微循环

　　造影剂微泡因其直径较小,可随血流灌注到微血管,并介导增强超声的空化效应而破坏微血栓,从而改善微血栓所致的微栓塞。宾建平团队的既往研究已证明超声联合造影剂微泡能有效改善体内外微脉管系统的微血栓栓塞。本小点将对此一一阐述。

(一) 体外实验

　　研究显示造影剂微泡不仅能增强超声溶解主干血管闭塞相关的大血栓,而且还有助于超声溶解微血栓从而改善血栓栓塞后的微循环灌注。微血栓栓塞是缺血再灌损伤后组织或器官无复流的主要原因之一。造影剂微泡能辅助超声溶解微血栓无疑对改善临床堵塞性血栓疾病,如缺血性卒中和心肌梗死,具有十分重要的意义。本课题组前期在体外闭塞的微脉管系统的流动模型中证明了造影剂微泡增强超声溶解微血栓的效果。首先,在体外构建白色血栓(platelet-rich thrombus,PRT)和红色血栓(erythrocyte-rich thrombus,ERT)。在液氮中冷冻后,将大血栓机械粉碎。然后将得到的微小血凝块通过直径为 $100\mu m$ 的筛网过滤,并将符合条件的微小血凝块保留在直径为 $70\mu m$ 的筛网上 3 次,以收集尺寸为 $70\sim100\mu m$ 的微血栓。苏木精和伊红染色及扫描电子显微镜均证明白色大血栓由致密的纤维蛋白-血小板网络和少数红细胞组成,而红色大血栓由聚集的红细胞组成。新制备的白色大血栓具有比红色大血栓相对松散的结构和更多的微通道。然后将制备的白色和红色微血栓(3h 凝固年龄)随机分为 5 组:对照组,超声组(US),超声联合微泡组(US+MB),重组组织型纤溶酶原激活剂(r-tPA)和 US+MB+r-tPA 组来评估超声联合微泡溶解微血栓的功效。

　　其次,将悬浮在脱气的磷酸盐缓冲盐水中的微血栓注入体外微脉管流动系统,直到过滤网的上游压力达到约40mmHg。在超声组中,由具有对比脉冲序列程序的 4V1c 换能器进行超声暴露(机械指数:1.9,频率:2MHz)。将传感器水平固定在水中并浸入距离网中心 35mm 处,使网保持在仰角平面(5mm)内,如图 18-1 所示。治疗以间歇方式持续 30min(5s 脉冲开启,10s 脉冲关闭)。在 r-tPA 组中,将 0.02mg/ml r-tPA 以 1.5ml/min 的速度注入流动系统。将造影剂微泡在脱气的磷酸盐缓冲盐水中稀释至 2×10^6 微泡/ml 的浓度。在 US+MB 组中,微泡以 1.5ml/min 的速度注入流动系统。在 US+MB+r-tPA 组中,将微泡(2×10^6 微泡/ml,1.5ml/min)和半剂量的 r-tPA(0.01mg/ml,1.5ml/min)两者注入流动系统。US+MB 和 US+MB+r-tPA 组的超声治疗参数设置与 US 组相同。对照组未接受任何

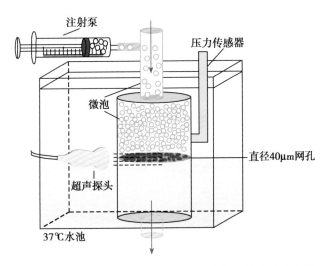

图 18-1　超声联合造影剂微泡体外微脉管系统的流动模型
进行溶栓治理的示意图

治疗。压力变化的百分比通过(处理后压力−预处理压力)/预处理压力×100%来计算。最后,结果显示 US+MB(PRT:77.81%±3.64%;ERT:78.75%±2.99%) 和 US+MB+r-tPA 组与对照组相比(PRT:5.63%±3.20%;ERT:6.25%±2.99%) 的压力下降更大(PRT:79.69%±3.64%;ERT:91.56%±3.52%),但白色血栓和红色血栓在超声组和对照组相似。对于白色血栓,在 r-tPA 组(41.88%±5.30%)治疗后网状物上游压力下降明显低于 US+MB 组(77.81%±3.64%),但在 US+MB 和 US+MB+r-tPA 组(79.68%±3.64%)治疗后压力下降相似。相反,对于红色血栓,r-tPA(76.25%±3.54%)和 US+MB 组治疗后压力下降相似,但 US+MB+r-tPA 组显著升高。这些结果表明即使在没有 r-tPA 情况下,超声联合造影剂微泡治疗也能取得和 r-tPA 类似的溶栓效果,甚至在特殊的白色血栓组,超声联合微泡治疗的效果还可能优于 r-tPA。

(二)体内实验

1. 改善肠系膜微循环　笔者实验室卢永康等人前期研究在大鼠肠系膜微动脉上探讨过超声联合微泡溶栓治疗的效果,并发现超声联合造影剂微泡能有效溶解肠系膜上的红白微血栓。先在大鼠体内诱导肠系膜微血栓形成。将雄性 SD 大鼠(200~250g)用腹腔内注射戊巴比妥钠(50mg/kg)麻醉并固定在侧卧位。在实验期间,将肠系膜和肠段拉过腹部切口并诱导肠系膜微血栓形成。将小滤纸用 5%氯化铁饱和并置于选定的肠系膜微血管(直径 70~100μm)上 3min 以诱导内皮损伤产生富血小板血栓。将凝血酶浸润的滤纸置于另一个肠系膜微血管上 3min 以诱导富含红细胞的血栓形成。移除滤纸后约 5min,微血管显示闭塞,如血流速度降低表明肠系膜微血栓模型建立成功。

HE 染色显示肠系膜微血管中的白色微血栓富含纤维蛋白-血小板网络,其中分散有少量有核细胞和红细胞。相反,红色微血栓主要由聚集的红细胞组成。免疫组织化学染色显示血小板和纤维蛋白均在白色和红色微血栓中表达。在对照组中,白色和红色微血栓在建立血栓模型后几分钟内变大并导致血流速度减慢。如图 18-2 所示,经 US+MB 处理后,两种微血栓都被溶解,血流恢复,并且在 30min 内无微血栓栓塞复发。对于两种类型的肠系膜微血栓,US+MB 和 US+MB+r-tPA 组的再通率高于对照组,说明 US+MB 能有效溶解肠系膜微血栓,并改善微循环再灌注。

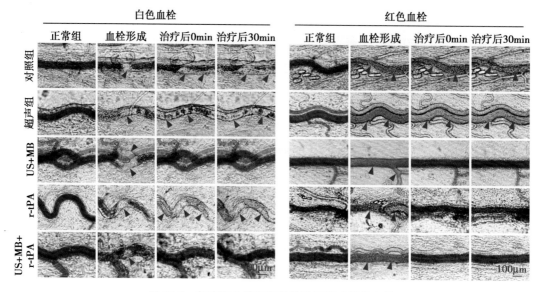

图 18-2　超声联合造影剂微泡溶解肠系膜微血栓

2. 改善脑部微循环　笔者实验室卢永康等人前期还构建了大鼠脑微血栓栓塞模型并进行了超声联合微泡溶栓实验。如上体外实验所述,将制备白色和红色血栓置于液氮中冷冻,然后机械粉碎。将得到的微量凝胶(其能够通过 100μm 网眼,但保留在 70μm 网眼上)重悬于生理盐水中。通过颈动脉内注射富含血小板或红细胞的微血栓诱导急性缺血性卒中。过程如图 18-3 所示。

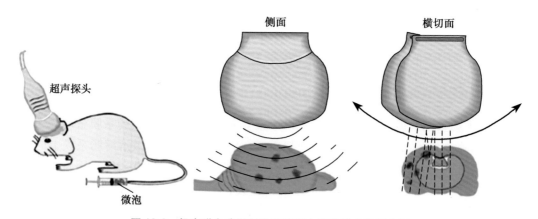

图 18-3　超声联合造影剂微泡溶解大鼠脑微血栓示意图

制备用于栓塞的微血栓显示出均匀的形态,直径为 70～100μm。它们的组分和结构与体外微血栓相似。在注射微栓子后 30min,对大鼠实施安乐死,并获得大脑微血管内微血栓的组织学证据。HE 和免疫组织化染色显示脑小动脉腔(直径 ≈ 100μm)被白色或红色微血栓阻塞,其含有血小板和纤维蛋白。栓塞后 24h,HE 染色的大脑冠状切片显示多个小的梗死,其形式为染色不良的区域,涉及大脑皮层、海马、尾壳核和丘脑,主要在皮层。

MRI 显示实验中使用的大鼠在注射微栓子之前未显示任何脑梗死或出血的迹象。大鼠用白色或红色微血栓栓塞后 24h,MRI 和 TTC 染色切片均显示梗死是多发的,大多数散在分布皮质层,少数分布在皮质下区域。组织学检查也显示相同的结果。用白色微血栓处理大鼠后,r-tPA 组的梗死体积大于 US+MB 组,而 US+MB 和 US+MB+r-tPA 组梗死面积相似。用红色微血栓处理大鼠后,r-tPA 和 US+MB 组的梗死体积相似,但 US+MB+r-tPA 组的梗死体积小于 r-tPA 组。在 US+MB 或 US+MB+rtPA 治疗后,HE 染色显示有微血栓栓塞的大鼠没有颅内出血。此外,在 US 或 US+MB 治疗后,也没有证据表明脑实质或血管周围出血。同样,经治疗的健康大鼠脑和头皮中细胞也没有变性或坏死。

在微血栓注射之前,根据 Bederson 行为测试,所有大鼠的神经学评分均为 0。栓塞白色或红色微血栓后 24h,对照组大鼠的神经学评分为 2 或 3,但在 US+MB 组中较低(均 $p < 0.01$)。用白色微血栓处理大鼠后,r-tPA 组的神经学评分高于 US+MB 组,而在 US+MB 和 US+MB+r-tPA 组则相似。相反,在用红色微血栓处理大鼠后,r-tPA、US+MB 和 US+MB+r-tPA 组之间的神经学评分没有显著差异。

综上所述,超声联合造影剂微泡能有效溶解大鼠脑微血栓,同时改善因微栓塞导致的大鼠脑神经功能预后不良。

3. 改善心肌微循环　笔者实验室李海瑞等人前期构建了犬的心脏微循环栓塞模型并在此模型上进行了超声联合微泡溶栓治疗。将重量为(20±2)kg 的杂种狗通过静脉注射 30mg/kg 戊巴比妥钠麻醉,用带套囊的气管导管插管,并用呼吸器机械通气。将导管(7F)置于股静脉中以注射液体和输注微泡,并且还置于股动脉中用于血流动力学监测。进行左胸廓切开术,并通过心包支架悬吊心脏。将左前降支冠状动脉(LAD)的近端节段从周围组织切开约 1.5cm。将 25 号插管插入 LAD,尖端位于第一对角线分支的近侧。将如上所述制备的新鲜制备的微量血栓(3h)悬浮于无菌盐水(每只狗的 5ml 盐水中 4mg 微量血栓)中,并通过套管缓慢注射到 LAD 中(每次 1ml,总共 5 次,在每次注射前轻轻混合)以超声引导的方式建立犬冠状动脉微栓塞模型,以确保各组之间的基线参数相当。在实验结束时,通过快速输注氯化钾使狗安乐死。在整个实验中记录心电图。

体外制备的微血栓的直径范围为 70~100μm,类似于栓塞的冠状微血管系统中发现的直径。HE 染色和电镜均显示白色血栓由致密的纤维蛋白-血小板网状结构和少量红细胞组成,而红色血栓由紧密的红细胞团和相对松散的纤维蛋白网络组成。HE 和免疫组化染色显示,白色血栓或红色血栓阻断心肌小动脉,包含血小板和纤维蛋白。对于两种类型的微血栓,US+MB 组与对照组相比,微血栓闭塞的心肌小动脉百分比较低。此外,HE 染色显示无血管周围出血。

心肌再灌注结局如心肌血流量和 ST 段恢复均显示 US+MB 和 US+MB+r-tPA 组显著优于对照组,如图 18-4 所示。这个结果无论是白色微血栓模型还是红色微血栓模型均得到相似的结论。说明超声联合微泡治疗能显著改善心肌微血栓栓塞后的再灌注。心肌损伤结局如坏死区域、肌酸激酶 MB 同工酶和肌钙蛋白 I,也均显示 US+MB 和 US+MB+r-tPA 组损伤程度小于对照组。表明超声联合微泡治疗还能减轻微栓塞后的心肌损伤。最后,发现 US+MB 和 US+MB+r-tPA 组相较于对照组能显著改善心脏功能,同时减少心肌的炎症反应和凋亡。心肌微循环栓塞后的心功能恢复以及炎症反应与微血栓溶解以及微循环再灌注密切相关。心功能和炎症反应在 US+MB 组显著降低进一步论证了 US+MB 不仅能溶解心肌微血栓实现微循环再灌注,并能最终改善临床结局和预后的目的。这些有益的结果为超声联合微泡溶栓治疗向临床转化提供充足的理论基础。

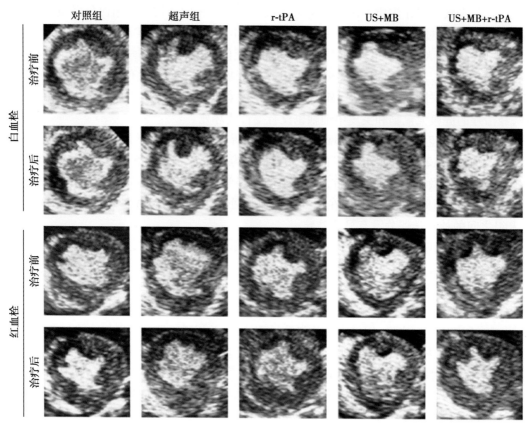

图 18-4　超声联合造影剂微泡治疗心肌微栓塞前后的心肌声学造影图

第二节　超声造影剂微泡溶栓的实验证据

血栓闭塞性疾病,常见的如缺血性卒中和心肌梗死,随着人们生活水平和居住环境的日益变化,近年来发病率逐渐增高,是现代人致死致残的主要原因之一。本节将总结回顾超声联合造影剂微泡在有或无溶栓药物的情况下对体内外血栓模型的溶栓效果。

一、超声联合微泡在无溶栓药物情况下的溶栓效果

一些体内外实验,研究在无溶栓药物的情况下使用超声联合微泡进行溶栓治疗,发现使用超声联合微泡治疗有着显著的溶栓效果,说明单纯空化效应在溶栓治疗中亦发挥了重要作用。一般来说用于溶栓治疗的微泡分为靶向和非靶向。有学者提出在体大动脉如主动脉和颈动脉等因其血流速度较快,与管腔之间切应力较高,非靶向微泡输入堵塞血管后难与血栓充分接触从而导致溶栓效果较差。理论上如果使用靶向微泡,微泡与血栓因靶点作用联系可更为紧密,能增加血栓周围空化核的数量从而增强超声的空化效应进而提高溶栓效率。体外研究已证明靶向微泡和超声联合治疗的溶栓效果优于单纯使用 r-tPA,或可优于 r-tPA、超声和非靶向微泡三者联合治疗。但是,Hua 等人使用载 r-tPA 的靶向微泡和 2-MHz 超声处理兔股动脉血栓时,发现使用载 r-tPA 的靶向微泡获得的再通率与使用非靶向微泡联合游离 r-tPA 的治疗效果相似。此外,本实验室既往使用非靶向微泡进行溶栓研究也发现其溶栓效

果与靶向微泡效果相似,进一步说明使用非靶向微泡能满足超声微泡溶栓实验的需求。实际上,大部分超声微泡的溶栓实验使用的也都是非靶向微泡,而且不管微泡的类型、超声参数或应用环境如何,都展现出良好的溶栓效果。在一项研究中,使用脉冲超声和微泡联合在兔颈动脉卒中模型进行溶栓治疗,发现兔脑梗死体积明显小于 r-tPA 组和 r-tPA 联合超声组。然而,使用靶向或非靶向微泡梗死面积没有显著差异。虽然有几项研究表明使用靶向微泡在体内外都能增强溶栓效果,但是,这些研究所采用的超声参数并不能使单独用超声或用超声联合微泡产生显著的溶栓效果。

二、超声联合微泡在有溶栓药物情况下的溶栓效果

使用造影剂微泡不仅能降低超声空化效应的阈值,同时能降低溶栓剂的使用量。临床应用溶栓药物的主要顾虑是其出血副作用。如果使用微泡后能用较小剂量的溶栓剂取得和大剂量溶栓剂相同的溶栓效果,无疑对临床应用具有十分重要的意义。在体外,Tachibana 等人率先使用超声、微泡和尿激酶联合溶栓治疗,以提高单独使用尿激酶或超声联合尿激酶的溶栓效果。随后的研究在体外使用亚兆赫兹超声或诊断超声联合微泡也显示能增强溶栓效果并减少溶栓剂的使用量。在体内,Nedelmann 等人研究发现与单用 r-tPA 相比,经颅彩色多普勒超声、微泡和 r-tPA 三者联合使用能显著增强溶栓效果。并且,超声联合微泡和 r-tPA 三者联合治疗相对于单用 r-tPA 还能显著减少水肿和梗死面积。宾建平团队既往在体的溶栓实验进一步证明,联合治疗不仅能显著提高溶栓效率、减轻组织器官损伤,还能改善缺血组织器官的功能预后,如改善缺血性卒中后大鼠的神经功能状态,以及改善犬心梗后的心功能。但是,也有研究在兔颈动脉卒中模型的实验上发现超声、微泡和 r-tPA 三者联合治疗与单用 r-tPA 相比并没有减少梗死面积。这可能跟血栓模型的制作有关。目前超声溶栓的基础实验通常所使用的都是非完全堵塞的血栓模型,能允许部分血流通过堵塞区域。在这种情况下,微泡能顺势随着残留血流转运至血栓部位,从而发挥增强超声空化溶栓。但如果实验所使用的是完全堵塞血栓模型,微泡在无外力情况下无法克服血流淤滞而抵达血栓部位,很可能导致超声、微泡和 r-tPA 三者联合溶栓作用相较于 r-tPA 并没有显著改善。谢峰教授等人在猪的冠状动脉血栓模型中发现,即使在心外膜未通的情况下,超声联合微泡和 r-tPA 治疗也能改善微循环血流灌注,防止心梗后心肌重塑。这可能是因为心肌的侧支循环较颈动脉更为丰富,从而在主干血管闭塞的情况下为微循环的再灌提供可能。此外超声强度、频率,以及微泡浓度不够或给药方式导致抵到血栓部位的微泡浓度不足等都可能导致联合治疗相对于单用 r-tPA 治疗溶栓效果没有显著提高。

第三节　超声造影剂微泡溶栓的临床证据

基于大量基础的超声微泡溶栓实验发现超声联合造影剂微泡在有或无溶栓药物的情况下都能安全有效地进行溶栓治疗。外加超声参数和微泡性能的不断优化,研究人员逐渐将这一极具潜能的溶栓治疗方法应用于临床血栓栓塞性疾病如缺血性卒中和急性心肌梗死的再通治疗。本节将讨论超声联合造影剂微泡在临床血栓栓塞性疾病中的溶栓作用。

一、超声联合造影剂微泡应用于缺血性卒中

首次超声联合造影剂微泡溶栓治疗应用于缺血性卒中患者的临床研究是在 2006 年由

Molina 等人报道。在这项临床试验中，研究人员评估了 111 名因大脑中动脉梗死而接受 tPA 治疗的患者。总共 38 名患者接受 tPA 和 2h 持续高频（2MHz）低强度经颅多普勒超声外加 3 剂 2.5g（400mg/ml）的半乳糖基微泡（MB，在给予 tPA 后 2min、20min 和 40min 分别给药）治疗，相比于 tPA+US（40.8%）和 tPA（23.9%）组，tPA+US+MB（54.5%）组在 2h 后的堵塞血管完全再通率显著提高。tPA+US+MB 组的患者在 24h 后的临床症状相较于其他两组也显著改善。在安全性终点上，虽然该研究使用的是 2MHz 高频超声，但和 CLOTBUST 一样，相对于 TRUMBI 试验使用的 300kHz 低频超声（可能增加内源性出血），没有发现微泡导致系统性并发症。发生症状性颅内出血的患者在目标组占 2.6%，而在 tPA 组和 tPA+US 组分别占 5.5% 和 2.7%，提示高频超声和微泡并没有增加内源性颅内出血率。24 小时美国国立卫生研究院卒中量表（national institute of health stroke scale，NIHSS）得分提高 4 分以上的人数百分比，tPA 组、tPA+US 组和 tPA+US+MB 组分别为 31%、41% 和 55%。然而，Molina 等人的研究受限于其样本量小且是单中心试验，其结论还需要未来在大样本多中心的随机对照研究中进一步验证。

后续人们使用不同超声参数和微泡类型来研究造影剂微泡增强超声的溶栓作用。Larrue 等人曾设计了一个多中心临床试验比较了双频率经颅彩色超声、微泡和 tPA 三者联合治疗与单用 tPA 治疗应用于发病 3h 以内的急性缺血性卒中患者的效果。作者计划招募至少 30 例患者，但在纳入了 20 例患者之后停止，因为头颅 MRI 扫描显示在 24/36h 节点检测到联合治疗组患者发生了高颅内出血率（联合治疗组 7/9 的患者，对照组 4/11 的患者出现了颅内出血），尽管所有的颅内出血都是非典型的。重要的是，各组在任何二级终点（早期再通率和 24h 临床改善）上没有显著差异。这与 CLOTBUST 试验结果不同，既往 CLOTBUST 的超声溶栓试验在没有使用微泡的情况下发现超声加 tPA 相较于 tPA 能显著增加血管再通率。这可能是因为两项研究所使用的超声不同，Larrue 等人使用了经颅彩色超声而 CLOTBUST 试验使用的是经颅多普勒超声。

在 2008 年另一项由 Perren 等人主导的研究使用了经颅彩色多普勒和其他种类微泡。在这项小样本的非随机对照试验中，作者比较了 11 名接受静脉注射 tPA、2MHz 经颅彩色多普勒和微泡（持续灌注第二代磷脂包裹六氟化硫微泡）和 15 名接受以上处理但没有微泡处理的患者。结果证明微泡增强了经颅彩色多普勒介导的 tPA 溶栓作用并改善了残余血流。该作用在治疗后早期 30min 最为明显，且在 60min 后仍然保持显著差异。并且，试验组在治疗后前 24h 临床症状也有显著的改善。重要的是，试验组和对照组之间颅内出血率并没有显著差异。尽管使用的声学造影剂种类、超声参数以及超声治疗时间均不相同，这些结果再次证明了在多普勒基础上额外增加造影剂微泡溶栓治疗可以显著提高溶栓效果。

微泡本身的结构特征也可能影响超声微泡产生不同的溶栓效果以及临床预后。迄今为止，只有 Rubiera 等人的临床研究直接比较了不同种类微泡的溶栓效果。该研究在 138 名接受 tPA 治疗的大脑中动脉梗死患者中比较了半乳糖基空气微泡（Levovist）和六氟化硫微泡（Sonovue）的再通率和临床转归。患者接受 2h 连续经颅多普勒治疗，并在 tPA 注射 2min、20min 和 40min 后接受 3 次微泡注射。尽管质量更重的二代微泡有更佳的稳定性以及更长的半衰期，但该研究发现这两种微泡的 1h、2h、6h 的溶栓再通率、24h 的临床转归、长期预后以及颅内出血率等结局并没有显著差异。作者认为超声治疗额外增加微泡可明显改善溶栓效果，但单比较两种微泡并没有发现两者因不同的结构特征在应用于缺血性卒中患者中表现出不同的临床结局。

使用 CLOTBUST 试验方法,Alexandrov 等人在 12 名患者中评估了全氟脂质体微泡相对于 3 名对照组患者的安全性和可行性。结果显示接受 tPA+MB+2MHz 经颅多普勒治疗的患者与对照组相比,症状性颅内出血风险无增加,并且有更高的完全再通率以及持续再通率。有趣的是,作者发现在 75% 的试验人群中微泡出现在治疗前没有血运区域,这表明全氟微泡的较小体积可能允许其穿透到颅内栓塞之外的其他地方。考虑目前发现仅仅是临床的前期结果,这个合作组继续进行了一项多中心经颅超声临床 TUCSON 试验。该研究目的在于探讨脂质微泡加经颅多普勒增强对注射 tPA 的急性缺血性卒中患者溶栓治疗的安全性和耐受性。共有 35 例近端颅内闭塞患者按 2∶1 比例随机分配接受脂质微泡输注超过 90min(第一组:12 例,1.4ml;第二组:11 例,2.8ml),持续进行经颅多普勒照射或接受 tPA 和短暂的经颅多普勒评估(对照组:12 例)。主要安全终点为 tPA 后 36h 内的颅内出血。在试验期间,第一组队列或对照组没有发生颅内出血,而第二组队列中有 3 个(27%;两个致命)颅内出血事件发生。这一意外事件导致了资助者提前终止了研究。进一步的数据分析发现两组患者之间的基线特征严重不平衡。第二组的基线卒中评分 NIHSS 更高。另外发生颅内出血患者可能违反试验设计方案导致收缩压水平更高,以致有颅内出血发生的风险。在其他终点与对照组相比,两个微泡剂量组的持续完全再通率有更高的趋势(第一组 67%,第二组 46% 和对照组 33%)。在 3 个月的神经功能恢复率(第一组 75%,第二组 50% 和对照组 36%)方面也观察到相同的趋势,但没有达到统计学意义。因此,作者得出将 1.4ml 脂质微泡、tPA 以及超声三者联合治疗患者是安全的。然而,这种方法的安全性,尤其是颅内出血需要进一步评估。

然后,对于微循环栓塞而无脑血管大动脉堵塞的卒中患者,超声微泡联合溶栓剂的治疗效果还有待商榷。NOR-SASS 试验纳入了 183 名接受静脉溶栓治疗的无脑大血管堵塞的缺血性卒中患者,起病 4.5h 后,随机分配至超声微泡治疗组和对照组,发现相较于对照组而言,治疗组的症状性和无症状性颅内出血率,以及死亡率都无显著增加。但是在 24h 点的神经功能,以及 90 天的功能结局方面都没有显著改善。NOR-SASS 试验表明虽然超声微泡能安全应用于微循环栓塞的卒中患者,但并不能有效改善此部分患者的临床预后结局。这与我们团队前期在大鼠脑微血管进行超声微泡溶栓实验的结果不同。我们前期结果发现超声微泡在联合和不联合溶栓剂的前提下都能有效溶解红白微血栓且能显著改善大鼠的神经功能预后,这可能跟微泡的注射方式、超声参数以及大鼠与人体的解剖结构有众多不同等因素有关。尽管如此,目前在小样本中得出结果的 NOR-SASS 试验,其结论还需未来在大样本多中心的随机对照试验中进一步验证。

二、超声联合造影剂微泡应用于急性冠脉综合征

2011 年来自荷兰阿姆斯特丹自由大学医学中心的研究人员就率先使用超声联合造影剂微泡给 10 名急性心肌梗死(STEMI)患者溶栓治疗。在溶栓试验中,Slikkerveer 等人评估了超声、微泡和 tPA 三者联合使用的安全性和可行性,证明了治疗组(超声、微泡和 tPA 三者联合)和对照组(安慰剂组,无超声微泡组)在不良事件上没有差异,但两组在临床预后结局上是相同的。自由大学的临床试验是基于早期溶栓实验中经常使用的经胸三维诊断超声和微泡进行的。在之后的超声微泡溶栓试验中,研究人员根据临床环境不同进一步优化了最佳溶栓所需的超声参数。

2016 年 Mathias 等人在巴西的试验,利用高机械指数诊断超声和商用微泡对行急诊 PCI

的 STEMI 患者进行术前和术后的溶栓治疗,发现超声联合微泡能防止冠脉微循环栓塞并改善患者的功能预后。尽管这项研究样本量相对较小,但它提示在发生 STEMI 情况下,还有其他安全有效的溶栓治疗方式可供选择。Mathias 等人利用超声微泡同时作为诊断和治疗方法。他们应用诊断超声来评估 STEMI 过程中左室心肌微循环的灌注是基于前人研究基础之上。但 Mathias 等人将超声微泡运用于治疗领域是史无前例的,并且有可能使得 STEMI 治疗发生实质性地进步。总体而言,这项临床研究成为了体外和临床前期研究成功转化临床应用的典范。Mathias 等人前期研究首要目标是评估超声联合造影剂微泡在 STEMI 患者中溶栓治疗的安全性和有效性。其次是为了评估治疗 30 天后的冠脉的再通率、微循环灌注恢复以及左室功能。重要的是该研究治疗组和对照组都没使用纤溶药物。这项研究纳入的患者是首发 STEMI 然后随机分组。在纳入的 100 名患者中,20 名被分配进入高超声能量的诊断超声组,10 名被分配进入低超声能量组,还有其他 70 名患者作为对照。所有的患者同时接受其他相应的心血管药物治疗,包括乙酰水杨酸(阿司匹林)、氯吡格雷、肝素以及 PCI。一位经盲法处理的审查员审核所有的诊断检查结果包括冠脉造影和超声心动图指标:治疗 30 天后的心室壁运动、心肌灌注和左室射血分数情况。经高能量超声治疗组的冠脉溶通率是 60%,相比于低能量组的 20% 和对照组的 23% 有显著增高。在治疗后 30 天,高能量超声组的微循环灌注和左室射血分数也有显著提高。在安全终点上,研究者没有发现临床相关的出血或者严重过敏等事件发生,并且没有延长门球(door to balloon,D to B)时间。研究者成功地实现了他们的目标,并提出一种新的缩短 STEMI 患者微循环再灌注时间的方法。很明显,该治疗方法并没有延缓或打乱标准的临床溶栓治疗策略。然而,该临床研究也有些较为明显的局限性,例如它是小样本单中心临床试验,目前的发现还需要未来在更大样本的多中心随机对照试验中进一步验证。尽管如此,超声联合微泡治疗也值得被推荐,因为它可能作为一种潜在的治疗方式挽救 STEMI 患者缺血的心肌组织。

有以上试验作为基础,2019 年 Mathias 等人进一步探讨了超声微泡对接受 PCI 治疗的 STEMI 患者临床预后的作用。试验总共纳入 253 人,试验组接受超声微泡治疗 50 人,对照组 203 人。造影显示血管再通情况,ST 段缓解情况,MRI 显示的心梗面积变化,以及 6 个月时的心功能指标等作为临床结局评价溶栓效果。结果显示 PCI 基础上外加超声微泡溶栓治疗能显著提高血管再通率,减小心梗面积,且在 6 个月时改善 STEMI 患者的心脏收缩功能,说明超声联合微泡不仅是项可行的溶栓治疗方式且能有效改善 STEMI 患者的临床预后。

目前认为多种机制可能参与超声微泡介导的溶栓作用,其中认为高机械指数脉冲超声产生的机械作用和一氧化氮的释放最为相关。但也有学者认为通过内源性粒细胞集落刺激因子动员的骨髓源干细胞也可能参与其中。动物实验也证实了高聚焦超声介导的微泡刺激增加了干细胞穿过心肌内膜向缺血后心肌组织迁移。因此,研究人员继续设计了 RIGENERA 二期多中心单盲随机对照试验。通过纳入 120 名成功接受了再灌注治疗但仍有心功能不全的 STEMI 患者,评估内源性粒细胞集落刺激因子、超声和微泡三者联合治疗相对于标准治疗在改善局部和整体左心室功能、心肌灌注和梗死面积方面的效果。

目前并无专门针对急性心梗 PCI 术后冠脉微小血栓栓塞的声学溶栓临床试验。基于此,宾建平团队主导的声学溶栓改善急性心肌梗死患者心肌微循环灌注及预后的多中心临床研究首次将超声联合微泡的溶栓作用延伸到微血管领域,并用以解决 PCI 术后冠脉微循环栓塞的临床难题,这无疑对解决心肌缺血再灌注后无复流具有重要的临床意义。该研究假设应用高机械指数脉冲超声联合静脉输注造影剂微泡的声学溶栓可以改善行 PCI 术后的急性心肌梗死患者心肌微循环血流灌注以及临床预后。只需在 PCI 的操作过程中或者完成之后,经静脉输注造影剂微泡,心前区给予超声照射,就可溶解 PCI 术后脱落的微血栓,从而改善冠脉微栓塞以及心肌血流再灌注。这种方法安全、简便,不延长手术时间,以期将会为目前困扰临床的急性心梗 PCI 术后无复流提供简便、有效且安全的治疗方法。

第四节　超声造影剂微泡溶栓治疗的临床挑战

尽管超声联合造影剂微泡在基础和临床溶栓实验中均取得喜人结果,但要把两者结合起来应用于临床仍面临诸多挑战,例如如何转运造影剂微泡至靶血栓位置,如何克服超声在机体组织传递的衰减问题,以及如何确保患者在接受治疗过程中的安全性问题。本节将结合 Victor 等人总结的内容以及笔者实验室既往成果对这些问题一一讨论。

一、转运造影剂微泡至靶血栓位置

微泡浓度很大程度上决定了溶栓治疗的安全性和有效性。一方面,转运过多微泡至靶血栓位置如连续性地快速推注大剂量微泡可能引发安全问题。研究表明微泡增强超声的溶栓效率可随微泡浓度增加而增加,直至平台期,此时再增加微泡浓度并不能提高溶栓效率,反而可能因为聚集较多的微泡而形成空气栓塞的风险。另一方面,转运微泡至靶血栓位置剂量不足,如完全性血管堵塞且侧支循环不良的情况下,此时微泡与血栓接触量较少。谢峰教授等人的既往研究发现只有缺血区域显示有微泡时才能触发超声产生更强的溶栓效果,提示目标位置微泡转运不足时会影响超声微泡的联合溶栓效果。为转运更多的微泡至靶血栓位置,研究人员设计了多种工程微泡,如生物靶向微泡靶向血栓特异性分子,又或者磁泡等可以在外部磁场引导下达到目标位置以克服微泡转运不足的问题。详细内容可参加本章第五节。综合以上两点,造影剂微泡的转运既要考虑其过量可能导致的安全性问题也要顾及微泡剂量不足而对溶栓效果削弱的影响。

二、机体骨和其他组织对超声传播的阻碍作用

超声造影剂微泡溶栓治疗的主要优点之一是其非侵入性,然而将其应用于临床溶栓治疗仍需解决由局部骨和组织器官阻碍所致的超声衰减问题。当超声在机体传播时,容易被组织吸收转化为热能或机械能消散。因此应用于机体时,超声的有效治疗深度远比实际深度要浅。为实现溶栓治疗,需要更高强度的声压,但另一方面这又降低了超声造影剂微泡治疗的安全性。超声衰减问题在治疗缺血性卒中过程中显得尤为突出,因为头盖骨的组织结构极易阻碍超声传播。虽然颅骨也有较薄部分,即颞骨窗,常规用于经颅诊断性超声,然而,在大部分患者中该声学窗口不足以进行成像。即使存在颞骨窗口,1MHz 的超声通过颅骨时峰值负压下降也高达 80%。Porter 等人使用 1MHz 和 40kHz 超声在体外通过头盖骨的实验以及谢峰教授等人在体内通过组织仿真肢体的实验都证明,即使在没有溶栓药物情况下适当声压强度的超声通过阻碍材料时其声压强度也会明显下降但仍具有显著的溶栓效果。超声在骨骼和组织中传播是随着超声频率增加而逐渐衰减的,因此低频超声的组织穿透性更好。然而,临床中穿透效果又必须与安全性相平衡,因为有研究发现使用低频率超声会增加颅内出血事件的发生。另外,机体阻碍超声传播易产生不良热损伤,特别是损伤颅骨。高能

超声透过颅骨时,受限于有限的血流灌注,颅骨的热对流不畅,此时超声的衰减可导致局部热量剧增。根据超声使用参数不同,热损伤有轻重之别。Nahirnyak 等人的理论模型预测当颅骨暴露于 1MHz 脉冲且空间峰值时间平均强度为 $0.4W/cm^2$ 的超声时,温度最高可上升 1℃。

三、超声溶栓实验模型与人体环境不同

目前大部分溶栓实验是在体外模型或者在健康动物体内进行。然而,临床上血栓栓塞性事件患者多伴有复杂的病理生理过程和众多的心血管危险因素,如高血压、高血脂、高血糖和高尿酸,同时伴有社会心理、饮食、生活、居住环境等因素的综合作用。这些混杂因素都有可能影响微泡介导超声的溶栓作用。因此,有研究人员在有动脉粥样硬化猪和健康猪上分别建立急性心梗模型,使用间歇性 1.6MHz 超声,纤维蛋白溶解药物和微泡联合治疗发现两种模型的灌注缺损都明显减少。尽管如此,目前动物体上的发现尚不足以推及到人体,毕竟动物模型难以完全复制人体动脉粥样硬化复杂多变的病理生理环境。可喜的是,随着超声造影剂微泡运用于临床,越来越多的临床试验证据显示超声微泡运用于接受溶栓治疗的缺血性疾病患者如急性心肌梗死和缺血性卒中患者等,均能有效溶解血栓,开通闭塞血管,改善其临床预后(详情请参见本章第三节超声微泡溶栓治疗的临床证据)。这些临床试验的成功将逐渐指导超声联合微泡运用于临床血栓事件的溶栓治疗。

四、超声造影剂微泡溶栓治疗的安全性

尽管目前公认造影剂微泡是安全的,并在临床上常规应用于诊断,但仍有些研究报告了一些罕见的副作用,如头痛、恶心和胸痛。它们通常起病较为温和,并且很快就自我缓解。另外有研究使用低频超声溶栓治疗报道过颅内出血,以及微泡增强超溶栓时可能导致微血栓脱落导致下游的二次栓塞。这里将集中讨论在与微泡增强超声溶栓治疗过程中相关的安全性问题。

(一)超声造影剂微泡溶栓导致的颅内出血并发症

缺血性卒中患者的溶栓治疗的主要安全问题是颅内出血。颅内出血偶尔可伴有能检测到的临床症状,通常较为严重。然而,大多数情况下,颅内出血可无临床症状,即没有任何神经症状表现。目前无症状出血的临床意义仍存在争论,暂不确定其是否是再灌注过程中固有步骤,还是与临床预后差相关。已知使用 tPA 治疗缺血性卒中会增加症状性和无症状性颅内出血的风险,而使用超声特别是低频超声联合 tPA 治疗有研究显示可增加症状性出血的风险。超声溶栓治疗中加入微泡可以通过降低空化效应阈值来降低出血率,从而防止溶栓时需要使用较高能量的超声而对周围组织产生损伤。此外,因为药物溶栓晚期会增加出血并发症的风险,使用超声联合微泡溶栓还有可能降低症状性出血事件的发生率。尽管如此,几项研究都发现超声、微泡和 tPA 三者联合治疗与单用 tPA 治疗相比,无症状出血的发生率都有轻微增加的趋势。然而,据目前证据也很难判断辅助添加微泡是导致出血性转化的主要原因,因为超声联合 tPA 在添加和不添加微泡的两种情况下都能观察到相似的无症状性出血率。然而,当前相关的临床试验因其样本量少且存在设计原因难以明确回答以上问题。因此,需未来研究进一步了解超声联合微泡治疗对出血转化的影响。

(二)超声造影剂微泡溶栓导致的微血栓二次栓塞

与 PCI 治疗相似,超声联合微泡溶栓治疗对血栓的破坏可能导致其碎裂,如果凝块碎片

大于下游毛细血管的直径,则会在微血管系统中产生二次栓塞的风险。微血管栓塞是缺血再灌注后组织器官无复流形成的主要原因之一,与患者临床预后密切相关。因此,需警惕超声联合微泡溶栓治疗后的微栓塞。溶栓后凝块碎片的大小分布很大程度上取决于超声的暴露条件。有研究观察到,在没有微泡或纤维蛋白溶解药物情况下,经脉冲模式下20kHz体外超声处理人血栓后,99%的凝块碎片尺寸<10μm。然而,笔者课题组既往体外溶栓研究已初步证明在不同微血栓栓塞模型(大鼠脑卒中和肠系膜,以及犬的心脏微栓塞模型),超声联合造影剂微泡均能有效溶解微血栓(富血小板血栓或富红细胞血栓均可)。这提示我们即便堵塞部位下游微血管发生二次栓塞,超声操作者也可以通过转移超声照射区域来治疗可疑发生微循环栓塞的部位。但目前的假设尚需临床试验的进一步论证,这或许是超声微泡未来临床研究的方向之一。而且,就目前已知的证据来说在微泡增强溶栓治疗的临床试验中尚未报道过肺部或全身二次栓塞事件的发生,说明超声微泡本身可能并不会造成二次微血栓栓塞。

第五节　优化超声造影剂微泡的溶栓治疗

为进一步提高超声联合造影剂微泡的溶栓效果,克服其临床应用限制,并努力减少其副作用,需了解限制超声联合造影剂微泡溶栓治疗的影响因素,通过优化其条件来解决目前问题,这其中包括优化超声参数、微泡特性和给药方式等。本节将结合既往Victor等人总结的内容以及笔者实验室既往成果对这些问题一一讨论。

一、优化超声参数的选择

微泡增强溶栓作用使用的超声参数有很多,这些参数在很大程度上决定了溶栓效率以及溶栓治疗的安全性。

(一)确定合适的超声声压强度

结合既往众多的研究,人们发现达到理想声学溶栓效果,超声参数需满足两个重要的条件。第一,释放的声压强度要在诱发空化效应的阈值之上。第二,所施加的声压要克服组织或骨骼的阻碍作用在靶目标部位发挥一定的诱发作用。辅助添加造影剂微泡增加了空化核数量,从而降低超声空化效应所需阈值。朱莉玲等人的超声微泡溶栓研究发现在超声占空比固定的情况下,超声声压强度越高溶栓效率越高。后续高原等人的研究发现,在超声占空比固定为10%的情况下,声压强度从285kPa逐渐增长到931kPa,溶栓效率先增高随后至平台期,最终发现声压强度为708kPa时的溶栓效率最高且安全性最好。而在占空比等其他超声和微泡参数,或实验方案不一致的情况下,最佳声压强度可能就无法确定。另外,既往的研究不常规检测空化活动,而且并不具体说明实验中所使用的声压强度,使得目前并没有标准超声声压强度量表来指导基础和临床的溶栓治疗研究。为此,后续的研究为确定合适的声压强度可能还需要在不同的溶栓环境,以及不同的超声和微泡参数的情况下进一步探索。

(二)合理的超声频率

影响超声溶栓频率的选择因素有多种,其中最为重要的有以下几项:首先需要注意的是超声在组织或骨骼中传播的衰减效应,这在本章第三节有详细的阐述。其次就是微泡的直径大小,这会影响它们和超声的共振频率从而间接影响溶栓效果。最后需要注意的是低频超声在脑腔中形成的驻波机会增大,易导致声压大于空化阈值而破坏血脑屏障。回顾既往的超声微泡溶栓实验,研究人员使用超声频率从高(MHz)到低(20~500kHz)都有,但最为常用的是高频,如经颅多普勒1~2MHz。既往本实验室的溶栓实验大都采用2MHz,发现不管在大鼠脑动脉、犬类的心脏冠脉还是人体,该频率的超声均取得良好的溶栓效果并且没有明显的副作用。虽然使用低频超声可以增加颅骨的穿透作用并减少定位公差,但是需要警惕低频超声溶栓实验增加颅内出血的风险。详细内容请参见本章第二节。后续研究的发现低频超声引起的颅内出血率增加很可能是长宽波束的反射干扰或是驻波形成所导致的,而合理的改变超声参数可以有效避免这两种情况的发生。

(三) 易被忽视的超声脉冲长度

既往的研究显示当超声压力超过惯性空化阈值的情况下,微泡很可能在超声暴露的几个循环内就被破坏。在体外微循环栓塞模型中,研究发现超声脉冲长度从1 000个循环增长至5 000个循环,惯性空化作用逐渐增强而后至平台期,稳态空化作用则一直上升而无平台期。伴随着溶栓效率也是先增高,在脉冲长度达3 000个循环后至平台期。研究人员同时发现脉冲长度可能是通过影响惯性空化作用进而影响超声微泡的溶栓效果。这个结果可能是跟子气泡或团簇效果有关,而跟发射换能器和接受换能器失调的关系不大,因为它们可同等地影响惯性空化和稳态空化作用。在体内,研究发现长脉冲超声(5 000循环,脉冲重复频率0.33Hz,1.5MPa)联合微泡能有效改善微循环再灌注,有前景作为急性心肌梗死再灌注治疗的辅助措施。然而,其他研究却发现脉冲长度对溶栓效果的影响十分有限。需要注意的是临床上脉冲长度的选择须同时考虑其安全性问题,这涉及本章第二节内容的驻波形成,它可因较长的脉冲而在脑内聚集较高的能量。需要注意的是既往超声微泡溶栓实验常将超声脉冲长度排除在不良生物学检测指标之外。为将超声微泡转化为临床应用应同时关注超声脉冲长度,以确定合适且安全的脉冲长度。

(四) 选择最佳的超声脉冲重复频率

讨论超声的脉冲重复频率就涉及超声的占空比,它是指脉冲长度与脉冲间期的比值。研究显示增加脉冲长度来提高超声的占空比可降低水的空化阈值。诊断成像超声占空比通常非常低,约为0.1%,而脉冲多普勒则为10%。既往人们已使用过各种超声占空比进行超声溶栓的研究,其中最为常用的有多普勒模式或更高的占空比循环,如20%、80%或100%持续几分钟。理论上,在脉冲重复频率高且脉冲长度长的情况下,有可能发生持续的空化效应。国内外研究均显示在给定的脉冲长度下改变重复频率来增加占空比可加速血栓溶解,这可能是由于增加占空比相当于延长了实际超声照射长度,从而延长了超声空化作用时间,进而增强了溶栓效果。但需要注意的是增加超声重复频率另一方面也可能降低微泡的破坏阈值,从而降低超声微泡的溶栓效果。因此,需要权衡治疗时间和破坏阈值两方面来选择最佳的超声占空比。另外,既往研究表明,在应用于体内时高占空比有可能使微泡通过整流扩散作用增长而导致生物学效应,这引起了人们对于持续增加占空比可能的不安全性顾虑。因此,在优化超声溶栓治疗参数应同时考虑脉冲重复频率和脉冲长度。

二、优化造影剂微泡性能

影响微泡体内外溶栓治疗的因素有多种,其中涉及微泡自身特征的因素主要有结构、大小和稳定性等。这些微泡的特征又由许多参数决定,包括微泡包裹的气体分子种类,及其壳材料和尺寸分布等。本小点将对可能影响超声微泡溶栓效果的微泡特征一一讨论。

首先,微泡包裹的气体分子会影响微泡的稳定性。研究发现空气微泡通常没有高分子量气体微泡稳定。既往研究比较了空气微泡和全氟化碳微泡在超声(频率为20kHz)和尿激酶情况下的溶栓效果,发现全氟化碳微泡较空气微泡显著提高血栓的溶通率(45% vs 34.3%)。既往相关实验使用不同气体微泡比较其联合超声的溶栓效果,得到的体外结果与体内的结果不尽相同。在体外不管使用搅拌模型还是非搅拌模型,都发现使用白蛋白包裹的十二氟戊烷微泡联合 tPA 相比于白蛋白包裹的空气微泡联合 tPA 的溶栓效果都要好,而且十二氟戊烷微泡的成像衰减更慢,表明分子量较大的全氟微泡的溶栓效果更好且稳定性更高。然而,体内的临床试验在 138 例大脑中动脉闭塞患者中比较了 Levovist 和 SonoVue(六氟化硫磷脂)微泡分别联合 tPA 的溶栓效果,发现两组不同种类气体微泡的临床结局并无显著差异。需要注意的是,由于现有的体内外实验所使用的微泡注射方式、微泡的壳材料以及包裹的气体种类等其他因素各不相同,很难明确微泡内气体种类对溶栓效果的影响。

其次,制造微泡材料的性质也可能影响微泡介导超声的溶栓效果及随后的破坏。研究显示蛋白质或聚合物材料微泡在超声处理下会出现裂隙,并导致微泡后续迅速地破坏。聚合物制成的壳因其材料特性能阻碍微泡气芯振荡,从而降低其回声性。相比而言,磷脂壳微泡却无此特性。此外,科研人员研究了一系列饱和磷脂制成的微泡对超声治疗的反应,发现长链材料能降低微泡声学溶解速率和碎裂倾向。后续比较了微泡制造过程中不同成分的溶栓效果以改变壳体刚度,发现增加杨氏模量可降低微泡破坏速率但却要牺牲其溶栓效果。人们推测这可能是由于微泡的共振频率(已知微泡共振频率取决于壳的性质)在壳体刚度增加时降低所导致的。

最后,研究发现微泡的大小也可能影响其声学助溶效果,但很难将其与超声参数的影响严格区分开来,这是因为微泡发生空化作用不仅取决于其直径大小,还跟超声驱动频率和声压强度等因素有关。使用直径更大的微泡时,溶栓效率先随着声压强度增长到一个峰值,而后由于微泡更多地破坏而下降。直径较小的气泡在增强溶栓作用时常需要更大的声压强度,而此时微泡可能已被显著破坏。

第六节　超声造影剂微泡溶栓的微泡设计

迄今为止,大多数超声溶栓的体内和临床试验采用的是原本用于超声成像的商用造影剂。使用的造影剂包括第一代稳定气泡,如 Levovist,以及含有较高分子量气体的第二代产品,如 Optison、SonoVue、Definity,其通常通过静脉内注射全身给药。使用特殊工艺制成的工程微泡有改善微泡增强超声溶栓的潜能。本节将沿用 Victor 等人既往总结的内容同时结合本实验室既往成果讨论不同工程微泡可能在声学溶栓中的作用。

一、靶向微泡

使用靶向微泡可以增加血栓部位的微泡浓度,使气泡更接近血栓并停留在血栓周围,最大化微泡对血栓的溶解作用。这可以降低超声溶栓使用的超声功率和微泡剂量,从而降低超声联合微泡溶栓治疗的副作用并提高治疗的安全性。靶向方法包括生物学手段,以及辐射力和磁性靶向的物理学方法。

(一)生物靶向微泡

血栓形成通常由动脉粥样硬化斑块破裂引起,导致血小板粘连聚集。血小板表面上有丰富的糖蛋白Ⅱb/Ⅲa 受体,它能介导血小板聚集并增加血小板活化的亲和力,这使糖蛋白Ⅱb/Ⅲa 受体成为靶向血栓的理想靶点。靶向该受体的分子有多种,如阿昔单抗。与非靶向微泡相比,靶向微泡可提高血栓成像对比度和溶栓效率。然而,阿昔单抗对血小板具有很强的亲和力,能在治疗后数周仍被检测到,因此可能增加出血风险。其他靶向糖蛋白受体的药物包括抗血小板药物替罗非班和依替巴肽,但单链抗体靶向方法保留了糖蛋白结合能力,相比于常规药物靶向方法可降低出血风险。其他靶向血栓的目标包括纤维蛋白原中的多肽序列。已经在体内外模型中证明了生物靶向微泡与血栓的结合能力,相比于非靶向微泡,它能增加微泡在血栓表面的聚集,理论上可以增强超声的溶栓效率。但实际得到的效果却大相径庭。相比于普通微泡,生物靶向微泡并没有显著改善溶栓效果,这可能跟超声的治疗选择有关。大部分靶向微泡溶栓研究的实验使用的超声治疗在靶向微泡未与血栓充分接触之前就已经开始,此时血栓周围的靶向微泡并没有显著的聚集增加,难以发挥其靶向血栓的优点,从而导致其溶栓效率与普通微泡相差无几。但使用生物靶向微泡也有其优点,就是不需要提前知道凝块的位置,因此可以改善成像用以鉴别新旧血栓或微血栓。另外,生物靶向微泡应用于溶栓还受血流灌注的影响,因血流会随着栓塞而减少。其次,生物微泡的作用距离较短,微泡必须接近目标凝块才能发挥作用。此外,某些结合方法中使用生物素-抗生物素蛋白可能会引起人体免疫原性反应,从而限制其应用于临床。

(二) 磁性靶向微泡

磁性靶向载药微泡的可行性早在 20 世纪 70 年代后期就已得到验证,而磁性铁磁流体应用于人体药物靶向试验却是在 1990 年。20 世纪 90 年代研究人员阐述了磁流体增强溶栓的可能性。在其他领域,磁性靶向微泡选择性更强可以改善基因转染效率,它与超声诱导的细胞膜开放的声孔效应相结合增加细胞水平的药物摄取,称为磁转染。磁性微泡也可以在磁场诱导下逆着血流向血管内目标靠近,同时还可进行超声成像显示栓塞部位再通情况。笔者实验室陈晓强等人构建了磁性微泡(图 18-5),在体内外实验中能在磁场的引导下联合超声实现对完全闭塞的血栓栓塞模型的溶栓。如图 18-6 所示,磁性微泡能在磁场的引导下向原本无血流灌注的血栓栓塞部位聚集,克服了分支血管完全闭塞情况下微泡无法达到靶血栓位置的问题。相对于普通微泡组,超声联合磁泡组不仅能在磁场作用下显著增强微泡在血栓部位的聚集还能提高溶栓效率增加血管再通率,另外在大鼠体内还能减少栓塞血管支配区域的组织损伤改善预后。因此,目前研究提示磁泡是可以在磁场的引导下向靶目标位置聚集的,并且它同时还可能显著提高联合超声的溶栓效率。这为临床治疗完全闭塞血栓疾病提供潜在可能(图 18-6)。

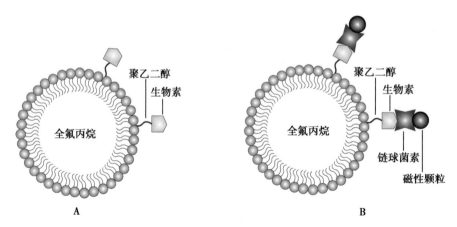

图 18-5　磁性微泡示意图

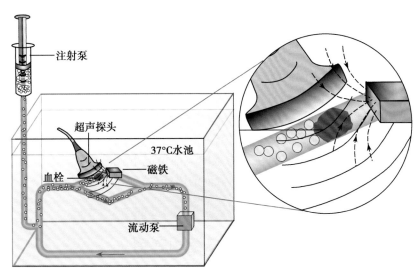

图 18-6　磁场介导磁性微泡向血栓部位聚集示意图

然而,将磁性靶向微泡转化到临床仍存在诸多限制,其一,由于人体的血管深度、血流速度和方向,以及血管几何学中的弯曲与大鼠完全不同,据目前大鼠体内的实验无法推断出适合人体血运的磁场强度,这需要在未来进一步研究。其二,磁场引导磁泡向靶血栓位置的转运是不允许血管存在 180°弯曲(此时需要同时顺着血流和逆着血流两个方向转运),这可能提示磁性靶向微泡并不适用于结构复杂的栓塞血管溶栓。

二、载药微泡

有研究验证了将微泡作为溶栓药物载体的可能。在这种方法中,溶栓药物被加载到微泡上,然后在凝块部位由聚焦的超声爆破释放。这种方法的主要优点在于有溶栓药物的同时能增强空化效应从而进一步改善溶栓效果。另外,包封溶栓药物可限制其在靶血栓部位之外的机体发挥作用,有利于避免其全身出血等副作用问题。并且,微泡会暂时保护溶栓药物免受肝脏清除,这对 tPA 这种游离状态下半衰期较短的溶栓剂具有十分重要的意义,因为减少清除可延长溶栓效果并降低溶栓药物的使用剂量。最后,载药微泡依旧保留了它们增强超声成像的作用,这可在体内定位 tPA 并监测其向靶目标的传输。除载溶栓剂外,微泡还可以载其他组织器官保护性药物或气体发挥相应的功能,如载硫化氢微泡。本实验室陈钢彬等人此前验证过了使用载硫化氢微泡来治疗心肌缺血再灌注损伤的可能性。系统性地给予心肌缺血再灌注损伤的保护气体硫化氢可能会导致全身性的副作用。在研究中陈钢彬等使用载硫化氢微泡将微泡传递至靶心肌缺血损伤部位,发现硫化氢微泡能减轻心梗部位心肌缺血再灌注损伤,同时减少了硫化氢对其他组织器官的毒副作用。目前课题组正在进行硫化氢微泡的第二步研究,即探讨硫化氢微泡联合超声溶栓治疗的效果以及对临床预后改善的功能作用。初步发现硫化氢微泡同无载硫化氢的微泡一样具有显著的溶栓效果,但在改善组织缺血损伤方面其显著优于后者。

三、靶向和载药双功能微泡

为结合靶向和载药微泡两者优点,研究人员尝试设计了靶向和载药双功能微泡。人们使用四肽(精氨酸-甘氨酸-天冬氨酸-丝氨酸)作为配体同时在微泡上实现了载尿激酶和靶向血栓的双重功能。首先构建双功能微泡需要确定最佳的尿激酶和四肽比例。研究发现1∶1时两者结合率最高,此时双功能微泡不仅在体外能增强超声溶栓,而且在体内还能靶向血栓部位。此外,使用超声比较了他们研发的双功能微泡在体外与普通微泡分别联合tPA的溶栓治疗效果,发现双功能微泡在联合更低剂量的tPA取得的治疗效果与普通微泡联合常规剂量tPA的效果相似。事实上,有证据表明,载tPA微泡可能不需要额外的配体就可以成为双功能微泡,因为tPA分子本身携带两个纤维蛋白结合体且载tPA的回声脂质体又对纤维蛋白有较强亲和力,使得载tPA微泡在无附载配体的情况下就已对血栓有高度靶向性。综上所述,鉴于工程微泡有增强超声溶栓治疗方面的潜能,这项新兴的领域在未来可能会得到迅速发展。

第七节 总结和展望

虽然微泡常规在临床中用于造影诊断,但也可以用于临床治疗领域。体内外实验已证实超声联合造影剂微泡可通过空化效应来加速血栓溶解并改善微循环再灌注。在临床上,微泡增强超声溶栓是一种微创治疗方法,它能通过减少溶栓所需药物剂量或者在完全不需要溶栓药物的情况下来提高溶栓治疗的安全性。然而,超声微泡溶栓应用于临床仍面临诸多挑战,例如如何解决超声在骨或组织中的衰减,怎样将微泡传递至靶血栓部位,以及尚缺乏大规模多中心随机对照试验来证实超声联合微泡治疗血栓栓塞性疾病的安全性和有效性等问题。超声联合微泡的溶栓治疗效果主要受超声参数和微泡特性等因素影响。为进一步优化治疗并减少超声联合微泡溶栓治疗的副作用,科研人员对应设计了特殊应用的微泡,如靶向或载药微泡,以及靶向和载药双功能微泡。载药或靶向微泡还可通过为患者提供实时监测反馈来进一步改善患者溶栓治疗的安全性。通过不断克服这些挑战以及不断优化超声参数和微泡性能,超声联合微泡的溶栓治疗方法未来可进一步改善患者急性缺血事件的预后。笔者实验室长期从事超声微泡的溶栓治疗研究。在体外,我们成功制作了模拟体内循环的血栓模型,制备了不同凝固年龄的富血小板和富红细胞血栓,发现超声联合造影剂微泡在有或无溶栓剂的前提下均能有效溶解不同凝固年龄和不同种类的血栓,特别是对凝固年龄较小的红细胞血栓更为有效。在体内,他们成功制备了大鼠脑微血栓卒中模型、大鼠肠系膜微栓塞模型和犬心脏微栓塞模型,以及体内富血小板和富红细胞微血栓。在这些模型和血栓的基础上均证明了超声联合造影剂微泡均能产生有效的溶解作用,并能减少组织和器官损伤并改善其功能预后,为了超声微泡溶栓治疗应用于临床提供了充足的理论基础。后期笔者团队将进一步在STEMI患者中验证超声联合微泡是否能有效改善PCI术后因微循环栓塞导致的无复流现象,以期为超声联合造影剂微泡溶栓治疗应用于临床提供循证医学证据。

(王世飞 宾建平)

参考文献

[1] Datta S,Coussios CC,Ammi AY,et al. Ultrasound-enhanced thrombolysis using Definity as a cavitation nucle-ation agent. Ultrasound Med Biol,2008,34(9):1421-1433

[2] 陈向辉,宾建平,刘伊丽,等.长脉冲超声条件下脂质体微泡协同rt-PA溶解微血栓.中国医学影像技

术,2004,30(12):1769-1772

[3] Sutton JT,Ivancevich NM,Perrin SR,et al. Clot retraction affects the extent of ultrasound-enhanced thrombolysis in an ex vivo porcine thrombosis model. Ultrasound Med Biol,2013,39(5):813-824

[4] Kondo I,Mizushige K,Ueda T,et al. Histological observations and the process of ultrasound contrast agent enhancement of tissue plasminogen activator thrombolysis with ultrasound exposure. Jpn Circ J,1999,63(6):478-484

[5] Petit B,Gaud E,Colevret D,et al. In vitro sonothrombolysis of human blood clots with BR38 microbubbles. Ultrasound Med Biol,2012,38(7):1222-1233

[6] Lu Y,Wang J,Huang R,et al. Microbubble-Mediated Sonothrombolysis Improves Outcome After Thrombotic Microembolism-Induced Acute Ischemic Stroke. Stroke,2016,47(5):1344-1353

[7] Bader KB,Bouchoux G,Holland CK,et al. Sonothrombolysis. Adv Exp Med Biol,2016,880:339-362

[8] Li H,Lu Y,Sun Y,et al. Diagnostic Ultrasound and Microbubbles Treatment Improves Outcomes of Coronary No-Reflow in Canine Models by Sonothrombolysis. Crit Care Med,2018,46(9):e912-e920

[9] 王世飞,李海瑞,宾建平,等. 超声联合微泡对不同凝龄富血小板血栓和富红细胞血栓的溶栓效果. 中国医学影像技术,2017,33(6):832-837

[10] Culp WC,Flores R,Brown AT,et al. Successful microbubble sonothrombolysis without tissue-type plasminogen activator in a rabbit model of acute ischemic stroke. Stroke,2011,42(8):2280-2285

[11] Tachibana K,Tachibana S. Albumin microbubble echo-contrast material as an enhancer for ultrasound accelerated thrombolysis. Circulation,1995,92(5):1148-1150

[12] Nedelmann M,Ritschel N,Doenges S,et al. Combined contrast-enhanced ultrasound and rt-PA treatment is safe and improves impaired microcirculation after reperfusion of middle cerebral artery occlusion. J Cereb Blood Flow Metab,2010,30(10):1712-1720

[13] Hitchcock KE,Ivancevich NM,Haworth KJ,et al. Ultrasound-enhanced rt-PA thrombolysis in an ex vivo porcine carotid artery model. Ultrasound Med Biol,2011,37(8):1240-1251

[14] Xie F,Slikkerveer J,Gao S,et al. Coronary and microvascular thrombolysis with guided diagnostic ultrasound and microbubbles in acute ST segment elevation myocardial infarction. J Am Soc Echocardiogr,2011,24(12):1400-1408

[15] Amaral-Silva A,Piñeiro S,Molina CA,et al. Sonothrombolysis for the treatment of acute stroke:current concepts and future directions. Expert Rev Neurother,2011,11(2):265-273

[16] Daffertshofer M,Gass A,Ringleb P,et al. Transcranial low-frequency ultrasound-mediated thrombolysis in brain ischemia:increased risk of hemorrhage with combined ultrasound and tissue plasminogen activator:results of a phase Ⅱ clinical trial. Stroke,2005,36(7):1441-1446

[17] Larrue V VA,Arnaud C. Transcranial ultrasound combined with intravenous microbubbles and tissue plasminogen activator for acute ischemic stroke:a randomized controlled study [abstract]. Stroke,2007,38:472

[18] Perren F,Loulidi J,Poglia D,et al. Microbubble potentiated transcranial duplex ultrasound enhances IV thrombolysis in acute stroke. J Thromb Thrombolysis,2008,25(2):219-223

[19] Rubiera M,Ribo M,Delgado-Mederos R,et al. Do bubble characteristics affect recanalization in stroke patients treated with microbubble-enhanced sonothrombolysis?. Ultrasound Med Biol,2008,34(10):1573-1577

[20] Barreto AD,Sharma VK,Lao AY,et al. Safety and dose-escalation study design of Transcranial Ultrasound in Clinical Sonolysis for acute ischemic stroke:the TUCSON Trial. Int J Stroke,2009,4(1):42-48

[21] Slikkerveer J,Kleijn SA,Appelman Y,et al. Ultrasound enhanced prehospital thrombolysis using microbubbles infusion in patients with acute ST elevation myocardial infarction:pilot of the Sonolysis study. Ultrasound Med Biol,2012,38(2):247-252

[22] Mathias W,Jr,Tsutsui JM,Tavares BG,et al. Diagnostic Ultrasound Impulses Improve Microvascular Flow in

Patients With STEMI Receiving Intravenous Microbubbles. J Am Coll Cardiol,2016,67(21):2506-2515

[23] Mathias W,Tsutsui JM,Tavares BG,et al. Sonothrombolysis in ST-segment Elevation Myocardial Infarction Treated with Primary Percutaneous Coronary Intervention. J Am Coll Cardiol,2019,73(22):2832-2842

[24] Ito H,Tomooka T,Sakai N,et al. Lack of myocardial perfusion immediately after successful thrombolysis. A predictor of poor recovery of left ventricular function in anterior myocardial infarction. Circulation,1992,85(5):1699-1705

[25] Kenner MD,Zajac EJ,Kondos GT,et al. Ability of the no-reflow phenomenon during an acute myocardial infarction to predict left ventricular dysfunction at one-month follow-up. Am J Cardiol,1995,76(12):861-868

[26] Leone AM,Valgimigli M,Giannico MB,et al. From bone marrow to the arterial wall:the ongoing tale of endothelial progenitor cells. Eur Heart J,2009,30(8):890-899

[27] de Saint Victor M,Crake C,Coussios CC,et al. Properties,characteristics and applications of microbubbles for sonothrombolysis. Expert Opin Drug Deliv,2014,11(2):187-209

[28] Viguier A,Petit R,Rigal M,et al. Continuous monitoring of middle cerebral artery recanalization with transcranial color-coded sonography and Levovist. J Thromb Thrombolysis,2005,19(1):55-59

[29] Porter TR,Kricsfeld D,Lof J,et al. Effectiveness of transcranial and transthoracic ultrasound and microbubbles in dissolving intravascular thrombi. J Ultrasound Med,2001,20(12):1313-1325

[30] Xie F,Tsutsui JM,Lof J,et al. Effectiveness of lipid microbubbles and ultrasound in declotting thrombosis. Ultrasound Med Biol,2005,31(7):979-985

[31] Nahirnyak V,Mast TD,Holland CK. Ultrasound-induced thermal elevation in clotted blood and cranial bone. Ultrasound Med Biol,2007,33(8):1285-1295

[32] Owen J,Zhou B,Rademeyer P,et al. Understanding the structure and mechanism of formation of a new magnetic microbubble formulation. Theranostics,2012,2(12):1127-1139

[33] Saracco A,Aspelin P,Leifland K,et al. Bolus compared with continuous infusion of microbubble contrast agent using real-time contrast harmonic imaging ultrasound in breast tumors. Acta Radiol,2009,50(8):854-859

[34] Wei K,Jayaweera AR,Firoozan S,et al. Quantification of myocardial blood flow with ultrasound-induced destruction of microbubbles administered as a constant venous infusion. Circulation,1998,97(5):473-483

[35] Correas JM,Burns PN,Lai X,Qi X. Infusion versus bolus of an ultrasound contrast agent:in vivo dose-response measurements of BR1. Invest Radiol,2000,35(1):72-79

[36] Weissman NJ,Cohen MC,Hack TC,et al. Infusion versus bolus contrast echocardiography:a multicenter,open-label,crossover trial. Am Heart J,2000,139(3):399-404

[37] Okada M,Hoffmann CW,Wolf KJ,et al. Bolus versus continuous infusion of microbubble contrast agent for liver US:initial experience. Radiology,2005,237(3):1063-1067

[38] Culp WC,Porter TR,Xie F,et al. Microbubble potentiated ultrasound as a method of declotting thrombosed dialysis grafts:experimental study in dogs. Cardiovasc Intervent Radiol,2001,24(6):407-412

[39] Xie F,Lof J,Everbach C,et al. Treatment of acute intravascular thrombi with diagnostic ultrasound and intravenous microbubbles. JACC. Cardiovascular imaging,2009,2(4):511-518

[40] Bokor D,Chambers JB,Rees PJ,et al. Clinical safety of SonoVue,a new contrast agent for ultrasound imaging,in healthy volunteers and in patients with chronic obstructive pulmonary disease. Invest Radiol,2001,36(2):104-109

[41] Grayburn PA,Weiss JL,Hack TC,et al. Phase III multicenter trial comparing the efficacy of 2% dodecafluoropentane emulsion(EchoGen)and sonicated 5% human albumin(Albunex)as ultrasound contrast agents in patients with suboptimal echocardiograms. J Am Coll Cardiol,1998,32(1):230-236

[42] Wright C,Hynynen K,Goertz D. In vitro and in vivo high-intensity focused ultrasound thrombolysis. Invest

Radiol,2012,47(4):217-225

[43] Maxwell AD,Cain CA,Duryea AP,et al. Noninvasive thrombolysis using pulsed ultrasound cavitation thera-py-histotripsy. Ultrasound Med Biol,2009,35(12):1982-1994

[44] Ariani M,Fishbein MC,Chae JS,et al. Dissolution of peripheral arterial thrombi by ultrasound. Circulation,1991,84(4):1680-1688

[45] Kent DM,Hinchey J,Price LL,et al. In acute ischemic stroke,are asymptomatic intracranial hemorrhages clinically innocuous?. Stroke,2004,35(5):1141-1146

[46] The NINDS t-PA Stroke Study Group. Intracerebral hemorrhage after intravenous t-PA therapy for ischemic stroke. Stroke,1997,28(11):2109-2118

[47] Wang X,Tsuji K,Lee SR,et al. Mechanisms of hemorrhagic transformation after tissue plasminogen activator reperfusion therapy for ischemic stroke. Stroke,2004,35(11 Suppl 1):2726-2730

[48] Clark WM,Albers GW,Madden KP,et al. The rtPA(alteplase)0- to 6-hour acute stroke trial,part A (A0276g):results of a double-blind,placebo-controlled,multicenter study. Thromblytic therapy in acute is-chemic stroke study investigators. Stroke,2000,31(4):811-816

[49] Molina CA,Ribo M,Rubiera M,et al. Microbubble administration accelerates clot lysis during continuous 2-MHz ultrasound monitoring in stroke patients treated with intravenous tissue plasminogen activator. Stroke,2006,37(2):425-429

[50] Molina CA,Barreto AD,Tsivgoulis G,et al. Transcranial ultrasound in clinical sonothrombolysis(TUCSON) trial. Ann Neurol,2009,66(1):28-38

[51] Alexandrov AV,Mikulik R,Ribo M,et al. A pilot randomized clinical safety study of sonothrombolysis aug-mentation with ultrasound-activated perflutren-lipid microspheres for acute ischemic stroke. Stroke,2008,39 (5):1464-1469

[52] Stride E. Physical principles of microbubbles for ultrasound imaging and therapy. Cerebrovasc Dis,2009,27 Suppl 2:1-13

[53] Ammi AY,Mast TD,Huang IH,et al. Characterization of ultrasound propagation through ex-vivo human tem-poral bone. Ultrasound Med Biol,2008,34(10):1578-1589

[54] Apfel RE,Holland CK. Gauging the likelihood of cavitation from short-pulse,low-duty cycle diagnostic ultra-sound. Ultrasound Med Biol,1991,17(2):179-185

[55] Datta S,Coussios CC,McAdory LE,et al. Correlation of cavitation with ultrasound enhancement of thromboly-sis. Ultrasound Med Biol,2006,32(8):1257-1267

[56] Wang Z,Moehring MA,Voie AH,et al. In vitro evaluation of dual mode ultrasonic thrombolysis method for transcranial application with an occlusive thrombosis model. Ultrasound Med Biol,2008,34(1):96-102

[57] Baron C,Aubry JF,Tanter M,et al. Simulation of intracranial acoustic fields in clinical trials of sonothrombol-ysis. Ultrasound Med Biol,2009,35(7):1148-1158

[58] Reinhard M,Hetzel A,Kruger S,et al. Blood-brain barrier disruption by low-frequency ultrasound. Stroke,2006,37(6):1546-1548

[59] Meairs S,Alonso A,Hennerici MG. Progress in sonothrombolysis for the treatment of stroke. Stroke,2012,43 (6):1706-1710

[60] Chen WS,Brayman AA,Matula TJ,et al. The pulse length-dependence of inertial cavitation dose and hemoly-sis. Ultrasound Med Biol,2003,29(5):739-748

[61] Meunier JM,Holland CK,Lindsell CJ,et al. Duty cycle dependence of ultrasound enhanced thrombolysis in a human clot model. Ultrasound Med Biol,2007,33(4):576-583

[62] Leeman JE,Kim JS,Yu FT,et al. Effect of acoustic conditions on microbubble-mediated microvascular sono-thrombolysis. Ultrasound Med Biol,2012,38(9):1589-1598

［63］ Frenkel V,Oberoi J,Stone MJ,et al. Pulsed high-intensity focused ultrasound enhances thrombolysis in an in vitro model. Radiology,2006,239(1):86-93

［64］ Tu J,Matula TJ,Brayman AA,et al. Inertial cavitation dose produced in ex vivo rabbit ear arteries with Optison by 1-MHz pulsed ultrasound. Ultrasound Med Biol,2006,32(2):281-288

［65］ Schafer S,Kliner S,Klinghammer L,et al. Influence of ultrasound operating parameters on ultrasound-induced thrombolysis in vitro. Ultrasound Med Biol,2005,31(6):841-847

［66］ Borrelli MJ,O'Brien WD,Jr,Hamilton E,et al. Influences of microbubble diameter and ultrasonic parameters on in vitro sonothrombolysis efficacy. J Vasc Interv Radiol,2012,23(12):1677-1684 e1671

［67］ Chomas JE,Dayton P,Allen J,et al. Mechanisms of contrast agent destruction. IEEE Trans Ultrason Ferroelectr Freq Control,2001,48(1):232-248

［68］ O'Brien WD,Jr. Ultrasound-biophysics mechanisms. Prog Biophys Mol Biol,2007,93(1-3):212-255

［69］ Fowlkes JB,Crum LA. Cavitation threshold measurements for microsecond length pulses of ultrasound. J Acoust Soc Am,1988,83(6):2190-2201

［70］ Tiukinhoy-Laing SD,Huang S,Klegerman M,et al. Ultrasound-facilitated thrombolysis using tissue-plasminogen activator-loaded echogenic liposomes. Thromb Res,2007,119(6):777-784

［71］ Chen WS,Matula TJ,Brayman AA,et al. A comparison of the fragmentation thresholds and inertial cavitation doses of different ultrasound contrast agents. J Acoust Soc Am,2003,113(1):643-651

［72］ Smith DA,Porter TM,Martinez J,et al. Destruction thresholds of echogenic liposomes with clinical diagnostic ultrasound. Ultrasound Med Biol,2007,33(5):797-809

［73］ Crum LA,Hansen GM. Growth of air bubbles in tissue by rectified diffusion. Phys Med Biol,1982,27(3):413-417

［74］ Church CC,O'Brien WD. Evaluation of the threshold for lung hemorrhage by diagnostic ultrasound and a proposed new safety index. Ultrasound Med Biol,2007,33(5):810-818

［75］ Mizushige K,Kondo I,Ohmori K,et al. Enhancement of ultrasound-accelerated thrombolysis by echo contrast agents:dependence on microbubble structure. Ultrasound Med Biol,1999,25(9):1431-1437

［76］ Dhond MR,Nguyen TT,Dolan C,et al. Ultrasound-enhanced thrombolysis at 20 kHz with air-filled and perfluorocarbon-filled contrast bispheres. J Am Soc Echocardiogr,2000,13(11):1025-1029

［77］ Borden MA,Kruse DE,Caskey CF,et al. Influence of lipid shell physicochemical properties on ultrasound-induced microbubble destruction. IEEE Trans Ultrason Ferroelectr Freq Control,2005,52(11):1992-2002

［78］ Culp WC,Porter TR,McCowan TC,et al. Microbubble-augmented ultrasound declotting of thrombosed arteriovenous dialysis grafts in dogs. J Vasc Interv Radiol,2003,14(3):343-347

［79］ Brown AT,Flores R,Hamilton E,et al. Microbubbles improve sonothrombolysis in vitro and decrease hemorrhage in vivo in a rabbit stroke model. Invest Radiol,2011,46(3):202-207

［80］ Hansson GK. Inflammation,atherosclerosis,and coronary artery disease. N Engl J Med,2005,352(16):1685-1695

［81］ Wang X,Hagemeyer CE,Hohmann JD,et al. Novel single-chain antibody-targeted microbubbles for molecular ultrasound imaging of thrombosis:validation of a unique noninvasive method for rapid and sensitive detection of thrombi and monitoring of success or failure of thrombolysis in mice. Circulation,2012,125(25):3117-3126

［82］ Della Martina A,Allemann E,Bettinger T,et al. Grafting of abciximab to a microbubble-based ultrasound contrast agent for targeting to platelets expressing GP Ⅱb/Ⅲa-characterization and in vitro testing. Eur J Pharm Biopharm,2008,68(3):555-564

［83］ Alonso A,Della Martina A,Stroick M,et al. Molecular imaging of human thrombus with novel abciximab immunobubbles and ultrasound. Stroke,2007,38(5):1508-1514

［84］ Alonso A, Dempfle CE, Della Martina A, et al. In vivo clot lysis of human thrombus with intravenous abciximab immunobubbles and ultrasound. Thromb Res, 2009, 124(1): 70-74

［85］ Mascelli MA, Lance ET, Damaraju L, et al. Pharmacodynamic profile of short-term abciximab treatment demonstrates prolonged platelet inhibition with gradual recovery from GP Ⅱb/Ⅲa receptor blockade. Circulation, 1998, 97(17): 1680-1688

［86］ Chen SC, Ruan JL, Cheng PW, et al. In vitro evaluation of ultrasound-assisted thrombolysis using a targeted ultrasound contrast agent. Ultrason Imaging, 2009, 31(4): 235-246

［87］ Culp WC, Porter TR, Lowery J, et al. Intracranial clot lysis with intravenous microbubbles and transcranial ultrasound in swine. Stroke, 2004, 35(10): 2407-2411

［88］ Unger EC, McCreery TP, Sweitzer RH, et al. In vitro studies of a new thrombus-specific ultrasound contrast agent. Am J Cardiol, 1998, 81(12A): 58G-61G

［89］ Wu Y, Unger EC, McCreery TP, et al. Binding and lysing of blood clots using MRX-408. Invest Radiol, 1998, 33(12): 880-885

［90］ Schumann PA, Christiansen JP, Quigley RM, et al. Targeted-microbubble binding selectively to GP Ⅱb Ⅲa receptors of platelet thrombi. Invest Radiol, 2002, 37(11): 587-593

［91］ Martin MJ, Chung EM, Goodall AH, et al. Enhanced detection of thromboemboli with the use of targeted microbubbles. Stroke, 2007, 38(10): 2726-2732

［92］ Xu WM, Feng M, Zhao HY, et al. Preparation of thrombosis-targeted lipid microbubbles and determination of rabbit carotid artery thrombosis by microbubbles ultrasonogaphy. Journal of Huazhong University of Science and Technology. J Huazhong Univ Sci Technolog Med Sci, 2013, 33(1): 146-152

［93］ Xie F, Lof J, Matsunaga T, et al. Diagnostic ultrasound combined with glycoprotein Ⅱb/Ⅲa-targeted microbubbles improves microvascular recovery after acute coronary thrombotic occlusions. Circulation, 2009, 119(10): 1378-1385

［94］ Senyei AW, Kenneth C. Magnetic guidance of drug-carrying microspheres. J Appl Phys, 1978, 49(6): 3578-3583

［95］ Lubbe AS, Bergemann C, Riess H, et al. Clinical experiences with magnetic drug targeting: a phase I study with 4'-epidoxorubicin in 14 patients with advanced solid tumors. Cancer Res, 1996, 56(20): 4686-4693

［96］ Rusetski ANR. Magnetic fluid as a possible drug carrier for thrombosis treatment. J Magn Magn Mater, 1990, 85(1): 299-302

［97］ Mannell H, Pircher J, Rathel T, et al. Targeted endothelial gene delivery by ultrasonic destruction of magnetic microbubbles carrying lentiviral vectors. Pharm Res, 2012, 29(5): 1282-1294

［98］ Stride E, Porter C, Prieto AG, et al. Enhancement of microbubble mediated gene delivery by simultaneous exposure to ultrasonic and magnetic fields. Ultrasound Med Biol, 2009, 35(5): 861-868

［99］ Huth S, Lausier J, Gersting SW, et al. Insights into the mechanism of magnetofection using PEI-based magnetofectins for gene transfer. J Gene Med, 2004, 6(8): 923-936

［100］ McBain SC, Yiu HH, Dobson J. Magnetic nanoparticles for gene and drug delivery. Int J Nanomedicine, 2008, 3(2): 169-180

［101］ Owen J, Pankhurst Q, Stride E. Magnetic targeting and ultrasound mediated drug delivery: benefits, limitations and combination. Int J Hyperthermia, 2012, 28(4): 362-373

［102］ Calum C, Marie de S V, Christian C, et al. Passive acoustic mapping of magnetic microbubbles in an in vitro flow model. J Acoust Soc Am, 2013, 133(5): 3263

［103］ Xiaoqiang Ch, Weilan W, Shifei W, et al. Magnetic targeting improves the therapeutic efficacy of microbubble-mediated obstructive thrombus sonothrombolysis. Thromb Haemost, 2019, 00: 1-27

［104］ Quanliang C, Xiaotao H, L Li. Enhancement of the efficiency of magnetic targeting for drug delivery: Development and evaluation of magnet system. J Magn Magn Mater,2011,323(15):1919-1924

[105] Nishijima S,Mishima F,Yasuhiko T,et al. Research and Development of Magnetic Drug Delivery System Using Bulk High Temperature Superconducting Magnet. IEEE Trans Appl Supercond, 2009, 19(3): 2257-2260

[106] Jan M,Shigeng Li,Harry JP,et al. Biodegradable nanocomposite magnetite stent for implant-assisted magnetic drug targeting. J Magn Magn Mater,2010,322(20):3094-3100

[107] Pei N,Huang Z,Ma,W,et al. In vitro study of deep capture of paramagnetic particle for targeting therapeutics. J Magn Magn Mater,2009,321(18):2911-2915

[108] Mishima F,Takeda S,Izumi Y,et al. Development of Magnetic Field Control for Magnetically Targeted Drug Delivery System Using a Superconducting Magnet. IEEE Trans Appl Supercond, 2007, 17(2): 2303-2306

[109] Shapiro B. Towards dynamic control of magnetic fields to focus magnetic carriers to targets deep inside the body. J Magn Magn Mater,2009,321(10):1594

[110] McBain SC,Griesenbach U,Xenariou S,et al. Magnetic nanoparticles as gene delivery agents:enhanced transfection in the presence of oscillating magnet arrays. Nanotechnology,2008,19(40):405102

[111] Baruah DB,Dash RN,Chaudhari MR,et al. Plasminogen activators:a comparison. Vascul Pharmacol,2006, 44(1):1-9

[112] Lentacker IS,Stefaan C. Drug loaded microbubble design for ultrasound triggered delivery. Soft Matter, 2009,5(11):2161

[113] Unger EC,Porter T,Culp W,et al. Therapeutic applications of lipid-coated microbubbles. Adv Drug Deliv Rev,2004,56(9):1291-1314

[114] Margossian SS,Slayter HS,Kaczmarek E,et al. Physical characterization of recombinant tissue plasminogen activator. Biochim Biophys Acta,1993,1163(3):250-256

[115] Hua X,Liu P,Gao YH,et al. Construction of thrombus-targeted microbubbles carrying tissue plasminogen activator and their in vitro thrombolysis efficacy:a primary research. J Thromb Thrombolysis,2010,30(1): 29-35

[116] Ren ST,Zhang H,Wang YW,et al. The preparation of a new self-made microbubble-loading urokinase and its thrombolysis combined with low-frequency ultrasound in vitro. Ultrasound Med Biol, 2011, 37(11): 1828-1837

[117] Mu Y,Li L,Ayoufu G. Experimental study of the preparation of targeted microbubble contrast agents carrying urokinase and RGDS. Ultrasonics,2009,49(8):676-681

[118] Heeremans JL,Prevost R,Bekkers ME,et al. Thrombolytic treatment with tissue-type plasminogen activator (t-PA)containing liposomes in rabbits:a comparison with free t-PA. Thromb Haemost, 1995, 73(3): 488-494

[119] Lentacker I,Geers B,Demeester J,et al. Design and evaluation of doxorubicin-containing microbubbles for ultrasound-triggered doxorubicin delivery:cytotoxicity and mechanisms involved. Mol Ther, 2010, 18(1): 101-108

[120] Shaw GJ,Meunier JM,Huang SL,et al. Ultrasound-enhanced thrombolysis with tPA-loaded echogenic liposomes. Thromb Res,2009,124(3):306-310

[121] Laing ST,Moody MR,Kim H,et al. Thrombolytic efficacy of tissue plasminogen activator-loaded echogenic liposomes in a rabbit thrombus model. Thromb Res,2012,130(4):629-635

[122] Tiukinhoy-Laing SD,Buchanan K,Parikh D,et al. Fibrin targeting of tissue plasminogen activator-loaded echogenic liposomes. J Drug Target,2007,15(2):109-114

[123] Gangbin Chen,Li Yang,Lintao Zhong,et al. Delivery of Hydrogen Sulfide by Ultrasound Targeted Microbub-

ble Destruction Attenuates Myocardial Ischemia-reperfusion Injury. Sci Rep,2016,6:30643

[124] Kaminski MD,Xie Y,Mertz CJ,et al. Encapsulation and release of plasminogen activator from biodegradable magnetic microcarriers. Eur J Pharm Sci,2008,35(1-2):96-103

[125] Torno MD,Kaminski MD,Xie Y,et al. Improvement of in vitro thrombolysis employing magnetically-guided microspheres. Thromb Res,2008,121(6):799-811

第十九章

靶向超声分子成像

1968 年,Gramiak 等首次发明超声造影剂并对犬心腔进行显像,自此拉开超声造影的序幕。早期的超声造影剂是包裹空气的微泡造影剂,后来发展了稳定性更高的含高分子惰性气体(氟碳气体或六氟化硫)的微泡造影剂,但这些造影剂均属于非靶向超声造影剂,只能用于短暂的组织器官血管显影,而无法对病变组织进行特异性的显像,对疾病的诊断能力欠佳。为解决这些缺陷,学者们开始着眼于靶向造影剂的制备,靶向超声分子成像技术由此诞生。

靶向超声造影剂是通过对造影剂外壳进行改建,将特异性配体结合或连接到造影剂表面,使其进入血液循环后能够通过配体与受体结合的方式聚积到特定的靶组织或靶器官上,从而显示靶组织或靶器官分子水平的改变。靶向超声分子成像技术是将靶向超声造影剂与超声造影相结合发展起来的可评价体内组织和器官分子学特征的影像技术,是目前超声领域的前沿性课题,也是医学影像学研究的热点领域。

由于靶向超声分子成像技术的发展,使传统超声微泡成像技术不仅能提供组织和器官的解剖与血流信息,还可提供组织和器官的分子学特征,且超声分子影像技术独有的无创无毒、无放射性污染、实时动态、可反复多次检查等优势,使其在疾病诊断和治疗领域极具发展潜力和应用前景。目前,靶向超声分子成像技术可良好显像炎症、血栓、不稳定斑块及肿瘤新生血管等,其在分子水平上的精确定位大大提高了疾病诊断及鉴别诊断能力;此外,靶向超声技术还可作为非病毒载体将治疗性基因或药物靶向运输至病灶局部并释放,大大减少用药剂量及全身毒副作用,为疾病治疗提供了新的途径。

近年来,新型靶向超声造影剂也取得了巨大的进展。如纳米级超声造影剂、相变型造影剂、多模态造影剂等。新型靶向超声造影剂的开发应用极大地扩展了靶向超声造影技术的应用领域,具有广阔的前景,成为当前靶向超声分子影像学研究的热点和前沿。

第一节　靶向超声造影剂概论

一、靶向超声造影剂的工作原理

靶向超声造影剂是将特异性配体或抗体连接到造影剂表面,使其进入人体内能通过配体与受体作用主动结合到靶组织或靶器官上,使靶组织或靶器官在超声显像中得到特异性的增强,从而在分子水平上对靶点进行显影。

超声造影剂的靶向机制分为两种:被动靶向与主动靶向。被动靶向是通过机体本身固有的防御机制(即巨噬细胞的吞噬作用)、造影剂表面电荷与细胞膜间的相互作用及淋巴运输来实现的。主动靶向则是通过靶向造影剂表面的特异性配体和/或具有靶向性的单克隆抗体来实现的。主动靶向较被动靶向具有更高的特异性和靶向性,避免了吞噬细胞对微泡的破坏,是目前靶向微泡构建的主要方式,也是现今研究的热点。

(一) 被动靶向

1. 吞噬作用　该方式而是利用机体本身的固有的防御机制,即利用负责清除异物的巨噬细胞吞噬造影剂从而实现靶向成像或靶向传输治疗的目的。

单核-巨噬细胞系统是人体免疫防御系统中的重要部分,在超声造影剂的清除过程中起到重要作用。它源于骨髓的造血干细胞,由单核细胞、各组织中的巨噬细胞及原单核、幼单核细胞组成。巨噬细胞作为此系统的效应细胞广布机体各组织,如肝内的库普弗细胞(Kupffer's cell)、结缔组织中的组织细胞、肺内的尘细胞、神经组织中的小胶质细胞、脾和淋巴结中固定和游走巨噬细胞等。超声微泡进入循环后与调理素(包括免疫球蛋白、补体蛋白及非免疫血清因子如纤维结合蛋白、血栓等)结合,从而更易被巨噬细胞吞噬摄取,经过正常的生理功能被输送至肝、脾、骨髓等器官,从而实现靶向成像或治疗。为了尽量延长超声造影剂在被吞噬后的声学活性,可在造影剂外以生物性多聚物进行包被以提升其稳定性,从而避免巨噬细胞的溶解作用。

Lindner 等首次发现了炎症过程中激活的白细胞可吞噬白蛋白或脂质超声微泡,并黏附于小静脉内皮细胞上。这种黏附机制因造影剂外壳的种类不同而有所不同,白蛋白微泡是通过整合素介导与白细胞黏附分子结合,而脂质微泡则是通过补体介导与白细胞黏附分子结合,脂质微泡与炎症组织小静脉内皮细胞的结合效率明显高于白蛋白微泡。还可将带有负电荷的磷脂酰丝氨酸(phosphatidylserine,PS)嵌合到脂质微泡外壳,从而增加补体活性,加快补体激活,增强造影剂与白细胞的黏附。

利用这种方式进行靶向的优点包括:①无须耦联剂,反应成本低;②反应时间短,不易引起造影剂污染;③操作简单,不会对造影剂造成破坏。但这种方式存在特异性及靶向性不高的缺陷,限制了其在靶向超声分子成像方面的广泛应用。

2. 表面电荷与细胞膜间的相互作用　白蛋白或脂质微泡除了可通过整合素或补体作用激活白细胞外,还可通过外壳所带电荷与白细胞膜的相互作用达到激活目的。

Fischer 等人研究发现表面带负电荷的超声微泡在提睾肌血管内积聚明显,而中性电荷微泡则无此现象;在注射超声微泡 10min 后,负电荷微泡能起到增强效果,而中性电荷微泡则无增强效果。此外,在补体 C3 缺陷小鼠中,负电荷微泡的蓄积明显减少,证明补体 C3 在微泡电荷与细胞膜间的相互作用过程中起到重要作用。

3. 淋巴运输　Oussoren 等研究发现,大小为 $2\sim3\mu m$、软壳易变形的超声造影剂,在经皮注射后,可被初始淋巴结收集,继而通过淋巴内皮细胞间隙或胞吞胞吐作用进入淋巴管道,进而可被超声检测到。因此,超声造影剂可用于间接淋巴检测的备选方法,这在前哨淋巴结内肿瘤转移灶、肿瘤局部淋巴结造影成像方面起到了重要作用。

(二) 主动靶向

主动靶向通过在造影剂上结合特定配体而实现。目前可用的配体(配体种类)包括:抗体、肽链、多聚糖、适配体(aptamers)及一些药物和化合物。它们可特异地与细胞上的抗原或受体结合,以实现造影的靶向结合。将配体连接到造影剂外壳是靶向造影剂构建的核心技术之一,其连接效果将直接影响到靶向效率的高低。配体与造影剂的连接方式包括非共价结合(非直接结合)和共价结合(直接结合),对于连接方式的选择主要取决于配体的自身特性。

1. **非共价结合(非直接结合)**　生物素-亲和素耦联法是目前应用最广泛的非共价结合方法。亲和素与生物间的结合具有极高的亲和力(10^{-15}mol),其反应呈高度的专一性。具体制备步骤是首先将生物素与造影剂连接制成生物素化造影剂,再与亲和素溶液短时间孵育,最后加入生物素化抗体或其他配体,在造影剂表面形成三明治状的连接结构。每个亲和素分子有 4 个生物素结合位点,可同时以多价形式结合生物素化的大分子衍生物和标记物,具有级联放大效应,因此生物素化配体与超声造影剂结合的反应产率相当高,可避免制备靶向超声造影剂过程中大量昂贵配体的浪费。

生物素-亲和素耦联法目前是国内外应用于动物实验靶向微泡的常用制备方法(图 19-1)。目前,我们实验室利用生物素-亲和素耦联法已成功制备多种靶向超声微泡,如携带细胞间黏附因子 1(ICAM-1)单抗的靶向超声微泡、携带 α_v-整合素单抗的靶向超声微泡等。但该技术在临床应用方面仍存在许多缺陷。首先,亲和素主要来源于鸡蛋清、细菌等外源性蛋白,具有免疫原性,临床应用存在排异反应等潜在风险,且作为一种大分子阳离子,亲和素易与肾小球基底膜上阴离子结合形成原位免疫复合物;其次,利用亲和素-生物素技术制备靶向超声微泡步骤繁多,临床应用耗时耗力。这些缺陷决定了其难以应用于临床,而只适用于早期研究测试及动物实验。

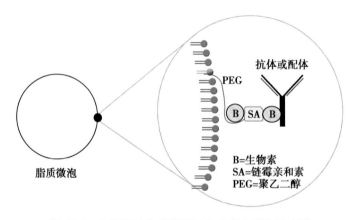

图 19-1　生物素-亲和素耦联法构建靶向微泡示意图

2. **共价结合(直接结合)**　共价结合是指根据配体的化学特性,将配体直接连接到造影剂上。对于能耐受成泡过程的小分子配体,可将配体与造影剂外壳结合后再进行成泡处理;对于连续声振、高速剪切、高温等成泡条件下可能失活的大分子蛋白质配体(抗体或抗体片段)则需先制备造影剂再与配体进行连接。为保证配体的高结合性和最大靶向结合力,可以将柔软的、可塑形的多聚空间臂如聚乙二醇(PEG)或乙酸酯桥插入到配体与造影剂表面,使配体之间的距离达到 10nm 甚至更远,从而减少结合到造影剂表面的配体之间的相互影响。

目前共价结合方法主要有氨基修饰法和巯基修饰法。

(1) 氨基修饰法:目前常用的氨基修饰法是利用配体上的伯氨基与造影剂表面耦联剂上的羧基以酰胺键相耦联。具体步骤是先用碳化二亚胺将造影剂表面耦联剂上的羧基活化,再与配体上的氨基反应形成酰胺键。例如精氨酸-甘氨酸-天冬氨酸(Arg-Gly-Asp,RGD)

通常采用氨基修饰法与造影剂连接,RGD 对血栓表面血小板糖蛋白 Ⅱb/Ⅲa 受体具有特异的高亲和力,可用于评价血栓形成。耦联剂末端的羧基也可通过 PEG 臂连接在造影剂外壳的脂质上。此外,还可将抗体 Fc 段上的羟基用高碘酸钠氧化成醛基,再与造影剂表面的氨基以亚胺键连接。也可采用戊二醛作为耦联剂,使其两端的醛基分别与磷脂和抗体的氨基以亚胺键连接,从而将抗体耦联于造影剂外壳。Torchilin 等采用对硝基苯酯-聚乙二醇[bis(p-nitrophenylcarbonyl)-PEG,pNPPEG]、磷脂酰乙醇胺(1,2-dioleoyl-sn-glycero-3-phosphoethanolamine,DOPE)形成聚合物 pNP-PEG-DOPE 并掺入脂质体,暴露于水溶液中的 pNP 基团与配体的氨基反应形成稳定的氨基甲酸酯键,当 pH 为 8.0 左右时,pNP 基团易与配体氨基反应,游离的 pNP 基团可以通过快速水解消除,因此 pNP-PEG-DOPE 可作为配体连接于脂质造影剂的便捷工具。

配体表面的游离氨基具有较高的亲和性,一般不处于活性中心部位,因此氨基成为共价连接中最常用的修饰基团,氨基修饰法也成为目前靶向造影剂共价结合法的首选方法。然而,羧基的活化需在弱酸条件下进行,大部分活化酯在酰胺键形成所需的弱碱性条件下会水解为稳定的羧基,从而降低了反应产率。为保证造影剂表面能够连接上足够数量的配体,往往需加入过量的配体,这大大增加了靶向超声造影剂的制作成本。

(2)巯基修饰法:理想的巯基修饰法是将配体上携带的巯基与造影剂表面的马来酰亚胺反应形成硫醚键,使配体可牢固地结合在微泡表面。马来酰亚胺与巯基在温和的条件下即可反应,且副反应少,能有效提高配体与造影剂的反应产率从而减少造影剂表面活性基团的降解,其修饰的专一性也高于氨基修饰法,被认为是靶向超声造影剂构建的最理想的配体连接方式。Hu 等通过环状 RGD 序列[cyclic(Arg-Gly-Asp-D-Phe-Cys)]中半胱氨酸的巯基与马来酰亚胺共价连接,制备可靶向血小板血栓中糖蛋白受体 GPⅡb/Ⅲa 的环 RGD 靶向微泡(图 19-2)。

但由于许多配体缺乏巯基,或空间结构需靠二硫键来维持,需要先对配体进行巯基化修饰。目前对配体进行巯基化修饰有两种方法:一种是通过基因工程技术在配体特定位点引入一个或多个自由半胱氨酸;另一种是使用杂原子双功能基交联剂对配体进行修饰。常用的交联剂有 N-羟基琥珀酰亚胺 3-(2-吡啶二硫代基)丙酸酯[N-succinimidyl 3-(2-pyridyldithio)propionate,SPDP]和琥珀酰亚胺-S-乙酰基硫代乙酸酯(N-succinimidyl sacetylthioacetate,SATA),它们含有一个伯氨基和一个被保护的巯基,伯氨基可与配体蛋白反应,而被保护的巯基则可用二硫苏糖醇(dithiothreitol,DTT)还原得到自由巯基。

3. **配体的种类** 可作为配体的物质包括:单克隆抗体、肽链、乙二醇蛋白、多聚糖及适配体等。

(1)单克隆抗体:目前单克隆抗体工业的快速发展,为靶向超声造影剂的临床应用提供了大量的配体,这些配体可与很多病理条件下大量表达的抗原直接结合,因此可利用单克隆抗体构建疾病特异的靶向超声造影剂。

(2)肽链:类似抗体,具有特异的抗原亲和性,可作为靶向造影剂的矢量分子。它可以是小分子肽链(5~10 个氨基酸),如血小板 Ⅱb/Ⅲa 受体的抗原 RGD(精氨酸-氨基己酸-天冬氨酸)片段,或大分子的生物活性激素如肠促胰酶肽。

(3)乙二醇蛋白:由于乙二醇蛋白对肝细胞上特有且大量表达的 ASG 受体具有高亲和力,因而可用于肝靶向造影剂的构建。ASG 靶向造影剂不仅可用于检测原发或继发性肝癌,还可用于诊断早期弥漫性肝病变如肝炎等。

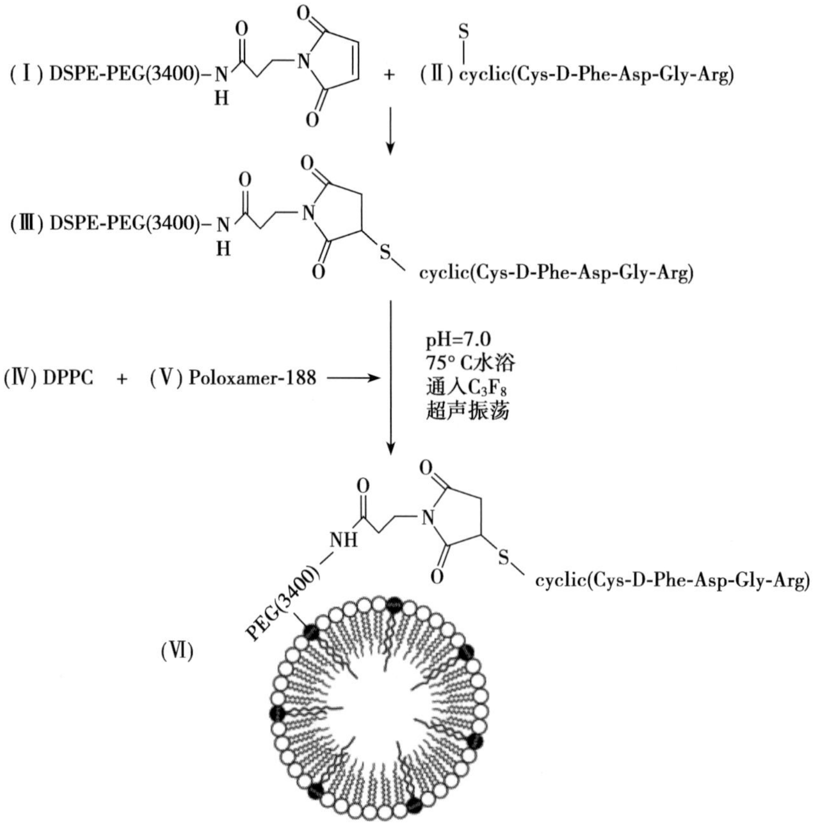

图 19-2　携 RGD 环寡肽序列靶向微泡的构建

环状 RGD 序列与二硬脂酰磷脂酰乙醇胺-聚乙二醇 3 400-马来酰亚胺通过环状 RGD 序列中半胱氨酸的巯基与马来酰亚胺共价连接,然后加入 DPPC、普洛沙姆-188(Poloxamer-188)等材料按一定比例 75℃水浴溶解于适量蒸馏水中,同时通全氟丙烷(C_3F_8)气体,超声振荡至形成乳白色液体制备成携 RGD 环寡肽序列靶向微泡

（4）多聚糖:如阿糖半乳糖具有多个对肝 ASG 受体高亲和力的树胶醛糖末端,可用于肝靶向造影剂的构建。

（5）适配体:一般由 20~30 个核苷酸的自然序列构成,经过化学修饰可避免被核酸酶降解并利于与药物、造影剂等结合,可用于制备靶向血管新生、血小板激活、肿瘤等的超声造影剂。

二、靶向超声造影剂的设计要求

由于靶向超声造影剂的发展,使传统超声微泡技术不仅可提供组织和器官的解剖和血流信息,还能提供组织和器官的分子学特征。一般来说,要成功地评价不同病变组织和器官的分子学图像,必须具备以下三个条件:①高度的靶向特异性;②强大的信号放大策略;③高分辨率的图像技术。其中关键在于超声造影剂高度的靶向特异性。理想的靶向超声造影剂应达到的要求包括:

（1）大小适宜(450~700nm),均匀一致,能够流过靶组织,且顺利通过心肺循环及微循环而不会造成栓塞。

（2）性能稳定,在循环中有较长的半衰期(30~60min)。

（3）能较长时间滞留于靶组织,以便于靶向造影剂有充足的时间与靶组织受体结合并积聚下来。

（4）能高效率、选择性地与兴趣抗原结合，靶向特异性高。

（5）结合稳定，不在血流冲击下分开。

（6）结合到靶组织中的造影剂应在超声检查过程中保持稳定，靶界清晰。

（7）有较高的信噪比，能较快地实现靶组织的标记增强。

（8）造影剂用量少，低剂量即可有良好的显像效果。

（9）毒副作用可被接受，对组织刺激小，最终可被降解及排出体外。

（10）制备简单，易于存储，价格适宜，便于临床应用。

（11）给药方便，可经外周静脉给药，适用于常规超声成像仪器。

（12）具有携带治疗性基因及药物的潜力。

三、靶向超声造影剂的制备

（一）靶向超声造影剂配体和受体（靶点）的选择

靶向超声造影剂理想的配体应具备的特点包括：①高度的靶向特异性；②非免疫原性；③进入人体后的高度稳定性；④高度耐受血流剪切应力等。靶向超声造影剂理想的受体应具备的特点包括：①高的表达特异性；②高分泌性；③高度稳定性。

目前，对于炎症性疾病来说，靶点通常包括选择素家族（E-选择素、P-选择素）、细胞间黏附分子-1、血管内皮细胞黏附分子-1，对应的配体则为上述靶点的单克隆抗体、寡糖基因及糖蛋白等；对于血栓来说，常常以 GP Ⅱ a/ Ⅲ b 受体、纤维蛋白原作为靶点，配体则可选择单克隆抗体、含 Arg-Gly-Asp（RGD）或 Lys-Gly-Asp（KGD）氨基酸序列的多肽类物质；对于肿瘤及新生血管，则常常利用整合素（$\alpha_5\beta_1$、$\alpha_v\beta_3$）及血管内皮生长因子（VEGF、VEGF-2）等分子作为靶点，以含 RGD 的寡肽及相应的单克隆抗体为配体。

（二）靶向超声造影剂的制备过程

1. 微泡的制备 微泡的制备通常需将气体分散到某种特定液体中（该液体中含有能形成外壳以包裹气体的物质），制备成富含气体微泡的泡沫，在这过程中成壳物质移到新的气-液界面并凝聚，形成气体微泡外壳。目前常用的制备方法包括中和法、吸附法、手振法、机械混匀法、声振空化法、高压均质法、高剪切乳化法、喷射雾化法、喷雾干燥法、冷冻干燥法、薄膜水化法和喷墨打印法等。

微泡外壳的成分可以为蛋白质、多聚体或脂质，外壳成分将影响造影剂的稳定性。白蛋白外壳具有良好的稳定性，但具有热变性，易受温度影响；多聚体和脂质体外壳不受严格的温度影响，具有很好的活性，且易与其他成分结合。

2. 配体的连接 配体与造影剂外壳的结合可以在微泡制备之前或之后，这取决于微泡的化学特性。白蛋白外壳上有许多初级氨基组，有利于配体与微泡的共价结合。其中一种结合方法是首先将配体与成壳物质的锚残基（anchor residue）共价结合；另一种则是先将锚残基与外壳结合，继而将配体结合到外壳上。锚残基可以是脂质体、蛋白质或多聚体等能与造影剂外壳共存的物质。连接次序的选择由配体的特性决定，单克隆抗体不能耐受造影剂制备过程，而糖类配体、寡肽等物质可耐受。

配体的连接方法主要有以下四种：

（1）直接结合法：主要依靠造影剂通过自身离子键或物理吸附等方式将靶向配体连于其包膜上，此方法适用于小分子配体。此连接方法无须改变超声造影剂的制备过程，仅在超声造影剂制备完成之后依据造影剂外壳材料的化学组成和配体的性质及电荷特性来调节溶液性质（酸碱度、离子强度、温度、时间），使配体吸附到造影剂表面，制成靶向超声造影剂。

虽然此方法比较简单,但存在连接不稳定的缺陷,即使在体外能达到良好的连接,在进入体内后因环境的改变也会发生连接断裂,影响靶向显影效果。

(2) 交联剂连接法:交联剂能促进分子间共价键的形成而使多个分子相互结合,其组分通常是含多个官能基团的物质如戊二醛,或分子内含多个不饱和双键的化合物如 SPDP。戊二醛交联剂的醛基能与蛋白、壳聚糖分子链的氨基发生化学反应,SPDP 能与两种蛋白质结构中的伯氨基反应,且其中含吡啶二硫基的蛋白与另一含巯基的蛋白可发生巯基-吡啶二硫基交换,从而可使蛋白质之间耦联。

(3) 系链(绳)连接法:通过运用系链(绳)似结构、分子及超分子结构延长造影剂表面配体与靶点间化学键而实现。目前已用于靶向超声造影剂制备的系链结构主要是聚乙二醇(PEG)空间臂。由于 PEG 具有柔韧性及延展性,可向外伸出数十纳米,其系着配体的游离端活动度大,与受体的接触机会大,且结合时间相对延长使配体与靶点结合的稳定性更高。

(4) 生物素-亲和素耦联法:利用生物素-亲和素耦联作用将靶向配体连接于造影剂表面。目前生物素-亲和素系统已成为靶向超声造影剂制备中常用的中介物,但因制备过程烦琐及免疫原性等弊端,使其难以应用于临床制备靶向造影剂。

3. 靶向超声造影剂的纯化　从造影剂中清除未结合的配体或亲和素是靶向超声造影剂制备过程中的必要步骤。这些游离的配体在体内外易与靶受体结合,占据靶向造影剂与靶受体的结合位点,因此需在靶向造影剂制备完成后对其进行纯化,纯化方式包括静止分层、离心、透析过滤等。

4. 靶向超声造影剂稳定性的影响因素及其保存方式　靶向超声造影剂的保存环境如温度、光照、辐射等将会影响到其稳定性。目前气体核心类造影剂主要以干燥粉末状前体密封保存于−20℃,液态核心类造影剂则主要保存于 4℃。

5. 配体与造影剂结合的检测方法　配体与造影剂外壳结合的检测包括体外检测和体内检测。体外检测方法有:

(1) 荧光标记检测:预先将配体进行荧光标记,在靶向造影剂制备完成后用荧光显微镜观察,若造影剂微泡外周带有均匀的荧光环,则证明结合成功(图 19-3)。

(2) 流式细胞仪检测:以普通超声造影剂为对照组进行流式细胞仪检测,若制备好的靶向超声造影剂有明显的波长分布不同的曲线则可证明结合成功。

(3) 液相色谱分析:可对制备好的靶向超声造影剂的各个成分与对照组进行色谱分析,从而证明配体与造影剂是否结合。

(4) ELISA 检测:主要针对具有免疫学活性的抗体和配体片段。

(5) 茚三酮试验:原本不带有氨基的微泡在结合含有氨基的配体后可用此法进行检测。

体内检测:

(1) 超声造影观察靶组织是否有特异性增强。

(2) 靶组织与周围组织造影后定量分析比较。

(3) 病理组织学检测。

四、新型靶向超声造影剂

(一) 纳米级靶向超声造影剂

根据超声造影剂的分子大小不同,可将其分为微米级造影剂和纳米级造影剂。微米级造影剂直径多为 2~10μm,因其粒径较大,难以透过血管内皮间隙,使其仅能靶向于血管内部进行显像。研究表明,肿瘤新生血管内皮间隙增大,直径为 380~780nm,且肿瘤组织脉管

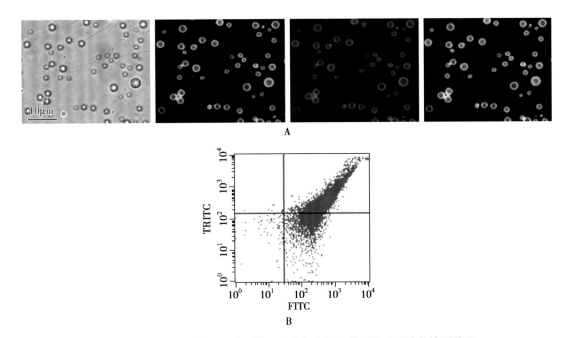

图 19-3 荧光显微镜下观察到的双配体靶向微泡的及流式细胞仪检测结果

将 P-选择素单克隆抗体以 FITC-山羊抗兔 IgG 绿色荧光标记, sialyl LewisX 以 TRITC-山羊抗鼠 IgG 红色荧光标记,两种配体以生物素-亲和素耦联法连接到微泡表面,用荧光显微镜进行观察,发现微泡同时可以发绿色及红色荧光,经 Image-Pro-Plus 软件合成后呈现橙色,证实两种配体已成功连接到微泡表面;进一步通过流式细胞仪对发射荧光微泡进行定量分析可检测配体的连接率

系统具有增强渗透与滞留(enhanced permeation and retention, EPR)效应,这就允许直径 <780nm 的大分子物质透过内皮间隙进入血管外组织。随着超声造影技术的不断发展以及临床需求的增加,超声造影剂从微米级发展到纳米级。目前的纳米级超声造影剂主要包括纳米级脂质体、纳米微泡及液态氟碳纳米乳剂等。纳米级造影剂具有分子小、穿透力强、靶向性好的特点,由于纳米级造影剂的广泛研发,有效地克服了微米级造影剂的不足,推动了靶向超声技术有血管内向血管外延伸。

Yin 等制备了一种直径为(436.8±5.7)nm 的超声纳米微泡,发现其不仅可以增强超声显像,还可通过被动靶向作用穿过肿瘤血管内皮,积聚在肿瘤部位。Fan 等在超声纳米微泡表面连接前列腺特异性膜抗原(PSMA)单抗制备成靶向超声纳米微泡,并成功对裸鼠前列腺癌实现靶向显影。Shen 等以叶酸耦联 N-棕榈酰壳聚糖(folic acid-modified N-palmitoyl chitosan, F-PLCS)为外壳、全氟丙烷为核心成功制备新型叶酸耦联纳米微泡(图 19-4~图 19-6),研究发现这种新型的纳米微泡可选择性地积聚于叶酸受体阳性的内皮细胞和肿瘤细胞中,并可在超声的作用下被破坏从而杀死靶细胞,为靶向肿瘤治疗提供新的手段。

对于纳米级超声造影剂的研究目前还处于较为初级的阶段,研究主要存在的问题包括以下几点:

(1) 信号强度弱:由于纳米级造影剂内径减小,使得其背向散射能力减弱。如何能够通过改变造影条件及优化机器参数等方法,增加其对比增强能力将成为日后研究的重点。

(2) 内径调控不理想:目前还无法真正地达到精确调控造影剂内径,因此寻求满足既能够穿过血管间隙又具有较强散射性能的最佳内径,将为靶向分子成像带来突破。

(3) 制备过程复杂:复杂的制备过程将会影响造影剂粒子的稳定性及体内循环时间,也会造成造影剂污染及原料浪费等问题。

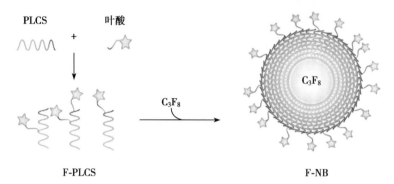

图 19-4 叶酸耦联纳米微泡的制备示意图

叶酸(folicacid)通过 1-乙基-3-(3-二甲基氨基丙基)碳二亚胺/N-羟基琥珀酰亚胺(EDC/NHS)与 N-棕榈酰壳聚糖(PLCS)缀合形成叶酸耦联的 N-棕榈酰壳聚糖(F-PLCS),将 F-PLCS 溶解于蒸馏水后通入全氟丙烷(C_3F_8),经高速剪切法制备得到叶酸耦联纳米微泡

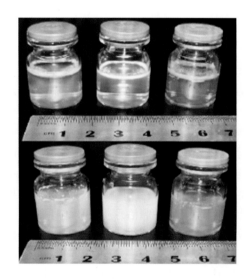

图 19-5 纳米微泡外观

自左向右分别为叶酸耦联纳米微泡、普通纳米微泡、DiO 探针标记的叶酸耦联纳米微泡,其中第一排为纳米微泡混匀前,第二排为纳米微泡混匀后

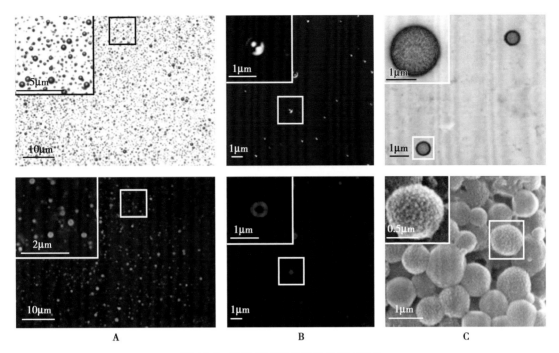

图 19-6　叶酸耦联纳米微泡的镜下图像

A. 叶酸耦联纳米微泡的光学显微镜下图像(上)和经绿色荧光探针标记后的荧光显微镜下图像(下);B. 叶酸耦联纳米微泡的共聚焦显微镜明场图像(上),相应 UV 光场中显示叶酸耦联纳米微泡自发亮蓝色荧光(下);C. 叶酸耦联纳米微泡扫描电镜图像(上)及透射电镜图像(下)

（4）靶组织聚集浓度低:纳米级造影剂寻靶能力不强,靶组织中聚集浓度低,如何选择最佳配体仍需进一步探索。

（5）基因及药物装载率低:对于治疗性纳米造影剂,如何提高装载基因及药物的效率,使得用最少的造影剂剂量达到最好的治疗效果也是需要研究的重点。

（6）纳米级超声造影剂的材料对正常组织的影响、病灶定位的精准程度以及超声仪器参数的优化等仍需进一步的探索。

（二）相变型液态氟碳超声造影剂

近年有学者将纳米级液态氟碳乳剂包裹药物与配体结合后用于靶向超声分子显像及治疗,这其中有部分类型的液态氟碳在一定条件下可发生相变,由液态转变为氟碳气体(PFC)。超声作用被认为是促进液态氟碳相变(acoustic dropletvaporization, ADV)的最有效因素。Kripfgans 等最早采用牛血清白蛋白包裹全氟戊烷制成微米级液态氟碳微球,并发现微球在超声作用下发生液-气相转变,直径最大可增至原来的 25 倍。这种变化的机制尚未研究清楚,目前多认为惯性空化的可能性较大。除此以外,研究发现温度上升和激光也可促进 ADV 发生。Rapoport 等制备以高分子材料为外壳、液态全氟戊烷为核心的纳米微泡,发现这种纳米微泡在注入体内后可穿过血管内皮细胞进入肿瘤组织,在温度逐渐升至生理体温后转变成以气体为核心的纳米气泡,气泡间相互融合扩大形成微米级气泡,最终显著增强超声显影。

液-气相变型氟碳纳米粒作为一种极具潜力的新型靶向超声造影剂,成功解决了超声造影剂在显像与穿透力之间的矛盾问题。但目前将相变型液态氟碳纳米粒应用临床仍存在以下问题:

（1）相变造影剂核心的选择:目前研究较多的是 PFP,但是其沸点相对较低(29℃),难以保存,实际应用中也难以控制,因此需要选取一种合适的核心,采用适当条件使之相变后稳定产生微泡。

（2）相变造影剂外壳材料的选择：可选择材料包括高分子聚合物、白蛋白、脂质及多聚糖等，不同材料的弹性不同导致造影剂表面张力不一，再加上某些材料制得的造影剂表面可能有微细孔洞，导致促相变条件及相变造影剂的性能不同。

（3）促发相变的条件：目前超声、升温是最常用的促相变条件，但根据具体应用不同，选择诊断超声或治疗超声来激发，以及超声参数都还需要深入探讨。

（三）多模态超声造影剂

多模态超声造影剂是一类具有同时增强超声和其他显像模式的内在特性的造影剂。其内包含多个部分，允许用多种成像技术检测。例如，超声造影剂内核为气体时，可进行超声显像；内核为磁性微粒（如 Fe_3O_4）时，则可用于磁共振显像；若造影剂包裹或连接荧光基团，还可进行光学分子成像。Liu 等成功制备超顺磁氧化铁纳米粒子——聚氰基丙烯酸丁酯微泡（UPMB），并发现 UPMB 既具备增强超声显影功能又可进行磁共振显像，并且超声介导的靶向微泡破坏同核磁介导的横向或纵向弛豫速率具有协同作用。Wang 等开发了一种基于金纳米颗粒（AuNRs）的新型光声成像技术，通过 AuNRs 定量检测鼠血脑屏障开放的空间和时间分布，从而用于中枢神经系统病变的检测。

多模态超声造影剂将多种成像技术融合，取长补短、优势互补，既可减少反复多次检查带来的毒副作用、降低医疗费用，又为临床提供更加详细的诊断信息，为实现多模态显像、诊疗一体化提供了巨大的帮助，具有广阔的应用前景。

第二节 靶向超声造影剂的分子靶点

一、肿瘤和血管新生的分子靶点

血管新生是指在机体生长发育过程中或创伤修复、缺血缺氧及炎症情况下，原有微血管内皮细胞经过生芽、迁移、增殖与基质重塑等形成新的毛细血管的过程。在正常生理条件下的血管生成过程中，促血管生成与抑血管生成因素间保持动态平衡，而肿瘤环境中这种平衡被打破，血管生成活跃，表现为新生血管持续生长，异常血管出现。肿瘤生长主要依赖新生血管的滋养，血管新生是肿瘤生长和转移的前提条件，肿瘤组织的微血管密度（microvessel density，MVD）与肿瘤的体积、癌栓的形成及肿瘤转移复发等密切相关，且新生血管可反映肿瘤的分级、预后及侵袭性。因此，针对肿瘤血管生成相关的分子受体成为肿瘤靶向造影的重要靶点，也为肿瘤的影像诊断及治疗提供了重要的方向。

随着纳米级超声造影剂的发展，针对肿瘤血管外靶点的造影剂逐渐兴起，针对相应肿瘤特异性抗原的靶向超声造影剂具有良好的靶向特异性，极具发展前景。

目前常用的肿瘤和血管新生的超声分子靶点有：

1. 血管内皮生长因子及其受体 血管内皮生长因子（vascular endothelial growth factor，VEGF）是目前研究公认的促肿瘤血管新生作用最强的生长因子，也成为靶向超声分子成像最常用的靶点。

目前发现，血管内皮生长因子及其受体（vascular endothelial growth factor receptor，VEGFR）在多种恶性肿瘤组织中过表达，如肺癌、肝癌、结肠癌等，在正常血管内皮细胞则很少表达或不表达。VEGF 有 5 种不同的亚型，分别为 VEGF121、VEGF145、VEGF165、VEGF189、

VEGF206,其中 VEGF165 为 VEGF 的主要存在形式。

VEGFR 包括 VEGFR-1、VEGFR-2 和 VEGFR-3 3 个酪氨酸激酶家族基因编码的受体,其中以 VEGFR-2 具有最重要的生物学功能,对内皮细胞的增殖、迁移和血管生成具有重要作用。

2. **整合素** 整合素(integrin)是一类异源二聚体构成的膜受体家族,由 α、β 两个亚基组成,具有细胞黏附和信号转导功能。整合素在新生血管内皮细胞和多种肿瘤细胞表面高表达,在血管新生和肿瘤转移方面起到重要作用,可作为超声分子成像的靶点。

整合素 $\alpha_v\beta_3$ 是在新生血管内皮细胞和肿瘤细胞中表达最多的一种整合素,在正常组织中低表达甚至不表达,因而成为理想的研究肿瘤血管生成的靶点。RGD 肽是一类含精氨酸-甘氨酸-天冬氨酸(Arg-Gly-Asp)的短肽,可特异性识别血管内皮细胞和肿瘤细胞表面的 $\alpha_v\beta_3$ 整合素并与之结合,从而实现整合素信号转导的功能。RGD 肽分为线性 RGD 肽(linear RGD piptide)和环形 RGD 肽(cyclic RGD piptide)两种。线性 RGD 肽的天冬氨酸残基在体内易被蛋白酶水解,因而半衰期较短,而环形 RGD 肽的环化结构可避免上述水解的发生,因此更加稳定,且具有更高的结合力和特异性,从而更好地发挥靶向作用。

3. **叶酸受体** 叶酸受体(folate receptor,FR)是一种糖基化磷脂酰肌醇连接的膜表面糖蛋白,在正常组织器官中很少表达,在大部分人体肿瘤细胞表面都高表达。其配体为维生素叶酸(folate acid,FA),两者之间具有高亲和力,FA 还可通过 γ-羧基与其他分子结合但不会导致其与 FR 的亲和力降低。通过 FR 介导的内吞作用可将 FA 及其耦联的造影剂、基因或药物共同摄入细胞内,因此可实现靶向超声分子成像及基因和药物的靶向治疗。

4. **胸腺细胞分化抗原1** 胸腺细胞分化抗原1(thymocyte differentiating antigen-1,Thy-1)是一种细胞黏附分子免疫球蛋白,参与细胞与细胞、细胞与基质之间的相互作用,是介导肿瘤侵袭和转移的重要分子。Thy-1 主要表达于骨髓间充质干细胞、肾脏干细胞、肝脏干细胞及其他造血干细胞表面,是众多干细胞的重要表面标志物。研究发现实体肿瘤起源于肿瘤干细胞,因此 Thy-1 也成为肿瘤发展过程中的重要分子,用于评定肿瘤的临床预后。

5. **Endoglin** Endoglin 又名 CD105,为细胞膜糖蛋白,是相对分子量为 180kDa 的同型二聚体膜结合性糖蛋白,主要分布于血管内皮细胞表面,通过调节细胞对转化生长因子-β(TGF-β)的反应,参与血管发育和重塑。Endoglin 在肿瘤新生的血管内皮细胞和肿瘤组织边缘部分血管内皮细胞中高表达,可用于肿瘤的靶向显像。

6. **前列腺特异性膜抗原** 前列腺特异性膜抗原(prostate specific membrane antigen,PSMA)由前列腺上皮细胞分泌产生,属激肽酶家族蛋白。PSMA 在正常前列腺及前列腺增生细胞表面无表达或表达量低,但在前列腺癌细胞中表达明显增高,是前列腺癌诊断和治疗的理想靶点。

二、炎症的分子靶点

炎症反应是一种常见的病理生理过程,在多种重要脏器疾病尤其是心血管疾病的发生发展中起到重要作用。

炎症反应的一个共同过程是血液循环中白细胞的激活和向血管外迁移。在这一过程中,起始的关键步骤是循环中的白细胞边集、黏附到小静脉壁上,进而被捕获并沿着血管内皮细胞表面滚动游走。白细胞的边集和滚动作用主要依靠激活的白细胞或血管内皮细胞上的选择素分子与相应的糖蛋白配体之间的相互识别作用介导。

白细胞的边集主要依靠内皮细胞表达的 P-选择素(P-selectin)作用。P-选择素是一种相对分子质量为 140kDa 的跨膜糖蛋白,表达于血管内皮细胞的 Weibel Palade 小体膜上和血小板 α 颗粒膜上。在组织损伤的几分钟内,当内皮细胞被炎性刺激物如组织胺、凝血酶等激活后,P-选择素即可从内皮细胞细胞质的分泌颗粒中快速跨膜释放到细胞膜表面使其在细胞膜上表达显著上调。P-选择素凝集素样区是配体结合的关键部位,唾液酸化路易斯(S-Lewis^x)是重要的配体,P-选择素糖蛋白配体 1(P-selectin glycoproteinligand 1,PSGL-1)是具有高亲和力的配体,主要表达于中性粒细胞和单核细胞。因此,P-选择素在急性炎症早期白细胞向受损部位边集的过程中起重要的介导作用。

E-选择素(E-selectin)和 L-选择素均为黏附分子中选择素家族的成员。E-选择素分子量为 115kDa,在血管内皮细胞内大量表达,是位于细胞表面的一种糖蛋白,参与了循环中白细胞与内皮细胞间的黏附,属于选择素家族。选择素家族是细胞黏附分子家族成员之一。L-选择素则表达于多种白细胞表面,通过与其配体的结合参与白细胞的滚动与黏附的功能。

在 P-选择素、E-选择素、L-选择素等因子的作用下,白细胞可以短暂黏附于邻近的血管内皮细胞表面,这种短暂的黏附导致了白细胞与血管内皮细胞的反复黏附和脱落,进而白细胞可沿着血管内皮细胞表面滚动。二者之间的相互作用使得白细胞暴露于促炎性细胞因子/趋化因子环境中,激活白细胞表面异源二聚体整合素如 VLA-4、Mac-1、LFA-1 等的表达,这些分子可进一步与激活的血管内皮细胞表面表达的细胞黏附分子(intercellular adhesion molecules,ICAM)、血管细胞黏附分子-1(vascular cell adhesion molecules-1,VCAM-1)相互作用。

细胞间黏附分子-1(intercellular adhesion molecule-1,ICAM-1),又称为 CD54,是黏附分子中免疫球蛋白超家族(IGSF)中的成员之一。ICAM-1 在静息的血管内皮细胞上低表达,在激活的血管内皮细胞上高表达。其主要受体为整合素家族的淋巴细胞功能相关抗原-1(lymphocyte function associated antigen-1,LFA-1),二者的相互作用在白细胞与内皮细胞的黏附和迁移过程中起到重要作用。血管细胞黏附分子-1(vascular cell adhesion molecule-1,VCAM-1)同为免疫球蛋白超家族成员之一,广泛表达于活化的内皮细胞表面,可与激活白细胞的表面整合素 α4β1(又名 Very Late Antigen-4,VLA-4)结合介导白细胞的黏附和迁移。通过黏附分子与白细胞的结合,使白细胞更为牢固地结合于内皮细胞并迁入内皮下,参与各种生理病理过程。

在炎症过程中,介导炎症发生发展的内皮细胞和白细胞的黏附分子大量表达,以 P-选择素、E-选择素、VCAM-1、ICAM-1 等为靶点,可以制备相应的靶向超声造影剂,从而评估炎症过程。

三、动脉粥样硬化的分子靶点

动脉粥样硬化是由炎症细胞浸润、平滑肌细胞增殖、细胞外基质增加及血栓形成等多种病理过程参与的慢性炎症性疾病,是冠心病、脑梗死及外周血管病变的主要病理基础。

典型的动脉粥样硬化始于大动脉及中动脉管壁内膜增厚,大量脂质沉积及单核、淋巴细胞浸润,中膜平滑肌细胞迁移至内膜并在此大量增殖,并伴有胶原、弹力蛋白、蛋白聚糖等细胞外基质大量分泌,单核-巨噬细胞及平滑肌细胞摄取脂蛋白形成泡沫细胞,由坏死的泡沫细胞及组织碎片堆积形成病变部位的粥样物质,管腔表面凸出部分被以坚硬的纤维被膜。动脉粥样硬化病变的纤维帽由大量平滑肌细胞和细胞外基质构成,帽下大量泡沫细胞、脂质、巨噬细胞、坏死物质及钙盐沉积构成脂质核心。

急性心脑血管疾病的发作常常源于易损斑块的破裂,因此对于动脉粥样硬化易损斑块的评估成为靶向超声分子成像的关键。近年来,人们普遍认为动脉粥样硬化是一种炎症损伤性疾病,炎症贯穿其整个病理过程,炎症细胞尤其是巨噬细胞和炎性因子以及相关产物为分子靶点成为靶向超声分子成像的关键;此外,斑块内新生血管也是斑块不稳定的另一重要因素。

目前,对于易损斑块的分子影像靶点主要包括炎症细胞和炎症因子、血管新生相关分子及 Toll 样受体。

1. **炎症细胞和炎症因子**　巨噬细胞是动脉粥样硬化过程中最重要的炎症细胞,通过吞噬氧化的低密度脂蛋白变为泡沫细胞,引起斑块的扩大;斑块内的一部分巨噬细胞凋亡坏死进一步加剧斑块内脂质核心的进展;巨噬细胞分泌的基质金属蛋白酶(matrix metalloproteinases,MMPs)及其他细胞因子可降解细胞外基质,使斑块结构不稳定。巨噬细胞在动脉粥样硬化的起始、生长和最终破裂过程中起中心作用,可作为疾病靶向的理想靶点。

在动脉粥样硬化病变处常常可观察到血小板黏附及附壁血栓形成。血小板可与功能障碍的内皮、巨噬细胞和暴露的胶原黏附,并活化分泌细胞因子、凝血酶等,进一步诱导平滑肌细胞和单核巨噬细胞的迁移和增殖。活化的血小板还可分泌花生四烯酸,诱导炎症反应进一步增强。因此,血小板表面糖蛋白 GPⅡb/Ⅲa 受体也可作为易损斑块的靶点。

MMPs 是一类水解蛋白酶,包括 MMP-2、MMP-3、MMP-8、MMP-9 等,可由巨噬细胞、平滑肌细胞、T 淋巴细胞分泌,促进细胞外基质的降解和平滑肌细胞的迁移和增殖,导致斑块的不稳定和破裂,因此对斑块局部 MMPs 的监测也十分重要。

2. **新生血管**　在动脉粥样硬化早期,动脉内皮细胞因受缺氧影响代偿性释放促血管生成因子 VEGF,引起血管内皮细胞的迁移和增殖,从而导致血管新生,但此时的新生血管基膜并不完整,通透性高,可促进炎症细胞和脂质的进一步聚集,从而诱导斑块进展、破裂并导致斑块内出血的发生。新生血管内皮细胞高表达的特异分子,如 VCAM-1、整合素等可作为分子靶点评价易损斑块。

3. **Toll 样受体**　Toll 样受体(toll like receptor,TLR)是单个的跨膜非催化性蛋白质,可识别来源于病原体的具有保守结构的分子以及损伤相关的分子,是参与非特异性免疫(天然免疫)的一类关键蛋白质分子。在动脉粥样硬化过程中,Toll 样受体可诱导炎症细胞浸润和活化,促进脂质核心形成,降低纤维帽厚度以及增加血管新生从而增加斑块的易损程度。

四、血栓的分子靶点

当血管壁内皮损伤时,胶原和组织因子暴露于血液中,启动血栓的形成。首先是血管性血友病因子(vWF)介导糖蛋白 GPⅠb/Ⅸ/Ⅴ复合物与胶原蛋白结合,使血小板黏附于受损的内皮下;在血流的冲刷作用下,血小板沿内皮滚动、变形,伸展开来以覆盖内皮缺损处,并通过膜上的胶原受体与胶原牢固结合,从而黏附于血管壁上;在此过程中血小板脱颗粒释放的一系列活性因子如 ADP、血栓素 A2 等可进一步募集和活化周围血小板,促使糖蛋白 GPⅡb/Ⅲa 发生构象变化暴露结合位点,并通过纤维蛋白原的桥梁结合作用使血小板之间形成牢固结合的微聚体,从而导致血栓的形成。

目前,对血栓进行成像的分子靶点主要包括:①血小板表面受体;②纤维蛋白原/纤维蛋白。

1. **血小板表面受体**

(1) 血小板膜糖蛋白Ⅱb/Ⅲa:血小板膜糖蛋白Ⅱb/Ⅲa(glycoprotein Ⅱb/Ⅲa,GPⅡb/Ⅲa)属于整合素粘连受体家族成员,存在于血小板前体巨核细胞表面,是血小板表面存在最多的受体,也是致血小板聚集的最主要的受体。GPⅡb/Ⅲa 在未活化的血小板表面处于隐藏状态,当血小板被激活后,其构象发生改变,结合位点暴露,从而可特异性识别纤维蛋白原、纤维连接蛋白等,进而导致血小板聚集。

GPⅡb/Ⅲa 的特异识别序列有两种:一种是精氨酸-甘氨酸-天冬氨酸(RGD)序列,存在于 vWF、纤维蛋白原、纤维连接蛋白;另一种是赖氨酸-谷氨酸-丙氨酸-甘氨酸-天冬氨酸(KGD)序列,存在于纤维蛋白原。两种序列均可用于血栓显像,但相对 RGD 序列来说,KGD 序列与 GPⅡb/Ⅲa 结合的特异性更强。

(2)血小板膜糖蛋白Ⅰbα(GPⅠbα):GPⅠbα 在血小板的聚集过程中起到关节作用。当内皮损伤时,血小板膜糖蛋白 GPⅠbα 可与内皮细胞活化的 vWF 相互作用,促使血小板黏附和聚集。因此,可通过靶向 GPⅠbα 检测血管内皮上 vWF 的活化。

(3)P-选择素:在血栓的形成过程中,P-选择素主要表达于活化的血小板/内皮细胞表面,介导血小板/内皮细胞与白细胞之间的黏附,从而将白细胞募集到血栓处,促进血栓的形成。

2. 纤维蛋白原/纤维蛋白　纤维蛋白原,即凝血因子Ⅰ,是由 αA、βB 和 γ 链组成的二聚体,分子量约为 340kDa,在凝血酶和凝血因子ⅩⅢa 作用下可转变为纤维蛋白。在血栓的形成过程中,纤维蛋白原/纤维蛋白起到桥梁连接作用,促进血小板的聚集。

第三节　靶向超声分子成像的应用

一、肿瘤的靶向超声分子成像

(一)肿瘤血管新生的靶向超声分子成像

整合素家族和血管内皮表达的生长因子及其受体在肿瘤新生血管中高度表达,在正常组织中则表达保守,因而成为超声显像肿瘤血管新生极具潜力的分子靶点。整合素家族是一个内皮细胞膜蛋白家族,是一种跨膜黏附受体,可控制肿瘤血管内皮细胞的增殖和存活。$\alpha_v\beta_3$ 受体在整合素家族中居重要地位,它在静息细胞及平滑肌细胞上表达很少,而在肿瘤新生血管和高转移性肿瘤细胞中过度表达,且主要在肿瘤侵袭性生长的边缘富集,因此可靶向 $\alpha_v\beta_3$ 实现肿瘤新生血管显影。Ellegala 等将抗整合素 $\alpha_v\beta_3$ 的抗体与微泡连接制成抗整合素 $\alpha_v\beta_3$ 靶向超声微泡,对恶性神经胶质瘤实现靶向显影,并且发现肿瘤外周强化明显提示外周新生血管密度更大。

血管内皮生长因子(vascular endothelial growth factor,VEGF)的表达量与血管形成程度之间有紧密的联系,它与血管内皮生长因子受体(vascular endothelial growth factor receptor,VEGFR)结合后可发挥作用。VEGFR-2 是 VEGF 发挥功能的主要受体,在多种实体瘤中过度表达,其活性与肿瘤的转移和保持血管的完整性有关,是肿瘤新生血管内皮的分子标志物。Rychak 等研究发现,将靶向 VEGFR-2 的超声微泡造影剂注入到荷瘤小鼠体内后行高频超声探测,肿瘤新生血管区域信号明显增强,图像分辨率显著提高。

BR55 是首个应用于临床评估的靶向超声造影剂,它是将靶向 VEGFR-2 的异二聚体肽整合到磷脂壳内制成的靶向超声微泡,对乳腺癌、前列腺癌移植瘤的新生血管具有强靶向性。Willmann 等在大量动物实验研究基础上,首次在乳腺癌患者中进行了 BR55 的人体临床试验,研究表明,使用临床级的 BR55 进行超声造影检查安全可靠、不良反应少,具有临床可行性及简便性,且检查结果与病理检查具有很好的相关性,为临床提供了一种无创性检测体内特定分子表达的影像学手段。

双靶向或多靶向造影剂可提高超声造影检测肿瘤血管生成信号。Willmann 等成功制备同时携带抗 VEGFR-2 和 $\alpha_v\beta_3$ 抗体的双靶向超声微泡,并用于评价人卵巢癌模型,结果发现,双靶向微泡信号强度明显强于两种单靶向微泡。双靶向超声造影剂的出现大大提高了靶向超声分子成像技术评价肿瘤新生血管的灵敏度,从而更利于早期诊断及疗效评估。

（二）血管外肿瘤的超声分子影像

研究发现,肿瘤组织在生长过程中较正常组织需更多的叶酸,叶酸受体在绝大多数正常组织中几乎不表达,而在大部分肿瘤细胞上表达异常升高,且在高度未分化的转移性肿瘤表达比非转移性肿瘤更高。基于此种情况,以叶酸为配体制备的靶向叶酸受体的超声造影剂具有内在属性优势。同时,叶酸是一种自然存在的小分子物质,稳定性好,较大分子抗体具有穿透力强、到达靶点速度快、无免疫原性等优点。因此,叶酸靶向超声造影剂对血管外肿瘤细胞显像具有巨大优势。

Esmaeili 等将叶酸与携带多西紫杉醇纳米颗粒结合制备叶酸靶向超声造影剂,发现叶酸受体阳性肿瘤细胞 SKOV3 对该叶酸靶向纳米颗粒的结合能力显著高于无叶酸靶向纳米颗粒。Shen 等以叶酸耦联 N-棕榈酰壳聚糖(folic acid-modified N-palmitoyl chitosan,F-PLCS)为外壳、全氟丙烷为核心成功制备新型叶酸-纳米微泡,研究发现这种新型的纳米微泡可选择性积聚于叶酸受体阳性的内皮细胞和肿瘤细胞中,并可在超声作用下被破坏从而杀死靶细胞、抑制肿瘤生长并提高荷瘤小鼠的总体存活率,为靶向肿瘤治疗提供新的手段。

二、炎症的靶向超声分子成像

炎症活动广泛存在于各种病理生理过程中,动脉粥样硬化、移植排斥反应、缺血再灌注损伤等疾病的发生发展都与炎症反应有着密不可分的关系,应用靶向超声从分子水平上评估炎症有利于对疾病进行早期诊断和治疗。

用于评价炎症的靶向超声造影剂分为两类:被动性靶向超声造影剂和主动性靶向超声造影剂。

1. 被动性靶向超声造影剂　是利用吞噬细胞(主要是巨噬细胞),在调理素的协同作用下对造影剂的吞噬清除而实现的。

Lindner 等通过将 TNF-α 注入小鼠阴囊内建立提睾肌炎症模型,发现白蛋白和脂质超声微泡可与微静脉血管壁上激活的白细胞结合,进而被吞噬进入细胞内,当血液循环中的自由微泡被清除后,细胞内的微泡即可被超声检测到。他们的研究还发现,蛋白质和脂质超声微泡与白细胞的黏附主要是依赖于其本身固有的生物学特性,且二者黏附的机制有所不同,蛋白质微泡是通过整合素的介导与白细胞黏附分子 β_2 结合,而脂质微泡则是通过补体介导与白细胞黏附分子(调理素)结合,脂质微泡的黏附效率明显高于蛋白质微泡。

2. 主动性靶向超声造影剂　通过对普通超声造影剂进行处理,在其表面装配具有"炎症"靶向性的特异性配体,从而构建成炎症主动性靶向超声造影剂。

（1）共价结合配体的主动性靶向超声造影剂:靶向造影剂与配体通过离子键、物理吸附、耦联剂、桥连剂等共价结合方法连接构建而成。实验研究表明,这种类型的靶向造影剂可以与炎症区域血管内皮细胞上表达的特定受体分子靶向结合从而实现对炎症的显像。

Villanueva 等采用共价结合的方法将抗 ICAM-1 单克隆抗体与脂质微泡连接,体外研究发现这种脂质微泡能与激活的冠状动脉内皮细胞上表达增加的 ICAM-1 特异结合,且结合效率较对照组提升 40 倍。Wu 等通过共价连接方式将 RGD 环寡肽序列装配到脂质超声微泡表面,利用这种微泡成功对小鼠颈动脉血小板血栓进行靶向超声显像,从而为早期评价动脉活化血小板及血栓形成提供了新方法。

（2）非共价结合配体的主动性靶向超声造影剂:现有研究表明,采用生物素-亲和素耦联法构建的靶向超声造影剂能够对炎症进行有效评价。

Lindner 等采用生物素-亲和素耦联法介导抗 P-选择素单克隆抗体与脂质微泡的连接,在 TNF-α 刺激的鼠提睾肌炎症模型中,这种超声微泡与血管内皮细胞的结合效率为对照组的 4 倍;在肾脏缺血再灌注损伤模型中,该靶向微泡也能对肾组织炎症进行评价。Weller 等采用生物素-亲和素耦联法构建了连接有抗 ICAM-1 单抗的靶向微泡,并在大鼠心脏移植术后的急性排斥反应模型中成功验证抗靶向 ICAM-1 微泡的作用。Yan 等通过生物素-亲和素耦联技术构建出携带抗 ICAM-1 单抗的靶向微泡,通过对小鼠心肌缺血再灌注晚时间窗进行显像,从而证明靶向 ICAM-1 分子的分子记忆能在再灌注晚时间窗内有效探查缺血事件。

三、动脉粥样硬化的靶向超声分子成像

动脉粥样硬化是动脉系统的一种慢性炎症性疾病,是多种心血管疾病的致病因素之一。随着对动脉粥样硬化斑块形成机制的研究,人们逐渐认识到动脉粥样硬化斑块的形成是脂质浸润、炎症反应和血管新生等相互作用的结果,其中血管炎症反应贯穿疾病始终。

常规超声主要通过血管腔狭窄程度、内中膜厚度、斑块体积等形态学指标对动脉粥样硬化严重程度进行评估,然而这种评估并不十分准确,斑块组成成分才是评估斑块危险程度的关键指标。目前,对于动脉粥样硬化的靶向超声分子成像重点着眼于对血管内皮细胞炎症及斑块新生滋养血管的检测。

（一）血管内皮炎症的靶向成像

血管内皮细胞间黏附分子-1(VCAM-1)和细胞间黏附分子-1(ICAM-1)在动脉粥样斑块形成过程中的炎性细胞募集和黏附中起重要作用。Hamilton 等将携带有 VCAM-1 和 ICAM-1 单抗的可产生回波的免疫脂质体(echogenic immunoliposome, ELIP)注射入小型猪动脉粥样硬化模型中,行血管内超声(intravascular ultrasound, IVUS)检查发现 VCAM-1 和 ICAM-1 靶向免疫脂质体在血管腔边缘显像增强,且与免疫组化结果一致。Kaufmann 等在载脂蛋白 E 敲除小鼠体内构建动脉粥样硬化模型,发现 VCAM-1 靶向超声微泡在动脉粥样硬化斑块附着较非靶向超声微泡明显增高。

P-选择素存在于血管内皮细胞和血小板上,主要介导粒细胞和单核细胞在内皮细胞表面滚动和与血小板黏附,也可作为早期检测血管炎症的重要靶点。Kaufmann 等利用低密度脂蛋白受体和载脂蛋白 E 基因缺陷小鼠构建动脉粥样硬化模型,并注射 P-选择素靶向超声微泡,发现基因缺陷小鼠斑块部位靶向微泡的回声强度明显高于野生型小鼠,且在内膜轻度增厚的病变早期即可检测到 P-选择素水平的升高。

血小板也参与到动脉粥样硬化的发生发展中,且与斑块不稳定性密切相关,可用于识别高风险动脉粥样硬化。Wu 等利用携带 RGD 环寡肽靶向微泡对花生四烯酸(arachidonic acid, AA)建立小鼠颈动脉血小板血栓模型进行靶向超声显像,从而探讨该微泡早期评价动脉活化血小板及其血栓形成的可行性。在该研究中,作者通过共价连接方式将 RGD 环寡肽序列或同型非特异性多肽配到脂质微泡表面,构建携带 RGD 环寡肽靶向微泡(MB$_{cRGD}$)和同型对照非靶向微泡(MB$_{CON}$)。为评价 MB$_{cRGD}$ 的靶向黏附效能,作者首先进行了平行板流

动腔实验,结果显示:在 GP Ⅱ b/Ⅲ a 包被组中,MB_{cRGD} 在一定的剪切应力条件下(0.5～4.0dyn/cm^2)能较好地与包被的平行板培养皿主动黏附,而 MB_{CON} 因表面未连接可与 GP Ⅱ b/Ⅲ a 特异性结合的配体,即便在最小剪切应力下也未能见到显著结合;当平行板流动腔培养皿中包被的结合位点被特异性封闭后,两种微泡均无法特异性结合,表明已成功将环寡肽序列连接于微泡表面制备出向超声微泡,且该微泡在一定剪切应力范围内均能主动、特异、牢固结合分子受体。在解离实验中,MB_{cRGD} 一旦与靶分子结合后,则能够抵抗较强剪切应力的冲刷,半数解离时的剪切应力达(26.09±2.93)dyn/cm^2,在剪切应力高达约 100dyn/cm^2 时才达到微泡完全解离;对于 MB_{CON} 而言,其结合均为非特异性、不牢固的,较小的剪切应力就能将其冲刷掉。进一步作者在体内探索了 MB_{cRGD} 能否实现对动脉内活化血小板及其血栓的分子成像。为了构建体内富血小板血栓模型,作者利用 AA 作用于颈动脉血管外膜,来高度模拟体内炎症过程,诱导血小板活化。通过将 calcein-AM 标记的血小板注入小鼠体内进行血小板荧光实验,证实了 AA 作用的颈动脉富血小板血栓模型构建成功。在靶向微泡及体内模型构建成功的基础上,作者将 MB_{cRGD} 和 MB_{CON} 注射入小鼠体内,结合 CEU 对颈动脉进行成像,发现 AA、MB_{cRGD} 作用侧颈动脉较未作用侧有明显的超声显影,MB_{CON} 在双侧颈动脉中均未见明显超声显影;采用依替巴肽将 GP Ⅱ b/Ⅲ a 受体封闭后,两种微泡在小鼠双侧颈动脉中均未见明显超声显影(图 19-7)。这证实了结合 CEU 行超声分子成像,MB_{cRGD} 对血小板血栓靶向成像优于 MB_{CON},且为特异性靶向,从而可有效评价动脉内活化血小板及其血栓形成。

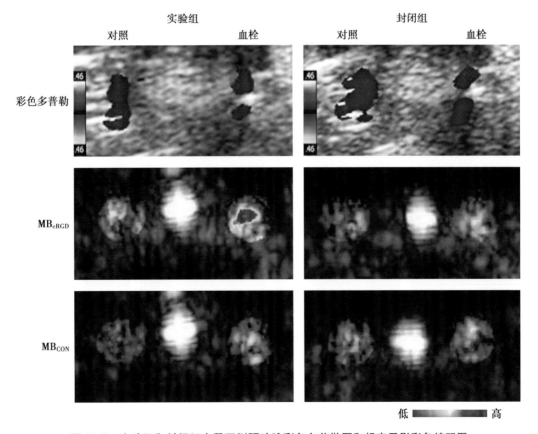

图 19-7　实验组和封闭组小鼠双侧颈动脉彩色多普勒图和超声显影彩色编码图

Guo 等研究发现动脉斑块内皮上活化血小板表面的 GPⅡb/Ⅲa 受体可作为动脉粥样硬化斑块不稳定性的生物标志,并通过 CEU 结合靶向超声微泡对斑块内皮上活化血小板表面的 GPⅡb/Ⅲa 进行定量,进而识别易损斑块,为临床诊断高风险动脉粥样硬化斑块提供了新方法。在该研究中,作者首先探讨了 GPⅡb/Ⅲa 受体作为动脉粥样硬化斑块不稳定性的生物标志的可行性。应用 C57BL/6 野生型小鼠和 ApoE⁻/⁻ 小鼠分别给予普通饮食(chow)或者高胆固醇饮食(HCD)以构建不同梯度的小鼠动脉粥样硬化斑块模型。对各组小鼠予注射钙黄绿素-AM(calcein-AM)标记的血小板,并以注入单纯 calcein-AM 溶液或 PBS 为阴性对照,对动脉斑块内皮上的黏附的血小板进行观察发现:ApoE⁻/⁻+HCD 组的动脉斑块病变处黏附的荧光标记的血小板的数量最多,其后依次是 ApoE⁻/⁻+chow 组、C57BL/6+HCD 组、C57BL/6+chow 组小鼠。通过扫描电镜直接观察管腔内皮表面聚集血小板情况发现:四组小鼠中,ApoE⁻/⁻+HCD 组小鼠的腹主动脉血管腔内皮处黏附的血小板的数量最多且相互黏附聚集,其后依次是 ApoE⁻/⁻+chow 组、C57BL/6+HCD 组、C57BL/6+chow 组(图 19-8);利用透射电镜观察发现血小板能够被招募到动脉斑块上或黏附于内皮细胞上(图 19-9)。此外,在 ApoE⁻/⁻+HCD 组还可观察到斑块的破裂现象,且破裂处有动脉粥样血栓形成,其内富含血小板,并包含大量红细胞和纤维素(图 19-10),这进一步证明了活化血小板与易损斑块的破裂是密切相关的。对各组小鼠腹主动脉进行 GPⅡb/Ⅲa 免疫组化染色,结果表明,动脉斑块内皮及整个斑块中的 GPⅡb/Ⅲa 受体的表达情况与动脉粥样硬化斑块的病变的严重程度相一致,结合 HE、Masson 染色和 CD68、α-SMA 的免疫组化定量分析结果发现斑块内皮上活化血小板表面的 GPⅡb/Ⅲa 受体的表达与动脉斑块的易损指数及坏死中心/纤维帽(necrotic center/fiber cap,NC/FC)均具有显著的相关性。为进一步探讨 GPⅡb/Ⅲa 作为易损斑块生物标志的潜在机制,作者在体外利用不同浓度的肿瘤坏死因子-α(TNF-α)刺激人的脐静脉内皮细胞(human umbilical vein endothelial cell,HUVEC),通过免疫荧光方法检测 HUVEC 上 vWF 表达,结果显示:TNF-α 诱导 HUVEC 上 vWF 的表达是浓度依赖性的,而 vWF 诱导血小板上 GPⅡb/Ⅲa 的表达亦是浓度依赖性,进一步说明炎症刺激可诱导内皮细胞上 vWF 的活化进而启

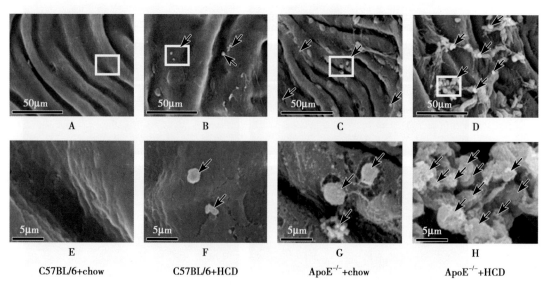

图 19-8　扫描电镜观察血小板黏附于动脉粥样硬化病变处
(黑箭头示血小板)

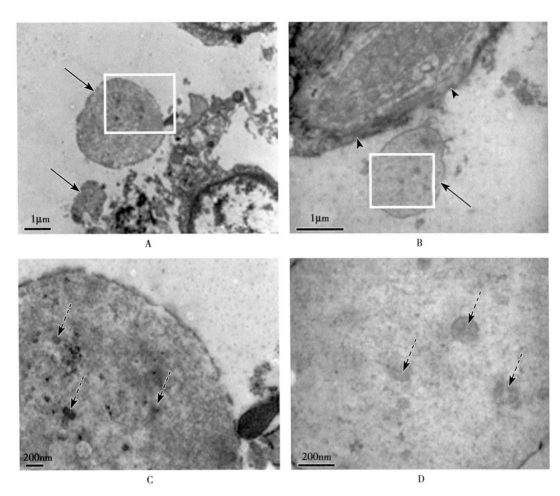

图 19-9　透射电镜观察血小板的结构特征
箭示血小板,箭头示内皮,虚线箭示血小板的微粒结构

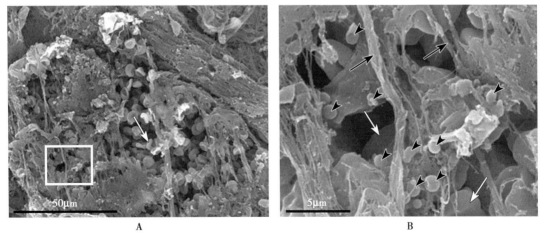

图 19-10　扫描电镜下观察到的富含血小板、红细胞、纤维素的血栓
箭头示血小板,白箭示红细胞,黑箭示纤维素

动血小板的活化或聚集,导致 GPⅡb/Ⅲa 在活化和黏附的血小板上的高度表达。作者进一步通过靶向超声微泡结合 CEU 对斑块内皮上活化血小板表面的 GPⅡb/Ⅲa 受体进行定量分析。将四组小鼠进一步分为实验组和封闭组(预先利用依替巴肽封闭 GPⅡb/Ⅲa 受体),将靶向超声脂质微泡(MB-cyclic RGD)和同型对照非靶向微泡(MB-CON)经尾静脉注射入四组小鼠体内并成像,实验组 MB-cyclic RGD 的 CEU 图像显示 ApoE$^{-/-}$+HCD 组可见较明显的腹主动脉超声显影,其后依次是 ApoE$^{-/-}$+chow 组、C57BL/6+HCD 组、C57BL/6+chow 组,而注射 MB-CON 的四组小鼠均无显影增强,封闭组无论注射 MB-cyclic RGD 还是 MB-CON 均无显影增强。进一步统计后发现:实验组中 MB-cyclic RGD 的 VI 值与斑块内皮表面上及整个斑块中的 GPⅡb/Ⅲa 的表达均具有显著的相关性。由此得出结论:携带 MB-cyclic RGD 的超声分子成像可以定量评价动脉斑块内皮上血小板表面的 GPⅡb/Ⅲa 受体,其声强度与 GPⅡb/Ⅲa 表达水平和斑块易损性均显著相关,进而可识别易损斑块,以预防急性心血管事件的发生。

动脉粥样硬化常常发生在血流速度快且剪切力高的大、中动脉里,靶向造影剂与受体结合时间短,常常尚未形成牢固结合就被血流冲刷走。在超声造影剂表面同时连接 sialyl Lewis^X 配体与其他单克隆抗体构建的双配体/多配体靶向超声造影剂可以弥补靶向配体与受体结合不够牢固的缺陷。sialyl Lewis^X 配体是一种快速结合型配基,能与体内选择素家族受体快速结合,进而延长单克隆抗体与靶受体的结合时间,从而使二者牢固结合,而单克隆抗体与靶受体的牢固结合可弥补 sialyl Lewis^X 配体与选择素受体结合不紧密的缺陷。

还有学者提出磁性靶向微泡的概念,将磁粒与靶向造影剂结合,通过磁性导航引导造影剂贴近血管壁以增加与受体的接触机会(图 19-11)。Wu 等对靶向 VCAM-1 微泡与磁导系统结合后显像主动脉粥样硬化的效果进行评估。在该研究中,作者首先通过声振法制备生物素化的脂质超声微泡,通过生物素-亲和素桥接技术先后加入磁性或非磁性链霉亲和素及生物素化抗 VCAM-1 单抗或同型对照抗体,从而制备出了三种微泡:携带抗 VCAM-1 单抗的磁性微泡(MBvM)、携带抗 VCAM-1 单抗的非磁性微泡(MBv)及携带同型对照抗体的磁性微泡(MBiM)。库尔特粒子计数仪显示微泡粒径分布及浓度三组无明显差异。为验证 MBvM 在磁场作用下的磁反应性,作者将永磁铁置于玻片一侧,通过荧光显微镜观察到 MBv 在磁场作用下保持静止,而 MBvM 及 MBiM 可在磁场作用下迅速趋向磁铁方向并聚集(图 19-

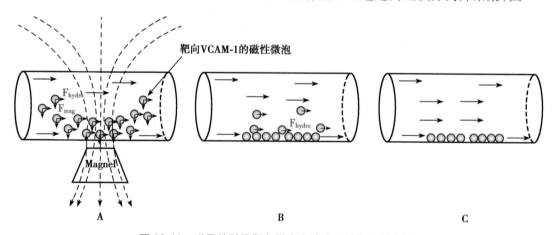

图 19-11 磁导航引导靶向微泡在动脉系统靶向示意图

A.利用磁体的引导,通过磁场力将磁性微泡从轴向中心拉到管腔边;B.经过磁体的引导,更多的磁性微泡可与内皮表面的特定受体接触;C.移除磁体并洗脱后,可观察到未结合的微泡被清除,而靶向结合的微泡则保留下来(图中 F$_{hydro}$ 代表流体力,F$_{mag}$ 代表磁力)

12）。平行板流动腔实验显示,无磁场作用时,在低于 8dyne/cm² 的任何剪切力条件下 MB-vM、MBv 与包被有 VCAM-1 Fc 段的平行板结合情况均无显著差异,而 MBiM 在任何剪切力条件下均无法结合至平行板上;给予磁场作用 5min 后,MBvM 在各剪切力下的靶向结合力均高于 MBv、MBiM,且在 16~24dyne/cm² 的高剪切力下均可靶向结合,而 MBv 在高剪切力条件下无法有效结合。进一步进行解离实验,在磁场作用 5min 后再去掉磁场,10min 后观察发现只有 MBvM 能在高剪切力条件下继续保持有效靶向。以上结果证明磁性靶向 VCAM-1 微泡能够在高血流剪切应力状态下进行靶向结合。

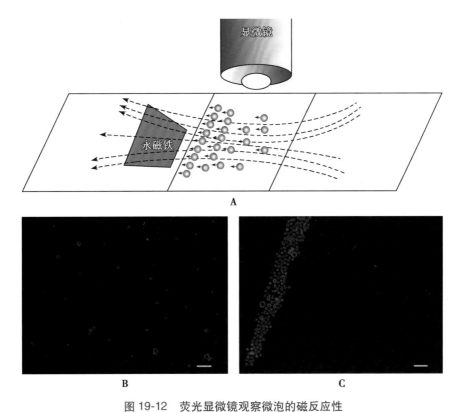

图 19-12 荧光显微镜观察微泡的磁反应性

永磁铁置于玻片一侧,显微镜观察载玻片上的微泡能否对磁场作出反应(A);荧光显微镜下观察到非磁性微泡保持静止(B),而磁性微泡在磁场作用下迅速趋向磁铁方向并聚集(C)

作者进一步在小鼠体内构建动脉粥样硬化模型,对磁性微泡的显像效果进行评估。将40 只小鼠随机分为 ApoE⁻/⁻ 小鼠高脂饮食组（ApoE-HCD 组）、ApoE⁻/⁻ 小鼠普通饮食组（ApoE-RD 组）、C57 小鼠高脂饮食组（C57-HCD 组）、C57 小鼠普通饮食组（C57-RD 组）,对同一只小鼠分别经静脉给予 MBvM、MBv 和 MBiM（间隔 30min）,并在小鼠背部下方放置5 000GS 强磁铁,微泡注射 5min 后取出,期间进行连续 CEU 观察 10min,并对显像结果进行处理分析,结果显示 ApoE-HCD-MBvM 组视频强度（video intensity,VI）显著高于其他各组及应用微泡的组合（图 19-13）。最终结果表明,磁导航介导的磁性靶向 VCAM-1 微泡不仅能检出大量 VCAM-1 表达的斑块,也能很好地检出少量 VCAM-1 表达的斑块早期炎症阶段,而非磁性靶向微泡只能检出大量 VCAM-1 表达的严重斑块阶段。因此,磁性靶向微泡具有更敏感的靶向动脉粥样硬化斑块早期炎症的能力。将免疫组化得出的斑块炎症严重程度与 MCE的 VI 值进行比较,还能对斑块的严重程度进行危险分层及定量分级。

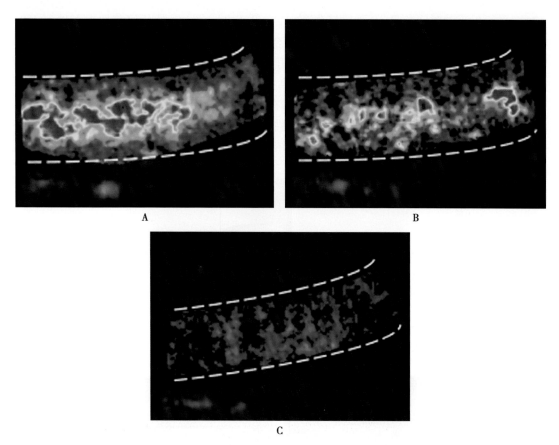

图 19-13　小鼠腹主动脉粥样硬化超声分子显影

APOE-HCD 组小鼠在注射微泡 10min 后获得彩色编码代表图像,其中 A 为静脉注射 MBvM,B 为静脉注射 MBv,C 为静脉注射 MBiM,从图中可以看出 MBvM 的成像明显比其他两种微泡增强

　　Wu 等比较了携 sialyl Lewis^x 配体及 P-选择素单抗的双配体靶向微泡与磁性微泡在大动脉内皮炎症中的显像效果。在该研究中,作者通过磁性链霉亲和素在微泡外壳连接了抗 P-选择素单克隆抗体(MBPM)或同型对照抗体(MBCM),以及通过普通链霉亲和素连接抗 P-选择素单克隆抗体(MBP)或同时连接抗 P-选择素单克隆抗体和 PAA-sialyl Lewis^x(MBD)。通过库尔特粒子计数仪证实各组微泡粒径分布及浓度无显著差异,磁性链霉亲和素较普通链霉亲和素相比并不会改变微泡的粒径分布。通过荧光显微镜及流式细胞仪证实抗体成功连接到各组微泡表面,且各组间结合率无显著差异。在显微镜台一侧加入磁铁后,MBPM 及 MBCM 组微泡可趋向磁铁侧移动,而 MBP 及 MBD 组微泡保持静止,这证实了 MB-PM 及 MBCM 的磁场响应性。

　　作者在体外通过平行板流动腔实验中对各组微泡的效果进行比较。结合实验显示:随着剪切应力的增加,各组结合到平行板流动腔上的微泡数目均减少;在剪切应力为 $0.5 \sim 16 \mathrm{dyn/cm^2}$ 的情况下,MBPM 组的结合数目显著高于 MBD 组,且均显著高于 MBCM 及 MBP 组;在高剪切应力 $16 \sim 24 \mathrm{dyn/cm^2}$ 的情况下,只有 MBD 组微泡可以结合到平行板流动腔上,而 MBCM 及 MBP 组微泡无法结合。解离实验显示:MBPM 及 MBP 组微泡半数解离及完全解离的剪切应力相似,均高于 MBD 组。通过观察剪切应力为 $4 \mathrm{dyn/cm^2}$ 时各组微泡在平行板流动腔内的移动和附着过程可发现,MBP 在腔内呈高速流动继而突然停止,而 MBPM 及

MBD 在腔内逐渐减速并最终停止;当在平行板流动腔下方放置磁铁时,MBPM 及 MBCM 的移动由管腔中心移向近管壁一侧(图 19-14)。进一步,作者在小鼠体内利用 TNF-α＋IL-1β 构建腹主动脉炎症模型,利用 PBS 构建对照组模型(对照组),通过尾静脉注入四组微泡,并相应的在磁性微泡组小鼠背下放置磁铁,对其腹主动脉进行靶向超声分子成像,结果显示:实验组中 MBPM 组观察到显著的超声增强信号,MBD 和 MBP 次之,MBCM 最小;对照组中四组微泡均无明显增强信号。对各组视频强度进行分析,结果显示实验组 MBPM 视频强度较 MBD 显著增高,MBD 视频强度较 MBP 仅有小幅增加(图 19-15)。通过小鼠腹主动脉 HE 染色验证实验组较对照组炎症反应更为明显,免疫组化染色也证实了实验组 P-选择素表达高于对照组。通过这些实验可得出结论:P-选择素靶向磁性微泡可在磁场作用下对大动脉内皮炎症的显像优于双配体靶向微泡。

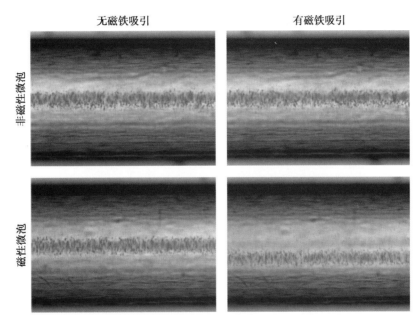

图 19-14　靶向微泡在平行板流动腔中的运动轨迹

(二) 新生滋养血管的靶向成像

目前对滋养血管增生及斑块内血管生成进行靶向成像主要是以内皮细胞表面与新生血管相关的特异性抗原表位为靶点。

血管内皮生长因子受体 2(vascular endothelial growth factor receptor 2,VEGFR-2)是血管内皮生长因子的主要受体,在易损斑块新生血管内皮细胞内高表达。使用携带靶向 VEGFR-2 的纳米级脂膜造影剂,对富含新生血管的易损斑块进行成像,可早期检测动脉粥样硬化易损斑块内新生血管及其范围。

四、缺血心肌的靶向超声分子成像

对于以急性胸痛就诊的患者,典型的急性心肌梗死依靠症状及心电图、心肌酶学检查不难做出正确诊断,但对于不稳定性心绞痛患者,上述诊断技术准确率低,尤其是对于那些就诊时症状已有改善,心电图和心肌酶学已恢复正常,很难判断是否发生过心肌缺血,易致误诊和漏诊。目前,利用超声分子影像学的方法记忆曾经发生的心肌缺血状态,为诊断心肌缺

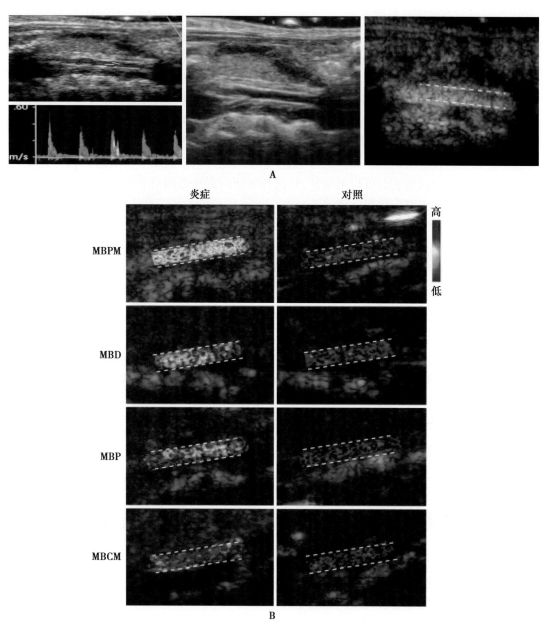

图 19-15　各组微泡结合 CEU 对小鼠腹主动脉急性炎症的成像
A. 脉冲多普勒、灰阶超声和微泡灌注成像可见腹主动脉；B. 采用 MBPM、MBD、MBP 和
MBCM 对小鼠腹主动脉内皮炎症实验组及对照组进行超声分子成像得到的彩色编码图

血提供了新的方法。

　　早期心肌缺血再灌注可恢复心肌正常的结构和功能,但在此过程中也会造成心肌的损伤。当心肌缺血再灌注损伤发生时,炎症细胞受趋化因子作用向心肌缺血区域游走、聚集,最后在黏附因子作用下附着并穿越血管壁,进入心肌缺血区,产生炎症反应。而这种炎症细胞趋化聚集过程是炎症"级联"反应的诱发阶段,最终致血管内皮细胞收缩,血管通透性增加,促使细胞间黏附分子及血管细胞黏附分子广泛表达,进一步加剧炎症细胞在心肌缺血区的聚集。这些黏附分子在缺血事件结束后的不同时间段内持续表达,提供了心肌"缺血记

忆"的分子靶点。目前,研究较多的主要集中于选择素和免疫球蛋白超家族。

P-选择素和E-选择素主要表达于内皮细胞表面,介导血管内皮细胞与中性粒细胞、单核细胞、淋巴细胞的黏附。P-选择素在正常生理条件下由血管内皮细胞及血小板合成并储备,心肌缺血再灌注损伤发生时,在炎症刺激下快速释放到细胞表面。P-选择素是心肌缺血过程中最早出现的黏附分子,缺血再灌注1h后即可检测到。因此,以P-选择素为靶点的超声分子成像可对心肌缺血部位进行早期诊断和评价。不同于P-选择素,E-选择素是在心肌缺血发生4~6h后由血管内皮细胞新合成并表达于细胞表面。对于E-选择素的检测从缺血再灌注损伤后的4h开始,24h达到高峰并可持续至72h。因此,E-选择素可作为近期心肌缺血诊断的靶点,并可延长心肌缺血检测的时间窗,更好地实现心肌缺血的"记忆"成像。

免疫球蛋白超家族主要包括ICAM-1和VCAM-1,二者主要表达于内皮细胞表面,在正常生理情况下表达量很低,而在心肌缺血再灌注过程中经过新合成后表达量显著增高,可持续数天甚至更久,是心肌缺血事件的较晚期的指标。

Yan等通过生物素-亲和素耦联技术构建出携带抗ICAM-1单抗的靶向微泡(MBICAM)和携带同型抗体的对照微泡(MBISO),并在小鼠心肌缺血再灌注(ischemia reperfusion,IR)模型上应用两种微泡进行超声造影检查,证明靶向ICAM-1分子的分子记忆能在再灌注8~24h的晚时间窗内有效探查缺血事件的证据。

在该研究中,作者首先结扎小鼠冠脉左前降支15min、20min和30min并再灌注24h以模拟缺血情况下的再灌注损伤,TTC染色发现只有结扎缺血15min组无明显心肌坏死(图19-16),因此作者选择了缺血15min来模拟临床不稳定心绞痛发作而未造成心肌梗死的情况;进一步对缺血15min、20min、30min组的缺血区及非缺血区进行HE染色发现,即使未造成心肌坏死的缺血事件,缺血区心肌也可见炎症性改变;而免疫组化检查也发现再灌注IR-8h组和IR-24h组前壁缺血区血管内皮ICAM-1表达明显增加,特别是IR-24h组最为明显,而在IR-1h组和正常对照组前壁缺血区血管内皮无明显ICAM-1表达,证明缺血再灌注心肌组织血管内皮ICAM-1分子在晚时间窗(8~24h或更久)表达增加。

作者进一步探索了心电图、普通超声及血浆肌钙蛋白TnI是否能在晚时间窗对心肌缺血事件提供诊断线索,发现心肌缺血时ST-T弓背向上抬高,而在再灌注开始后回落到基线;而M型超声可在缺血早期8h以内提示心功能降低,但随着时间进展,手术动物心功能将逐渐恢复,到再灌注24h,IR组和假手术组并无显著差异。作者通过ELISA法对血浆肌钙蛋白TnI浓度进行测定,发现无明显心肌坏死的缺血事件不会引起血浆肌钙蛋白TnI的明显改变。这些结果说明心电图、普通心脏超声和血浆肌钙蛋白TnI都不能在缺血再灌注后的晚时间窗提供可靠的诊断线索。

继而,作者尝试用ICAM-1作为靶点,通过超声显像寻找炎性分子记忆图像,从而为缺血事件的晚时间窗诊断提供新的筛选方法。在结扎小鼠冠脉左前降支后,心电图显示ST段弓背向上型抬高,经静脉微泡灌注后可见左室前壁有一明显的灌注缺损区,冠脉前降支结扎15min后解除结扎线,心电图显示ST段恢复正常,再静脉注入普通微泡,可见左室前壁灌注缺损区域消失,提示心肌组织灌注正常,证实IR造模成功。使用靶向微泡MBICAM及对照微泡MBISO行心脏CEU检查,Normal组靶向微泡MBICAM与对照微泡MBISO在左室前后壁均无增强显影;在IR-1h组,两组微泡在后壁显影均无增强,而前壁均稍有增强,提示由细胞吞噬脂质微泡所导致的非特异性影像增强;在IR-8h和IR-24h组,与未缺血的左室后壁比较,MBICAM在左室前壁缺血区心肌显影显著增强,而MBISO仅见轻度的显影增强(图19-

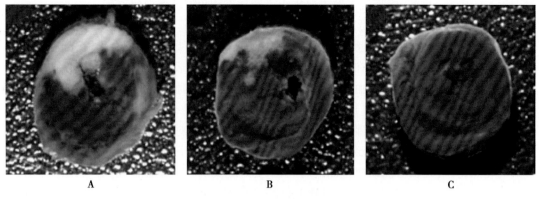

图 19-16 TTC 染色照片

缺血 30min（A）、20min（B）、15min（C），再灌注 24h 的实验小鼠心肌 TTC 染色，其中未缺血心肌呈鲜红色，坏死心肌呈白色

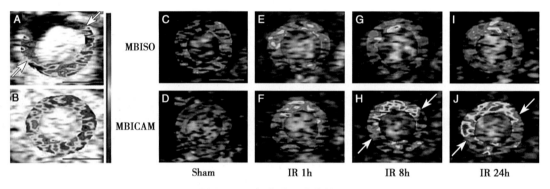

图 19-17 超声分子成像结果

A、B. 心肌灌注图像显示结扎小鼠冠脉左前降支后左室前壁有一明显的灌注缺损区域（A），解除结扎线后左室前壁灌注缺损区域消失，提示心肌组织灌注正常（B）；C~J. Sham 组、IR-1h、IR-8h、IR-24h 靶向微泡 MBICAM 与对照微泡 MBISO 成像代表图

17）。提示在 IR 后的晚时间窗，靶向微泡主动与血管内皮大量表达的黏附分子 ICAM-1 结合。应用携带抗 ICAM-1 单抗靶向微泡行超声造影检查实现主动性靶向超声分子显像可在再灌注晚时间窗探查到小鼠心肌缺血事件的证据。

五、血栓的靶向超声分子成像

在血栓的形成过程中，血管内膜受损、内皮下胶原暴露、激活血小板和凝血系统，血小板的黏附、活化及纤维蛋白原介导血小板间的大量聚集在血栓形成过程中起到重要作用。活化的血小板表面高表达糖蛋白整合素受体，如血小板膜糖蛋白受体（glycoprotein Ⅱb/Ⅲa，GPⅡb/Ⅲa）等。目前已有在脂质微泡表面连接一个可以被 GPⅡb/Ⅲa 受体精氨酸-甘氨酸-天冬氨酸结合位点识别的寡肽序列，构建出 GPⅡb/Ⅲa 受体靶向造影剂，从而对血栓进行靶向显影。

环状 RGD（Arg-Gly-Asp-D-PheCys）作为线性 RGD 肽的环状构象，其与 GPⅡb/Ⅲa 受体的结合亲和力和选择性较线性 RGD 肽更高。Hu 等通过硫醇-马来酰亚胺共价连接方式在脂质超声微泡外壳连接 RGD 环寡肽序列从而制备血栓靶向超声微泡（MB-cyclic RGD），并在体外和体内实验中探讨了 MB-cyclic RGD 结合 CEU 评价动脉血栓形成的可行性。

在该研究中，作者首先进行了平行板流动腔实验验证 MB-cyclic RGD 靶向结合的效能，结果显示 MB-cyclic RGD 在一定剪切应力作用下($0.6\sim7.2\text{dyn/cm}^2$)与血小板糖蛋白 GP
Ⅱb/Ⅲa 包被的平行板流动腔具有良好的靶向黏附效能,而当平行板上包被的血小板糖蛋
白 GPⅡb/Ⅲa 被 RGD-fvV 封闭后,在低剪切应力 0.6dyn/cm^2 就几乎不能与平行板黏附;而
没有连接肽段的微泡(Mb)和连接阴性对照肽段的微泡(MB-CON)在无 GPⅡb/Ⅲa 包被的
平行板、GPⅡb/Ⅲa 包被的平行板、GPⅡb/Ⅲa 封闭的平行板中均难以黏附,由此证明 MB-
cyclic RGD 良好的特异靶向结合效能。作者进一步研究了 MB-cyclic RGD 在平行板流动腔
中的解离情况。每 30s 增加一次剪切应力加强对微泡的冲刷,观察镜下仍结合的微泡。结
果显示随着剪切应力的不断增加,MB-cyclic RGD 能够抵抗较强的剪切应力的冲刷,达到半
数解离时剪切应力已达到(25.54 ± 1.27)dyn/cm^2,微泡完全解离时剪切应力已高达接近
(95.64 ± 1.78)dyn/cm^2,而 MB-CON 半数解离时剪切应力仅有(4.46 ± 0.09)dyn/cm^2,剪切应
力为(27.29 ± 0.74)dyn/cm^2 时就能使普通微泡完全解离。

　　作者继而应用 MB-cyclic RGD 和 MB-CON 对体外琼脂糖模型中的血栓进行超声造影成
像以验证 MB-cyclic RGD 对血栓的靶向成像效果。将血栓与 MB-cyclic RGD 孵育 30min 后
经 PBS 液冲洗,CEU 显像提示未经 PBS 冲洗时两组微泡之间视频强度值无明显差异,当冲
洗 2min、4min、6min、8min、10min 时血栓视频强度值在 MB-cyclic RGD 组均高于 MB-CON 组
(图 19-18)。在此基础上作者在大鼠体内构建了腹主动脉血栓模型,并从大鼠静脉注入 MB-
cyclic RGD,约 2s 钟后造影剂即快速充填腹主动脉。随着血池中造影剂清除,可见血栓的造
影增强显影,而 MB-CON 组随着循环内微泡的减少几乎不能显示血栓的轮廓,不能够使血栓
靶向显影增强。进一步通过软件分析 CEU 图像,发现应用 MB-cyclic RGD 后血栓的视频强
度值显著高于 MB-CON 组,前者约为后者的 3.5 倍(图 19-19)。成像后取腹主动脉血栓进行
HE 染色,光镜下可见血栓结构中大量血小板小梁形成,免疫组化显示血栓中大量表达血小
板 GPⅡb/Ⅲa 受体,从而验证了大鼠腹主动脉内形成的血栓为富含血小板的血栓。

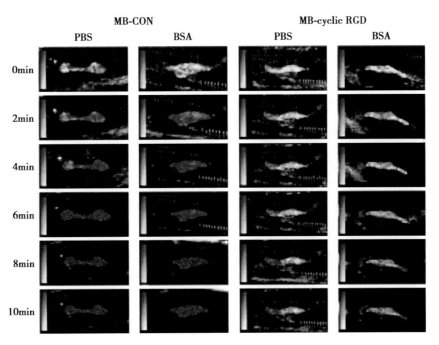

图 19-18　体外血栓与 MB-cyclic RGD 或 MB-CON 孵育后经 PBS 液冲洗不同时间
的 CEU 图像

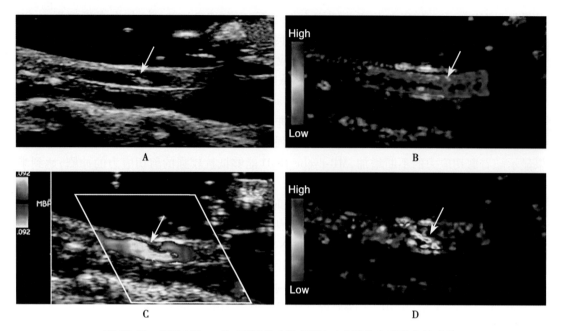

图 19-19　应用 MB-cyclic RGD 和 MB-CON 对大鼠腹主动脉血栓成像

A. 血栓灰阶超声图像可见血栓形成的位置(如箭头所示);C. 彩色血流多普勒图像显示动脉血栓周围的血流情况;B,D. 分别应用非靶向微泡 MB-CON 和靶向微泡 MB-cyclic RGD 进行显像,发现 MB-cyclic RGD 可使血栓边缘增强显影(D),而 MB-CON 未能使血栓增强显影(B)

　　对心房颤动患者左心房中的炎症因子进行靶向超声分子成像可评估血栓形成风险。Jing 等通过持续经食管快速心房起搏(rapid atrial pulse,RAP)建立大鼠心房纤维性颤动模型(图 19-20),利用 P-选择素对左心房进行靶向超声分子成像,通过分析超声显像的视频强度与左心房中 P-选择素、血小板及纤维蛋白的水平,从而证明 P-选择素可以作为房颤过程中左心房血栓形成风险的生物标志物,并且可以通过靶向超声分子成像进行定量检测以评估血栓形成风险。

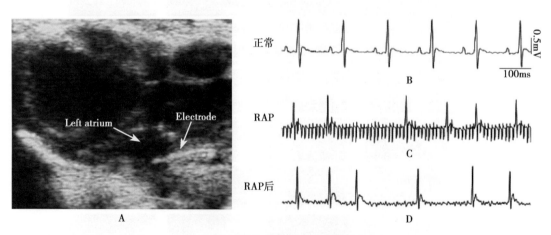

图 19-20　大鼠心房颤动的模型建立

A. B 型超声引导下的经食管电极附着于大鼠左心房中部(Left atrium＝左心房,Electrode＝电极);B~D. 大鼠正常状态(B)、RAP 成功(C)和 RAP 后(D)的体表心电图 Ⅱ 导联图像(C、D 中可观察到具有不规则 QRS 间期的快速心室反应,正常的心房波被快速而尖锐的起搏波代替)

在该研究中,作者首先采用脂多糖(LPS)刺激人脐静脉内皮细胞(HUVECs),发现 HU-VECs 表达 P-选择素,且随着 LPS 刺激浓度的提高,P-选择素表达逐渐升高;同样,在血小板中,随着凝血酶刺激浓度的提高,P-选择素表达也逐渐升高。作者还发现,采用 P-选择素刺激 HUVECs,随着 P-选择素浓度的提高,组织因子(tissue factor,TF)的表达也逐渐升高;当利用重组 P-选择素糖蛋白配体-1(rPSGL-Ig)封闭 P-选择素后,P-选择素的刺激不会造成 TF 升高。以上结果表明内皮细胞及血小板活化后可产生 P-选择素,进而引发凝血反应,促进血栓生成。

随后,作者将大鼠随机分为假手术 Sham 组、RAP 1h 组、RAP 3h 组、RAP 8h 组以及 P-选择素封闭的 PSI 组(P-selectin inhibited group),对 RAP 1h、RAP 3h、RAP 8h 组大鼠分别进行相应时间的持续 RAP,PSI 组大鼠预先静脉给予重组 P-选择素糖蛋白配体-1(rPSGL-Ig)以封闭 P-选择素再行 RAP。左心房免疫组化染色发现,P-选择素、CD41(标记活化的血小板)、纤维蛋白肽 A(FPA)、组织因子(TF)的表达随着 RAP 时间的增加而增加,在 RAP 8h 组的左心房内皮上表达最高;行相关性分析可发现 P-选择素表达与 CD41、FPA 和 TP 的表达呈正相关;左心耳免疫组化也发现,RAP 8h 组该四种蛋白的表达较 Sham 组也显著增高;此外在 RAP 8h 组的左心房及左心耳上可观察到血栓形成(图 19-21)。扫描电镜下可观察到 Sham 组和 RAP 1h 组的左心房及左心耳内膜表面较为光滑平坦,仅有少量的血小板、红细胞和纤

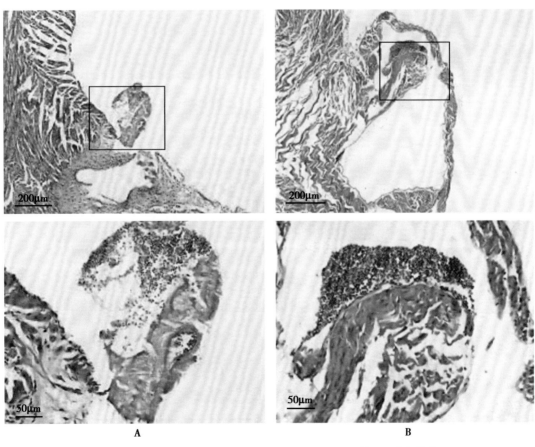

图 19-21　RAP 8h 组大鼠左心房(A)及左心耳(B)血栓 HE 染色代表图
(黑色方框指示血栓)

维蛋白粘连其上,而 RAP 3h 和 RAP 8h 组左心房及左心耳内膜表面褶皱不平,有大量血小板、红细胞和纤维蛋白聚集成团附着其上,并可见到血栓性病变(图 19-22、图 19-23)。取大鼠 RAP 过程中第 0、1h、3h、8h 时间点的血浆进行 P-选择素、凝血酶-抗凝血酶复合物(thrombin-antithrombin complex,TAT)、凝血酶原片段 1+2(prothrombin fragment 1+2,F1+2)浓度检

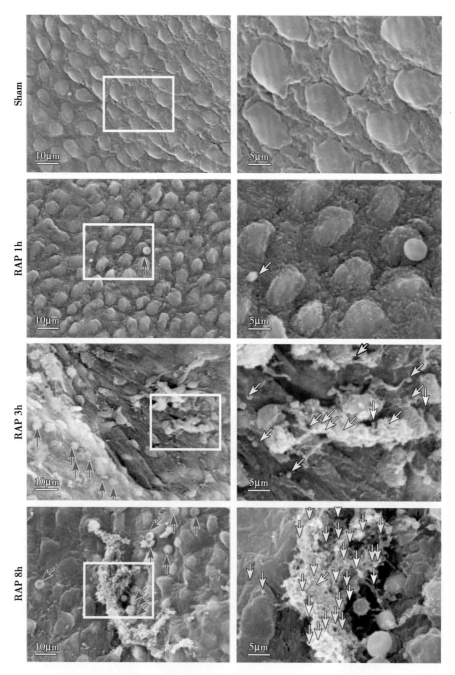

图 19-22　扫描电子显微镜(SEM)观察下的左心房心内膜表面图像
通过 SEM 在 Sham 组、RAP 1h、RAP 3h 和 RAP 8h 组中观察的大鼠左心房心内膜表面的形态学以及血小板、红细胞和纤维蛋白沉积(黄箭示血小板,红箭示红细胞,白箭头示纤维蛋白)

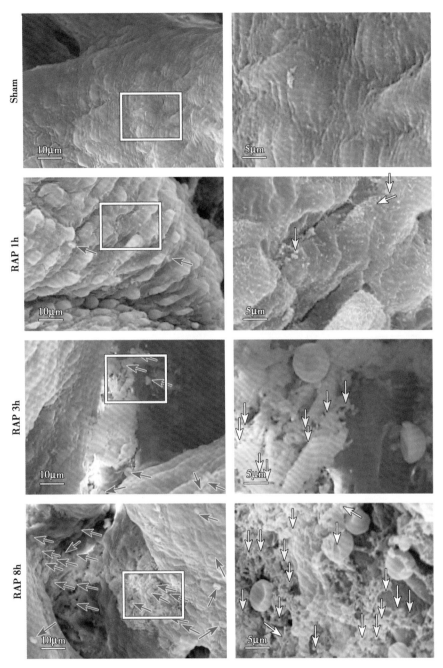

图 19-23　扫描电子显微镜（SEM）观察下的左心耳心内膜表面图像

通过 SEM 在 Sham 组、RAP 1h、RAP 3h 和 RAP 8h 组中观察的大鼠左心耳心内膜表面的形态学以及血小板、红细胞和纤维蛋白沉积（黄箭示血小板，红箭示红细胞，白箭示纤维蛋白）

测发现，RAP 8h 组的 P-选择素、TAT、F1+2 浓度均显著高于 Sham 组，而相比 PSI 组，RAP 8h 组 P-选择素无明显差异，而 TAT、F1+2 浓度均显著增高；经相关性分析发现血浆 P-选择素与 TAT、F1+2 浓度与呈正相关。通过以上结果说明，P-选择素是房颤过程中左心房血栓形成风险的重要生物标志物。

作者通过尾静脉给大鼠注射抗 P-选择素单克隆抗体作为封闭组,不注射抗体作为实验组,利用携带抗 P-选择素单抗的靶向微泡(MBP)和携带同型对照抗体的微泡(MBISO)对大鼠左心房进行超声分子成像,结果显示:实验组大鼠中,采用 MBP 成像时 Sham 组几乎无信号增强,在 RAP 1h、RAP 3h、RAP 8h 组中可见信号增强且幅度依次增大,采用 MBISO 成像时四组均无明显信号增强;封闭组大鼠中,采用 MBP 和 MBISO 成像均无明显信号增强。通过进一步分析可发现,实验组大鼠采用 MBP 成像的视频强度与 P-选择素、CD41 和 FPA 呈正相关(图 19-24)。以上结果说明,利用靶向超声分子成像对 P-选择素进行定量检测,可用于评价房颤过程中的左心房血栓形成风险。

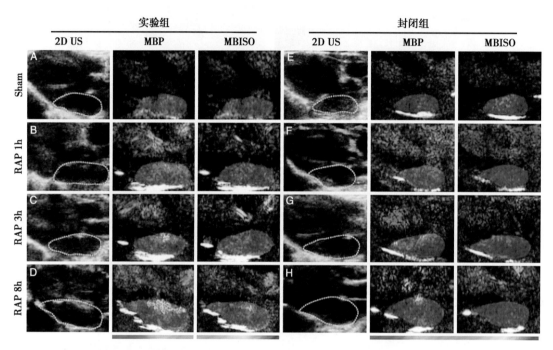

图 19-24　大鼠左心房 P-选择素靶向超声分子成像

六、血管新生的靶向超声分子成像

缺血性心血管疾病是危害人类健康的头号杀手,现有的常规药物、血管搭桥或腔内介入等治疗方法疗效欠佳。目前,随着再生医学的发展,促进血管新生成为医学领域的热点。治疗性血管新生(therapeutic angiogenesis)即通过人为地向局部组织输送血管生长因子基因或重组蛋白的方式促进局部缺血组织血管新生,以达到改善组织缺血缺氧和患者预后,为缺血性心血管疾病的治疗提供了新的途径。基于靶向微泡和超声造影的超声分子成像技术可通过靶向微泡外壳上携带的特异配体与新生血管内皮表达的特定分子有效结合而实现分子水平的显像,从而有效、定量地评价血管新生。

评估血管新生的靶点目前主要包括三类:α_v-整合素、生长因子及活化内皮细胞的表面标志物。Leong-Poi 等将 α_v 整合素单克隆抗体或配体 Echistatin 连接到脂质微泡表面,使其能与新生血管内皮合成的 α_v 整合素靶向结合从而实现对新生血管的靶向超声成像,载体显微镜和超声造影观察结果证实,这种靶向微泡在血管新生处滞留增加。Behm 等将靶向中性粒细胞补体受体、单核细胞 α_v 整合素、VCAM-1 等的靶向超声微泡注入下肢缺血模型,发现在缺血下肢血流恢复之前即可探测到 3 种靶向超声微泡的分子信号,提示其具有预示血管新生的作用。

低氧诱导因子-1(hypoxia inducible factor-1,HIF-1)是一种在体内广泛存在的、由低氧等诱导细胞产生的具有转录活性的核蛋白,能与靶基因的缺氧反应元件结合而调控下游 VEGF、血管生成素等促血管生长、发育的基因等。近年来发现,其主要活性亚基 HIF-1α 可诱导具有完整生理功能的新生血管,促进缺血侧支血管的灌注,促进血管新生。Tal 等发现将 *HIF-1α* 基因的 Pr0402、Pr0564、Asn803 三位点突变后,内皮细胞血管生成活性明显增高。

Xie 等应用靶向超声分子成像技术对这种三突变型 *HIF-1α* 在小鼠缺血下肢中的促血管生成效应进行了定量评价。

在该研究中,作者通过结扎并离断股动脉及其分支制备小鼠下肢缺血模型,随后立即肌内注射等量的腺病毒介导的 β-半乳糖苷酶基因(Ad-LacZ)、腺病毒介导的野生型 *HIF-1α* 基因(Ad-wild type *HIF-1α*,Ad-WT)、腺病毒介导的 Pr0402/Asn803 双突变型 *HIF-1α* 基因(Ad-double mutant *HIF-1α*,Ad-DM)和腺病毒介导的 Pr0402/Pr0564/Asn803 三突变型 *HIF-10* 基因(Ad-triple mutant *HIF-1α*,Ad-TM)。术后 2 周,通过免疫荧光观察发现微血管密度(用微血管/骨骼肌纤维表示)在 Ad-TM 组显著高于其他三组;术后 4 周观察到各组的微血管密度均较术后 2 周有所增加,且 Ad-TM 组仍显著高于其他三组。上述结果表明,三突变型 HIF-1α 具有较野生型及双突变型 HIF-1α 更强的血管生成效应。

作者利用携带 $α_v$-整合素单抗的靶向微泡(MBα$_v$)或携带同型对照抗体的微泡(MBISO)对小鼠缺血及非缺血下肢骨骼肌进行超声分子显像,结果显示:在非缺血下肢中,MBα$_v$ 和 MBISO 经过 8min 的循环时间后均未见明显的超声显影;在缺血下肢中,MBα$_v$ 经过 8min 的循环时间后可见明显的超声显影,其显影强度由强到弱依次为 Ad-TM 组、Ad-DM 组、Ad-WT 组和 Ad-LacZ 组,而 MBISO 经过 8min 的循环时间未见明显的超声显影(图 19-25)。病理学检查进一步验证,结果显示:非缺血下肢骨骼肌细胞形态正常,无充血、水肿;而缺血下肢骨骼肌细胞水肿,内有炎症细胞浸润,各组间炎症程度基本相同。免疫荧光染色显示:正常下肢骨骼肌中未见 α$_v$-整合素表达,而缺血下肢骨骼肌中可见 α$_v$-整合素表达于的新生血管中,其中 Ad-TM 组中表达 α$_v$-整合素的血管多于其他三组(图 19-26)。应用超声造影血流灌注成像评价术前、术后 0、7、14、21、28 天缺血下肢骨骼肌血流灌注情况,结果显示:术前双下肢血流量基本相等;术后 0 天,四组缺血下肢的血流量较对侧非缺血下肢血流量的下降明显,且四组之间无显著差异,证实缺血模型构建成功;随着时间的变化,四组的血流量均有一定恢复,但以 Ad-TM 组的血流恢复速度最快,明显快于其他三组(图 19-27)。通过对术后 7 天各组的血流灌注和 MBα$_v$ 靶向成像的视频强度进行相关性分析,发现二者之间存在正相关关系。因此可得出结论:α$_v$-整合素靶向超声分子成像可定量评价 HIF-1α 诱导的新生血管。

用新生血管靶向微泡进行超声造影可对微血管形态成像,通过显示新生血管数量和空间分布来评估微血管对生长因子的早期反应,为评估新生血管提供更多信息,这些信息对指导向缺血组织局部输送促血管合成蛋白或基因是十分有用的。

七、干细胞的靶向超声分子成像

干细胞是一类具有自我复制更新和多向分化潜能的原始未分化细胞。在特定的条件下,干细胞可分化成多种具有不同功能的特定细胞,且其可以利用自我更新的能力来复制产生更多的干细胞,是形成哺乳动物各个组织和器官的重要原始细胞。人体内的干细胞

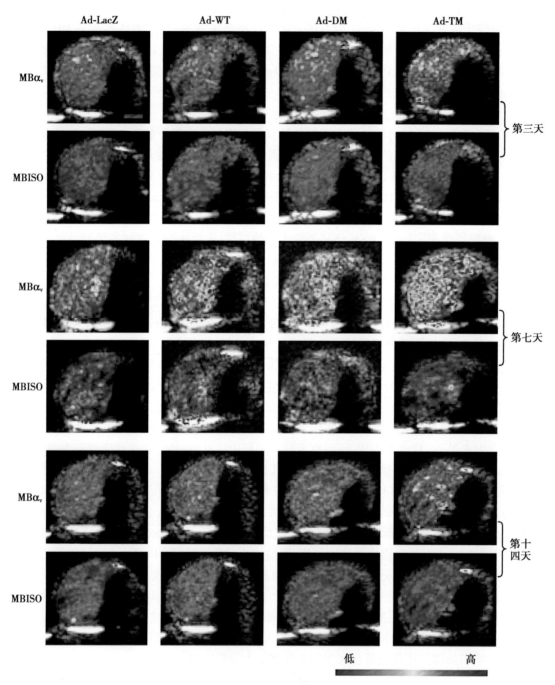

图 19-25 小鼠下肢骨骼肌超声造影彩色编码图

Ad-LacZ、Ad-WT、Ad-DM、Ad-TM 组小鼠术后 0、3d、7d、14d 采用 MBα$_v$ 或 MBISO 对下肢骨骼肌进行靶向超声造影的彩色编码图

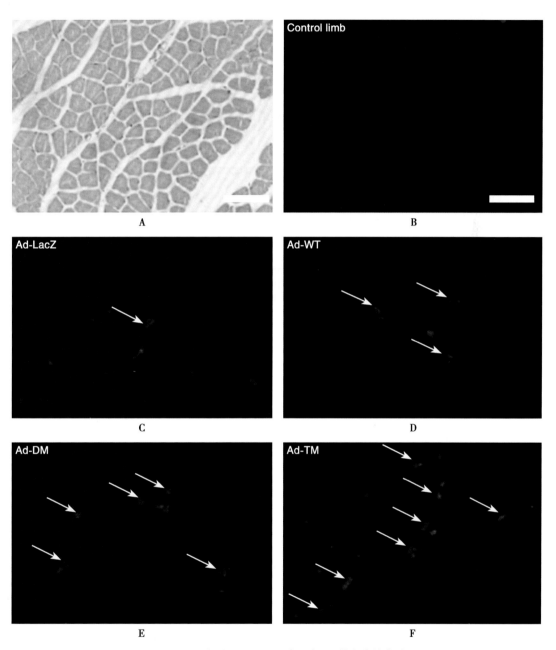

图 19-26 术后 3~14 天下肢肌肉 α_v-整合素的表达

A、B. 非缺血对照组下肢肌肉的 HE 染色及 α_v-整合素的免疫荧光图；C~F. 分别注射 Ad-LacZ(C)、Ad-WT (D)、Ad-DM(E)、Ad-TM(F) 的缺血下肢肌肉 α_v-整合素的免疫荧光图

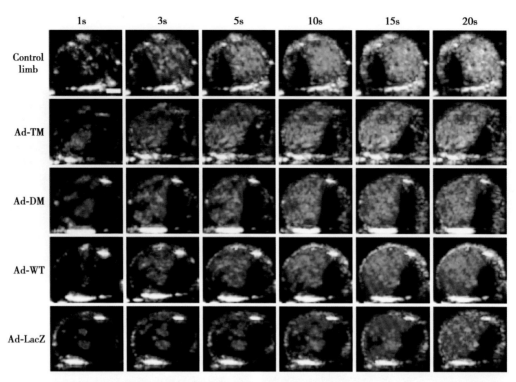

图 19-27　术后第 28 天各组小鼠下肢血流灌注随着超声发射间隔时间的延长而变化的彩色编码图

按功能可分为两种,一是全功能干细胞(totipotent stem cell),另外一种是多功能干细胞(pluripotent stem cell)。胚胎干细胞是全能干细胞,具有分化为几乎全部组织和器官的能力;而成体组织或器官内的干细胞被认为是多功能干细胞,可进一步分化为具有特殊功能的专能干细胞,进一步参与相应组织和器官的发育。利用干细胞的体外分离和培养,可在体外培育出组织和器官,通过组织和器官移植可实现对临床疾病的治疗。

目前对于干细胞分布、归巢和分化的研究主要是通过分子影像技术来实现的,尤其是活体示踪干细胞技术可以对干细胞移植疗法进行疗效监测和评估,成为目前的研究热点。靶向超声分子成像技术费用低、操作简便、安全无毒、具有生物相容性,且能有效地对细胞位置、数量进行成像,极具干细胞示踪潜能。

对于干细胞的靶向超声分子成像主要有以下两种途径:

(1) 基因转染干细胞使其表面表达独特的标志物,使该标志物与造影剂表面的特异性配体进行靶向。Kuliszewski 等对培育的骨髓内皮祖细胞进行转染,使其表面表达一种独特的 H-2k 蛋白,通过携 H-2k 抗体的靶向超声造微泡对细胞进行成像,而利用空白对照组微泡则不能对细胞成像。

(2) 干细胞与造影剂共孵育使造影剂被完整吞入干细胞内,移植成功后再对胞内造影剂进行超声成像从而追踪干细胞。Toma 将骨髓间充质干细胞与微泡共孵育,使微泡被细胞吞噬,通过成像发现吞噬了微泡的间充质干细胞信号明显高于未吞噬微泡的干细胞,但此种方法在成像过程中微泡可能会被破坏,影响后续示踪观察。Jokerst 等采用二氧化硅纳米粒子(silica nanoparticles ,siNPs)多模态造影剂,既可观察到荧光成像下的细胞分离,又可通过超声分子成像和高分辨率 MRI 进行远期疗效检测。

第四节　靶向超声分子成像面临的挑战与前景展望

靶向超声分子成像是一个新兴的研究领域，真正地实现了在无创条件下对细胞及分子水平改变进行成像，在疾病的早期定位和定性诊断、疗效评价和检测等方面起到了重要作用，具有广阔的应用前景。但由于目前靶向超声分子成像的理论及技术层面仍有一些未解决的问题，使得其在实际应用上仍有一段长路要走。

靶向超声分子成像技术的首要问题是确定靶组织中是否存在靶点，如果存在，需要达到何种程度，这将影响到靶向超声成像的成败。现有技术已保证我们可以成功测算与疾病相关的靶分子及含量，但是如何进行选择并在活体内进行成像及定性定量分析仍存在问题。此外，针对多个靶点的复合靶向成像尚难实现。在选定好合适的靶点后，如何制备靶向超声造影剂也是这一技术中的重要问题。造影剂的合成涉及非常复杂的工艺过程，如何选择膜壳材料以增强稳定性，如何尽量简化制备过程同时尽量合成高纯度、低毒性的靶向超声造影剂，这些也都是亟待解决的问题。

此外，靶向超声造影成像技术要求靶向造影剂与靶点特异性黏附数量足够大，超过非特异性滞留引起的信号增强。同时超声成像系统应具有足有的灵敏度以探测到靶组织的信号增强。如何提高靶向造影剂对体内靶点的亲和力，以及如何改进超声成像设备从而提高对病变部位的成像能力是靶向超声造影技术的关键性难点。对于成像设备的改进可通过换能器和软件的设计提高对造影剂的检测能力，但是提高成像能力最直接的方法还是提高靶向造影剂与靶点的结合能力。

靶向超声造影剂的安全性问题一直是人们重点关注的问题之一。非靶向超声成像造影剂已在临床上应用了很久，不良反应率很低，约为 0.13%。轻微副作用包括头晕、皮疹、瘙痒、恶心、呕吐等，严重不良反应包括过敏相关的呼吸困难、支气管痉挛、低血压、心动过缓甚至意识模糊等，经过正规的抗过敏治疗后可好转。对于靶向超声造影剂来说，其中的成分如配体等有触发免疫应答反应的风险，但目前的临床研究中尚无此类报道。有研究人员发现靶向造影剂外壳成分可以引起补体激活增强、循环时间缩短及非特异性黏附，这限制了靶向造影剂临床前研究的开展。新型肽的研发为靶向造影剂提供了一种新的配体，有效地避免了免疫应答及过敏反应，促进了靶向超声分子成像向临床应用的转化。

随着分子细胞生物学和医学超声的发展，以上问题会逐步解决，相信靶向超声分子成像技术在重大疾病的诊疗方面将会有美好的应用前景。

（宋豪语　宾建平）

参考文献

［1］Lindner JR，Coggins MP，Kaul S，et al. Microbubble persistence in the microcirculation during ischemia/reperfusion and inflammation is caused by integrin- and complement-mediated adherence to activated leukocytes. Circulation，2000，101(6):668-675

［2］Oussoren C，Storm G. Liposomes to target the lymphatics by subcutaneous administration. Adv Drug Deliv Rev，2001，50(1-2):143-156

［3］Yan Y，Liao Y，Yang L，et al. Late-phase detection of recent myocardial ischaemia using ultrasound molecular imaging targeted to intercellular adhesion molecule-1. Cardiovasc Res，2011，89(1):175-183

［4］Xie J，Liao Y，Yang L，et al. Ultrasound molecular imaging of angiogenesis induced by mutant forms of hypoxia-inducible factor-1alpha. Cardiovasc Res,2011,92(2):256-266

[5] Torchilin VP,Levchenko TS,Lukyanov AN,et al. p-Nitrophenylcarbonyl-PEG-PE-liposomes:fast and simple attachment of specific ligands,including monoclonal antibodies,to distal ends of PEG chains via p-nitrophenylcarbonyl groups. Biochim Biophys Acta,2001,1511(2):397-411

[6] Hu G,Liu C,Liao Y,et al. Ultrasound molecular imaging of arterial thrombi with novel microbubbles modified by cyclic RGD in vitro and in vivo. Thromb Haemost,2012,107(1):172-183

[7] Cai WB,Yang HL,Zhang J,et al. The Optimized Fabrication of Nanobubbles as Ultrasound Contrast Agents for Tumor Imaging. Sci Rep,2015,5:13725

[8] Maeda H,Bharate GY,Daruwalla J. Polymeric drugs for efficient tumor-targeted drug delivery based on EPR-effect. Eur J Pharm Biopharm,2009,71(3):409-419

[9] Yin T,Wang P,Zheng R,et al. Nanobubbles for enhanced ultrasound imaging of tumors. Int J Nanomedicine,2012,7:895-904

[10] Shen S,Li Y,Xiao Y,et al. Folate-conjugated nanobubbles selectively target and kill cancer cells via ultrasound-triggered intracellular explosion. Biomaterials,2018,181:293-306

[11] Rapoport NY,Efros AL,Christensen DA,et al. Microbubble Generation in Phase-Shift Nanoemulsions used as Anticancer Drug Carriers. Bubble Sci Eng Technol,2009,1(1-2):31-39

[12] Kripfgans OD,Fabiilli ML,Carson PL,et al. On the acoustic vaporization of micrometer-sized droplets. J Acoust Soc Am,2004,116(1):272-281

[13] Rapoport N,Gao Z,Kennedy A. Multifunctional nanoparticles for combining ultrasonic tumor imaging and targeted chemotherapy. J Natl Cancer Inst,2007,99(14):1095-1106

[14] Liu Z,Lammers T,Ehling J,et al. Iron oxide nanoparticle-containing microbubble composites as contrast agents for MR and ultrasound dual-modality imaging. Biomaterials,2011,32(26):6155-6163

[15] Wang PH,Liu HL,Hsu PH,et al. Gold-nanorod contrast-enhanced photoacoustic micro-imaging of focused-ultrasound induced blood-brain-barrier opening in a rat model. J Biomed Opt,2012,17(6):061222

[16] Rychak JJ,Graba J,Cheung AM,et al. Microultrasound molecular imaging of vascular endothelial growth factor receptor 2 in a mouse model of tumor angiogenesis. Mol Imaging,2007,6(5):289-296

[17] Willmann JK,Bonomo L,Testa AC,et al. Ultrasound Molecular Imaging With BR55 in Patients With Breast and Ovarian Lesions:First-in-Human Results. J Clin Oncol,2017,35(19):2133-2140

[18] Willmann JK,Lutz AM,Paulmurugan R,et al. Dual-targeted contrast agent for US assessment of tumor angiogenesis in vivo. Radiology,2008,248(3):936-944

[19] Esmaeili F,Ghahremani MH,Ostad SN,et al. Folate-receptor-targeted delivery of docetaxel nanoparticles prepared by PLGA-PEG-folate conjugate. J Drug Target,2008,16(5):415-423

[20] Lindner JR,Song J,Xu F,et al. Noninvasive ultrasound imaging of inflammation using microbubbles targeted to activated leukocytes. Circulation,2000,102(22):2745-2750

[21] Villanueva FS,Jankowski RJ,Klibanov S,et al. Microbubbles targeted to intercellular adhesion molecule-1 bind to activated coronary artery endothelial cells. Circulation,1998,98(1):1-5

[22] Wu W,Wang Y,Shen S,et al. In vivo ultrasound molecular imaging of inflammatory thrombosis in arteries with cyclic Arg-Gly-Asp-modified microbubbles targeted to glycoprotein Ⅱb/Ⅲa. Invest Radiol,2013,48(11):803-812

[23] Weller GE,Lu E,Csikari MM,et al. Ultrasound imaging of acute cardiac transplant rejection with microbubbles targeted to intercellular adhesion molecule-1. Circulation,2003,108(2):218-224

[24] Hamilton AJ,Huang SL,Warnick D,et al. Intravascular ultrasound molecular imaging of atheroma components in vivo. J Am Coll Cardiol,2004,43(3):453-460

[25] Kaufmann BA,Sanders JM,Davis C,et al. Molecular imaging of inflammation in atherosclerosis with targeted

ultrasound detection of vascular cell adhesion molecule-1. Circulation,2007,116(3):276-284

［26］ Kaufmann BA,Carr CL,Belcik JT,et al. Molecular imaging of the initial inflammatory response in atheroscle-rosis:implications for early detection of disease. Arterioscler Thromb Vasc Biol,2010,30(1):54-59

［27］ Guo S,Shen S,Wang J,et al. Detection of high-risk atherosclerotic plaques with ultrasound molecular imaging of glycoprotein Ⅱb/Ⅲa receptor on activated platelets. Theranostics,2015,5(4):418-430

［28］ Wu J,Leong-Poi H,Bin J,et al. Efficacy of contrast-enhanced US and magnetic microbubbles targeted to vas-cular cell adhesion molecule-1 for molecular imaging of atherosclerosis. Radiology,2011,260(2):463-471

［29］ Wu W,Feng X,Yuan Y,et al. Comparison of Magnetic Microbubbles and Dual-modified Microbubbles Targe-ted to P-selectin for Imaging of Acute Endothelial Inflammation in the Abdominal Aorta. Mol Imaging Biol,2017,19(2):183-193

［30］ Jing Y,Hu Y,Li H,et al. Assessment of Thrombotic Risk in Atrial Fibrillation with Ultrasound Molecular Im-aging of P-Selectin. Thromb Haemost,2018,118(2):388-400

［31］ Leong-Poi H,Christiansen J,Klibanov AL,et al. Noninvasive assessment of angiogenesis by ultrasound and microbubbles targeted to alpha(v)-integrins. Circulation,2003,107(3):455-460

［32］ Behm CZ,Kaufmann BA,Carr C,et al. Molecular imaging of endothelial vascular cell adhesion molecule-1 expression and inflammatory cell recruitment during vasculogenesis and ischemia-mediated arteriogenesis. Circulation,2008,117(22):2902-2911

［33］ Kuliszewski MA,Fujii H,Liao C,et al. Molecular imaging of endothelial progenitor cell engraftment using contrast-enhanced ultrasound and targeted microbubbles. Cardiovasc Res,2009,83(4):653-662

［34］ Jokerst JV,Thangaraj M,Kempen PJ,et al. Photoacoustic imaging of mesenchymal stem cells in living mice via silica-coated gold nanorods. ACS Nano,2012,6(7):5920-5930

第二十章

超声造影在带药及基因转染中的应用

超声（ultrasound，US）成像技术具有无创性实时成像、价廉简便、软组织对比度高、无辐射等特点，在临床上广泛应用。超声造影剂不仅可以增强组织对比度，提高诊断准确性，还可以作为携带药物或基因的载体，越来越多地应用于治疗。超声造影介导带药及基因转染，需要载体能够稳定携带足够多的基因或药物，到达特定的部位后，在超声的作用下有效释放基因或药物。用不同的材料和方法构建超声造影剂与药物及基因的携带和传送密切相关，进而影响最终治疗效果。因此，超声造影剂的构建，是超声造影介导带药及基因转染的关键，也是此领域当前研究的热点。

超声造影介导的带药及基因转染具有无创、副作用小、药物及基因传送效率较高的特点，相比于传统的药物传送及基因转染方法有独特的优势，在心血管疾病、神经系统疾病、恶性肿瘤中得到广泛的研究和应用。

第一节　携带药物及基因的常用载体

一、微泡

（一）微泡的一般特性

微泡（microbubble，MB）是最常见的超声造影剂，也因作为携带基因或药物的载体而广泛应用。微泡由稳定的脂质、多聚物、白蛋白等外壳包裹气体构成。微泡的直径一般在 $1\sim10\mu m$ 之间。由于其直径较大，全身输送的微泡不会被动外溢到血管外，它们能保留在血液循环中，直到溶解或被单核吞噬细胞系统（MPS）主动清除。

微泡特别适合于超声触发的药物和基因输送。微泡气体核心的可压缩性质使得其能响应超声波而引起体积振荡。临床超声探头可以检测到微泡振荡产生的声学反射，使得超声微泡成为监测血流灌注的可行方法。

在超声造影的带药及基因转染过程中，超声微泡造影剂可以起到中心环节作用，它充当药物或基因传输的载体。微泡之所以能成为一种载体，源自于其在超声场中介导超声的空化效应以及其携带药物或基因的作用。超声空化是强超声在液体中引起的一种特有的物理现象。液体中存在的微小气泡称为"空化核"，液体产生空化所需的最低声压称为"空化域"。微泡在超声的作用下产生压缩和膨胀现象。在高声压时，微泡产生非对称性收缩和膨胀，呈非线性背向散射，并易导致微泡破坏。在这过程中，微泡作为空化核产生空化效应,依靠能量辐射,作用于周围组织,使微泡破坏后释放的药物或基因能够进入血管壁甚至组织间隙,从而发挥靶向治疗作用。因此,微泡可以作为一种靶向药物或基因治疗的载体。

微泡按其外壳可以分为两种,即软壳微泡和硬壳微泡,在带药和载基因方面他们各有优点和缺点。软壳微泡,是指包含较薄的表面活性剂外壳材料,如磷脂或者蛋白质的一种微泡。较薄的外壳使得微泡对超声波高度敏感。在低振幅超声波作用下,微泡稳定空化。而在高振幅下,微泡经历快速膨胀和收缩,导致微泡快速破坏(惯性空化),使其具有足够的能量来渗透周围组织。由于壳层较薄,软壳微泡中载药量有限。然而,有几个课题组通过使药物物理附着在微泡表面来改善药物负载,并且已经使用这种方法产生负载药物的涂覆磷脂微泡。硬壳微泡,即主要由低黏弹性材料如多聚蛋白或变性蛋白以及多孔二氧化硅包裹气体的一种微泡。普遍来说,硬壳蛋白相较于软壳蛋白不易破裂,在体内有更长的循环时间,并且能提供更强的回声,是高强度超声首选的超声造影剂。

制备成功的理想靶向治疗微泡应具有以下特点:①循环半衰期长(>30min);②靶向部位滞留时间长;③选择性与病变部位的结合足够牢固,不易被血流冲走;④对比显像性能好;⑤使靶组织显像所使用的微泡量少,毒性最低;⑥容易生产及临床推广;⑦具有运载和释放药物及基因的作用。

(二) 微泡的构建

微泡作为一种载药物或基因的载体,有几种不同的构建方法。

1. **静电吸引**　由于核酸带负电荷,而微泡的脂质外壳带正电荷,以静电吸引的方式可使带电荷的基因黏附到微泡的表面。黏附在微泡表面的 DNA 相较于游离 DNA 链可以有效减少被核酸酶消化。在超声波的作用下这些 DNA 会被"抖落"下来。由于 DNA 的直径较大以及细胞膜的屏障作用,直接注射的裸 DNA 只有少部分会被哺乳动物细胞摄取。超声微泡的声孔效应则能大大提高 DNA 转染到靶细胞的效率。超声微泡介导的 DNA 转染不需要借助病毒等载体,避免了病毒潜在的副作用。微泡可以应用于更广泛的细胞类型,而病毒载体只对某些能够被感染的细胞有作用。超声的聚焦能力使微泡传递比阳离子脂质体更具空间局限性,全身性注射的阳离子脂质体与细胞膜非特异性地融合。在强电场中应用激光可以提高离体细胞群的传递效率,但不适合在体内使用。

2. **表面黏附**　覆盖在微泡上的保护性脂质单分子层可以用来携带疏水性药物,这些药物可以合理地分配到微泡中。由于微泡表面积有限,为了增加微泡的承载能力,保护性脂质单层可以用油性物质增厚以携带额外的疏水药物。暴露在超声场的微泡破坏形成可以携带药物的油性和脂质碎片。

3. **微泡黏附载药脂质体**　载药脂质体的内部体积可用于实现比微泡的表面积或外壳体积更高的载药能力。为了使微泡的机械驱动对脂质体结构失稳起作用,微泡和脂质体之间的距离要在 40μm 以内。将游离微泡和载药脂质体分别注射到循环中,由于两种脂质体都装载有相同的肿瘤靶向配体,因此它们都聚集在肿瘤组织内。并且需要它们以非常高的浓度聚集,以获得有意义的近距离释放效果。

4. **脂质体包裹微泡**　为了解决接近性问题,一种设计是将小体积载药脂质体附着在微泡表面,以确保微泡的机械触发将有效地破坏脂质体并快速释放药物。将微泡封装在载药脂质体内,既能保护微泡又确保微泡驱动释放整个有效载荷。最近,已经成功地使用改良的洗涤剂透析方法制造出来这种复合体。这种嵌套结构呈现出光滑的外表面,增加了粒子的稳定性,减弱了免疫原性。每个载体都有一个微泡内部触发器,确保外部脂质体能够被破坏。脂质体-微泡复合体暴露在超声波中,整个结构会崩解破裂,以强有力的喷射模式释放出有效载荷。当然,并不是所有药物都穿透细胞膜进入细胞,有一些药物可能进入循环系统;此外,这些会被血液稀释,大大降低其全身浓度。

5. **共价结合**　在微泡制备过程中,插层和静电吸附等物理方法可能会影响基因的结构或稳定性。在这种情况下,可以采用特定的亲和反应或共价连接。Srsi 等人用聚乙二醇(polyethylene glycol,PEG)修饰执行聚乙烯亚胺(polyethyleneimine,PEI),然后将其硫醇化,使巯基与马来酰亚胺在脂壳微泡上共价结合。然后将这些 PEI-微泡植入小鼠肾脏肿瘤中,并用超声检查肿瘤组织的荧光强度。结果表明,治疗组的肿瘤组织的荧光强度比未经治疗组的高 10 倍。作者认为这种复合微泡不仅可以改善和控制药物负荷,而且非常适用于超声介导的组织转染。

6. **物理混合**　微泡与质粒、裸 DNA 或药物混合,通过减少其在体内清除降解来提高其传递效率。最常用的基因载体是细菌质粒,具有多功能性和易于生产的优点。Kopechek 等人成功地将阳离子脂质微泡与表达信号转导因子和转录激活因子的 *Stat3* 基因结合。用乙二醇修饰基因后,将核酸与微泡在磷脂酰胆碱溶液中混合,进行体外和体内实验。体外实验显示微泡抑制了鳞状细胞癌细胞的 Stat3 信号通路,体内实验证明它们能够抑制小鼠的肿瘤生长。

微泡除了能够与 DNA 混合,还可以与气体混合,携带额外的治疗性气体达到治疗的目的。硫化氢(H_2S)是一种可内源性产生并有毒的气体,现有大量的研究认为其能减轻缺血再灌注损伤。以含硫化氢的固体物质作为供体治疗缺血再灌注损伤会产生严重的副作用,因此需要一种靶向应用硫化氢的方式以减轻其不良反应。笔者课题组将二棕榈酰磷脂酸(dipalmitoyl Phosphate,DPPA)、二棕榈酰磷脂酰胆碱(dipalmitoyl phosphatidylcholine,DPPC)、二棕榈酰磷脂酰乙醇胺-聚乙二醇(dipalmitoyl phosphatidylethanolamine polyethylene glycol,DPPE-PEG5000)(摩尔比为 10∶82∶8)溶解于丙二醇中并在 70℃ 下加热直至溶液澄清,再将甘油和生理盐水加入溶液中,旋转混合,得到均匀的脂质分散体。为了得到稳定和可承载更多 H_2S 气体的微泡,以 4/0、3/1、2/2、1/3、0/4 五种不同的 H_2S/C_3F_8 比制备了五种混合气体充当微泡的气体核心。把 2ml 脂质分散体溶液转移到 3ml 小瓶中并密封,分别用先前制备好的混合气体置换瓶子内的空气,最后振荡得到载 H_2S 微泡。结果显示 H_2S/C_3F_8 以 2/2 比例混合制成的 hs-MB 与 0/4 的比例不含 H_2S 的普通微泡相比,hs-MB 的稳定性、整体外观、浓度、数量、平均直径与普通微泡无明显不同(图 20-1)。我们以 2/2 的 H_2S/C_3F_8 比例制备得到 hs-MB 用于实验,在体外装置验证了 hs-MB 在能够被超声触发破坏并释放出 H_2S 气体。在体外流动系统中,基线水平的 H_2S 在 $0\mu m$ 处波动。在 hs-MB 输注期间,H_2S 水平略有增加。然而,在超声和 hs-MB 应用期间,H_2S 水平显著升高,并在 $4\sim5\mu m$ 之间波动。停止超声和 hs-MB 治疗后,H_2S 水平降至基线水平。与单纯输注 hs-MB 组相比,hs-MB 联合超声组的最大 H_2S 浓度明显升高。这些结果表明超声触发 hs-MB 释放硫化氢的可行性。接着我们应用载 H_2S 微泡联合超声治疗结扎冠状动脉 30min 后松开结扎线形成缺血再灌注损伤的大鼠。结果表明,hs-MB 治疗组与普通微泡治疗、不治疗组相比,明显减少心肌组织的活性氧含量、减小心肌组织梗死面积、减少心肌细胞凋亡、改善了心功能。我们的研究证实微泡可通过物理混合的方式,携带有治疗作用的 H_2S 气体,明显减轻心肌的缺血再灌注损伤。

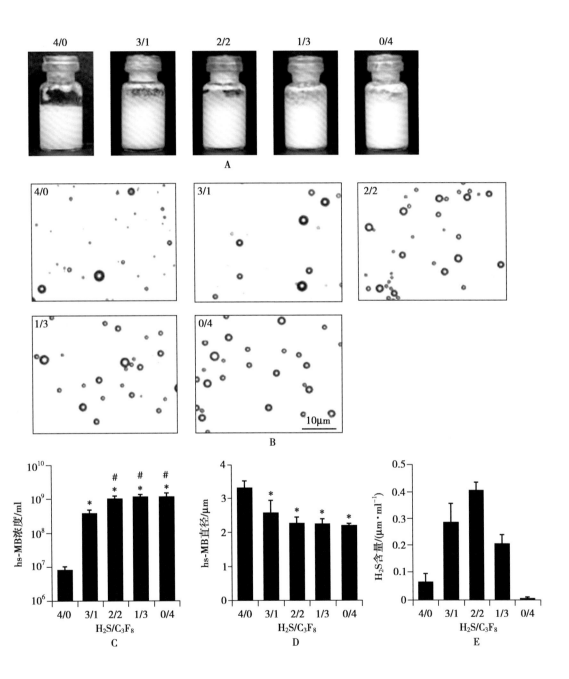

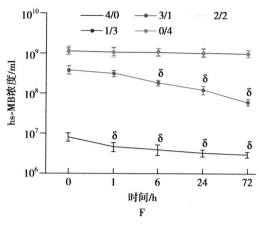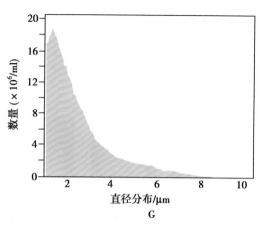

图 20-1　以不同 H_2S/C_3F_8 比例制得的 hs-MB 的特性

A. 不同 H_2S/C_3F_8 比例的 hs-MB 的外观;B. hs-MB 显微镜下观;C. hs-MB 的浓度;D. hs-MB 的平均直径;E. hs-MB 内的 H_2S 含量;F. hs-MB 的稳定性;G. 以 2/2 的 H_2S/C_3F_8 比例制备的 hs-MB 的直径分布。$^*p<0.01$,其他各组与 H_2S/C_3F_8 比值为 4/0;$^\#p<0.01$,其他各组与 H_2S/C_3F_8 比值为 3/1;$\delta p<0.05$,其他各组与基线(0h)。hs-MB 表示装有硫化氢的微泡;H_2S/C_3F_8,硫化氢和八氟丙烷的体积比

二、纳米气泡及纳米载体-微泡复合体

(一) 纳米气泡及纳米载体-微泡复合体的一般特性

由于微泡的直径较大,即使在实体肿瘤中,也往往不能离开脉管系统,并会导致脉管系统渗漏和淋巴引流不良。这种导致大分子的滞留和外渗,称为高通透性和滞留效应(enhanced permeability and retention,EPR)。为了渗出到肿瘤体,气泡的直径需要 $<400\sim800$nm,这种大小的气泡称为纳米气泡。已有研究证明,即使是这种尺寸的气泡也能在超声作用下产生增强回声。纳米气泡主要由脂质体、无机材料、金属和聚合物等材料合成。射频治疗肿瘤时,纳米气泡可作为一种热敏剂发挥作用。充满或耦联药物的纳米气泡因其被动靶向肿瘤和 EPR 效应,可以输送更多的药物到肿瘤并提高治愈率。一些课题组正在研究一种靶向载药/核酸的纳米气泡直接作用于肿瘤标记物。

纳米气泡的直径小,同时具有较长的循环时间和较高的组织渗透性的特点。利用纳米气泡载药或基因时,单个细胞可以摄取一个或者多个纳米气泡,靶细胞会有较高的药物或基因浓度。但是纳米气泡的超声响应性较低,这种优势被大大削减。最近研究得较多的一种新型材料,即纳米载体-微泡复合物,可消除这种不良影响。

一些课题组提出开发纳米载体-微泡复合物,其中载药或基因的脂质体、胶束或其他纳米颗粒完全附着在微泡表面。这种复合物既有纳米载体的高载药或基因的能力,也有微泡的系统靶向及血管渗透能力。例如 Kheirolomoom 等用生物素连接法将脂质体固定在微泡表面,含有疏水性染料的脂质体被高效负载(每个微泡可有 10^3 个 200nm 或者 10^4 个 100nm 的脂质体)。在不增加微泡直径的情况下,可用于载药物或基因的有效表面积将增加 34 倍。

(二) 纳米气泡及纳米载体-微泡复合体的构建

近几年来,纳米气泡的制备和初步应用旨在提高稳定性、负载能力和实现系统性外渗。纳米系统以前仅作为造影剂使用,直到最近才被研究用于药物和基因的传递。

纳米气泡通常是通过超声波降解纳米乳液来制备的。纳米乳液和室温下是液态的全

氟化碳用来获得全氟化碳纳米液滴。全氟化碳纳米液滴通过液滴汽化转换为纳米气泡。另一种制备方法是使用脂质体气泡获得纳米气泡。纳米气泡领域的主要挑战是增加气泡的循环时间，从而使其到达特定的器官。有很多研究的目的是提高纳米系统的寿命，包括通过交替沉积聚阴离子和聚阳离子获得聚电解质涂层，以及用于表面功能化或聚合物壳交联。值得注意的是，最近的研究确定了聚合物改性与延长循环时间的相关性，这对于纳米系统在药物或基因被动靶向释放中的应用至关重要。为了减小气泡的直径，Horie 等将 5 种不同分子量的聚醚（分子量 1 100·4 600Da）加入到脂质泡壳中，结果显示聚醚与脂质的相互作用使气泡的直径显著减小。聚合物外壳的性质使得化学配体能够结合到气泡表面并用于主动靶向。

笔者课题组成功制成携叶酸纳米气泡（F-NBs），能够有效杀灭肿瘤细胞。用 20ml 纯净水将 0.06g 含叶酸的 N-棕榈酰壳聚糖（F-PLCS）溶解在一个小烧杯中，置于 50℃ 水浴，用全氟丙烷（C_3F_8）置换空气后用搅拌器振荡搅拌溶液形成携叶酸纳米气泡（图 20-2A）。5min 后溶液降到 25℃，小心清理浮在上面的较大直径的微泡，下层的 F-NBs 溶液转移至预先充满 C_3F_8 的青霉素瓶中，然后放在 4℃ 冰箱过夜使溶液分为两层。第二天用纯净水替换下层非结合反应物。在用 C_3F_8 置换空气前，将细胞膜绿色荧光探针（3,3'-dioctadecyloxacarbocyanine perchlorate，DIO）和二甲基亚砜（dimethyl sulfoxide，DMSO）F-PLCS 溶液中，然后在同样的条件制备绿色荧光染料标记 F-NBs 得到 DIO-F-NBs。作为对照组，以相同的方法制成不含叶酸的 DiO-C-NBs。（图 20-2B）

将制得的纳米气泡在光学显微镜下观察，可以看到数以百万计的均匀、半透明的球形 F-NBs 在 PBS 溶剂中自由游动，其浓度为（3.78±0.82）×10^9/ml，分散系数为 0.2，表面电荷约为 100mV（图 20-2C）。在荧光显微镜下，F-NBs 的特征是淡蓝色的自发荧光（图 20-2D），可作为一种简单的方法来评估叶酸受体连接的效率。DIO 标记的纳泡产生很强的绿色荧光，并用于随后的共聚焦显微镜分析。扫描电镜（图 20-2E）和透射电镜图像显示了 NBs 的表面形态和核壳结构。Malvern 粒子直径分析表明，NBs 的直径范围是 180～790nm，平均直径为 617nm（图 20-2F）。zeta 电位分析表明，NBs 的表面电荷在 60～100mV 之间，平均值为 80mV（图 20-2G）。

体内和体外实验表明，新型 F-NBs 通过与网格蛋白和小凹蛋白介导的内吞作用选择性集聚到叶酸受体阳性内皮细胞和肿瘤细胞。此外，F-NBs 在超声辐射下通过细胞内爆炸杀死靶细胞。Hoechst/PI 染色显示细胞的凋亡和坏死在体内死亡细胞中占很大比例。F-NBs 联合超声治疗能显著抑制肿瘤生长，提高带瘤小鼠的总生存率。在超声辐射下，新型 F-NBs 通过细胞内爆炸选择性地在体外和体内杀死了叶酸受体阳性的肿瘤细胞，是一种有前途的靶向癌症治疗方法。

最近，Fan 等人开发了一种新型的含超顺磁性氧化铁（superparamagnetic iron oxide，SPIO）纳米粒子的载多柔比星（Doxorubicin，DOX）微泡，用于双模成像和改进影像技术引导药物输送。在微泡形成前把多柔比星加载到微泡壳表面。在微泡形成过程中，将疏水性 SPIO 纳米粒子（用作 MRI 探针）装入微泡内。作者成功地利用聚焦超声触发循环微泡向脑胶质瘤肿瘤释放多柔比星和 SPIO。作者还证明，磁靶向结合聚焦超声可以改善 SPIO 在脑肿瘤中的传输。然而，使用磁靶向的多柔比星传输的改善并未得到测量。同样的研究小组也开发了硬壳聚乳酸微泡，用于包裹多柔比星和氧化铁，并且在超声照射下的肿瘤淋巴模型中显示出较高的凋亡率。

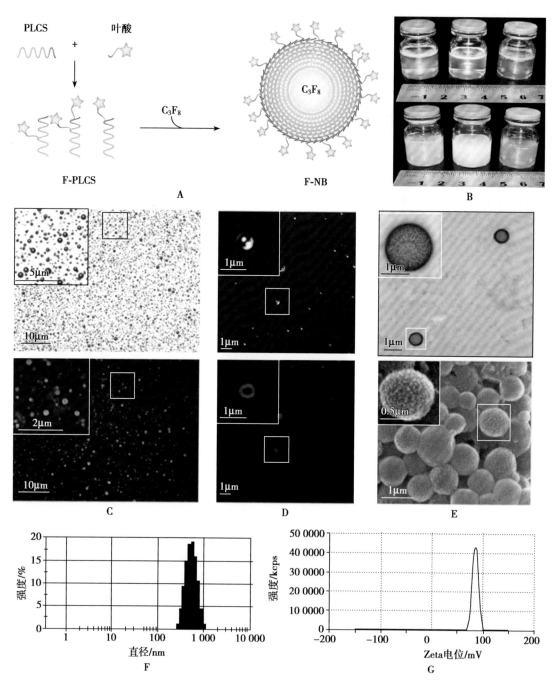

图 20-2 纳米气泡的理化性质

A. F-NBs 的合成示意图;B. F-NBs(左)、C-NBs(中)和 DIO-F-NBs(右)在混合前(上)和混合后(下)的外观;C. F-NBs(上)的光学显微镜图片和 DIO-F-NBs(下)的荧光显微镜图片。绿色荧光表示 DIO 探针的阳性标记,左上角的图像是小格子的放大图;D. F-NBs 在白光(上)和相应的紫外光(下)中的共聚焦图像,显示了 F-NBs 的亮蓝色自发荧光;E. F-NBs 的扫描电镜(SEM)(上)和透射电镜(TEM)(下)图像;F. F-NBs 的直径大小分布;G. F-NBs 的 Zeta 电位分布

Stride 等人提出了一个磁性纳米粒子微泡非常有前景的应用,他们证实同时应用磁场和超声可以显著提高流动中磁性纳米粒子的靶向性。有趣的是,磁场对磁性微泡的吸引力比自由体分析中估计的要强,这表明耦合机制可用于增强该系统的靶向定位能力。

第二节　超声造影在带药及基因转染中的应用

一、超声造影介导带药及基因转染在心血管疾病中的应用

随着经济的快速发展和生活方式的改变,全球心血管疾病(cardiovascular disease,CVD)的发病率和死亡率逐年增加。尽管在预防、诊断和治疗上取得长足进步,在全世界范围内,CVD 仍然是疾病发病率和死亡率的主要原因,每年大概有 17.3 每百万人死于心血管疾病,预计至 2030 年将会迅速增长至 26.3 每百万人。近年来,中国心血管疾病的发病率也在持续增加。因此,我们需要新的治疗手段克服当前 CVD 治疗措施的局限性。超声微泡可以作为药物或基因的载体,靶向输送到目标部位,在超声的作用下释放药物或基因,达到治疗目的。因此超声造影具有良好的临床应用前景。

2004 年,Kondo 等开展了通过超声介导的基因转染到心肌内的功能基因治疗。此研究通过超声介导基因转染(ultrasound-mediated gene delivery,UMGD)携带编码人类肝细胞生长因子基因的质粒,对在 2h 内进行冠状动脉结扎的急性心肌梗死模型进行转染。结果表明,肝细胞生长因子基因疗法增加了梗死区域动脉和毛细血管密度,有效减小瘢痕面积和间质性纤维化,抑制左室重塑,改善预后。2009 年,Fujii 等研究了 UMGD 编码干细胞因子和血管内皮生长因子的质粒在小鼠的心肌梗死模型上的影响。说明了血管内皮生长因子和干细胞因子的基因治疗均能增加缺血性心肌病的血管内皮生长因子受体 2 和酪氨酸激酶受体(c-kit)阳性祖细胞群的数量,增加了小动脉与毛细血管的密度和心肌灌注量。这些研究表明超声介导携基因微泡靶向破坏通过提高新生毛细血管密度能有效治疗缺血性心肌病,显示超声造影的治疗潜能。

急性心肌梗死开通闭塞或狭窄的血管后常会出现冠脉无复流现象,提示预后不良。其中最主要的原因是冠脉微循环栓塞。Wang 等的研究表明组织因子途径抑制物-2(tissue factor pathway inhibitor-2,TFPI-2)在抑制血管栓塞和动脉硬化方面发挥着重要作用。他们的研究表明 UTMD 能够转染 *TFPI-2* 基因至靶器官,且与腺病毒基因转染相比有更高的基因转染效率,同时对血管壁造成的损伤更小。最近有研究表明在猪冠状动脉微栓塞的模型进行 UMGD 的 miRNA-21 质粒转染,显著地降低了凋亡相关蛋白 4 抗体的表达与核转录因子 kappaB 的活性,心功能得到改善。

本课题组自制以 2∶2 比例混合 H_2S 和 C_3F_8 形成的稳定载硫化氢微泡。超声介导硫化氢微泡靶向破坏释放硫化氢到大鼠缺血-再灌注的模型的心肌组织,减少心肌细胞凋亡,减轻氧化应激,从而减轻心肌损伤和改善心功能。

二、超声造影介导带药及基因转染在恶性肿瘤中的应用

恶性肿瘤是一种致死性疾病,治疗难度大、费用高,给患者及其家属带来沉重的负担。当前的恶性肿瘤治疗方法主要有手术、放疗、化疗、免疫治疗等。放疗除了能杀死或者减缓肿瘤细胞的生长,也常常导致肿瘤旁组织的细胞死亡。化疗因其全身给药不仅会杀死快速生长的肿瘤细胞,也会导致正常细胞的死亡或者生长速度减慢。免疫治疗包括使用单克隆

抗体具有特异性杀伤肿瘤细胞的潜能。然而,如果抗体仅作用于某种肿瘤抗原,当肿瘤下调抗原的表达时会出现肿瘤逃逸现象,导致治疗效果欠佳。所以,当前亟需探索能够有效治疗恶性肿瘤的新方法。

高强度聚焦超声(high intensity focused ultrasound, HIFU)是一种机械波,它的频率超过20kHz。HIFU 通过聚集机械性超声波,把能量储存在体内深部组织或器官而不损及周围组织,导致局部快速的温度上升,因此它可以无创地选择性组织加热治疗肿瘤,具有良好的应用潜能。大多数组织能被加热到人体温度之上,引起热效应直接消融病灶。HIFU 除了可以通过热效应直接作用于肿瘤等病灶部位,它还可以作用于热敏脂质体等药物载体实现药物的靶向控释。

恶性肿瘤威胁患者的生存,一旦发生远处转移常常需要化疗,而化疗的副作用大,不少患者难以耐受。高强度聚焦超声靶向作用于热敏脂质体触发药物释放,减少全身性给药量的同时使肿瘤部位有较高的药物浓度,具有良好的应用前景。Dromi 等使用了脉冲 HIFU 进行了热敏脂质体载多柔比星控释的研究。该实验将阿霉素浓度为 2mg/kg 的热敏脂质体通过尾静脉注射到小鼠体内。一组 HIFU 加热肿瘤部位,一组无 HIFU 加热设为对照组。实验结果显示,由 HIFU 加热的小鼠肿瘤内阿霉素的药物浓度要比没有进行 HIFU 加热的对照组高。与对照组相比,HIFU 照射的小鼠肿瘤的生长得到很大的抑制。

HIFU 加热热敏脂质体控制药物释放,具有定位不够精准的缺点。有鉴于此,引入磁共振成像导航 HIFU 实现无创、定点、可控触发药物释放。磁共振成像具有对软组织极好的空间分辨率以及获得三维温度信息的能力,能够为 HIFU 照射提供空间位置和温度的反馈,对提高恶性肿瘤的治疗效果能起到很关键的作用。在脂质体中加入顺磁性的物质如锰或钆作为 MRI 造影剂,即可实现 MRI 导航 HIFU 精准的药物控释。

超声靶向破坏微泡(ultrasound-targeted microbubble destruction, UTMD)触发药物释放也可以提高肿瘤局部的药物浓度。Tinkov 等用疏水性气体乳化脂质体悬浮液制成载阿霉素软壳微泡,作者把阿霉素插入到微泡的磷脂层壳中。应用超声靶向破坏含阿霉素的微泡后显示肿瘤组织对阿霉素的摄取提高了 12 倍。

脑组织的血脑屏障(blood brain barrier, BBB)具有选择性渗透的功能,能够阻止一些有害物质进入脑组织。当脑组织发生病变需要治疗时,血脑屏障往往也会不利于药物到达脑组织。超声微泡的空化作用能提高细胞膜瞬时通透性。因此,早在 2001 年已有研究人员应用经颅超声作用于静脉注射微泡造影剂的兔子,发现可提高局部血脑屏障的通透性。因此超声微泡有望通过提高脑组织的化疗药浓度治疗脑部恶性肿瘤。Treat 等使用这种方法在大鼠脑胶质瘤模型中递送阿霉素。实验结果表明肿瘤的生长受到抑制,并且发现来自外渗的钆造影剂的 MRI 增强与药物的递送量密切相关。此种方法联合应用其他药物传送载体成功的增加肿瘤的渗透性,使得化疗药物在肿瘤中有较大的空间分布,药物传送效果比任何单一的方法更加好。

利用 UTMD 靶向纳米载体-微泡复合物递送系统来递送药物,既有纳米载体的高载药或基因的能力,也有微泡的系统靶向及血管渗透能力,在提高药物在体内靶组织的聚集浓度、增强局部药物效能的同时,减少全身用药剂量及纳米微囊用量,而且通过对药物进行包载,还可以浓缩药量、减少给药的次数,在肿瘤的治疗中是一种有潜力的治疗方法。作为一线化疗药物的紫杉醇,治疗效果一直以来因其严重的不良反应而受到影响,Liu 等发现在 UTMD 介导之下,连接包载紫杉醇的微囊载体,能有效地增强抗胰腺癌的治疗效果。Rapoport 等制备载药多聚物微球和纳米微泡,利用 UTMD 介导多柔比星对乳腺癌移植瘤进行治疗,发现静脉注射的载多柔比星微球可被超声辐照释放出来并选择性渗透至肿瘤间质中,致使肿瘤组织萎缩。

恶性肿瘤受遗传、环境、饮食等多种因素影响,体内的促癌基因或者抑癌基因的突变都可以导致肿瘤的发生发展,因此基因治疗有望克服恶性肿瘤。基因治疗是指将人的正常基因或有治疗作用的基因,通过一定方式导入人体靶细胞以纠正基因缺陷或者发挥治疗作用,从而达到治疗疾病目的的生物医学技术。

Carson 等首次报道使用超声靶向破坏载质粒微泡来治疗恶性肿瘤。该课题组验证超声靶向破坏微泡使单纯疱疹病毒胸苷激酶(HSVtk)联合羟基无环鸟苷(GCV)在肿瘤组织特异性升高并能减缓肿瘤生长。首先,作者证明 UTMD 介导报告基因传送引起肿瘤在血管周围组织和单个肿瘤细胞表达荧光素酶和绿色荧光蛋白(GFP)。其次作者表明 HSVtk 处理的肿瘤的倍增时间比 GFP 处理的对照肿瘤的时间长,HSVtk 组的肿瘤细胞凋亡更多。他们的工作表明 UTMD 基因治疗能够将基因转染到肿瘤组织并产生治疗效应。因此,UTMD 是一种有潜力对恶性肿瘤靶向基因治疗的方法。

最近,Fu 等使用 *HSVtk* 和 *GCV* 基因转染系统评估基因靶向作用于肝细胞癌的作用。他们进一步探讨同时递送血管生成抑制剂金属蛋白酶 3(*Timp3*)基因的抗肿瘤协同作用。作者证明与对照组相比,转染 *HSVtk* 或 *Timp3* 基因的肿瘤细胞的生存能力下降超过 40%,共转染这两种基因的肿瘤细胞生存能力进一步被抑制,达到了 50%。UTMD 介导 HSVtk 或 Timp3 递送抑制肿瘤生长达到 45%,并能够提高荷瘤动物的生存率,同时传送这两种基因进一步增加 30% 的肿瘤抑制率并显著提高动物的生存率。此外,UTMD 介导基因传送促进肿瘤细胞凋亡和减少肿瘤血管的密度。因此,靶向同时递送这两种基因能产生抗肿瘤协同效应和提供一种有效治疗肝细胞癌的方法。

UTMD 除了能够传送 DNA 治疗恶性肿瘤,还能够作为载体传送基因沉默因子治疗肿瘤。Fujii 等在大鼠乳腺腺癌模型使用 UTMD 介导载血管内皮生长因子受体-2(VEGFR-2)短发夹 shRNA 质粒传送。他们分别评估脉冲间期(PIs)为 2s、5s、10s 和 20s 的传送效果。他们通过 PCR、蛋白质印迹法(Western blot,WB)和免疫组化染色检测证实脉冲间期为 10s 产生对 VEGFR-2 敲低作用最明显。与对照组相比,敲低 VEGFR-2 导致更少的肿瘤微血管容积和血流,减小肿瘤体积和灌注区域。他们得出结论:以脉冲间期为 10s 的 UTMD 介导的基因治疗能敲低 *VEGFR-2* 基因和更进一步的抑制血管生成效应。

Carson 课题组也进行了 UTMD 介导增强内皮生长因子受体(EGFR)小干扰 RNA(small interfering RNA,siRNA)递送治疗小鼠鳞状细胞癌的研究。体外研究表明,UTMD 介导载 EGFR siRNA 的微泡的基因转染减少 EGFR 的表达和抑制 EGF 依赖性的肿瘤生长。体内实验也有相似的结果,UTMD 介导的基因转染降低 EGFR 的表达、延长肿瘤的倍增时间。这些结果表明作为临床前期研究的 UTMD 介导 siRNA 靶向传送治疗肿瘤的有效性和应用前景。

恶性肿瘤的多药耐药是导致化疗药治疗无效的重要原因,逆转肿瘤耐药将会提高化疗药的灵敏度,有效杀死肿瘤细胞。本课题组进行了利用超声辐射逆转肿瘤多药耐药(multidrug resistance,MDR)表型的研究,提供了一种应对肿瘤多药耐药的新思路。实验结果表明超声照射增强阿霉素(adriamycin,ADM)在人乳腺癌细胞(耐阿霉素)(MCF-7/ADR)细胞和人脐静脉内皮细胞(human umbilical vein endothelial cells,HUVEC)的滞留和积聚,并以 $0.74W/cm^2$ 的声学强度作为体外实验最佳声强选择。与单纯应用 ADM 组相比,超声联合 ADM 组有更高的细胞凋亡率和更低的细胞增殖率。接着证明了超声的声孔效应短暂地增强 ADM 在多药耐药细胞的滞留和集聚。

为了评价超声照射是否能在体内逆转 MDR,我们通过皮下接种裸鼠 MCF-7/ADR 细胞建立了 MCF-7/ADR 异种移植模型。我们首先在体内确定最佳的超声参数:将 24 只荷瘤小鼠的 MCF-7/ADR 异种移植体随机接受 6 种不同声强的超声照射(0、0.09、0.21、0.40、0.74 和 1.22W/cm²)和 ADM(8mg/kg,静脉注射),通过检测治疗 1 周后异种移植物的 ADM 浓度、凋亡指数和增殖指数来评价各组的治疗灵敏度。与 0w/cm² 的声强相比较,MCF-7/ADR 肿瘤组织中的 ADM 浓度在 0.40w/cm²、0.74w/cm² 和 1.22w/cm² 的声强下显著增强(分别为 $p<0.05$,图 20-3A)。对于肿瘤周围的肌肉组织,随着声强的增加,ADM 浓度没有显著提高($p>0.05$,图 20-3A)。此外,与 0w/cm² 的声强的凋亡率(10.48%±1.49%;$p<0.05$)相比,随着声强的增加,超声暴露联合 ADM 的细胞凋亡率明显提高,分别是 0.40W/cm²(15.41%± 3.60%),0.74W/cm²(28.93%±3.77%)和 1.22W/cm²(34.24%±4.94%)。在 1.22W/cm² 声强的超声暴露下,肿瘤周围肌肉组织的凋亡细胞比例明显高于 0W/cm² 声强(8.98%± 1.46% vs 5.41%±0.74%;$p<0.05$,图 20-3B、C)。为了避免超声自身的细胞毒性的影响,0.74W/cm² 被确定为体内最佳声强,并用于之后的体内实验。

我们研究了声强为 0.74W/cm² 超声暴露对体内 MDR 逆转的长期有益影响。将 MCF-7/ADR 异种移植裸鼠随机分为 ADM 组和 US+ADM 组。在治疗过程中分别监测肿瘤生长和治疗灵敏度。异种移植瘤生长曲线显示,仅用 ADM 治疗的肿瘤继续以稳定的速度生长,而 US+ADM 组的肿瘤生长较慢(图 20-3D~G)。此外,与单用 ADM 组相比,超声联合 ADM 组肿瘤增加的体积和重量明显变小($p<0.05$,ADM 组 vs US+ADM 组)。这些结果表明,超声暴露和 ADM 治疗对体内 MDR 肿瘤生长有协同作用。此外,在第 24 天检测各组的 ADM 浓度、增殖和凋亡指数,用 US+ADM 处理的 MCF-7/ADR 异种移植组织中的 ADM 浓度明显高于单独用 ADM 处理的异种移植组织($p<0.05$,图 20-3H)。为了研究超声暴露是否促进 MDR 肿瘤中 ADM 介导的凋亡,采用 TUNEL 染色法检测治疗 24 天后凋亡的肿瘤细胞。如图 20-3I 所示,US+ADM 组(65.12%±7.08%)细胞凋亡率明显高于 ADM 组(12.72%±1.09%;$p< 0.05$)。US+ADM 组 Ki67 阳性细胞百分比明显低于 ADM 组($p<0.05$,图 20-3J)。这些体外和体内实验表明,超声暴露可以逆转癌症多药耐药。

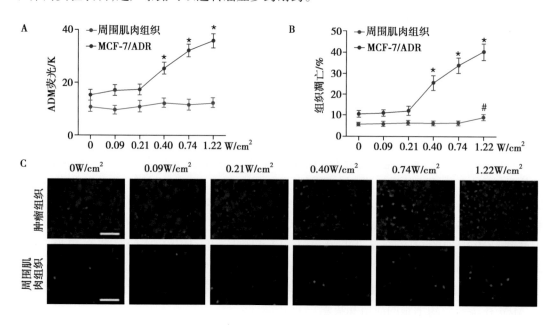

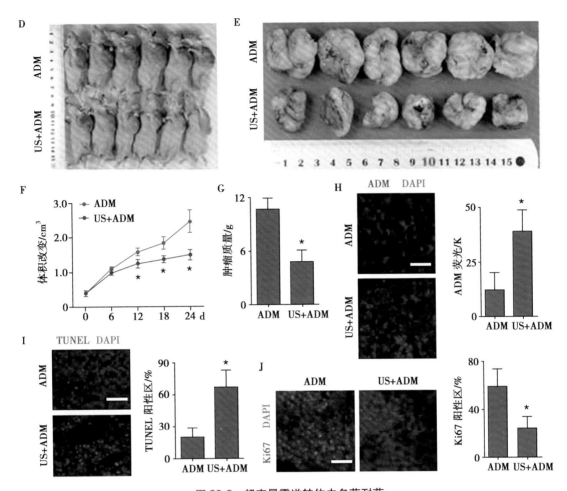

图 20-3　超声暴露逆转体内多药耐药

A. 不同声强的 US+ADM 处理 MCF-7/ADR 异种移植后裸鼠的 ADM 积累；$n=4$；数据表示为平均值±标准差；$^*p<0.05$vs 肿瘤组织 0W/cm^2 组；$^\#p<0.05$vs 肿瘤周围肌组织 0W/cm^2 组；B、C. 不同超声声强处理后 MCF-7/ADR 异种移植的 TUNEL 染色。$n=4$；数据表示为平均值±标准差；$^*p<0.05$vs 肿瘤组织 0W/cm^2 组；$^\#p<0.05$vs 肿瘤周围肌组织 0W/cm^2 组；D、E. US+ADM 治疗或 ADM 治疗 24 天后的 MCF-7/ADR 异种移植裸鼠（D）和孤立肿瘤（E）的代表图；F. 治疗过程中肿瘤体积的变化；$n=6$，数据表示为平均值±标准差；$^*p<0.05$；G. 分离肿瘤后肿瘤重量的定量分析；$n=6$，$^*p<0.05$；H. US+ADM 治疗或 ADM 治疗 24 天后肿瘤对 ADM 的摄取；$n=6$；数据表示为平均值±标准差；$^*p<0.05$；I. 在两种不同处理的肿瘤组织上进行 TUNEL 染色以检测凋亡细胞；$n=6$；数据表示为平均值±标准差；$^*p<0.05$；J. 两种不同处理的肿瘤组织切片 Ki-67 染色的荧光信号；比例尺：50μm；$n=6$；数据表示为平均值±标准差；$^*p<0.05$

我们得出结论：超声暴露可增强体内和体外 MDR 癌细胞对 ADM 的细胞内摄取和积累。细胞摄取增加改善了 MCF-7/ADR 和 HepG2/ADM 细胞的细胞毒性。这些发现表明，超声暴露可能是一个有前景的 MDR 治疗方法。未来需要进行更多的基础和临床研究，以进一步评估超声介导的癌症 MDR 逆转的可行性和有效性。

三、超声造影介导带药及基因转染在脑卒中的应用

当前的脑卒中治疗主要包括溶栓治疗、经皮血管内介入（PCI）、康复治疗、药物治疗等。溶栓治疗的局限性在于治疗的时间窗较短（一般发生在急性脑卒中 3h 内），并且有很大的颅内出血风险。急诊 PCI 也有一系列例如出血、支架内血栓形成等相关风险。即使治疗及时有效，往

往也有一些患者会留下残疾和需要康复治疗。脑卒中有极高的致死率和致残率，亟需临床医生和相关研究人员探索更有效、更安全的治疗策略，特别是那些不适合溶栓和 PCI 的患者。一种治疗脑卒中的新方法即基因转染技术，具有潜在的优点能够超越传统的药物治疗。

选择合适的基因治疗脑卒中是研究者面临的难题。曾有研究在脑卒中动物模型验证一些基因的效果。首先被研究的是生长因子类基因，如脑源性神经营养因子（brain-derived neurotrophic factor，BDNF）、神经胶质细胞源神经生长因子（glial cell line-derived neurotophic factor，GDNF）、神经生长因子（nerve growth factor，NGF）和血管内皮生长因子（vascular endothelial growth factor，VEGF）等。超声介导载基因微泡破坏释放基因于脑组织缺血部位，使局部基因浓度升高，达到治疗目的。有研究利用载血管内皮生长因子（VEGF）基因微泡作为载体，利用超声破坏微泡释放基因来治疗脑梗死。该研究表明血脑屏障的瞬时通透性升高足以使基因转染至脑组织。接下来作者利用小鼠大脑中动脉闭塞模型验证 UTMD 介导的基因转染效果及对该病的治疗效果，表明在动物模型经颅 UTMD 治疗大脑中动脉闭塞是安全和有效的。单纯经颅 UTMD 治疗使血脑屏障瞬时通透性提高不会遗留组织和功能损伤。荧光素酶报告基因的绿色荧光成像证实目的基因主要在脑组织靶区域表达，绿色荧光蛋白免疫染色表明转染有基因的细胞局限在梗死区域。证明在小鼠缺血性卒中模型 UTMD 介导 VEGF 基因过表达能够增加微血管密度，减少细胞凋亡，减小梗死面积，减轻神经功能损伤。

缺血性脑卒中的堵塞血管再通后，破裂的斑块或原位形成的微血栓会栓塞下游微血管，导致微循环缺血、缺氧，是缺血性脑卒中再通治疗预后不良的重要原因。因此笔者课题组开展了微泡介导的声学溶栓改善血栓性微栓塞导致的急性缺血性卒中预后的研究。实验分组设计为①对照组（CON）；②超声组（US）；③超声+微泡组（US+MB）；④重组组织型纤溶酶原激活剂（r-tPA）；⑤超声+微泡+重组组织型纤溶酶原激活剂（US+MB+r-tPA）。本研究首先取动物学制作富含血小板的白血栓和富含红细胞的体外血栓模型，以结果表明 US+MB 组对红血栓与白血栓的溶栓效果和 r-tPA 的溶栓效果相似，而 US+MB+r-tPA 组的溶栓效果最佳。

接着制作血小板性微血栓和红细胞性微血栓用于栓塞大脑微血管。微血栓直径为 $70\sim100\mu m$，其组成和结构与体外大血栓相似。分别将两种微血栓从静脉注射入健康的大鼠体内，得到大鼠血栓微栓塞性急性缺血脑卒中模型。大鼠被白色或红色微血栓栓塞 24h 后，MRI 和 2,3,5-三苯基四唑氯化物（TTC）染色切片结果显示脑组织多发性梗死，其中大多数梗死灶位于皮质，少部分位于皮下组织。经治疗后，US+MB 组的脑梗死面积小于对照组（白色微血栓：$9.52\%\pm2.99\%$ vs $26.88\%\pm3.10\%$，MRI 为 $8.46\%\pm2.92\%$ vs $25.68\%\pm3.38\%$；红色微血栓：$8.64\%\pm2.82\%$ vs $24.60\%\pm3.13\%$，TTC 为 $8.02\%\pm2.83\%$ vs $22.98\%\pm3.92\%$；所有 $p<0.01$；图 20-4A、B、图 20-5A、B）。白色微血栓经治疗后，r-tPA 组的梗死面积大于 US+MB 组（MRI 为 $17.12\%\pm2.98\%$ vs $9.52\%\pm2.99\%$，TTC 为 $16.08\%\pm3.20\%$ vs $8.46\%\pm2.92\%$，$p<0.01$），而 US+MB 和 US+MB+r-tPA 组的梗死体积相似。红色微血栓组经治疗后，r-tPA 组和 US+MB 组的梗死体积相似，但 US+MB+r-tPA 组的梗死体积小于 r-tPA 组（MRI 为 $3.96\%\pm1.43\%$ vs $9.46\%\pm2.94\%$，$p<0.05$）。此外，经 US+MB 或 US+MB+r-tPA 治疗后，HE 染色显示微血栓栓塞的大鼠无颅内出血；在 US 或 US+MB 治疗后，也没有证据表明健康大鼠的脑实质内或血管周围出血，未出现脑组织和皮肤变性或坏死，说明 US、US+MB、US+MB+r-tPA 治疗具有安全性。

在微栓子注射前，根据贝德森行为测试，所有大鼠的神经评分均为 0 分。用白色或红色微血栓栓塞 24h 后，对照组大鼠的神经功能评分为 2 分或 3 分，而 US+MB 组大鼠的神经功能评分较低（$p<0.01$；图 20-4C、图 20-5C）。白色微血栓组大鼠治疗后，r-tPA 组的神经评分高

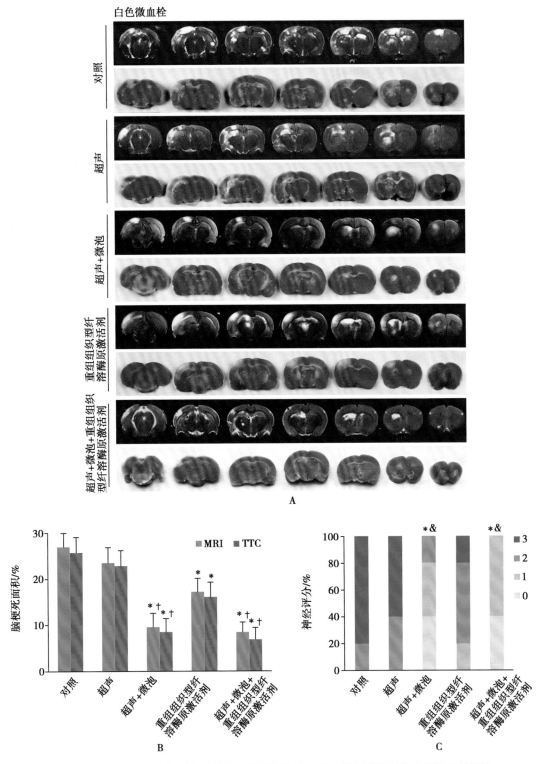

图 20-4　微泡（MB）介导的超声溶栓对脑梗死和白色微血栓引起的神经功能缺损的影响

A. 栓塞后 24h 脑冠状层面的磁共振成像（MRI）和 2,3,5-三苯基四唑氯化物（TTC）染色；B. 使用 MRI 和 TTC 染色确定梗死体积。与对侧半球相比，梗死体积表示为梗死体积百分比；C. 栓塞后 24h 的神经评分。*p <0.01 表示与对照组相比；†p<0.01，&p<0.05 表示与重组组织型纤溶酶原激活剂（r-tPA）组相比。每组 n=5

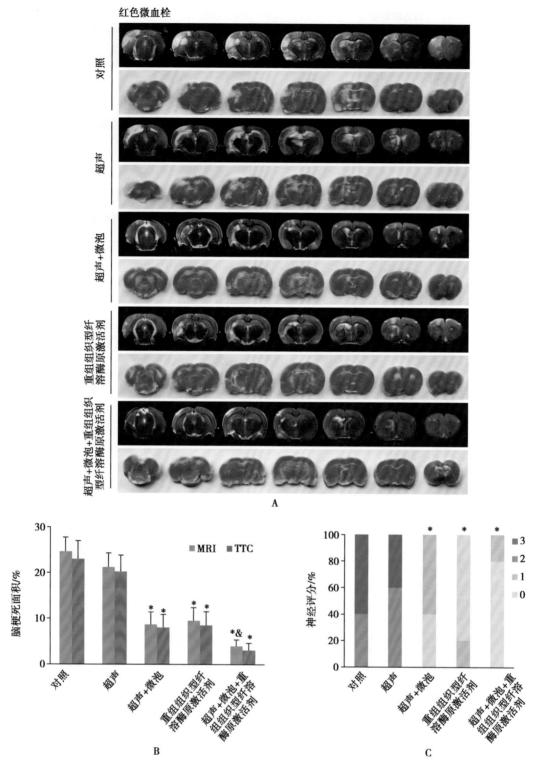

图 20-5　微泡(MB)介导的超声溶栓对脑梗死和红色微血栓引起的神经功能缺损的影响

A. 栓塞后 24h 脑冠状层面的磁共振成像(MRI)和 2,3,5-三苯基四唑氯化物(TTC)染色;B. 使用 MRI 和 TTC 染色确定梗死体积;C. 栓塞后 24h 的神经评分。$^*p<0.01$ 表示与对照组相比;$^†p<0.01$,$^\&p<0.05$ 表示与重组组织型纤溶酶原激活剂(r-tPA)组相比。每组 $n=5$

于 US+MB 组(*p*<0.05),而 US+MB 和 US+MB+r-tPA 组的神经评分相似。相比之下,红色微血栓组大鼠经治疗后,r-tPA、US+MB 和 US+MB+r-tPA 组的神经评分没有显著差异。

微泡介导的超声溶栓能够溶解富含血小板和红细胞的微血栓,导致闭塞的大脑小动脉再通,从而减轻脑损伤。因此,微泡介导的超声溶栓可以作为再通治疗的辅助手段,为改善急性缺血性卒中的预后提供新的治疗选择。

第三节 未来与展望

长期以来,超声一直被作为诊断工具。治疗性超声是新近开发出来的,并正在进行临床试验。治疗性超声与微泡、纳米气泡相结合是建立新型无创药物或基因传递系统的一个重要部分。使用该系统可以有效地传递药物或基因。许多体内研究已经证实了超声造影在带药及基因转染方面可发挥重要作用,并报道了几种不同疾病的药物及基因治疗可行性研究,结果表明有广阔的应用前景。当前的研究方向应在造影剂即微泡、纳米气泡的构建上深入发展,以取得更高的载药及基因效率,提高靶部位的药物及基因浓度,达到良好的治疗效果。但仍有许多问题有待解决,如微泡载体技术的优化,载体靶向方法的改进,以及使用过程中的安全问题等。相信经过更多人的共同努力,超声造影在带药及基因转染的应用中会取得更多的成果,在医学领域做出更大的贡献。

(钟佳源 宾建平)

参考文献

[1] Kabalnov A, Klein D, Pelura T, et al. Dissolution of multicomponent microbubbles in the bloodstream:1. Theory. Ultrasound Med Biol,1998,24(5):739-749

[2] Tartis MS, Kruse DE, Zheng H, et al. Dynamic micro PET imaging of ultrasound contrast agents and lipid delivery. J Control Release,2008,131(3):160-166

[3] Ibsen S, Schutt C E, Esener S. Microbubble-mediated ultrasound therapy:a review of its potential in cancer treatment. Drug Des Devel Ther,2013,7:375-788

[4] Huang C, Zhang H, Bai R, et al. Advances in ultrasound-targeted microbubble-mediated gene therapy for liver fibrosis. Acta Pharm Sin B,2017,7(4):447-452

[5] Chen G, Yang L, Zhong L, et al. Delivery of Hydrogen Sulfide by Ultrasound Targeted Microbubble Destruction Attenuates Myocardial Ischemia-reperfusion Injury. Scientific Reports,2016,6:30643

[6] Oeffinger B E, Wheatley M A. Development and characterization of a nano-scale contrast agent. Ultrasonics,2004,42(1-9):343-347

[7] Jafari S, Diou O, Mamou J, et al. High-frequency(20 to 40MHz) acoustic response of liquid-filled nanocapsules. IEEE Trans Ultrason Ferroelectr Freq Control,2014,61(1):5-15

[8] Kheirolomoom A, Dayton P A, Lum A F, et al. Acoustically-active microbubbles conjugated to liposomes:characterization of a proposed drug delivery vehicle. J Control Release,2007,118(3):275-284

[9] Cavalli R, Bisazza A, Lembo D. Micro- and nanobubbles:A versatile non-viral platform for gene delivery. Int J Pharm,2013,456(2):437-445

[10] Horie S, Watanabe Y, Chen R, et al. Development of localized gene delivery using a dual intensity ultrasound system in the bladder. Ultrasound Med Biol,2010,36(11):1867-1875

[11] Shen S, Li Y, Xiao Y, et al. Folate-conjugated nanobubbles selectively target and kill cancer cells via ultrasound-triggered intracellular explosion. Biomaterials,2018,181:293-306

［12］ Fan C H, Ting C Y, Lin H J, et al. SPIO-conjugated, doxorubicin-loaded microbubbles for concurrent MRI and focused-ultrasound enhanced brain-tumor drug delivery. Biomaterials, 2013, 34(14): 3706-3715

［13］ Niu C, Wang Z, Lu G, et al. Doxorubicin loaded superparamagnetic PLGA-iron oxide multifunctional microbubbles for dual-mode US/MR imaging and therapy of metastasis in lymph nodes. Biomaterials, 2013, 34(9): 2307-2317

［14］ Owen J, Zhou B, Rademeyer P, et al. Understanding the structure and mechanism of formation of a new magnetic microbubble formulation. Theranostics, 2012, 2(12): 1127-1139

［15］ Mozaffarian D, Benjamin E J, Go A S, et al. Heart disease and stroke statistics-2015 update: a report from the American Heart Association. Circulation, 2015, 131(4): e29-322

［16］ Kondo I, Ohmori K, Oshita A, et al. Treatment of acute myocardial infarction by hepatocyte growth factor gene transfer: the first demonstration of myocardial transfer of a "functional" gene using ultrasonic microbubble destruction. J Am Coll Cardiol, 2004, 44(3): 644-653

［17］ Fujii H, Sun Z, Li S H, et al. Ultrasound-targeted gene delivery induces angiogenesis after a myocardial infarction in mice. JACC cardiovascular Imaging, 2009, 2(7): 869-879

［18］ Wang Y, Zhou J, Zhang Y, et al. Delivery of TFPI-2 using SonoVue and adenovirus results in the suppression of thrombosis and arterial re-stenosis. Exp Biol Med, 2010, 235(9): 1072-1108

［19］ Liu Y, Li L, Su Q, et al. Ultrasound-targeted microbubble destruct ion enhances gene expression of microRNA-21 in Swine Heart via Intracoronary Delivery. Echocardiography, 2015, 32(9): 1407-1416

［20］ Chen G, Yang L, Zhong L, et al. Delivery of Hydrogen Sulfide by Ultrasound Targeted Microbubble Destruction Attenuates Myocardial Ischemia-reperfusion Injury. Sci Rep, 2016, 6: 30643

［21］ Dromi S, Frenkel V, Luk A, et al. Pulsed High Intensity Focused Ultrasound and Low Temperature Sensitive Liposomes for Enhanced Targeted Drug Delivery and Antitumor Effect. Clin Cancer Res, 2007, 13(9): 2722-2727

［22］ Langereis S, Geelen T, Grüll H, et al. Paramagnetic liposomes for molecular MRI and MRI-guided drug delivery. NMR Biomed, 2013, 26(7): 728-744

［23］ Tinkov S, Coester C, Serba S, et al. New doxorubicin-loaded phospholipid microbubbles for targeted tumor therapy: in-vivo characterization. J Control Release, 2010, 148(3): 368-372

［24］ Hynynen K, McDannold N, Vykhodtseva N, et al. Noninvasive MR imaging-guided focal opening of the blood-brain barrier in rabbits. Radiology, 2001, 220(3): 640-646

［25］ Treat L H, McDannold N, Zhang Y, et al. Improved anti-tumor effect of liposomal doxorubicin after targeted blood-brain barrier disruption by MRI-guided focused ultrasound in rat glioma. Ultrasound Med Biol, 2012, 38(10): 1716-1725

［26］ Nance E, Timbie K, Miller G W, et al. Non-invasive deliveryof stealth, brain-penetrating nanoparticles across the blood-brain barrier using MRI-guided focused ultrasound. J Control Release, 2014, 189: 123-132

［27］ Liu H, Chang S, Sun J, et al. Ultrasound-mediated destruction of LHRHa-targeted and paclitaxel-loaded lipid microbubbles induces proliferation inhibition and apoptosis in ovarian cancer cells. Mol Pharm, 2014, 11(1): 40-48

［28］ Rapoport N, Gao Z, Kennedy A. Multifunctional nanoparticles for combining ultrasonic tumor imaging and targeted chemotherapy. J Nail Cancer Inst, 2007, 9(14): 1095-1106

［29］ Andrew R Carson, Charles F, Mc Tiernan, et al. Gene therapy of carcinoma using ultrasound-targeted microbubble destruction. Ultrasound Med Biol, 2011, 37(3): 393-402

［30］ Yu B F, Wu J, Zhang Y, et al. Ultrasound-targeted HSVtk and Timp3 gene delivery for synergistically enhanced antitumor effects in hepatoma. Cancer Gene Ther, 2013, (5): 290-297

［31］ Fujii H, Matkar P, Liao C, et al. Optimization of Ultrasound-mediated Anti-angiogenic Cancer Gene Therapy.

Mol Ther Nucleic Acids,2013,2:e94

[32] Carson A R,McTiernan CF,Lavery L,et al. Ultrasound-Targeted Microbubble Destruction to Deliver siRNA Cancer Therapy. Cancer Res,2012,72(23):6191-6199

[33] Huang C,Huang S,Li H,et al. The effects of ultrasound exposure on P-glycoprotein-mediated multidrug resistance in vitro and in vivo. J Exp Clin Cancer Res,2018,37(1):232

[34] Wu J,Li R K. Ultrasound-targeted microbubble destruction in gene therapy:A new tool to cure human diseases. Genes Dis,2016,4(2):64-74

[35] Lu Y,Wang J,Huang R,et al. Microbubble-Mediated Sonothrombolysis Improves Outcome After Thrombotic Microembolism-Induced Acute Ischemic Stroke. Stroke,2016,47(5):1344-1353

登录中华临床影像库步骤

▎公众号登录 >>

扫描二维码
关注"临床影像库"公众号

点击"影像库"菜单
进入中华临床影像库首页

临床影像库
中华临床影像库内容涵盖国内近百家大
型三甲医院临床影像诊断中所能见… ∨
7位朋友关注

关注公众号

影像库

▎网站登录 >>

输入网址 medbooks.ipmph.com/yx
进入中华临床影像库首页

进入中华临床影像库首页

注册或登录

PC 端点击首页"兑换"按钮
移动端在首页菜单中选择"兑换"按钮

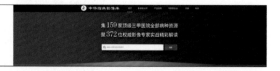

输入兑换码,点击"激活"按钮
开通中华临床影像库的使用权限

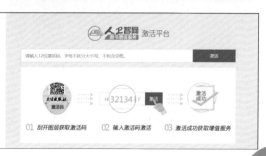

55检